现代麻醉技术与疼痛管理

主编 钟鸣 等

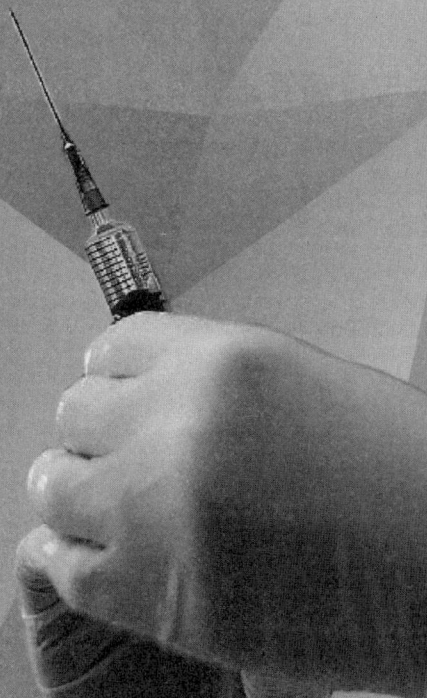

吉林科学技术出版社

图书在版编目（CIP）数据

现代麻醉技术与疼痛管理 / 钟鸣等主编. -- 长春：
吉林科学技术出版社，2024.8. -- ISBN 978-7-5744
-1608-6

Ⅰ. R614；R441.1

中国国家版本馆CIP数据核字第2024ZS2636号

现代麻醉技术与疼痛管理

主　　编　钟　鸣　等
出 版 人　宛　霞
责任编辑　李亚哲
封面设计　叶　泉
制　　版　北京传人
幅面尺寸　185mm×260mm
开　　本　16
字　　数　500 千字
印　　张　20
印　　数　1~1500 册
版　　次　2024年8月第1版
印　　次　2024年12月第1次印刷

出　　版　吉林科学技术出版社
发　　行　吉林科学技术出版社
地　　址　长春市福祉大路5788 号出版大厦A 座
邮　　编　130118
发行部电话/传真　0431-81629529 81629530 81629531
　　　　　　　　　　81629532 81629533 81629534
储运部电话　0431-86059116
编辑部电话　0431-81629510
印　　刷　三河市嵩川印刷有限公司

书　　号　ISBN 978-7-5744-1608-6
定　　价　105.00元

《现代麻醉技术与疼痛管理》编委会

主　编

钟　鸣	广州中医药大学第一附属医院
赵　丽	长治医学院附属和济医院
姜　徽	安徽医科大学第一附属医院
李晓栋	常熟市第二人民医院
郭　飞	晋城市人民医院
刘　静	连云港市立东方医院

副主编

戴冰舲	常州市中医医院
杨晓瑞	深圳市第三人民医院
何俊永	深圳市第三人民医院
佘德慧	深圳大学第一附属医院
周　影	深圳市第三人民医院
古学东	西部战区总医院
常　欢	中南大学湘雅三医院
玄　鹏	深圳市第三人民医院

前　言

近年来，医学学科领域的各一、二级学科发展迅速，且已取得显著成就，特别在微创外科、疼痛诊疗医学、医学遗传工程学及器官移植学等方面的不断发展，正在持续改变和造福全人类。这些成就的取得，很多都离不开麻醉学的更新、创新和发展。麻醉已成为现代化医院日常医疗工作中不可缺少的重要组成部分。自 1987 年麻醉学被世界卫生组织认可为临床一级学科之后，麻醉科更是成为了医院评定和审核等级必不可少的加分环节和必需要求。麻醉药物、方法、技术的提高，麻醉设备的更新与发展，以及现代新理论和新观点的诞生，推动了临床麻醉学向着更高水平发展的大局面、大趋势。故此，根据现代疼痛与麻醉学科所面临的实际情况，为总结现代疼痛诊疗学及临床麻醉的新发展，编者特组织了一批理论知识功底深厚、临床经验丰富的现代麻醉医师编写了本书。

本书主要介绍了临床麻醉技术与疼痛管理相关知识。首先介绍了常用麻醉方法及其麻醉前评估与准备，重点阐述了超声引导下区域神经阻滞的临床应用及发展；然后具体介绍了常见手术的麻醉技术，针对麻醉前、麻醉复苏期及麻醉后的护理相关理论和知识也做了介绍。最后介绍了常见慢性疼痛的诊疗和最新的镇痛技术。全书内容丰富、实用性强、资料新颖、便于查阅，旨在成为一本集理论性、科学性、知识性、实践性于一体的临床麻醉和疼痛诊疗学参考用书。编者真诚希望本书能对读者有所帮助，从而为减轻患者的疾病痛苦、促进患者快速康复起到一定的帮助作用。

因编写时间仓促，加之编者水平有限，本书在结构和内容方面难免存在不当或遗漏之处，恳请读者批评指正，提出宝贵的意见及建议。

编　者

目 录

第一章　麻醉方法

第一节　蛛网膜下隙麻醉

蛛网膜下隙麻醉(subarachnoid anesthesia),又称脊麻(spinal anesthesia)或腰麻(lumbar anesthesia),临床上习惯简称腰麻,是指将局麻药注入腰椎蛛网膜下隙内,用以阻滞脊神经及其神经根产生神经冲动,从而进一步产生麻醉效果的一种区域麻醉技术。腰麻设备简单,用药量少而麻醉效果确实,镇痛完善,肌肉松弛好,为手术操作能创造良好的条件为其特点。

一、适应证

临床上主要适用于膈平面以下的手术,以下腹部、下肢、盆腔及会阴部手术效果较好,最常用于骨科、肛肠、普外科、妇产科手术麻醉。偶可见于分娩镇痛的应用。甲状腺功能亢进症(甲亢)、呼吸道炎症、肝肾疾患及妇产科肥胖患者为最适宜的麻醉。由于穿刺针制作技术越来越精细,使得腰麻在临床上的应用有了很大的发展空间。

二、禁忌证

见于不合作者;中枢神经系统疾病,如高颅压症、癫痫、脊髓肿瘤;穿刺部位有感染;腰椎有畸形;严重毒血症(如晚期肠梗阻)、全身衰竭及各种休克等患者禁用腰麻。长期服用降压药患者、严重高血压、严重动脉硬化、心脏病(尤其心力衰竭、心功能在Ⅱ级以上)、严重贫血(<60 g)及外伤大出血、血容量不足等患者,一般不宜选用。年龄过大(>70岁)、小儿(<6岁)、呼吸困难、腹内巨大肿瘤及产妇患者禁用或慎用。

三、麻醉前准备

术前12小时禁食,8小时禁饮。阿托品可减轻部分腰麻患者的反应。患者入手术室后监测血压、脉搏、呼吸和血氧饱和度(oxygen saturation in blood,SpO_2)。

四、方法

1.类型　根据麻醉范围和麻醉特点,可分为以下几类。

(1)高位腰麻:麻醉平面在T_4以上。

(2)中位腰麻:麻醉平面在$T_4 \sim T_{10}$。

(3)低位腰麻:麻醉平面在T_{10}以下。用于盆腔及下肢手术。

(4)单侧腰麻:麻醉范围仅局限于患侧。

(5)鞍麻:又叫鞍区麻醉。仅骶尾神经被阻滞。这种麻醉仅适用于肛门、会阴部手术。

(6)连续腰麻:穿刺成功后,置以腰麻导管。近年应用有增多趋势。

2.穿刺部位　成人不得高于L_2,小儿不得高于L_3。常选用$L_3 \sim L_4$间隙,此处蛛网膜下隙最宽(终池),脊髓也在此形成终丝,穿刺较易成功。$L_2 \sim L_3$或$L_4 \sim L_5$间隙成功率相对较低,故少用。

取两髂嵴连线与脊柱相交点为 L_4 棘突或 $L_3 \sim L_4$ 间隙。穿刺体位一般取侧卧位或坐位。偶见膝胸位,多用于小儿。

(1)侧卧位:背部靠近手术台边缘,并与地面垂直,肩关节与髋关节在一条直线上,患者头尽量前屈,头下垫枕,双手抱屈膝,脊柱强度屈曲,使腰部尽量后突、腰椎间隙增宽。

(2)坐位:于鞍麻和特殊情况时,取坐位,弯腰、胸前伏,腹内收,双足最好放在手术床上,低头,双手抱膝。手术床应为水平位,麻醉药液注入后根据手术需要,于患者转为仰卧时调整平面至固定为止。

3.注药前核对　注药前应经两人核对药名、浓度、剂量及有无变质等,了解其比重,以便根据手术需要给药,然后抽取所需剂量。

4.腰麻局麻药比重　指的是药液与脑脊液(CSF)比重的关系。CSF 比重为 1.006 ~ 1.009。

5.注入局麻药　CSF 回流通畅后,左手固定穿刺针,右手将重比重局麻药于 20 ~ 30 秒内缓慢注入蛛网膜下隙,老年人及小儿可适当减慢推注速度。轻轻翻身仰卧;单侧腰麻采取侧卧位,患肢在下;鞍麻采取坐位。应以针刺法测定麻醉平面,即用细针头从下肢向腹、胸方向轻刺,以痛觉的改变与消失,测定麻醉平面的高低,并尽快(在 15 min 内)按手术需要适当调节体位,达到满意的麻醉范围。

6.调节麻醉平面　麻醉平面是指腰麻后皮肤痛觉消失的最高界限。麻醉平面的调节是麻醉医师的基本功,要求在短时间内将麻醉平面限制在手术所需范围内,以避免发生意外。腰麻平面最高以不超过 T_4 为宜。值得注意的是,麻醉平面超过 T_8 即有循环症状出现,主要表现为血压、心率下降,患者耐受良好时,心率可不下降,可出现恶心、呕吐等不适症状,严重者头晕;麻醉平面超过 T_6 即有呼吸症状出现,主要表现为呼吸频率下降,患者诉胸闷不适、呼吸困难等症状,严重者可心悸、气促、呼吸骤停。调节麻醉平面应考虑以下因素。

(1)局麻药比重与体位成反比:局麻药比重是影响腰麻平面的重要因素之一,2.5%普鲁卡因、0.75%丁哌卡因、0.5%辛可卡因生理盐水、1%丁卡因溶于生理盐水与脑脊液的比重相等,故称为等比重溶液。高于此浓度为重比重溶液;低于此浓度的为轻比重溶液。腰麻大都使用重比重液,目前多用等比重液。如用重比重液时,床头摇低 15° ~ 20°使药液在蛛网膜下隙迅速移动,平面升高;当平面升至低于所需手术平面 2 个脊神经节段时,即将床头摇平。若头低位过久或斜面过大时,易使平面上升过高而出现危险。丁卡因即使在 30 min、丁哌卡因 2 小时左右,麻醉平面仍有可能因体位变动而向头端扩散,应予注意。这是利用重比重液下沉,轻比重液上浮的特性和原理,体位的变动,可使蛛网膜下隙的局麻药液在一定范围内移动。37℃体温 CSF 比重为 1.003 ~ 1.015,属重比重。要使局麻药变为重比重液,可加入 10%的葡萄糖液。临床上常用的是重比重液,便于控制和调节平面。

0.75%丁哌卡因加入 5% ~ 10%葡萄糖成 0.5%丁哌卡因,比重略高于 CSF,使平面不致过高。若用轻比重液,只将床尾摇低 15° ~ 20°可使平面升高。其方法和重比重液相反。

(2)局麻药剂量与平面成正比:同一药物,剂量大时,平面高;反之亦然。

(3)局麻药的浓度与平面成正比:当药液的容积固定时,浓度越大,平面越高;反之亦然。

(4)局麻药的容积与平面成正比:当麻药的浓度固定时,容积越大,平面越高;反之亦然。

(5)穿刺针的斜面方向:向头侧时,平面较高;反之就低。

(6)注药速度与平面成正比:若过快时,所得麻醉平面高,消失也快;反之亦然。

（7）穿刺椎间隙的高低与平面成正比：穿刺部位高，所得麻醉平面高；反之亦然。

（8）穿刺针粗细与平面成反比：穿刺针细，平面易升高；反之则低。

（9）局麻药的效能：局麻药的性能不同，平面高低不同。如利多卡因，浸润扩散性能强，平面易升高。

（10）年龄与平面成反比：年龄越小，平面越高。青少年的麻醉平面较成人为高。

五、麻醉管理

1.加强监测　常规监测血压、脉搏、呼吸，每 5~10 min 一次，用监测仪连续监测。

2.防治心血管不良反应　凡恶心、呕吐，并脉弱者，大多是血压下降或平面过高而使中枢缺氧所致。应排除腹内探查引起牵拉反应等原因及时、主动处理。

（1）低血压的处理：除控制性低血压外，当血压有下降时，加快输液输血速度，或麻黄碱 15~30 mg 静脉注射或肌内注射，面罩吸氧。如麻黄碱效果不佳时，改用去氧肾上腺素 0.3~0.5 mg 静脉注射，使收缩压维持在 80 mmHg（10.67 kPa）以上。必要时，要告诉手术医师，共同处理，包括暂停手术，以保证术中安全。

（2）预防血压下降措施：①局麻药中加血管收缩药：局麻药皮丘时加用麻黄碱 5~15 mg，以对抗血压下降；②预防直立性低血压：麻醉操作完后，协助患者轻轻翻身平卧，不使体位发生大的变动；③头高位：平面过高时摇高床头；④麻醉操作前应先输液，术中及时补充液体和血容量等。

3.严密观察呼吸　如出现呼吸困难、发绀等呼吸受抑制或平面超过 T_4 时，面罩吸氧或行辅助呼吸。如呼吸停止时则行气管内插管人工呼吸及对症处理。

4.填写麻醉记录单要求

（1）麻醉最高平面栏：至少有 3 次的麻醉平面测定记录（术前、术中和术后）。

（2）局麻药栏：麻醉药应写清药名、辅助剂、比重和重量等。例如，1%甲磺酸罗哌卡因 2 mL+10%葡萄糖 1 mL；重比重，即 0.67%甲磺酸罗哌卡因（20 mg）；0.75%盐酸罗哌卡因 2 mL+10%葡萄糖 1 mL；重比重，即 0.5%盐酸罗哌卡因（15 mg）。

（3）麻醉方法栏：写清麻醉方法、患者体位、穿刺部位、穿刺针斜面方向、注射速度时间、注药后体位及维持时间（依次顺序用简明符号记录）。例如，蛛网膜下隙麻醉（方法）→左侧卧位（体位）→$L_{3~4}$（穿刺点）→针头向上/头侧（针斜面）→30 秒（注药时间）→头低 15°（注射后体位）→2 小时（维持时间）。

（4）作用范围栏：麻醉范围测定。脊神经在躯体皮肤上具有一定的支配范围，腰麻时，可借助躯体皮肤痛觉消失的范围，以判断脊神经麻痹的范围。

5.腰麻后头痛防治　头痛多在麻醉作用消失后 24 小时内出现。第 2~3 天最剧烈，第 7~14 天消失，一般认为是脑脊液通过针孔丢失，使颅压降低所致。

（1）预防。为降低腰麻头痛发生率，应采取：①选细穿刺针，针孔小，脑脊液外漏少，也可使用微细导管做连续蛛网膜下隙麻醉 CSA，使用最低有效浓度略高于等比重液，徐徐注入，术后头痛发生率显著减少。脑脊液的丢失又能以注入容量取代，故目前倡导应用。新推荐用 25~27G 细针（Whitacre 腰麻针）使头痛发生率从 10%降至 2.5%~3%；②避免反复穿刺；③麻药浓度不要过高；④术中适当补充液体；⑤麻醉送回病房去枕平卧 6~8 小时。

（2）腰麻后头痛的治疗：①平卧：平卧时症状减轻；坐、立、活动加剧；②补液：2000~

3000 mL/d，会减轻头痛；③对症：针刺太阳、风池等穴；服镇痛、镇静药物，如可卡因 0.03 g、阿司匹林 0.6 g 合用；④腰部硬膜外充填：硬膜外穿刺成功后，注入生理盐水 30 mL/d，2 次或 3 次有效。自体血 3~5 mL 注入硬膜外，也有效。但要注意无菌，应用时慎重。

6.尿潴留的处理　发生尿潴留后，改变体位，鼓励患者自行排尿；热敷下腹部；针刺中极、关元、三阴交等穴。一般经以上处理可自行排尿，若上述方法无效时导尿。

7.神经并发症的防治　神经损伤和下肢瘫痪是腰麻少见的并发症，一旦发生后果十分严重。

（1）机械性损伤：因技术性问题，直接神经损伤少见，可能多为药物粘连性蛛网膜炎所造成。也可为无菌操作不当引起。

预防：①注意药物配制的浓度、渗透压和药物的纯度；②严格无菌技术，尽量减少对穿刺针的接触。药液中尽量不要应用肾上腺素；③麻醉中不要使血压长时间处于低水平状态；④腰麻操作要轻柔，不要使用暴力，针尖进蛛网膜下隙防止手失控。详细记录穿刺操作时感觉异常及注射局麻药时有无痛觉，有助于术后判断神经症状的原因。

治疗：①大量用维生素 B_1、维生素 B_{12}；②有急性炎症时可给予激素治疗；③理疗、推拿、按摩和锻炼走路等。

（2）脑神经麻痹：偶尔发生，外展神经多见。发生在腰麻后第 3~12 天，脑脊液丢失为其主要原因。一旦发生，对症处理，主要是复视，多数患者 1 个月内恢复。

六、失败原因及对策

1.穿刺困难　穿刺困难多见于老年、肥胖和脊椎畸形者。可用侧入法穿刺，多易成功。

2.高平面腰麻　若腰麻麻醉平面超过胸、脊神经称为高平面腰麻。

（1）原因：①患者脊柱短小，而腰麻药剂量仍用成人量，没有减量；②麻药剂量大；③麻醉容积大；④患者应用重比重麻醉时，患者头部过低；⑤注药速度过快；⑥穿刺针口斜面向头；⑦患者的身体情况差，准备不足等；⑧麻醉平面控制不当，麻醉平面的调节和固定不熟悉或没掌握好。

（2）临床表现：高平面腰麻使胸脊神经和膈神经遭受抑制，有血压下降，心动徐缓，呼吸抑制，如麻醉平面超过 S_3，膈神经受阻滞时，则呼吸停止。恶心、呕吐为腰麻并发症。较常见，如麻醉平面过高，发生率也提高。

（3）处理：麻醉平面过高一出现，立即处理。①吸氧：必要时辅助呼吸，或人工呼吸；②输液输血：血压降低时加快输液输血速度；③升压药：如麻黄碱 10~15 mg 静脉注射，或甲氧明 5~10 mg 滴注，必要时多巴胺输注。心搏骤停时行心肺脑复苏。

3.平面不当　平面过高作用易在短时间内消失；平面过低达不到手术要求，或有手术操作牵拉反应，患者不适。可应用麻醉性辅助药物，如哌替啶 50 mg 加异丙嗪 25 mg 静脉注射等。

4.药物不当　因药物方面造成麻醉失败的病例很多。

（1）药物失效：药物失效或错用，用前要仔细检查。

（2）剂量不足：药量不足，或药物未完全注入蛛网膜下隙。针斜面没有完全在脊髓腔内，脑脊液回流不畅。注药前后，都要轻轻回抽，如脑脊液回流通畅，可证明药液确实完全注入蛛网膜下隙。

（3）加入血管收缩药过多：加入血管收缩药确有延长药效之功能，但加用血管收缩药过多，也影响麻醉效果，要切实精确掌握剂量。

5.患者情况 患者也是影响麻醉效果的因素。

（1）精神刺激：精神所受刺激大，如截肢患者，要用辅助药配合呈睡眠状。

（2）产妇：产妇用药量要小，且在麻醉操作时，将床头摇高 10°~15°。

（3）拮抗局麻药：碱性脑脊液可破坏或对抗局麻药的作用。

6.环境的影响 如果室温过高，易发生药物吸收中毒反应，应注意调整室温。

第二节 硬膜外麻醉

将局麻药注入硬脊膜外腔，使脊神经根阻滞，其支配的区域产生暂时性麻痹，称为硬膜外麻醉（epidural anesthesia，EA）。这种麻醉已有 80 多年历史，连续硬膜外麻醉（continuous epidural anesthesia，CEA）一直得到广泛的应用，已成为我国临床应用最多的主要麻醉方法之一。

一、适应证

适用于颈部以下的手术，如颈部、乳腺、胸壁、腹部、盆腔、会阴、脊柱及四肢手术。亦可用于相应部位的疼痛或其他疾病的诊断治疗。不仅可用于老年人，也可用于婴幼儿。临床适应证广，对呼吸肌麻痹作用不明显，麻醉效果确切，且麻醉持续时间可根据手术需要延长，对血液循环系统影响也较轻微，对肝肾功能影响小。

二、禁忌证

脊柱畸形，穿刺部位有感染，严重大失血、休克、垂危、脱水、循环功能不全、严重高血压、严重贫血、出血倾向、脊髓腔内有肿瘤者，应为禁忌证。过度肥胖，穿刺有困难者，精神病及精神紧张不合作者为相对禁忌证。

三、麻醉前准备

1.急救复苏准备 麻醉科医师于术前做好急救准备，必须将麻醉机、氧气、气管插管、急救药品等急救复苏用具准备齐全，放在身旁。

2.麻醉前准备 术前准备同腰麻。入手术室后监测血压、脉搏和 SpO_2，或必要时连续心电监测等。开放静脉输液通路。

3.穿刺物品准备 穿刺准备同腰麻。

四、硬膜外麻醉方法

硬膜外麻醉分为单次法和连续法两种。单次法少用，主因其缺乏可控性。单次法不宜用于老年人、小儿和体质差者，因其平面较高，对血压、呼吸有影响。连续法失败率较高，牵拉反应明显。单次法加连续法有缩短诱导时间、平面适宜、减少手术牵拉反应和辅助用药、效果确切、麻醉平稳等优点。临床上主要采用连续法或单次法加连续法。

1.穿刺路径 一般采取棘突中线（直入法）穿刺及棘突旁（侧入法）穿刺，前者定位明确，方向易掌握，较易成功，已被多数认定。还有正中旁法，但临床上少用。

（1）直入法：体位取侧卧，使穿刺部位的脊椎强力后突，以利于椎间隙开大后穿刺顺利。

并有一助手协助扶持正确体位。

穿刺点：以手术部位为中心，依据脊神经的体表分布，选好穿刺点。

穿刺技术：严格执行无菌原则，消毒范围以穿刺点为中心，半径至少为 15 cm，铺无菌巾要规范。用 0.5%~1% 普鲁卡因或 0.5%~1% 利多卡因做皮丘。并分层浸润。穿刺针斜面与身体纵轴平行，进针方向在颈、上胸和腰部与脊柱几乎垂直（80°~90°），在胸部将针向头倾斜 30°~60°，穿刺针进入棘间韧带后，应缓慢进针，抵达黄韧带时，取下针芯，针内充满生理盐水，并有一滴悬垂于针蒂，继续向前推进，体会阻力突然消失，同时水滴被吸入，即针达硬膜外。判断要确切。

判断针尖进入硬膜外的指征：①突破感，针通过黄韧带时阻力消失感（落空感）；②负压法，一般有负压现象，水滴试验阳性，针蒂上水滴随呼吸而波动（50%）或水滴被吸入。或以小玻璃管法或 2 mL 注射器接于针蒂（毛细玻管法）管内水柱被吸入。颈胸段最明显。腰椎段不明显；③阻力消失法，注射器注入空气或生理盐水时无阻力；④无回血回液法，抽吸无血和 CSF 流出；⑤气泡试验法，无气泡压缩现象；⑥患者感觉法，注入空气或生理盐水时患者感觉脊柱部位发紧发凉，或下肢发热、发胀、轻痛等感觉；⑦置管无困难法，试行置入导管。无阻力而顺利插入；⑧测试有麻醉平面，注入试验量局麻药，5~15 min 出现平面。以上方法都无特异性，符合的特征越多，成功的可能性越大。

导管置入长度：综上所述，判断穿刺针确实在硬膜外内，然后测量进针深度，置入硬膜外导管，用右手顶住导管，左手将针拔出。导管置入硬膜外的长度为 3~5 cm。胶布固定导管于背部皮肤，以防脱出。将患者转为平卧位。

用药试验量：置管前或后先注入 3~5 mL 局麻药的试验量。观察 5~10 min，后测试平面，利用试验量的麻醉效果，了解患者对局麻药的耐量及导管的位置。监测血压后无明显异常，询问患者是否有下腹部发热感，无腰麻征象及其他不良反应时，将麻药诱导量分次注入或一次注入（单次法）局麻药剂量。

注药中的技巧：在置管前注药时，左手固定针头，并以手背紧靠患者的背部，固定针头牢靠。使之不来回进退，保持在原位，以免穿破硬脊膜或脱出。

（2）侧入法：上胸部多选用，或直入法穿刺有困难时，采用侧入法穿刺较易成功。在棘突旁约 1.5 cm 处经皮肤、皮下、肌肉和黄韧带抵硬膜外。穿刺点先做皮丘，穿刺针进入皮下后，先找上下椎板，然后针尖偏向中线自椎板间进针，力争针尖在近正中线处进入黄韧带，再入硬膜外，有阻力消失（落空感）。因针与身体矢状面成一定的角度，导管进入硬膜外后易至侧方，有可能进入椎间孔而失败。

2.意外处理　硬膜外麻醉技术要求高，需要一定的条件，特别是颈部、上胸部、上肢手术，穿刺操作较困难。若操作不慎，极易误入蛛网膜下隙，造成严重麻醉事故。应恰当选择适应证。操作必须慎重、仔细，增强责任心。只要严格按照操作规程施行，麻醉意外是可以避免的。万一穿破硬脊膜，则 CSF 流出，必须向上级医师汇报，以决定是否改换其他麻醉方法。也可改换上一椎间隙，再行穿刺，穿刺成功后，导管放的位置较高，注药量要少，速度要慢，密切观察患者和测试平面。如出现过快、过宽平面，应考虑改换麻醉方法。因其既增加危险又浪费时间，不如早改为全身麻醉比较安全。注药后 5~10 min 出现麻醉范围，测试并调整至满足手术范围要求。

五、麻醉管理

1.认真操作　连续法应用硅胶塑料硬膜外导管质量优良,软硬度适宜,不易打折或穿破硬膜,同时可看到管内是否有血。置管方向一般向头、会阴、下肢及盆腔手术向足,或根据所选穿刺点的高低与手术部位的高低而决定置管方向。置入导管长度以 3~5 cm 为宜。太短易被带出,切勿太深而影响麻醉平面和效果。用药前要回抽,回抽无液体、血液,以鉴别导管是否误入蛛网膜下隙或血管内。注药有阻力时,可将导管拔出 0.5 cm 再注药。可能好转,是管尖端打折引起;也可能是导管被凝血块堵塞,可用 5~20 mL 注射用生理盐水,加压推入,若阻力减小就说明是血块堵管。置入导管越过针斜面之后,不能从针内退出,以防导管被针斜面割断,而遗留在硬脊膜腔内。手术结束拔管时应谨慎,不能硬拔,以免管断后遗留体内。

2.导管消毒　硬膜外导管可用高压蒸汽消毒 30 min,或用 75%乙醇浸泡消毒(管腔内应充满乙醇),或 0.05%聚维酮碘(管腔内注满)浸泡消毒,分别为 30~50 min。应用前以生理盐水将乙醇和聚维酮碘等冲洗干净。现今多用一次性导管。

3.严密注意呼吸管理　若麻醉平面过高,超过 T_3 以上,出现呼吸抑制时,应面罩给氧吸入或辅助呼吸,并随时观察记录呼吸情况。若患者出现呼吸幅度变小,呼吸困难,喉发声不响、心悸、胸闷、恶心、呕吐等,为全腰麻的先兆或药物不良反应,立即辅助呼吸,监测、提升和维持血压,做好急救准备,如气管内插管等。

4.维持血流动力学稳定　穿刺前要建立两条静脉通路,注意和防止血压大幅度下降,若收缩压降至 80 mmHg,面罩吸氧,加快输液速度,或使用血管收缩药等提升血压。若为老年患者,收缩压不宜低于 90 mmHg。升压药先用麻黄碱或甲氧明,无效时用间羟胺等。

5.维护脉率　注意脉搏强弱及速率的观察,若心率<50 次/分,应给麻黄碱或阿托品纠正。

6.药物不良反应　局麻药不良反应发生率约为 0.2%。一旦发现时要及时处理,如苯巴比妥 0.1 g 肌内注射,或咪达唑仑 10~20 mg 静脉注射。特别是判断穿刺针是否进入硬膜外,用 1%普鲁卡因或 1%利多卡因反复进行负压试验,要防止麻药注入过多而发生中毒。为了预防麻药中毒,延长麻药时间,局麻药内加 1/20 万肾上腺素 0.1~0.2 mL。10%葡萄糖、6%右旋糖酐-40 或自身静脉血(又称填充法)均可达到延长麻药时间、预防麻药中毒的目的,但加用以上液体时不要改变麻药的浓度。

7.观察麻醉平面　麻醉中至少测试 3 次麻醉平面。一般麻醉后 30 min 内用针刺法测定一次,术中及术后各测定一次,并记在麻醉单上,如 T_8 等。

8.防止误入蛛网膜下隙　如有全腰麻的征象,避免平面出现过早,一旦下肢麻痹,呼吸困难,发绀,血压下降,脉搏变快、变弱时,必须迅速抢救,不要延误。

(1)抢救方法:为患者取头低位,面罩加压给氧,静脉注射麻黄碱 15~30 mg 等药升压;呼吸停止时行气管内插管,人工呼吸加压给氧;循环停止者立即行胸外按摩等复苏处理。

(2)预防全腰麻:①置管时勿用力过大;②注药前回抽,反复检验无脑脊液回抽到注射器内方可注药;③硬膜外导管质软而韧,用透明硅胶管质量很好;④按操作规程操作,先用试验量后置管,其好处是先注入试验量后,硬膜外被相对撑开,导管易通畅地置入;缩短了麻醉诱导时间;减少了手术医师等待时间,增加患者的舒适感和安全感;可求得更广泛的平面;减少穿刺针和置管刺破硬膜的机会。观察呼吸和平面,无异常问题时再注入全部诱导量药物。

9.用药量要科学准确　一般认为诱导用药量,颈或胸段的每一脊神经分节,需要麻药1.5~2.0 mL,腰骶部阻滞,每一分节则需要2.0~2.5 mL,追加药物的时间。要在首次诱导用药30 min后,其药量为首次量的1/3~1/2。以患者的具体情况来确定,年轻体壮,除原有手术的疾病外,无其他并发症者可给1/2,且用药浓度要大;老年、垂危、体弱、久病、脱水或中位胸部以上的硬膜外麻醉,用药浓度要低、用量要小;择期手术的低位手术用药浓度要高,用量要大;联合用药,即将长效与短效局麻药、起效快与起效慢的局麻药联合用药,以求取长补短,提高效果。小儿硬膜外要按千克体重给药。

六、失败原因及处理

注入局麻药(15~30 mL)后,观察20~30 min,无阻滞平面或切口上下缘疼痛,或镇痛不全、肌松不良,经追加局麻药或辅助用药仍不能完成手术者,为阻滞不全或失败。

1.原因

(1)穿刺困难:穿刺针进不到硬膜外,无法置管和注药,除操作技术因素外,可因患者肥胖、韧带钙化、椎间变窄、老年性脊椎骨质增生、强直性脊柱炎、脊椎外伤史、先天脊椎畸形及患者穿刺时的体位不好等,增加穿刺的困难性。

(2)出现阻滞不全和神经根阻滞现象:其表现为斑块状麻醉或单侧麻醉。因置管或置入管太长时,导管自椎间孔穿出。或由一侧神经根后方转向前方,或导入脊神经孔,或因个别患者某一神经根附近的结缔组织较致密,局麻药难以向该处扩散。

(3)麻醉平面不够:由于阻滞平面不够高而使硬膜外阻滞不完善或失败。麻醉平面过低,满足不了手术要求,也因硬膜外粘连,致局麻药扩散受阻,或穿刺点取得过低所致。麻醉平面过高,满足不了手术要求,因置管过长或穿刺点取得过高所致。

(4)局麻药未注入硬膜外:穿刺针不在硬膜外或导管未进入硬膜外,留于软组织中。见于肥胖或软组织疏松的患者,或导管置于硬膜外过短,退针时或患者体位改变等,使导管脱出到软组织中。测试无麻醉平面出现,当针刺法测试手术野区皮肤时,患者的疼痛阈无减低或消失。

(5)局麻药因素:局麻药扩散不良,过分分散给药操作,局麻药浓度剂量不足等。当及时追加局麻药无效时,说明患者产生快速耐药性,若对利多卡因已产生快速耐药时可改用丁哌卡因、罗哌卡因。注入药量浓度太低,或药量太少,或容积过小等,也会致使麻醉范围较低,扩散范围不够。分次(追加)注药间隔时间过长,首次诱导或前次追加药物阻滞作用已消失,局麻药效价太低或失效,药物性能不佳,弥散性、穿透性弱等均影响麻醉效果。

(6)导管因素:当置管顺利时,失败多与硬膜外导管有关。置管过深或用力过大使导管折叠,折成锐角,改变方向,是导管质量不好或多次使用后塑料老化、脆性增加,以致平面与手术范围不相符合的结果。导管误入静脉血管,或误入血液循环,造成麻醉无效或效果不佳,因导管被血液回流或血块堵塞。

(7)麻醉诱导期过短:手术开始过早,硬膜外阻滞麻醉效果不完善。

(8)肌肉不松弛:影响手术操作。若效果不佳,则应及早改全麻。

(9)内脏牵拉反应:一是因麻醉平面低,二是即使麻醉平面过高,但内脏迷走神经未被阻滞,术中因仍有明显的牵拉反应,患者出现上腹部牵拉不适、恶心、呕吐,甚至心搏骤停等。

(10)导管入血:可发生局麻药的寒战反应或不良反应。

2.处理 麻醉效果不好或失败时,应尽快处理。

(1)麻醉前做好充分的评估:凡脊椎畸形、过度肥胖、穿刺点定位困难者,不应选择硬膜外麻醉。凡选用硬膜外麻醉的患者,麻醉前应向患者讲清配合要求,强调体位得当与麻醉成功的关系。麻醉穿刺操作时指导患者如何配合,保持得当的正确体位,保持体位不动,局麻药量要充足,效果确切,穿刺进针方向和角度要正确。

(2)针对原因处理:根据作用不完善的原因予以处理。

1)主动放弃:多次穿刺不成功者应放弃硬膜外麻醉。出现斑块状麻醉或单侧麻醉时,可将导管退出 0.5 cm 以测试平面;或用辅助药或改全身麻醉。

2)灵活处理:①选好穿刺点,不要离手术部位的中心太远;置管长度要适合,勿太长或太短,以 3～5 cm 为佳。反复多次使用硬膜外麻醉者,应上移间隙穿刺;②要准确判断穿刺针在硬膜外,置管困难要检查原因,硬膜外导管要牢靠固定;③快速耐药性产生时,一是加大剂量;二是换用另一种局麻药;④导管要选优质的,该淘汰的坚决淘汰;⑤置管动作要轻巧,勿使暴力;⑥追加局麻药要及时,最好给予提前量,使阻滞作用连续不断或作用不减退;⑦局麻药量要充足、容积够大、浓度合适,如腹部手术或低位硬膜外,或年轻力壮者应选 2% 利多卡因。效价低或失效的药物应弃掉;⑧诱导时间要足够,诱导不到时间可让手术者稍等候;⑨注药前反复回抽,有回血时不能给药,应将导管外撤少许,无回血时方可注药。当血块堵管时,可用 5～10 mL 注射器,加压向导管内注入生理盐水或局麻药液,可使导管通畅;⑩扩散力和穿透性强的局麻药物如利多卡因,扩散范围比丁卡因要广泛些。

(3)重视腹部手术麻醉:硬膜外麻醉施行腹部手术时要用高浓度局麻药,麻醉平面要足够;上腹部需阻滞 $T_{4～5}～L_{1～2}$ 范围,必要时使用麻醉辅助药。

(4)预防性静脉辅助用药正确处理牵拉反应:硬膜外麻醉难以让患者安全舒适地度过手术期。内脏牵拉反应仍然存在。主要是阻滞效果不完善,麻醉平面过低所致;如出现牵拉反应时,再加用辅助药其剂量必然明显高于预防性用药。如无禁忌,在出现阻滞平面后,适量给予以下辅助药。①镇痛药:哌替啶 50 mg 加异丙嗪 25 mg 静脉注射;②镇静药或神经安定药:羟丁酸钠 2.5～5 g 静脉注射;③局部浸润阻滞:如 1% 普鲁卡因或 0.5% 利多卡因腹腔神经丛封闭等。

(5)导管插入硬膜外血管:导管有血液时,将导管拔出 0.5 cm 后继续送管少许,以避过出血部位,无回血时再注药。若往外拔管 0.5 cm 后仍有回血时,将导管拔出重新穿刺。一旦导管插入静脉丛,未能及时发现,注药时或注药后心悸、头晕、暂时神志消失,发生中毒反应,甚至惊厥,应及早停止注药,进行急救和处理。

(6)患者多次接受硬膜外麻醉之后硬膜外麻醉效果问题:一般硬膜外穿刺是不容易发生广泛粘连的,不能认为有过前次硬膜外麻醉,就会引起硬膜外粘连,而影响这次的麻醉效果。应具体问题具体分析。

七、并发症防治

1.血压下降 血压下降多发生于胸段硬膜外。主要是由于胸段阻滞使内脏大、小神经麻痹,腹内血管扩张、血液淤滞,回心血量减少,血压下降;一般多在用药后 15～30 min 出现,当下降到 80 mmHg 或降至术前血压的 2/3 时,应及时处理。可以给予麻黄碱 15～30 mg,或甲氧明 10～20 mg 静脉注射或加快输液输血;吸氧。当以上处理不佳时,可静脉注射去氧肾上腺素 3~5 mg,或间羟胺 2~5 mg。使血压回升。

2.呼吸困难 硬膜外麻醉易发生不同程度的呼吸抑制,尤其颈及上胸段硬膜外麻醉时,故颈和上胸段麻药浓度不能过高。

3.神经并发症或截瘫 神经并发症及截瘫是硬膜外麻醉后的严重并发症。国内有硬膜外麻醉后并发截瘫的发生率为 0.14/10 万和 3.9/10 万的报道。血肿压迫占 30.6%。

(1)原因:硬膜外麻醉导致脊髓严重损伤的原因有:①损伤性,穿刺针或置管时直接损伤神经根、干或脊髓;②压迫性,硬膜外血肿形成压迫神经根、干或脊髓;③感染性,硬膜外感染、炎症、脓肿或水肿压迫;④偶合性,并发脊髓肿瘤等压迫引起;⑤缺血性,麻醉期间的低血压时间过久,尤其老年人,或局麻药加入较多的肾上腺素反应的影响,出现"脊髓前动脉综合征";⑥中毒性,脊髓后动脉受局麻药的压力、肾上腺素反应的影响,发生病理改变,使脊髓局部缺血和血供障碍;⑦骨质性,椎管狭窄症;⑧医源性,硬膜外误注腐蚀性药物,如误注 10%甲醛;⑨其他疾病发生。

(2)防治:应加强麻醉后随访及时确诊和尽早处理是关键。

1)预防为主:不提倡在 L_2 ~ L_3 间隙进行硬膜外阻滞和腰麻-硬膜外联合麻醉(combined spinal and epidural anesthesia,CSEA)穿刺。穿刺方向要在正中,勿使强力,以免穿刺时手法失控,防止针进入硬膜外过猛、力量过大,以减少穿刺针直接损伤的机会。当患者诉说某侧下肢有触电样痛或下肢有不自主的抽动时,不能强行进针、置管。应退出针管,稍调整进针方向,以免伤及神经根等。

2)心理治疗:麻醉前应注意患者心理和情绪,不要因惧怕而过分紧张。

3)严选适应证:对凝血功能障碍或出血不止患者应放弃硬膜外麻醉;当穿刺针不断向外滴血时,可换间隙重新穿刺,换穿刺点后,仍出血不止时应放弃硬膜外麻醉。

4)积极诊断和治疗:当操作失控,出现强行进针或进针过深,怀疑或已证实损伤脊髓或神经时,应放弃硬膜外麻醉。穿刺时,出现痛觉过敏或麻木现象,或出现同一侧麻醉区域与对侧平面较低的另一区域有皮肤过敏,或难以忍受的疼痛,或因疼痛术后彻夜不眠,说明已损伤神经根或脊髓。若麻醉后肢体运动、感觉和反射等未能如常恢复,或恢复后又出现神经功能障碍时,即应急行椎管内造影、CT 或 MR 等检查。发现有截瘫或脊髓损伤症状时,应仔细检查,找出截瘫的直接原因,积极进行治疗。主要措施是对症和支持疗法;大量抗生素疗法;促进神经损伤恢复的药物,如维生素 B_1、维生素 B_{12}、腺苷三磷酸(adenosine triphosphate,ATP)、辅酶 A、理疗等。

5)局麻药中少加或不加肾上腺素:局麻药中加肾上腺素浓度不能过大。1:20 万或 1:40 万,或 1:75 万、1:20 万,即 20 mL 局麻药液中加 0.1%肾上腺素 0.1 mL。高血压等患者用 1:40 万或 1:75 万较安全。

6)绝对禁忌:有凝血功能障碍或正施行抗凝治疗的患者,绝对禁忌选用硬膜外麻醉,因易并发术后硬膜外血肿。必须应用时,应早停药,使凝血功能恢复正常后,采用直入法,避免反复穿刺,可减少血肿发生的机会。如果怀疑或确诊为血肿或椎管狭窄者,当 CT 等诊断为硬膜外血肿时,应尽早行手术探查,清除血肿或脊椎板减压,以减轻血肿或椎板对脊髓组织的持续性压迫,预防脊髓组织的软化和变性。如果截瘫持续 8 小时以上,即使行减压手术,也难以恢复神经功能。

7)脓肿处理:如果截瘫为数天后出现,为操作时未遵照无菌操作规程,使硬膜外感染。

诊断一确立,立即进行手术切除引流。

4.导管拔出困难或折断　偶尔也会碰到导管拔出困难或导管折断在硬膜外内:一是导管置入过长,太长的导管在硬膜外扭折、打圈后,自成一结,使拔管困难;二是患者体位使脊柱挺直或扭曲,棘突互相挤压,导管被紧压在棘突和韧带间,拔出困难;三是导管质量问题,经反复消毒使用的导管韧性减退,脆性增加,经不住拉力,或拉力过猛,使导管断在组织内。

(1)调整体位:若遇手术结束拔管困难时,应让患者恢复至穿刺时的体位,常可拔出。否则,强行拔管,可能使导管断在体内。

(2)做好预防:若导管变质较脆,塑料老化或已有折痕、破口,应予弃用,换新管。

(3)一旦发生断管应严密观察:万一导管拔断在硬膜外或组织间,也不是很长,只有1~2 cm,如无感染、无局部化脓感染、无全身炎症反应、无神经压迫症状或刺激症状,可不处理,不做手术取出,可暂时或出院继续观察。如一旦有症状,或断端留入较长,且浅表,可做一小切口探查取出。若导管已通过穿刺针尖,又需要退出时,应与针体一起退出,重做穿刺,避免导管被锐利的针斜面割断。

5.硬膜穿破后头痛

(1)发生率:硬膜穿破率为2.3%~2.5%。穿破后脑脊液(CSF)外漏使颅压降低,脑组织向枕骨大孔下降,牵动了脑神经及大血管伴行的神经,发生头痛,也称为体位性头痛。属于血管性,以前额与枕部疼痛为主,直立和坐位加重,平卧减轻。严重者呈爆炸性,并伴听力、视觉障碍。女性高于男性,年轻人高于老年人。

(2)防治:减少 CSF 漏出,促使 CSF 压力恢复正常范围。防治措施如下。①平卧休息:术后平卧去枕 8 小时;②腹带捆扎:减少 CSF 外漏;③持续输液:增加 CSF 循环;④镇痛:服用镇痛药或针灸治疗等。口服咖啡因 300 mg,4 小时可缓解;⑤自身血液硬膜外填充:10 mL 自身血注入硬膜外 1~2 次,有效率达90%;无效时,硬膜外持续输入生理盐水 24 小时(30 mL/h),有满意效果。

第三节　骶管阻滞

局麻药从骶裂孔注入骶管腔内以阻滞骶神经的方法,称为骶管阻滞(caudal block),又称骶部硬膜外麻醉,简称骶麻。骶麻为最早开始应用的硬膜外阻滞方法,除麻醉骶脊神经外,还可麻醉部分腰段、胸段脊神经。分为单次法和持续法。由于较为安全,效果确实,伤及硬脊膜和脊髓的危险性很小,长期在会阴部手术麻醉和疼痛治疗等应用广泛。

一、适应证

骶麻适用于肛门直肠、阴道、会阴部、下肢、尿道手术,以及婴幼儿及学龄前儿童的腹部手术及术后镇痛,产科镇痛及慢性疼痛治疗等。

二、禁忌证

穿刺部位感染,凝血功能障碍或应用抗凝剂及解剖标志不清等。

三、解剖

骶裂孔和骶角是骶管穿刺术的重要解剖标志。

1.定位法　先扪清尾骨尖,沿中线向头方向摸,距尾骨尖4~8 cm处,可触及一弹性的凹陷,即为骶骨裂孔,简称骶裂孔。其两侧可触及突起如豆状物的骨质隆起,即为骶角。两骶角连线中点的凹陷点即为穿刺点,此点相当于S_4、S_5两块骶骨的背面正中。髂后上棘连线在第2骶椎平面,是硬脊膜囊的终止部位,骶麻穿刺如超过此线,则容易误入蛛网膜下隙,有发生全腰麻的危险。从骶裂孔到此线的距离平均为47 mm,最长为75 mm,最短为19 mm。骶裂孔与髂后上棘成一等边三角形。

2.穿刺法　骶裂孔穿刺,由浅入深分别经过皮肤、皮下组织、骶尾韧带、骶骨。骶管容积为12~65 mL,通常为25~30 mL。须注意在成人中有较大个体差异。

四、准备

同硬膜外麻醉前准备。即禁食,复苏设备准备,抗惊厥药物,麻醉前药物,开放上肢静脉通路等。

五、方法

1.单次骶管阻滞　单次骶管阻滞是经骶裂孔一次将局麻药注入骶管腔。

(1)体位:患者侧卧位,膝关节尽量向腹部屈曲;或俯卧位,在耻骨联合下垫枕头,让患者两腿略分开,内旋双踝,可使骶部突起更高一些,臀部肌肉放松。或利用手术台将躯体和下肢放低,使骶部突出,便于穿刺。

(2)穿刺:严格无菌操作,戴消毒手套,皮肤严格消毒后铺巾,局麻,以16号针头垂直刺进皮肤,针尖向头改变方向,与皮肤成45°刺入,经皮下、骶尾韧带有阻力突然消失的感觉(落空感),即示进入骶管腔,将针尖减至与皮肤成10°~15°,再向前推进2 cm即可。

(3)注药:抽吸无回血、无脑脊液,针尖固定,注射空气或生理盐水无阻力时,可注入试验量3~5 mL,观察5 min,无腰麻征象,即可将其余诱导量局麻药全部注入。注速不宜过快,每30秒注入10 mL,边注药边观察是否出现急性药物中毒征象。

2.持续骶管阻滞　方法与硬膜外法相同。穿刺点选L_4~L_5或L_5~S_1间隙,导管置入骶管腔即可。也可用16号直针将针斜面磨短,边缘不过于锐利,自骶裂孔穿刺,与单次法穿刺操作相同,然后置入导管。

六、用药

选用作用时间长、不良反应少的药品,常用药浓度较胸腰段硬膜外麻醉为低,一般用1%~1.5%利多卡因15~20 mL,或0.2%~0.25%丁卡因20~30 mL,或0.25%丁哌卡因10~15 mL,或0.5%罗哌卡因10~20 mL。若经L_4~L_5或L_5~S_1做持续骶麻,如腹会阴联合切口或子宫全切等手术,要采用两点穿刺时,用药量较小,仅10~15 mL即可;若经阴道做子宫全切手术,有良好的肌松,手术才能方便操作,用药浓度要高,可用2%利多卡因15~20 mL或0.2%~0.33%丁卡因15~20 mL;若为单次骶麻需25~30 mL,但不能超过一次局麻药的极量;老年人、体弱者用药量酌减;小儿按年龄和体重计算药量。

七、注意事项

1.穿刺困难或失败　骶裂孔大小和形状变异较多,易造成穿刺困难或失败,应注意穿刺部位骨性标志的确定和操作要领。

2.出现腰麻症状　注药后出现腰麻症状,主要是骶管腔的终止部位低于髂后上棘,穿刺针虽然进入不深,也可穿破硬脊膜囊。将骶麻诱导剂量的局麻药注入蛛网膜下隙引起,故注药前要先用试验量,无腰麻症状时,再注入全诱导药量,决不可忽视,以免造成意外。一旦发生全腰麻,患者很快呼吸停止,血压极度下降,应维持气道通畅,控制呼吸,静脉输液,用升压药物如麻黄碱等升压。

3.骶麻阻滞范围有限 较高手术范围的麻醉难以达到。临床上也有用大诱导容量的麻醉药物做骶麻,获得较高的麻醉平面,行下腹部手术,这在小儿成功率较高,而成人则失败率高,难以保证患者的麻醉效果和安全,还是做下腹部硬膜外麻醉为好。

4.骶管反应 采取单次法进行骶麻时,用试验量无反应,但当注入全部诱导药液时,可在注入后立即或于数分钟内出现反应,称为骶管反应。患者有头晕头胀、意识消失及牙关紧闭等表现,或肌张力高度增加,或惊厥、抽搐等,甚至发绀、屏气,可于数分钟后自行缓解、意识恢复。重者应立即给予镇静、镇痛药物,如咪达唑仑 10 mg 或哌替啶 50 mg 静脉注射。有发绀者应面罩下吸氧或辅助呼吸。发生原因可能是注射速度较快,或注入量较大药液进入血液循环,导致轻度不良反应。个别是注药过敏,刚注完药即发生以上反应,也可能与压力过大所引起的神经反射有关。故推注药物时速度应缓慢,可预防骶管反应。

5.血压下降 骶麻血压下降轻微,持续时间也较短。处理同腰麻或硬膜外麻醉。

6.尿闭 尿潴留是骶麻常见的并发症。同腰麻处理。

7.骶管感染 骶管位置近肛门,卫生环境较差,若消毒不严,可引起感染、发热、骶骨疼痛。按炎症予以处理,并根据具体病情而定。

8.阻滞范围局限 一般阻滞范围比较局限,较高手术范围的麻醉难以达到。

9.骶管反应率高 全身中毒发生率较高。

10.局麻药用量较大 如丁卡因的最大剂量 2 mg/kg,利多卡因 4 mg/kg,为注射无误时的最大剂量。

第四节 腰麻-硬膜外联合麻醉

腰麻-硬膜外联合麻醉(combined spinal and epidural anesthesia,CSEA),简称腰硬联合麻醉,于 1981 年在国外首先应用,是一种椎管内阻滞的新技术,在国内外麻醉中日益普及。CSEA 综合了腰麻(SA)和硬膜外麻醉(EA)的优点,弥补了两种麻醉方法的各自弊端。将"可靠"的腰麻与"灵活"的硬膜外麻醉技术联合应用,达到取长补短的功效。

一、效果评价

1.腰麻的优缺点

(1)优点:①操作简单,容易掌握;②成功率高,在 99% 以上;③起效快;④局麻药用量少,减少了对心血管及神经系统毒性的潜在危险;⑤效果可靠,阻滞完善,肌肉松弛满意;⑥经济,是目前临床麻醉技术中最具经济者。

(2)缺点:①麻醉时间有限,不能随意延长;②平面不易控制,易出现高平面或低平面阻滞;③术后头痛发生率高等。

2.硬膜外麻醉的优缺点

(1)优点:①节段性麻醉,使麻醉范围限制在手术区域;②无头痛;③血压下降较轻,引起的心血管不良反应小;④可控性强,麻醉时间长。麻醉有延时性;⑤术后镇痛,可留管行疼痛治疗。

（2）缺点:①起效慢,诱导时间长;②操作技术要求高,技术掌握较有难度,且有骶神经阻滞不全;③药物用量大,达到麻醉的剂量为腰麻的 4~10 倍;④局麻药再吸收可能出现寒战及中毒全身反应;⑤可发生致命的严重并发症全腰麻。

3.CSEA 优点　CSEA 是将腰麻与硬膜外麻醉有机结合的一种新麻醉技术。综合了 SA 与 EA 两种麻醉方法的优点,与单纯腰麻和硬膜外麻醉比较,CSEA 有以下特点。

（1）起效快,作用迅速可靠,缩短了麻醉诱导时间。

（2）阻滞完善,肌肉松弛完全。

（3）用药量少,减少了局麻药量。

（4）可控性强,麻醉时间长,具有硬膜外麻醉的可延时性,并可用于术后镇痛。

（5）并发症少,术后头痛发生率降低,心血管不良反应的发生率也降低。

（6）阻滞平面的可控性强,易于控制。

4.CSEA 存在问题和争议　CSEA 作为一种新技术具有许多优点,但也存在着以下问题和争议。

（1）设备上要求较高:对穿刺针的选择有一定要求,腰麻针长度比硬膜外针长 12 mm。

（2）操作复杂:操作较单纯腰麻或硬膜外麻醉复杂,有一定难度。

（3）腰麻针尖受损或脱落金属小粒:腰麻针通过硬膜外时有可能使腰麻针尖受到损伤、折断或有金属小粒脱落,但现无支持的临床和实验报告。

（4）导管误入蛛网膜下隙:导管经腰麻针穿破孔处误入蛛网膜下隙,已有类似报道。

（5）局麻药漏入蛛网膜下隙:硬膜外的局麻药有可能通过腰麻针穿孔漏入蛛网膜下隙。

（6）无脑脊液回流:硬膜外穿刺针不在硬膜外,腰穿针自硬膜外侧腔通过或是腰麻针被神经根或结缔组织阻塞等。也有硬膜外置管困难出现。

二、适应证

CSEA 在临床上有较好的应用前景,是安全、可靠的麻醉方法之一。它保证了安全,提高了麻醉质量。据文献报道,目前应用在以下手术。

1.肾移植　在泌尿外科同种异体肾移植术中应用。

2.产科　剖宫产中应用最多,也是首先在产科开始应用的新型椎管内阻滞法技术。

3.妇科　子宫切除术等腹盆腔手术。

4.骨科　髋部及下肢骨科手术。

5.其他　结肠、直肠手术、前列腺手术、疝修补术、外周血管手术、截肢等脐以下长时间手术。

6.术后镇痛　适用于术后镇痛病例。

三、禁忌证

同腰麻及硬膜外麻醉。例如,不合作者;中枢神经疾病,如高颅压症、癫痫、脊髓肿瘤;穿刺部位有感染;腰椎有畸形;严重毒血症(如晚期肠梗阻)、全身衰竭及各种休克等患者禁用腰麻。长期服用降压药者、严重高血压、严重动脉硬化、心脏病等患者,一般不宜选用。年龄过大(>70 岁)、小儿(<6 岁)、呼吸困难、腹内巨大肿瘤及产妇患者慎用。

四、麻醉前准备

麻醉前用药及准备同"腰麻"和"硬膜外麻醉"。

需术前 12 小时禁食。术前晚灌肠、麻醉前镇静药量要重。阿托品可减轻腰麻的反应。患者入手术室后监测血压、脉搏、呼吸和 SpO_2。

五、操作技术

1.CSEA 发展　1982 年国外开始推广 CSEA。1992 年发明"背扎"Tuohy 针,使 CSEA 技术逐渐成熟。从历史上看有以下 4 种方法。

(1)单针单间隙穿刺法:为向硬膜外插入细针,给局麻药后将针再刺入脊椎蛛网膜下隙,并注入局麻药。

(2)双针双间隙穿刺法:在一间隙置入硬膜外导管,而在另一间隙(一般为相邻间隙)进行腰麻,近年来也有在同一间隙分别进行硬膜外和腰麻穿刺。

(3)针内针(双针)单间隙穿刺法:1982 年首先用于骨科,1984 年用于妇产科,1992 年用于产科镇痛,最近又发展了双导管单间隙技术,目前推荐用 Whitacre 针。经硬膜外内用腰麻针穿刺至蛛网膜下隙,拔出腰麻针,向头向置入硬膜外导管 3~4 cm。

(4)针旁针(针并针)单间隙穿刺法:使用一个特殊装置,在硬膜外针侧方焊接或在硬膜外针管上附一腰麻针导引管,可避免硬膜外导管误经腰麻针穿破的硬膜外间隙误入蛛网膜下隙,也可避免腰麻针通过硬膜外针时金属小粒脱落或针尖损伤。

2.CSEA 设备的改进　为了避免 CSEA 上述缺点发生。对其进行了改进。

(1)降低穿刺针的直径:采用 25 号以下细针,尤其是铅笔头型者,已显著降低头痛发生率。

(2)针背眼:在硬膜外针斜面处增加一个背眼,腰麻针从此眼穿刺,提高成功率,减少腰麻针经过硬膜外针斜面时的受损。

(3)针尖形状:将切割形改为笔状针、锥尖针等对硬膜损伤小,头痛发生率低。

3.CSEA 操作技术　其技术操作与硬膜外的常规操作相似。在硬膜外针进入硬膜外后,先以腰麻针经硬膜外针穿破硬膜进入蛛网膜下隙,见脑脊液流出后,注入腰麻药,注完药后退出腰穿针,置入硬膜外导管备用。

硬膜外注药的时机、用药量要根据腰麻平面、手术时间等具体情况而定。

(1)穿刺点:以手术部位要求选择,中下腹部手术,于 $L_{1~2}$ 或 $L_{2~3}$ 间隙,用 17G 穿刺针常规硬膜外穿刺成功后,应用 BD 公司的 CSEA 穿刺包的 25G 腰麻针。从硬膜外针中穿入到蛛网膜下隙,见脑脊液流出,注入腰麻药后拔出腰麻针,将硬膜外导管头向置管 3~4 cm。当腰麻作用开始消退、血压开始升高,患者有轻度疼痛,或患者有牵拉反应、肌肉紧张时,经硬膜外导管给药,先注入 2% 利多卡因 3 mL 试验。5 min 后再追加 2% 利多卡因 8~12 mL 诱导量。

(2)CSEA 用药:与腰麻和硬膜外麻醉的用药无太大差别。用药方式以先用较大剂量腰麻。而硬膜外用于确保效果和术后镇痛。①腰麻药:0.5% 丁卡因重比重液 2.2~2.5 mL(7.0~12.5 mg),注药速度 50~70 秒;或 0.5% 丁哌卡因重比重液 2 mL(0.75% 丁哌卡因重比重液 1~2 mL,即 7.5~15 mg);或 2% 利多卡因 2~6 mL 或 0.5%~1% 罗哌卡因 3~4 mL;②硬膜外药:2% 利多卡因 20 mL+1% 丁卡因 5 mL;或 0.75% 丁哌卡因 5~10 mL。根据手术需要补注硬膜外用药,大部分手术不用,需用时给药时间距蛛网膜下隙注药时间为 60~80 min。

（3）辅助药：①芬太尼 0.025~0.01 mg 加入局麻药内，也可用舒芬太尼，因其对呼吸有抑制作用，应用时注意监护；②哌替啶：25 mg~50 mg 静脉注射；③咪达唑仑 2~5 mg，静脉注射。必要时给药。

（4）效果：CSEA 起效时间比连续硬膜外麻醉缩短 6.1 min，用药量明显少于连续硬膜外组，效果获 100% 成功。

六、麻醉管理

1.术中监测　术中监测心率、血压、心电图（electrocardiogram，ECG）和 SpO_2。

2.观察麻醉平面　借助注入硬膜外试验量观察阻滞平面，判断硬膜外导管的位置。如给 2% 利多卡因 2~5 mL，阻滞平面升高 2 个节段，证明导管在硬膜外，若大于 2 个节段或更高，警惕误入蛛网膜下隙。硬膜外注药应先注入试验量。

3.并发症　CSEA 并发症同腰麻及硬膜外麻醉。若有血压下降时，通过输血、补液及静脉注射麻黄碱纠正。反复操作易引起脑膜炎，要增强设备的消毒和无菌操作观念。头痛的发生率很低，出现时予以处理。

4.补充血容量　入手术室后，开放静脉，缓慢输注乳酸钠平衡盐液扩容。已注入腰麻药。变换体位时应考虑到对阻滞平面和血压的影响。产妇剖宫产时，采取左侧位，头下垫 3 个枕头、肩下垫 1 个 3 L 袋的方法抬高上胸段脊髓，比重液不易向头侧扩散。

第五节　硬膜外阻滞联合全身麻醉

硬膜外麻醉与全身麻醉两种方法的联合使用，首先，保留了各自的优点，克服了彼此的不足。其次，充分利用两种方法联合使用时的循环和呼吸效应，有利于围术期患者生理功能的调控。此外，由于硬膜外阻滞的效应，可以在较浅的全麻状态下仍然保持有较好的麻醉效果。

一、适应证

凡是能够在单纯硬膜外麻醉下完成的手术，如腹部手术、下肢手术和盆腔手术，均为其适应证。一些不能单独在硬膜外麻醉下完成的手术，如胸腔内手术等，则可以在全身麻醉的基础上，配合术中、术后的硬膜外麻醉和硬膜外镇痛，不仅能够满足手术的需要，而且取得了良好的效果。

二、禁忌证

绝对禁忌证同硬膜外麻醉。相对禁忌证则包括各种短小手术，不必采用复杂的硬膜外麻醉复合全麻。

三、实施原则

1.硬膜外麻醉和全身麻醉联合使用时应符合全麻的基本要素。

2.硬膜外穿刺点的选择和硬膜外阻滞平面的调节，应尽量满足外科手术镇痛的基本要求。

3.应注意硬膜外麻醉和全身麻醉之间的配合，既要充分发挥硬膜外麻醉的作用，同时又要避免硬膜外局麻药过量，造成阻滞平面广泛，引起严重的循环紊乱。

4.硬膜外麻醉和全身麻醉的配合及药物的使用必须做到个体化,并在术中随时调整。

四、主要优缺点

(一)主要优点

1.由于全身麻醉和硬膜外阻滞的协同作用,因而全麻药和硬膜外局麻药的用量均明显减少。

2.具有较完善的局部镇痛和肌松作用,减轻手术对患者的刺激,减少了麻醉知晓的发生,有效地抑制了手术所致的应激反应。

3.患者苏醒迅速和完全,苏醒时无疼痛,因而比较舒适。避免单纯全麻时经常出现的高血压和烦躁、躁动。

4.硬膜外阻滞促使肠管收缩,有利于手术野的清晰显露。

5.良好的硬膜外镇痛,有利于术后早期活动,减少术后并发症。

6.在血管外科手术时,有利于维持术中血流动力学稳定。

7.有利于术后呼吸功能的维护。

8.术中维持心肌氧供需平衡,对冠心病患者有利。

(二)主要缺点

1.操作比较费时,有增加创伤和发生硬膜外阻滞并发症的可能。

2.诱导期间虽然高血压的发生率减低,但如果全麻诱导前硬膜外局麻药用量掌握不当,则全麻诱导期间低血压的发生机会增加。

3.麻醉期间液体用量增加,有造成水钠潴留的可能。

4.如硬膜外阻滞和全身麻醉的配合不当,或术中过度追求"浅全麻",则患者有发生术中知晓的可能。

第二章 麻醉前病情评估及准备

第一节 病情估计分级

根据麻醉前访视结果,将病史、体格检查和实验室检查资料,联系手术麻醉的安危,进行综合分析,可对患者的全身情况和麻醉耐受力做出比较全面的估计。美国麻醉医师协会(ASA)于1941年曾将患者的全身体格健康状况进行分级,最初分为7级,1963年又重新修正为5级,其分级标准见表2-1。第1、2级患者,其麻醉耐受力一般均良好,麻醉经过平稳。第3级患者,对接受麻醉存在一定危险,麻醉前需尽可能做好充分准备,对麻醉中和麻醉后可能发生的并发症要采取有效措施,积极预防。第4、5级患者的麻醉危险性极大,充分细致的麻醉前准备更重要。ASA分级法沿用至今已数十年,对临床工作确有其一定的指导意义和实际价值,但其标准较笼统,有时在掌握其界线上可遇到问题。

表2-1 ASA病情估计分级

分级	分级
第1级	正常健康
第2级	有轻度系统性疾病
第3级	有严重系统性疾病,日常活动受限,但尚未丧失工作能力
第4级	有严重系统性疾病,已丧失工作能力,且经常面临生命威胁
第5级	不论手术与否,生命难以维持24 h的濒死患者

＊如系急症,在每级数字前标注"急"或"E"字

我国根据患者对手术麻醉耐受力的临床实践经验,将患者的全身情况归纳为两类4级,详见表2-2。对Ⅰ类患者,术前无须特殊处理,或仅作一般性准备,可接受任何类型手术和麻醉。对Ⅱ类患者必须对营养状况、中枢神经、心血管、呼吸、血液(凝血机能)、代谢(水、电解质代谢)及肝、肾功能等做好全面的特定准备工作,方可施行麻醉和手术。必要时宜采取分期手术,即先做简单的紧急手术,例如大出血止血、窒息气管造口、坏死肠襻处置等,待全身情况得到改善后再进行根治性手术。

表2-2 手术患者全身情况分级

类级		全身情况	外科病变评级	依据重要生命器官	麻醉耐受力估计
Ⅰ	1	良好	局限,不影响或仅有轻微全身影响	无器质性病变	良好
	2	好	对全身已有一定影响,但易纠正	形态有早期病变但功能仍处于代偿状态	好

（续表）

类级		全身情况	外科病变评级	依据重要生命器官	麻醉耐受力估计
Ⅱ	1	较差	对全身已经造成明显影响	有明显器质性病变,功能接近失代偿,或已有早期失代偿	差
	2	很差	对全身已有严重影响	有严重器质性病变,功能失代偿,需经常内科支持治疗	劣

第二节　麻醉前一般准备

对麻醉耐受力良好的Ⅰ类1级患者,麻醉前准备的目的在于保证手术安全性,使手术经过更顺利,术后恢复更迅速。对Ⅰ类2级患者,还应调整和维护全身情况及重要生命器官功能,在最大限度上增强患者对麻醉的耐受力。对Ⅱ类患者,除需做好一般性准备外,还必须根据个别情况做好特殊准备。麻醉前一般准备工作包括以下几方面。

一、精神状态准备

手术患者不免存在种种思想顾虑,或恐惧、紧张和焦急心理。情绪激动或彻夜失眠均可致中枢神经或交感神经系统过度活动,由此足以削弱对麻醉和手术的耐受力。为此,术前必须设法解除思想顾虑和焦急情绪,应从关怀、安慰、解释和鼓励着手,例如酌情将手术目的、麻醉方式、手术体位,以及麻醉或手术中可能出现的不适等情况,用恰当的语言向患者作具体解释,针对存在的顾虑和疑问进行交谈,取得患者信任,争取充分合作。对过度紧张而不能自控的患者,术前数日即开始服用适量安定类药,晚间给睡眠药。

二、营养状况改善

营养不良致蛋白质和某些维生素不足,可明显降低麻醉和手术耐受力。蛋白质不足常伴低血容量或贫血,耐受失血和休克的能力降低;还可伴组织水肿而降低术后抗感染能力和影响创口愈合,维生素缺乏可致营养代谢异常,术中易出现循环功能或凝血功能异常,术后抗感染能力低下,易出现肺部或创口感染。对营养不良患者,手术前如果时间允许,应尽可能经口补充营养;如果时间不充裕,或患者不能或不愿经口饮食,可通过少量多次输血及注射水解蛋白和维生素等进行纠正,白蛋白低下者,最好给浓缩白蛋白注射液。

三、适应手术后需要的训练

有关术后饮食、体位、大小便、切口疼痛或其他不适,以及可能需要较长时间输液、吸氧、胃肠减压、胸腔引流、导尿及各种引流等情况,术前可酌情将其临床意义向患者讲明,以争取配合。多数患者不习惯在床上大小便,术前需进行锻炼。术后深呼吸、咳嗽、咳痰的重要性必须向患者讲清楚,并训练正确执行的方法。

四、胃肠道准备

择期手术中,除用局麻做小手术外,不论采用何种麻醉方式,均需常规排空胃,目的为防止术中或术后反流、呕吐,避免误吸、肺部感染或窒息等意外。胃排空时间正常人为 4~6 h,情绪激动、恐惧、焦虑或疼痛不适等可致胃排空显著减慢。为此,成人一般应在麻醉前至少 8 h,最好 12 h 开始禁饮、禁食,以保证胃彻底排空;在小儿术前也应至少禁饮、禁食 8 h,但哺乳婴儿术前 4 h 可喂一次葡萄糖水。有关禁饮、禁食的重要意义,必须向患儿家属交代清楚,以争取合作。

五、膀胱的准备

患者送入手术室前应嘱其排空膀胱,以防止术中尿床和术后尿潴留,对盆腔或疝手术则有利于手术野显露和预防膀胱损伤。危重患者或复杂大手术,均需于麻醉诱导后留置导尿管,以利观察尿量。

六、口腔卫生准备

麻醉后,上呼吸道一般性细菌易被带入下呼吸道,在手术后抵抗力低下的条件下,可能引起肺部感染并发症。为此,患者住院后即应嘱患者早晚刷牙、饭后漱口,有松动龋齿或牙周炎症者需经口腔科诊治。进手术室前应将活动义齿摘下,以防麻醉时脱落,甚或被误吸入气管或嵌顿于食管。

七、输液输血准备

施行中等以上的手术前,应检查患者的血型,准备一定数量的全血,做好交叉配合试验。凡有水、电解质或酸碱失衡者,术前均应常规输液,尽可能作补充和纠正。

八、治疗药物的检查

病情复杂的患者,术前常已接受一系列药物治疗,麻醉前除要全面检查药物的治疗效果外,还应重点考虑某些药物与麻醉药物之间存在相互作用的问题,有些容易在麻醉中引起不良反应。为此,对某些药物要确定是否继续使用或调整剂量。例如洋地黄、胰岛素、皮质激素和抗癫痫药,一般都需要继续使用至术前,但应对剂量重作调整。对一个月以前曾服用较长时间皮质激素,而术前已经停服者,手术中仍有可能发生急性肾上腺皮质功能不全危象,故术前必须恢复使用外源性皮质激素,直至术后数天。正在施行抗凝治疗的患者,手术前应停止使用,并需设法拮抗其残余抗凝作用。患者长期服用某些中枢神经抑制药,如巴比妥、阿片类、单胺氧化酶抑制药、三环抗抑郁药等,均可影响对麻醉药的耐受性,或在麻醉中易诱发呼吸和循环意外,故均应于术前停止使用。安定类药(如吩噻嗪类药——氯丙嗪)、抗高血压(如萝芙木类药——利血平)、抗心绞痛药(如 β 受体阻滞药)等,均可能导致麻醉中出现低血压、心动过缓,甚至心缩无力,故术前均应考虑是继续使用、调整剂量使用或暂停使用。

九、手术前晚复查

手术前晚应对全部准备工作进行复查,如临时发现患者感冒、发热、妇女月经来潮等情况时,除非急症,手术应推迟施行,手术前晚睡前宜给患者服用安定镇静药,以保证有充足的睡眠。

第三节　麻醉诱导前即刻期准备

麻醉诱导前即刻期是指诱导前 10~15 min 的期间,是麻醉全过程中极重要的环节。于此期间要做好全面的准备工作,包括复习麻醉方案、手术方案及麻醉器械等的准备情况,应完成的项目见表2-3,对急症或门诊手术患者尤其重要。

表2-3　麻醉诱导前即刻期应考虑的项目

项目	准备情况
患者方面	健康现状,精神状态,特殊病情,患者主诉要求,麻醉实施方案,静脉输液途径,中心静脉压监测径路
麻醉器械等	氧源,N_2O源,麻醉机,监护仪,气管插管用具,一般器械用具,麻醉药品,辅助药物
手术方面	手术方案,手术部位与切口,手术需时,手术对麻醉的特殊要求,手术体位,预防手术体位损伤的措施,术后止痛要求等
术中处理	预计可能发生的意外或并发症,应急措施,处理方案,手术安危程度估计

一、患者方面

麻醉诱导前即刻期对患者应考虑两方面的中心问题:①此刻患者还存在哪些特殊问题;②还需要做好哪些安全措施。

麻醉医师于诱导前接触患者时,首先需问候致意,表现关心体贴,听取主诉和具体要求,务使患者感到安全、有依靠,对手术麻醉充满信心。诱导前患者的焦虑程度各异,对接受手术的心情也不同,应分别针对处理。对紧张不能自控的患者,可经静脉注少量镇静药。对患者的义齿、助听器、人造眼球、隐形镜片、首饰、手表、戒指等均应摘下保管,并记录在麻醉记录单。明确有无缺牙或松动牙,做好记录。复习最近一次病程记录(或麻醉科门诊记录),包括:①体温、脉率;②术前用药的种类、剂量、用药时间及效果;③最后一次进食、进饮的时间、内容和数量;④已静脉输入的液体种类、数量;⑤最近一次实验室检查结果;⑥手术及麻醉协议书的签署意见;⑦患者专门嘱咐的具体要求(如拒用库存血、要求术后刀口不痛等);⑧如为门诊手术,落实苏醒后离院的计划。

为保证术中静脉输注通畅及其有效性:①备妥口径合适的静脉穿刺针或外套管穿刺针;②按手术部位选定穿刺径路,如腹腔、盆腔手术应取上肢径路输注;③估计手术出血量,决定是否同时开放上肢及下肢静脉,或选定中央静脉置管并测定中心静脉压。

二、器械方面

麻醉诱导前应对已经备妥的器械、用具和药品等,再做一次全面检查与核对,重点项目包括如下。

(一)氧源及 N_2O 源

检查氧、N_2O筒与麻醉机氧、N_2O进气口的连接,是否正确无误;气源压是否达到使用要求。

1.如为中心供氧,氧压表必须始终恒定在3.5 kg/cm^2;开启氧源阀后,氧浓度分析仪应显示100%。符合上述标准,方可采用。如压力不足,或压力不稳定,或气流不畅者,不宜使用,应改用压缩氧筒源。

2.压缩氧筒压满筒时应为150 kg/cm^2,含氧量约为625 L。如按每分钟输出氧2 L计,

1 h 的输出氧量约为 120 L,相当于氧压 29 kg/cm^2。因此,满筒氧一般可使用 5.2 h 左右(氧流量为 2 L/min 时)。

3.如为中心供 N_2O,气压表必须始终恒定在 52 kg/cm^2,不足此值时,表示供气即将中断,不能再用,应换用压缩 N_2O 筒源。

4.压缩 N_2O 筒压满筒时应为 52 kg/cm^2,含 N_2O 量约为 215 L,在使用中其筒压应保持不变;如果开始下降,表示筒内 N_2O 实际含量已接近耗竭,因此必须及时更换新筒。

(二)流量表及流量控制钮

开启控制钮,浮子应升降灵活,且稳定,提示流量表及控制钮工作基本正常。控制钮为易损部件,若出现浮子升降过度灵敏,且呈飘忽不能稳定,提示流量表的输出口已磨损,或针栓阀损坏,出现关闭不全现象,应更换后再使用。

(三)快速充气阀

在堵住呼吸管三叉接口下,按动快速充气阀,贮气囊应能迅速膨胀,说明能快速输出高流量氧,其功能良好,否则应更换。

(四)麻醉机的密闭程度与漏气

1.压缩气筒与流量表之间的漏气检验 先关闭流量控制钮,再开启氧气筒阀,随即关闭,观察气筒压力表指针,针保持原位不动,表示无漏气;如果指针于几分钟内即降到零位,提示气筒与流量表之间存在显著的漏气,应检修好后再用。同法检验 N_2O 筒与 N_2O 流量表之间的漏气情况。

2.麻醉机本身的漏气检验 接上述步骤,再启流量表使浮子上升,待贮气囊胀大后,挤压时保持不瘪,同时流量表浮子呈轻度压低,提示机器本身无漏气;如挤压时贮气囊随即被压瘪,同时流量表浮子位保持无变化,说明机器本身存在明显漏气,需检修再用。检验麻醉机漏气的另一种方法是:先关闭逸气活瓣,并堵住呼吸管三叉接口,按快速充气阀直至气道压力表值升到 2.9~3.9 kPa(30~40 cmH$_2$O)后停止充气,观察压力表指针,如保持原位不动,提示机器无漏气;反之,如果指针逐渐下移,提示机器有漏气,此时再快启流量控制钮使指针保持在上述压力值不变,这时的流量表所示的氧流量读数,即为机器每分钟的漏气量数。

(五)吸气及呼气导向活瓣

接上述(三)步,间断轻压贮气囊,同时观察两个活瓣的活动,正常时应为一闭一启相反的动作。

(六)氧浓度分析仪

在麻醉机不通入氧的情况下,分析仪应显示 21%(大气氧浓度);通入氧后应示 100%(纯氧浓度)。如果不符上述数值,提示探头失效或干电池耗竭,需更换。

(七)呼吸器的检查与参数预置

开启电源,预置潮气量在 10~15 mL/kg、呼吸频率 10~14 次/分、呼吸比 1:1.5,然后开启氧源,观察折叠囊的运行状况,同时选定报警限值,证实运行无误后方可使用。

(八)麻醉机、呼吸器及监测仪的电源

检查线路、电压及接地装置。

(九)其他器械用具

包括喉镜、气管导管、吸引装置、湿化装置、通气道、神经刺激器、快速输液装置、血液加温装置等的检查。

(十)监测仪

包括血压计(或自动测血压装置)、心电图示波仪、脉搏血氧饱和度仪、呼气末 CO_2 分析仪、测温仪、通气量计等的检查。其他还有创压力监测仪及其压力传感器、脑功能监测仪、麻醉气体分析监测仪等。上述各种监测仪应在平时做好全面检查和校验,于麻醉诱导前再快速检查一次,确定其功能完好后再使用。

三、手术方面

麻醉医师与手术医师之间要始终保持相互默契、意见统一,做到患者安全、麻醉满意和工作高效率。在麻醉诱导前即刻期,必须重点明确手术部位、切口、体位;手术者对麻醉的临时特殊要求,对术中意外并发症的急救处理意见,以及对术后止痛的要求。特别在手术体位的问题上,要与术者取得一致的意见。

第三章 全身麻醉深度的判断

麻醉学已经经历了一个半多世纪的发展,但是学科的最基本问题仍未得到解决,这就是全身麻醉深度的定义和监测。在肌肉松弛药应用于临床之前,麻醉科医师常担心麻醉过深所带来的危险。在肌肉松弛药应用于临床之后,平衡麻醉的诞生,全身麻醉深度趋于偏浅,麻醉科医师又常常担心手术中知晓等并发症。随着时代的进步和患者对医疗服务期望值的增高,人们不仅要求麻醉科医师在全身麻醉中保证患者意识消失、无痛、肌肉松弛和避免手术中知晓等并发症,还要求能够精确地应用适量的麻醉药物以缩短患者在麻醉后监护治疗室滞留的时间或出院时间,并达到最佳的麻醉恢复质量和降低术后病死率。近年研究发现麻醉过深与术后病死率增加有关。全身麻醉深度的精确监测和判断成为了一项亟待解决的课题。

第一节 全身麻醉和麻醉深度

一、全身麻醉的定义

全身麻醉和麻醉深度的定义是麻醉学领域争议较多且极富感情色彩和主观性的一个题目。近年来,许多学者从历史、临床、科学、理论和哲学的角度对其进行了思辨,使我们对该问题的理解更深了一层。事实上,关于如何定义全身麻醉一直存有争议,不同学者使用不同的定义。

(一)全身麻醉的语义和历史定义

乙醚麻醉的发现是人们努力寻求使患者摆脱对伤害性刺激的疼痛感受和反应方法的结果。最初只有使用"乙醚化"(Etherization)这个词来描述患者吸入乙醚后的药理学表现,而没有其他的术语可以采用。不久,人们引入希腊语"麻醉"(anesthesia)和"昏迷"(narcosis)来描述"乙醚化"。希腊语"麻醉"的含义是感觉缺失(without feeling),"昏迷"的含义是昏睡(stupor)和麻痹(paralysis)。这些术语所要描述的内容包含两方面即乙醚化使患者无体动且同时没有不愉快的伤害性感受。

有研究认为,最初的手术患者除了要求无痛之外,对意识是否消失并无更高的期望。然而,乙醚、氯仿和许多随后在临床中应用的吸入麻醉药随着吸入浓度增加患者的意识首先消失,然后才产生明显的或完全的镇痛作用。意识消失很快被认为是全身麻醉重要的和所希望的结果之一,因为从临床角度看无意识的患者在手术中不会焦虑也不会记住疼痛,这不仅有益于患者,而且可促进手术的进行。

在乙醚麻醉发明50年后,有研究又认为"昏迷"的内容还应包括患者对外科手术刺激不受伤害,即全身麻醉应包括无意识、镇痛和对外科手术刺激不产生伤害性反射。1993年Green认为现存的有关术语范围太窄,应从150年前所用的术语中解放出来,建议使用术语metesthcsia(包含超出 anesthcsia 的含义)。然而 Sciidman 认为,随着对全身麻醉研究的深入,全身麻醉新的内涵不断增加,metesthesia 和 anesthesia 均不足以描述全身麻醉这个整体,他建议采用术语"围手术期医学和疼痛管理(perioperative mcdicinc and pain management)"来代替全身麻醉。虽然人们与术语的"搏斗"一直持续到今天,但是可以肯定的是过去的定义和术语均存在明显不足。

(二)全身麻醉的临床定义

1.从职业、专业的角度定义全身麻醉　美国麻醉科医师协会(American Society of Anesthesiologists,ASA)提供了麻醉学的现代定义,即麻醉学是一门为外科手术、产科、治疗和诊断性检查提供无痛的临床医学,包括在围手术期监测和恢复患者的生理稳态(即保证患者在围手术期不受伤害)。无痛也可由局部麻醉提供。在全身麻醉下,患者是无意识、无知晓或其他感觉的,而且患者是由麻醉医师仔细地监护、控制和治疗。

2.通过麻醉药物的临床效应定义全身麻醉　采用全身麻醉所必需的成分(临床效应)来定义全身麻醉似乎是一个较好的途径,最初使用的两个术语"麻醉"和"昏迷"来描述乙醚麻醉的效应就已表明全身麻醉不止是由一个成分组成。有学者认为,这两个术语包括无体动、镇痛、无意识和患者不受伤害四个成分。还有学者认为,全身麻醉成分只有遗忘和无体动是全身麻醉所必需的,原因有二:一,患者能动时手术无法进行;二,能记住手术中疼痛经历的患者不可能再次接受手术,也会劝阻其他患者不接受手术。也有研究对此则持反对态度,他们认为全身麻醉应定义为无意识、遗忘和无体动(无伤害性刺激反应)。

有研究将镇痛和血流动力学反应抑制排除在全身麻醉的绝对必需成分之外,他认为疼痛是对伤害性刺激的有意识的知晓,如果被麻醉的患者是无意识的,他们就不会感觉到疼痛。但是它忽视了一个重要的方面,虽然无意识的患者对伤害性刺激无外显记忆,但是仍可能存在有内隐记忆,同样可导致心理创伤或手术后慢性疼痛。而且,作为对组织损伤的反应,不仅疼痛受体可发生改变,而且大量的化学递质也可从细胞释放,例如细胞因子、生长因子、激肽、嘌呤、胺类、前列腺素类化合物和离子,这些化学递质均不利于机体的恢复。从临床角度出发,全身麻醉的目标包括三方面,即无意识、肌肉松弛和抑制对伤害性手术刺激的反射。

综上所述,学者们对全身麻醉的几个组成成分已基本有了共识,争议的要点是这些组成成分中哪些是必需的?1993 年,专家对全身麻醉作了总体定义——全身麻醉是用于防止手术创伤所引起的心理和躯体不良反应的一种药理学干预手段,同时也包括为手术提供便利的条件。虽然大多数人对此可能没有异议,但是具体到细节问题就出现了争议。全身麻醉是药物所诱导的一种生理状态,但这个生理状态即药理效应谱不是单一的,它包括了许多成分,例如无意识、反射抑制、遗忘、心血管系统功能、呕吐、颤抖、体动、兴奋的抑制等(前已述及)。这些成分有人们希望获得的效应,也有希望避免的药物不良反应。在人们希望获得的效应中,哪些是全身麻醉所必需的成分?哪些虽不是必需的但可锦上添花?如何区分这两种成分?这些问题的答案取决于定义者本人,实际上这间接说明从麻醉药物的临床效应定义全身麻醉,主观性太强。

3.通过临床麻醉方法和过程定义全身麻醉　根据上面的讨论可以看出,从麻醉药物的基本临床效应角度定义全身麻醉,由于其复杂性和多维度的影响很难取得共识。也许不得不通过描述全身麻醉的方法和过程来定义全身麻醉。事实上,在最初尚无术语用于描述"乙醚化"时,"乙醚化"这个词本身就是从方法和过程的角度对全身麻醉进行了定义。虽然麻醉学界一直为麻醉的定义所困扰,但是经过150多年的发展,麻醉药物和麻醉方法均获得极大的进步。现代全身麻醉方法已经演化为吸入麻醉、平衡麻醉和全静脉麻醉三足鼎立。麻醉用药也不再单一,而是采用联合应用催眠药物、镇痛药物和肌肉松弛药的技术。联合应用这些药物不仅能够达到遗忘、无体动、无痛和无意识,而且还能维持满意的手术中生理稳态。但是,必须指出,虽然采用麻醉方法和过程定义全身麻醉不会让人感觉到模棱两可,但是现代麻醉方法的多样性可导致全身麻醉的定义不止一个。比较不同的麻醉方法为达到同样的麻醉目标点(Endpoints),例如遗忘或无体动,而采取的措施并加以归纳综合似乎能把各个不同的定义统一起来。

4.乙醚麻醉——金标准　Urban 等认为,上述试图定义全身麻醉的努力均忽视了一个一直令人非常困惑的方面:一个单一的化学物质能够获得临床全身麻醉所有的必需成分(虽然必需成分尚存在争议)。乙醚和氯仿作为单一的麻醉药物用于临床长达100年,它们可产生无意识、镇痛、遗忘、应激反应和血流动力学抑制(对伤害性刺激的反应)。实际上,最初的术语"麻醉"(anesthesta)是用于描述乙醚化过程的。Urban 等认为,在目前缺乏别的公认的测量全身麻醉的数量化手段下,务实地采用以下的全身麻醉定义是非常有用的:全身麻醉是由一系列可辨识的生理状态谱所组成,这些生理状态与乙醚所产生的效果具有可比性,并适合人类手术。这个定义不依赖于任何机制,而是采用将全身麻醉的概念引入医学的一种化学物质——乙醚作为参照物或者"金标准"。未来的全身麻醉理论能从所有细节上解释乙醚麻醉的效应,目前采用乙醚作为参照物或者"金标准"是非常务实的。

二、麻醉深度的概念

乙醚麻醉成功是外科学历史上的重要里程碑,并使人们很快意识到麻醉绝非想象的那么简单。恐惧麻醉后醒不过来,担心麻醉下呼吸和循环功能抑制,害怕麻醉意外,甚至死亡等。在1937年,有研究提出了经典的乙醚麻醉分期,从而使人们对麻醉深度的掌握有了一个规范化的认识。然而,随着现代麻醉学的发展,尤其是20世纪40年代以后肌肉松弛药的临床应用,以及随后平衡麻醉概念的出现,使乙醚麻醉分期失去了临床意义。麻醉被分解为四个要素:无意识、无痛、肌肉松弛和抑制不良的自主反应。平衡麻醉和肌肉松弛药的临床应用使手术能够在较浅的麻醉下得以完成,提高了麻醉的安全性。然而,人们却对麻醉到底还有无深度的概念产生了疑问。

一些学者认为麻醉是一种药物诱导的意识消失状态,在这种状态下,患者既不能感知又不能回忆伤害性刺激。因此,麻醉的目的仅是消除意识,至于无痛、肌肉松弛和抑制不良的自主反应仅能被视作麻醉状态的辅助部分。而意识消失又是全或无的,因此麻醉没有深度概念可言。但是,即使现代平衡麻醉是采用多种药物来达到不同的麻醉成分,但是各自仍然保留着"深度"这一临床特征,例如清醒程度(镇静评分)和脑的认知功能(外显记忆、指令反应、内隐记忆)随着麻醉药浓度的增加而呈逐级变化;伤害性刺激诱发的血流动力学反应和神经肌肉阻滞的程度也都存在剂量依赖性特征。

现代全身麻醉大多是联合应用镇痛药物、催眠药物和肌肉松弛药。各种药物的使用剂量相对独立,单一的参数不再足以判断麻醉是否合适。因此全身麻醉深度的概念在现代麻醉下受到了挑战。虽然目前已经发明了一些仪器来评价全身麻醉过程中的意识成分,但是试图通过监测手段来预测对伤害性刺激的反应却遇到了极大的困难。所以,麻醉科医师的个人临床经验显得十分重要。随着麻醉方法的不同,各个麻醉效应的成分如肌肉松弛、应激反应抑制和催眠等,必须分别同时加以监测,以保证达到临床麻醉的目标。但是,目前尚无客观标准用于量化现代麻醉下的一整套临床麻醉目标。因此,在现代麻醉方法下,麻醉深度的定义尚不能被简单化和统一化。

麻醉深度定义的复杂性给监测麻醉深度带来了巨大的困难。虽然目前尚无共同认可的麻醉深度定义,但是在临床麻醉中已经有达成共识的临床麻醉目标,即无意识、无痛、肌肉松弛和自主反射稳定等。在无公认的现代麻醉深度定义的情况下,有关麻醉深度监测的研究实际上是研究监测指标与临床麻醉各个目标点的关系。从总体上看,这些研究存在有两方面困难:其一,以临床麻醉各个目标点为标准来评价监测指标的效能,虽然给麻醉深度监测带来了一线希望,但是这些临床目标点的生理来源不一,具有异质性,不能成为一个统一的实体,监测一个目标点很有效的指标不能用于另一个目标点的监测,或者监测效能很弱。这就决定了该监测指标仅能局部反映麻醉深度并在一定条件下才有意义。其二,研究中所使用的有关术语缺乏固定的准确内涵,例如意识、知晓的定义至今仍存在争议,它们与指令反应、手术后记忆的关系常常被混淆。从而使得不同研究之间很难进行横向比较,也限制了对该领域的进一步深入研究。虽然存在这两方面困难,学者们还是进行了艰辛的探索,在临床麻醉和实验研究中发展了一些指标并试图揭开麻醉深度的神秘面纱。

三、如何监测麻醉深度

理想的麻醉深度监测方法应具有以下特点:①能持续、实时和无创地显示麻醉深度的变化;②能很好地反映麻醉药物浓度的变化;③能反映手术刺激的变化;④不依赖于所用的麻醉药物;⑤简单实用,不易受各种干扰,适合手术室使用等。目前尚无一种麻醉深度监测技术和方法能够达到上述的全部条件。随着研究的深入和研究手段的增多,预计将出现更多的监测理论和监测方法。就目前而言,只能对麻醉的各个效应成分,例如意识消失、肌肉松弛和应激反应抑制等,分别同时加以监测才能保证达到临床麻醉目标(麻醉深度)。

肌肉松弛监测目前已经有非常客观的监测方法。从临床角度出发,要达到满意的麻醉深度至少还要确保另外两个方面:①丧失意识和记忆(无知晓);②丧失对伤害性刺激的不良反应。

近年来神经电生理技术的迅速发展,计算机技术、信号处理技术和脑电信号相结合,产生了许多定量脑电和诱发电位指标,例如脑电双频谱指数(BIS)、听觉诱发电位(auditoryevoked potentials,AEP)、脑电熵指数(Entropy)、Narcotrend 等。然而,这些神经电生理指标通常仅能反映麻醉的镇静程度,并不能全面反映麻醉深度。而反映伤害性刺激强度的指标,例如通过外周灌注指数和心率变异性变化加权分析产生的手术应激指数(surgicalstress index,SSI)尚在研究中。

第二节　麻醉中意识的监测

麻醉中监测患者意识状态的目的是确保患者在麻醉中意识消失,以防止患者在手术中产生记忆不良回忆,即无手术中知晓。

虽然神经电生理技术日新月异,但是这些技术毕竟只是分析手段的变化,并未跳出脑电波活动的范畴。而脑电信息的指标并不能直接评测患者有无意识,并且目前尚无能够对记忆形成、储存和提取过程进行评估的监测仪。因此,在麻醉深度监测方面并无革命性突破。但是,神经电生理指标给麻醉科医师提供了一个相对客观的患者反馈指标——脑功能状态水平。

一、意识状态的临床判断

意识是被定义为患者能够在他所处的环境下处理外界信息的一种状态。麻醉科医师判断患者的意识是否存在,通常是观察患者对各类刺激是否出现有目的的反应。例如,对指令反应的睁眼和对疼痛刺激的体动。但是,如果使用了肌肉松弛药,患者的这种有目的的反应则将很难被观察到。

意识状态可通过临床工具进行评价,例如修正的观察者觉醒/镇静(Modified Observer's Assessment of Alertness/Sedation Scale,MOAA/S)评分(表 3-1)。

表 3-1　修正的观察者警觉/镇静评分量表(MOAA/S)

评分	反应状态
5	反应清晰,并能以正常的音调讲话
4	反应不够清晰,昏睡状态,但能以正常的音调讲话
3	只有在名字被重复大声呼叫后才有反应
2	只有在被轻微地刺激或摇晃后才有反应
1	只有在很重地对斜方肌捏掐后才有反应
0	即使很重地对斜方肌捏掐后也无反应

但是,正如前文所提到的那样,麻醉下意识的定义包括清醒程度和认知功能,因此监测麻醉下意识是否消失不能仅仅以指令反应(呼之睁眼)消失为标准,而是应该包含麻醉中有无记忆发生,以确保患者无知晓。

手术中知晓是全身麻醉患者在手术过程中出现了有意识的状态,并且在手术后可以回忆起手术中发生的与手术相关联的事件。临床判断手术中知晓的困难在于:手术中麻醉科医师无法判断患者有无知晓发生。手术中知晓更广泛的定义可以包括做梦。做梦通常认为是浅麻醉的征象,但更多是出现在麻醉苏醒期和恢复期。有学者认为,不愉快的梦境能够反映手术中知晓,因为这二者总是联系在一起的。也有学者认为,即使患者的梦境内容与手术中的事件可以建立联系,梦境也并非全部是不愉快的。

评估麻醉患者的意识水平对麻醉科医师来讲仍然是一项挑战,因为临床指征不可靠。在近年发展起来的神经电生理监测仪中,针对意识的监测缺乏敏感性和特异性。例如,脑电双频谱指数(BIS)监测的目标是其数值<60,此通常被推荐用于预防手术中知晓。但是并不能百分之百地防止麻醉下知晓的发生,说明并不能准确地预测麻醉下个体的意识水平。

二、意识状态的神经电生理学监测

(一)脑电双频谱指数

双谱分析是在功率谱分析基础上加上脑电相干函数谱分析。脑电功率谱分析仅包括了频率和功率(振幅),几乎未包含节律、同步、波形和谐波的有关信息。双谱分析既测定 EEG 的线性成分(频率和功率),又分析 EEG 成分波之间的非线性关系(位相和谐波),包含了 EEG 信号的全部信息。

BIS 算法的早期版本是尝试在异氟烷/氧、丙泊酚/氧化亚氮或丙泊酚/阿芬太尼麻醉下建立 BIS 变化与预测切皮体动反应之间的关系。当丙泊酚或异氟烷用作主要麻醉药物时,预测切皮体动的发生率与脑电 BIS 值之间存在明显的相关性。然而,当应用大剂量的阿片类药物时,脑电 BIS 值与患者体动发生率之间则无明显的相关性。认识到切皮后有意识的体动是外界刺激对脊髓作用而并非对皮层的作用,从而把脑电 BIS 算法的研究重心集中到麻醉药物催眠镇静的作用分析,特别是对意识和记忆的临床评估。

志愿者证实脑电 BIS 的变化与测定的药物浓度和临床评估的镇静状态相关良好。脑电 BIS 能够准确追踪从中等剂量咪达唑仑(4 mg)到大剂量咪达唑仑(20 mg)作用下的临床镇静程度。大声呼唤患者能够产生反应的 BIS 值是 87 ± 6,术后回忆率大约是 40%;患者对轻微刺激无相应反应时的 BIS 值是 81 ± 8,并且术后完全无回忆;咪达唑仑使患者无反应时的 BIS 值是 69.2 ± 13.9。有关丙泊酚和七氟烷的临床试验也获得了类似结果。脑电 BIS 数值和呼气末七氟烷浓度与患者临床镇静评分之间具有较好的相关性。脑电 BIS 数值在从中位数 95 降低至 45 的过程中,呼气末七氟烷浓度几乎是以线性关系从 0.2% 递增到了 1.4%。当呼气末浓度超过 1.4% 时,七氟烷对脑电 BIS 数值的降低作用有限。BIS 对低浓度的阿片类镇痛药物反应不敏感。

医师们验证了外科手术患者接受单次静脉注射丙泊酚 2 mg/kg 或硫喷妥钠 4 mg/kg、同时静脉应用肌肉松弛药时的脑电 BIS 数值变化,并且应用隔离上臂技术来辨别患者的意识丧失和恢复。结果脑电 BIS 数值低于 58 时,所有患者都处于无意识的状态;当脑电 BIS 数值低于 65 时,患者在 50 秒内恢复意识的可能性低于 5%。在全身麻醉期间,一般推荐脑电 BIS 数值应低于 55。

(二)熵指数

由于脑电图显示的信号是混乱状态或者是非线性状态,所以它似乎适合应用非线性动力学理论的方法来进行分析。熵(Entropy)是热力学中的一个物理量,用来表示某种物质系统状态的一种量度,或说明其可能出现的程度。在信息理论中,熵被定义为是一种对不确定性的度量。信息量越大,不确定性就越大,熵就越大;信息量越小,不确定性就越小,熵也越小。2003 年上市的 GE Healthcare 熵监测模块(Datex-Ohmeda M 熵)将熵指数的概念第一次作为监测的一种手段提供给麻醉医师,从而使其真正在临床得以实践。

熵指数分析脑电图和前额肌电图信号的复杂性。在信号分析中,熵指数描述了信号的不规则性和不可预测性。当熵指数用于描述脑电图信号的分析技术时,它可用来描述脑电图的复杂性或"秩序性"。麻醉深度增加时,脑电图数据变得更可预测或包含更多的"秩序性",更多的秩序性代表复杂性更小,熵指数更低。而当麻醉深度减浅时,脑电图数据出现秩序性降低,不规则性增加。熵指数不依赖于脑电图的绝对频率和幅度范围。由此可见,与 BIS 运算法则不同,熵指数的运算法则是以所测患者的生理状况为分析基础。

熵指数模块有两个指标:状态熵(state entropy,SE,数值 0~91)和反应熵(rcsponse entropy,RE,数值 0~100)。面部肌电的变化频率>20Hz,与传统的"脑电变化范围"(0.8~32Hz)

之间存在有交叉,因此可干扰皮质脑电活动分析。另外,面部肌电的变化可因意识水平变化和应用肌肉松弛药物而发生改变。但是,肌电分析是粗略的,不能像麻醉深度监测那样成功地被监测。某些权威人士认为,肌电变化可能与镇痛药物需要有关。熵指数模块通过创建两个参数来探索这种变化。状态熵是从脑电中 $0.8 \sim 32Hz$ 范围内的变化数值计算而来,并且主要包含脑电中镇静催眠成分的变化;反应熵是从脑电中 $0.8 \sim 47Hz$ 范围内的变化数值计算而来,包括了面部肌电变化数值。因此,当肌电变化活动很低时,状态熵和反应熵应该是相同的;但是,当唤醒和面部肌电变化增加时,反应熵则增加。对这种监测仪进行的初始临床研究表明,在镇静剂量静脉麻醉药和吸入麻醉药的作用下,熵监测仪与脑电 BIS 监测仪具有相似的功能。状态熵的数值是从 0(脑电等电位时)到 91(完全清醒时);反应熵的数值是从 $0 \sim 100$。麻醉状态下的数值的变化范围是 $40 \sim 60$,如果状态熵的数值变化超出该范围,需要对镇静药物的剂量进行调整;然而,如果状态熵数值的变化在该范围内,但反应熵较状态熵大 10 个数值,则可能是需要应用更大剂量的镇痛药物。目前尚缺乏对这种建议的良好证据。

(三)Narcotrend 监测仪

Narcotrend 是由德国 Hannover 大学医学院的一个研究组开发的脑电监测系统。Narcotrend 能将麻醉下的脑电图进行自动分析并分级,从而显示麻醉深度。这种思想来源于 1937 年 Loomis 等对人类睡眠期间脑电变化的系统描述,他们将脑电的变化分为 5 个级别 $A \sim E$ 加以区分。1981 年 Kugler 扩展了 Loomis 的分级,定义了若干亚级别并应用到麻醉下脑电图的分级中。2000 年 Schultz 等开始使用带有亚级别的分级系统对不同吸入和静脉麻醉药下的脑电图进行视觉分析分类,并把这种分级称为 Narcotrend 分级。后来又发展了 Narcotrend 脑电自动分级系统,将 Narcotrend 脑电自动分级系统转化为类似 BIS 的一个无量纲的数值,称为 Narcotrend 指数(NI),范围力 $0 \sim 100$。

Narcotrend 监测仪应用 Kugler 多参数统计分析方法,对原始脑电信号进行计算机处理,基于大量处理过的脑电参数进行脑电自动分析,通过计算 NI 对意识状态和麻醉深度进行分级,共分 $A \sim F6$ 个级别,表示从觉醒到深度麻醉再到脑电暴发抑制期间脑电信号的连续性变化,其中 B、C、D、E 级又各分为 0、1、2 三个亚级别,B、C 级表示镇静,D、E 级表示麻醉,每个级别均对应于一定的数值(NI),与 BIS 相似,从 100 到 0 定量反映意识的连续性变化。研究表明,NT 在 D2 时,对应的 BIS 值 95% 的可信区间在 $52 \sim 39$(表 3-2)。

表 3-2　Kugler 的镇静和脑电分级

清醒	A_0
亚警醒	A_1 / A_2
非常浅的睡眠(镇静)	$B_0 / B_1 / B_2$
中等深的睡眠(全身麻醉)	$D_0 / D_1 / D_2$
非常深的睡眠(深麻醉)	E
昏迷	F

Narcotrend 分级显示剂量依赖性变化。Schmidt 等的研究表明 Narcotrend 分级和 BIS 可作为丙泊酚、瑞芬太尼麻醉期间评价麻醉状态的可靠指标,但 Narcotrend 分级和 BIS 不能反映麻醉深度中的镇痛成分。Narcotrend 分级还可预测丙泊酚镇静的不同水平,预测概率

（Pk）达 0.92。Krcuer 等研究了丙泊酚麻醉期间的 BIS 和 Narcot rend 指数的变化，发现 Nar-cot rcnd 指数预测丙泊酚效应室浓度的 Pk 为 0.88±0.03，而 BIS 的 Pk 为 0.85±0.04，在丙泊酚浓度较低时 Narcotrend 指数的读数高于 BIS，而在丙泊酚浓度较高时 Narcotrcnd 指数的读数低于 BIS。Narcotrend 监测仪与脑电 BIS 监测仪的功效相似。

（四）其他以脑电变化为基础的监测仪

目前市场上尚有许多其他以脑电变化为基础的麻醉深度监测仪。这些监测仪或多或少与以前描述的监测仪在应用原理方面具有相似之处。例如，脑电 SNAP 指数（EEG-derived SNAPTM index）和脑状态指数（brainstatus index）。

（五）以诱发反应作为麻醉深度变化的监测仪

中潜伏期听觉诱发电位（MILAEP）是皮层事件相关电位（ERP）的早期波形。因为发生时段早于记忆形成的时段，不能反映记忆过程；但仍被广泛应用于有关麻醉的研究。MILA-EP 虽然不能代表记忆过程，但它与全身麻醉状态下记忆的形成有联系。MILAEP 监测的是听觉而不是对声音的感知（需要认知和记忆过程参与）。在一定麻醉深度时，试验对象意识丧失不能感受声音，但其对声音的反应还在，因此 MILAEP 成为监测麻醉深度的可靠指标。

A-linc 监测仪［听觉诱发电位指数（auditory evoked potential index，AEPI 或 AAI）］与脑电 BIS 数值一样，指数的范围是从 100（清醒状态）到 0（深镇静状态），推荐的手术麻醉 AAI 指数变化范围是 15~25。目前二代的听觉诱发电位监测仪，也应用脑电变化数据来补充听觉诱发电位的数据。

脑电监测有许多局限性。例如氧化亚氮麻醉期间脑电 BIS 值可不变甚至升高。静脉麻醉药氯胺酮也可升高脑电 BIS 值，这可能是氯胺酮增加脑电功率波谱中 β 波成分的结果。氯胺酮和氧化亚氮主要是通过 N-甲基-D-天门冬氨酸（NMDA）受体产生作用的，气体麻醉剂——氙的麻醉作用，也是通过这一受体系统产生的，其变化同样不能被脑电 BIS 值所反映。更加引人深思的是，氯胺酮能升高脑电功率谱和脑电 BIS 值，而作用机制相似的氧化亚氮却减少状态熵和反应熵的数值。这些不足意味着目前的麻醉深度监测仪与意识的神经生理机制变化并不太一致，还需要做更多细致的研究工作。

三、防止麻醉下知晓

从临床角度出发，要达到满意的麻醉深度应该至少：①丧失意识和记忆（无知晓）；②丧失伤害性刺激的不良反应。全身麻醉下知晓为什么至今仍是全球麻醉学界所面临的难题，主要是患者在麻醉中是否发生知晓在当时是不可知的，只能靠术后对患者调查来确定是否术中有知晓发生；传统意义上的意识消失并不能保证术中无知晓；尚无一种方法或指标能在术中就提示麻醉医生患者是否处于知晓的危险状态。

术中知晓发生率在国外为 0.1%~0.2%。美国知晓率为 0.13%。2009 年发表在 *Acta Anaesthesiol Scand* 杂志上一项国内大样本多中心术中知晓调查显示，明确判定有知晓是 0.41%（46 例/10931 例），说明我国术中知晓的发生率高于国际水平。并证实 ASA 分级 3~4 级，既往有手术麻醉史，使用全凭静脉麻醉的患者知晓风险较高。术中知晓是一项严重的全身麻醉并发症，会对患者造成严重影响，甚至发展为创伤后应激障碍（PTSD）。国外针对麻醉医生的诉讼有 2% 是关于术中知晓。

　　常规麻醉深度监测,包括麻醉药物的剂量、浓度;患者体征(有无出汗、流泪、体动、瞳孔大小等)、血压、心率等。不敏感而且缺乏特异性,用来预防知晓作用甚微。

　　全身麻醉药作用的靶器官——大脑,是人的意识与记忆产生的生物学基础。神经电生理学指标监测主要源于脑电图数据的分析,如前文所述。其中 BIS、AAI、Narcotrend 已经先后获得 FDA 的批准,用于麻醉镇静程度的监测。美国麻醉医师协会(ASA)"关于术中知晓和脑功能监测的指导意见"提倡多种监护方法,常规监测和脑功能监测综合判断麻醉深度。但脑功能监测并非常规进行,应该先评估患者是否存在知晓风险,再决定有无应用此类监测的必要。

　　BIS 监测 2003 年作为预防知晓的设备批准上市。因此相关临床研究开展最多,其他麻醉深度监测手段也常与之进行比较。

　　研究已表明 BIS 与许多麻醉药物(丙泊酚、咪达唑仑、异氟烷、七氟烷、地氟烷等)的浓度有良好的相关性,其中与丙泊酚的相关性最好。BIS 可以很好地预测以对指令和触觉刺激的反应来判断镇静深度。

　　BIS 是唯一进行过预防术中知晓大样本研究并证明有效的麻醉深度监测。Ekman 等的 BIS 预防知晓研究表明,知晓率由 0.18%(历史对照)明显降至 0.04%。Myles 的 BAware 研究,将 BIS 用于有知晓风险的患者指导麻醉,结果较对照组知晓率下降了 82%(2/1238 比 11/1225)。国内一项即将发表的关于 BIS 监测预防全静脉麻醉知晓的多中心、大样本的研究也证实可以将术中知晓发生率降低 80% 左右。

　　美国华盛顿大学(圣路易斯)发表在 *New England Journal of Medicine* 上一项研究,对比 BIS 监测(维持 BIS 40~60)和呼气末麻醉气体浓度(ETAG)监测(维持 ETAG 0.7~1.3MAC)在吸入麻醉中预防知晓的作用,两组术中知晓发生率无统计学差异(2/967 比 2/974)。维持吸入麻醉浓度在 0.7MAC 以上,在预防术中知晓方面与保持脑电 BIS 值<60 的效果没有差别。此项研究样本例数偏少,不足 2000 例。最近,该研究者进行了一项 30 000 例大样本比较 BIS 和 ETAG 监测预防知晓效果的研究,而且加入了预警机制(BIS> 60 或 MAC<0.5)。同时,还有一项 6000 例高知晓风险患者应用 BIS 和 ETAG 监测预防知晓的调查作为补充,结果值得期待。

　　维持 BIS 在 40~60 并不能完全避免术中知晓。BIS 是整合了脑电的能量和位相信息,经特殊的演算方法得到的从 0~100 的线性指数。它是通过使用镇静药达到显著区别镇静状态的大样本人群的脑电参数得来的。因此,BIS 在监测意识消失和恢复时,存在个体差异,在 BIS 值显示较深麻醉时仍有出现知晓的报道。BIS 受到麻醉药综合作用的影响,也就是由不同麻醉方案得到相同的 BIS 值,并不意味着有相同的麻醉深度。BIS 还受到术中很多因素的影响,如肌松药,体位,低温,应用麻黄碱、肾上腺素、异丙肾上腺素等有中枢兴奋作用的药物。BIS 值的得出由于需要一定时间对原始脑电图进行数学处理,有滞后性。

　　我国学者牵头的一项国内多中心临床研究发表在 2009 年 *Anesth & Analg*,发现中国人丙泊酚靶控输注下意识消失界点对应的丙泊酚血浆和效应室 EC_{50} 分别是 3.8 和 2.2 $\mu g/mL$。50% 患者意识消失的 BIS 是 58.4。而白种人意识消失的丙泊酚血浆和效应室 EC_{50} 分别为5.2 和 2.8 $\mu g/mL$,50% 患者意识消失的 BIS 是 70.9。中国人意识消失界点对应的丙泊酚效应室和血浆 EC_{50} 明显低于国外白种人相同实验条件下的结果。中国人达到意识消失时的 BIS 值也明显比白种人低。在完全相同的实验条件和研究方法下，中国人在较"浅"的血浆浓度和效应室浓度下（明显低于国外白种人的报道）就达到了较"深"的麻醉镇静状态（BIS 也较国外结果为低）。本研究与 Kenny 研究组的结果在界定意识消失的标准上是一致的，如果以此作为临床麻醉目标点（end-point），是否可以推测在 BIS 监测麻醉镇静深度方面，中国人与白种人之间也存在差异。适合中国人的 BIS 麻醉镇静范围也尚待进一步研究和确定。根据 BIS 的工作原理，这一推断是完全可以成立的。

　　脑电监测技术是否能有效地降低小儿术中知晓的发生率尚需求索。小儿脑电图与成人脑电图存在明显不同，BIS 运算法则由成人脑电资料发展而来。岳云等的研究证实，在相同的丙泊酚血浆和效应室浓度下，小儿与成人之间 BIS 值差距较大。在意识消失和意识恢复时，幼儿组 BIS 值明显高于成人组。提示用于成人的 BIS 监测仪用于小儿时存在较大偏差。

　　其他脑功能监测指标只是分析手段的变化，而并未跳出脑电波活动的范畴。在麻醉深度监测上没有带来革命性的突破。由于麻醉中知晓的发生率较低，要验证一个神经电生理监测指标预防知晓是否有效，需要上万的样本量。耗费人力物力较大，伦理委员会可能不会再批准与 BIS 监测指标类似的研究。因此缺少大样本、随机、对照的研究来验证其预防术中知晓的作用。

　　目前，还没有一种麻醉深度监测指标能明确判断针对每个患者的意识清醒和意识消失的界限。因此，准确发现全身麻醉中的知晓仍是一项艰巨的挑战。

　　认为预防知晓只需简单加深麻醉的观点显然是不全面的。患者有无必要去耐受一个深麻醉？近来已关注麻醉过深会增加手术后病死率，过度镇静与术后病死率高有关联。有研究表明，过深的镇静是非心脏手术术后一年病死率增高的危险因素。有学者研究证实术后 1 年病死率与 BIS<45 之间有统计学关系，这一结果可以扩展至术后 2 年的病死率（n=4087）。Myles 的 B-Aware 研究的进一步分析结果提示，尽管 BIS 监测本身不影响重要的结果，但是将 BIS 维持在 40~60 能够降低病死率和发病率。

　　这个问题也说明了 BIS 的局限性。高危患者对麻醉药的敏感性可能比较为健康的患者更高，低 BIS 只是并存疾病和死亡临近的一个标志。优化术中的 BIS 水平未必能改善高危患者的预后。但是通过术中低 BIS 值可以辨别出需要加强术后管理来改善预后的患者。

　　麻醉药物在亚催眠剂量下产生的遗忘作用是防止手术中知晓的有效措施。在亚催眠剂量下，苯二氮䓬类药物咪达唑仑和静脉麻醉药丙泊酚主要是通过影响长期记忆的存储或提取而发生作用。当咪达唑仑的血浆浓度达到 40 ng/mL 或丙泊酚的血浆浓度达到 0.9 μg/mL 时，虽然人能够在 15~30 min 内进行记忆的编码和存储，但是这些记忆在形成永久性记忆之前就会丢失。在人类的研究发现，当吸入麻醉药浓度为 MAC 的 25% 时，记忆的形成即受到损害。在啮齿类动物的研究中，当吸入麻醉药浓度为 MAC 的 50% 时，记忆的形成可被损害。

第四章　气道管理

第一节　气管内插管方法

在处理气道前,特别是气管内插管前,应首先评估上、下呼吸道的解剖结构及通畅程度,目的是对面罩通气及气管内插管的难易程度做出判断。其次是结合手术部位选择插管径路(经鼻腔、口腔或气管切开造口),并明确气管内插管的适应证与禁忌证,保障气管内插管的质量与安全。因此气管内插管前均应进行上呼吸道评估。做好思想上、人员上和物质上的充分准备,方可降低和消除由此产生的相关风险,以达到安全施行气管内插管的目的。

无论行静脉麻醉或吸入麻醉,均有一个使患者从清醒状态转为可以进行手术或操作的麻醉状态的过程,这一过程称为全身麻醉诱导。全身麻醉诱导是预测无明确困难气道的患者气道处理时常用的诱导方式,而对于预测为困难气道的患者,则更多地采用清醒镇静表面麻醉或保留自主呼吸的浅全身麻醉。采用何种诱导方法及选用哪些药物,主要取决于患者的病情,以及对面罩通气和气管内插管的困难程度和风险的估计,同时也应考虑麻醉科医师的经验和设备条件。

一、气管内插管的适应证、禁忌证及优缺点

1.适应证

(1)手术麻醉适应证:全身麻醉手术需要进行气道管理的患者,根据具体情况决定是否采用气管插管的方式来管理气道,目前气管插管仍被认为是保障气道安全的"金标准"。全身麻醉手术期间需要进行气管插管的手术:①全身麻醉颅内手术;②胸腔和心血管手术;③俯卧或坐位等特殊体位的全身麻醉手术;④急性呼吸窘迫综合征(acute respiratory distress syndrome,ARDS)患者全身麻醉手术;⑤呼吸道难以保持通畅的患者(如颌面部、颈部、五官科等全身麻醉大手术,颈部肿瘤压迫气管患者,重度肥胖患者等);⑥腹压增高频繁呕吐(如肠梗阻)或饱胃的患者;⑦某些特殊麻醉,如并用降温术、控制性降压术等;⑧需用肌松药的全身麻醉手术;⑨简化麻醉管理也可选择气管内插管,如时间长于2小时的任何全身麻醉手术,以及颌面部、颈部和五官科等中小型全身麻醉手术等,这取决于麻醉科医师个人技术经验和设备条件。

(2)危重症:包括气道保护能力丧失如昏迷患者,严重呼吸功能障碍如无创处理无效的患者,以及严重循环功能障碍如心搏骤停患者等。

2.禁忌证

(1)喉水肿、急性喉炎、喉头黏膜下血肿等在插管创伤时可引起严重出血,禁忌气管内插管,除非急救或手术。

(2)呼吸道不全梗阻者有插管适应证,但不适宜全身麻醉快速诱导插管。合并出血性血液病(如血友病、血小板减少性紫癜症等)者,插管创伤易诱发喉头声门或气管黏膜下出血或血肿,继发呼吸道急性梗阻,因此宜列为相对禁忌证。主动脉瘤压迫气管者,插管可能导致

动脉瘤破裂,宜列为相对禁忌证;如果需要施行气管内插管,动作需熟练、轻巧,避免意外创伤。鼻道不通畅如鼻咽部纤维血管瘤、鼻息肉或有反复鼻出血史者,禁忌经鼻气管内插管。麻醉者对插管基本知识未掌握、插管技术不熟练或插管设备不完善者,应列为相对禁忌证。

3.优缺点

(1)可有效保持呼吸道通畅,便于清除气管支气管内分泌物。

(2)对呼吸功能不全或喉反射不健全患者,可有效施行辅助呼吸或控制呼吸,避免胃膨胀并发症。

(3)对胸腔内手术患者或需要呼吸治疗患者,可按需施行各类正压通气。

(4)允许手术者将患者安置在合适的手术体位(俯卧、侧卧、坐位和头低脚高位等),患者不致发生严重的通气障碍。

(5)允许麻醉科医师远离患者继续有效操控麻醉与通气。

二、气管内插管方法

气管内插管方法有多种,大致有三种分类方法,临床上常规的插管方法是经口明视插管法,其他方法主要为病情需要或为特殊插管患者而设计,可酌情选用。

(一)经口明视气管内插管法

经口气管内插管是将气管导管通过口腔、咽腔与声门插入下呼吸道的气管内或支气管内而建立人工呼吸道的一种方法。它是临床上建立人工呼吸道中最基本、最普遍的操作技术。经口明视气管内插管法为麻醉科医师必须熟练掌握的一项基本技能,要求做到安全正确。

1.插管前的准备

(1)气管导管的选择:成人与儿童气管导管的选择标准不同。

1)成人:男性成人一般需用内径 7.5~8.5 mm 的导管,女性成人需用内径 7.0~8.0 mm 的导管。

2)儿童:气管导管内径需根据年龄大小和发育状况来选择,也可利用公式做出初步估计,选择内径(mm)= 4.0+(年龄/4)的气管导管(适合 1~12 岁)。另外需常规准备上下各一号的气管导管,根据具体情况再最后选定内径最适合的气管导管。值得注意的是如果选择加强型气管导管,由于其外径粗于标准的气管导管,所以宜选择内径小约 0.5 mm 的导管。

(2)导管插入深度:是指从门齿至气管导管尖端的距离。成人导管插入深度一般在女性为 20~22 cm,男性为 22~24 cm。1~12 岁的儿童导管插入深度可根据年龄用公式估计,经口插管的深度(cm)= 12+(年龄/2),并根据儿童发育状况适当调整插入深度。一般认为气管导管最佳深度为导管尖端位于气管的中部,成人一般在气管导管套囊过声门 2~3 cm 即可。

2.气管内插管操作

(1)预充氧:在给予麻醉诱导药物之前,可紧闭面罩下以 6 L/min 以上氧流量给患者平静呼吸 3 min 以上或连续做 4 次以上深呼吸,即达到去氮预充氧的目的。

(2)全身麻醉诱导:常规的静脉注射插管剂量的镇静催眠药、镇痛药及肌松药,使患者达到神志消失、肌肉完全松弛、呼吸停止和镇痛良好的状态,同时在纯氧辅助/控制呼吸后,应用喉镜明视声门下施行气管内插管。

(3)气管内插管头位:插管前可调整手术台高度,使患者颜面与麻醉者胸骨剑突平齐,以便操作。合适的体位能够增加插管成功率,大多数患者采用插管的体位是嗅物位,肥胖患者则适宜斜坡位。患者平卧,利用软枕使患者头垫高约 10 cm,头部置于"嗅物位"的位置,肩部贴于手术台面,麻醉者用右手推患者前额,使寰枕关节部处于后伸位,以使上呼吸道口、咽、喉三轴线重叠成近似一条轴线,同时张口稍许,以利于弯型喉镜置入。如未张口,应用右手推下颌并用拇指拨开下唇,防止喉镜置入时下唇卷入损伤。

(4)气管内插管操作:包括喉镜显露声门和插入气管导管,以下详述常用的 Macintosh 弯型喉镜操作方法。

1)喉镜显露声门:显露声门是气管内插管术的关键步骤。左手持喉镜置入口腔前,用右手拇指将患者下唇推开,以免喉镜抬会厌时将下唇和舌尖夹垫于下切牙与喉镜片之间而引起损伤。用左手持喉镜沿口角右侧置入口腔,将舌体稍推向左侧,喉镜片移至正中位,顺着舌背的弧度置入。在操作过程中,应动作轻柔,逐步暴露,首先暴露腭垂,继续深入可见会厌的边缘,镜片深入至舌根与会厌交界处后,上提喉镜,即可看到声门裂隙。部分患者声门较高,在暴露过程中只能看到喉头而无法显露声门,此时可请助手在环状软骨处采用 BURP(backward-upward-rightward press)手法下压,以利显露声门。在喉镜暴露的过程中,着力点应在喉镜片的顶端,并用"上提"喉镜的力量来达到显露声门的目的。切忌以上门齿作为喉镜片的着力支点,用"撬"的力量去显露声门,否则极易造成门齿脱落损伤。而直型喉镜片的着力点与弯型喉镜不同,在看到会厌边缘后应继续推进喉镜越过会厌的喉侧面,然后上提喉镜,以直接抬起会厌的方式显露声门。

由于存在口咽腔的解剖弧度与插管轨迹,经口腔喉镜直视下气管内插管一般直接利用导管的自然弯曲度进行,也可将金属管芯预先置入导管内,使导管塑成所需弯度,以便于插入气管内。

2)插入气管导管:右手以执笔式持气管导管,将导管前端对准声门后,轻柔地采用旋转推进的方法插入气管内,避免使用暴力。如果患者存在自主呼吸,则在患者吸气末声门外展最大位时顺势将导管轻柔地插过声门而进入气管,一旦进入声门,立即拔去管芯,推入导管进入声门。导管插入气管后,置入牙垫并小心退出喉镜,套囊充气。连接呼吸回路,进行试通气。确认导管位于气管内后,妥善固定导管。

(5)确诊气管导管插入气管内的方法:气管导管插入后,应立即确诊导管是否在气管内,而没有误入食管。直视下看到气管导管在声带之间置入和支气管可视软镜检查可见气管环及隆嵴是判断导管位于气管内的可靠指标。在呼气末二氧化碳监测仪上可见连续 4 个以上不衰减的正常波形是判断气管导管在气管内的最可靠指标。下列指征也可作为辅助判断指标,但有时并不可靠:①人工通气时可见双侧胸廓对称起伏,听诊双肺可听到清晰的呼吸音且双侧一致;②按压胸部时,导管口有气流;③吸气时透明导管管壁清亮,呼气时管壁可见明显的雾气;④患者如有自主呼吸,接麻醉机后可见呼吸囊随呼吸而胀缩。

(二)经鼻明视气管内插管法

经鼻明视气管内插管是指先将气管导管前端插入鼻前庭,通过手感盲探将导管穿过下鼻道或总鼻道,再穿出后鼻孔进入咽腔,然后左手持喉镜从口腔暴露声门,直视下将导管插入气管内的方法。

1.适应证

(1)为手术操作提供便利条件:如经口腔气管内插管会影响术野,或增加术者操作难度,如下颌骨骨折、口腔肿瘤等。

（2）需长期机械通气者：如呼吸功能不全需长期带管行呼吸机治疗的清醒患者，经鼻插管较经口腔插管的耐受性好，且有利于张口、闭口运动和吞咽等。

2.禁忌证　经鼻插管禁用于颅底骨折、广泛面部骨折、鼻腔不明原因出血、多发性鼻息肉、正在使用抗凝药、鼻腔闭锁、鼻咽纤维血管瘤、鼻骨骨折、脓毒症倾向（如心脏置换或瓣膜病）及全身出凝血功能障碍等患者。

3.经鼻气管内插管的准备工作

（1）鼻腔准备：尽可能选择较通畅的一侧鼻侧实施操作。插管前两侧鼻腔务必应用黏膜血管收缩药与黏膜表面麻醉，一方面使鼻腔空间扩大，有利于置入直径较粗的导管，并降低插管摩擦阻力；另一方面可减少或避免黏膜损伤出血，还能减少或降低患者的不适和痛苦。

（2）气管导管的选择：成人选择 ID（6.5~7.5）mm 的气管导管，一般成年男性选择 ID（7.0~7.5）mm 的导管，成年女性选择 ID（6.5~7.0）mm 的导管。专用的经鼻气管导管或尖端较软的气管导管可降低鼻腔损伤的风险。

（3）气管导管的润滑：将气管导管前端及气囊外侧涂抹润滑剂或 2%利多卡因凝胶，以降低鼻腔沿途插入的阻力及损伤。

（4）其他设备：备好鼻腔插管钳、吸引器及吸痰管，一旦鼻腔出血流向咽腔应及时吸出。

4.操作方法　可在全身麻醉快速诱导后或清醒表麻下实施操作。患者头后仰，操作者右手持气管导管以与面部垂直的方向插入鼻腔，沿鼻底部经下鼻道出鼻后孔至咽腔。切忌将导管向头顶方向推进，以免引起严重的出血。此步骤应轻柔操作，遇到异常阻力时应停止，以避免损伤。遇阻力时轻柔旋转导管或改用较细导管或改用另一侧鼻腔。鼻翼至耳垂的距离相当于鼻孔至咽后腔的距离。当导管推进至咽腔后，用左手持喉镜置入口腔暴露会厌。当显露声门后，右手在鼻腔外握持气管导管继续前行，并调整管尖方向，以便对准声门，再顺势插入。窥视导管气囊根部已完全进入声门下 2~3 cm 即可。若经调整后仍无法对准声门时，则可用插管钳经口夹住导管前端，将其送入气管内。目前有条件的单位一般均采用支气管可视软镜引导下实施该操作。

（三）经鼻盲探气管内插管法

经鼻盲探气管内插管完全是靠手感和听诊气流声音进行的，并在其引导下逐渐接近声门而插入气管。本法适用于张口困难、颞下颌关节强直、颈椎损伤和口颌颈胸部联合瘢痕形成使头颅无法后仰，以及其他无法从口腔置入喉镜进行插管的患者。气管导管出后鼻孔之前的方法与经鼻明视插管法者相同，鼻腔盲探气管内插管要点是务必保留患者的自主呼吸，宜在较浅的全身麻醉下或采用清醒表麻下实施，一方面依靠自主呼吸气流引导插管。另一方面自主呼吸下能满足自身机体氧合需求，创造安全的插管条件。

根据导管内的呼吸气流声的强弱，来判断导管与声门之间的相对位置和距离。导管口越正对声门，气流声音越响；反之，越偏离声门，声音越轻或全无。操作者以右手握持导管的后端，左手托住患者头枕部，并侧耳倾听导管内的呼吸音，当右手将导管缓慢推进时，因导管尖端逐渐接近声门，呼吸音也随之增强，说明导管插入方向正确，待导管内可闻到最清晰的呼吸音时，导管尖端正在声门口处，应在患者吸气时将导管推进，使导管进入气管内。

导管推进过程中如果遇到阻力，同时呼吸气流声中断，提示导管前端已误入梨状窝，或进入舌根会厌间隙,将导管后退至呼吸音最强处,通过左右或上下移动头位来调节咽腔内导管尖端的方向,使管尖向声门处靠拢,并再次注意导管内气流声,一旦气流声顺畅,可迅速将导管插入气管内。如插管失败,可再次调整头位,并依据气流声继续尝试。

若导管插入一定深度仍无阻力,且导管内气流声音随导管逐渐推进而消失,说明导管直接误入食管。此时缓慢后退导管,直至听到呼吸音最强时停止,说明导管尖端已退出食管而接近声门,然后使头过度后仰,颈椎前凸,必要时可将套囊充气,可使导管前端上抬,同时继续根据气流声将导管推进。

(四)经口盲探气管内插管法

本法多采用清醒插管方式,最适用于部分张口障碍、呼吸道部分阻塞、颈项强直、颈椎骨折脱臼、颈前瘢痕挛缩、喉结过高、颈项粗短或下颌退缩的患者,其基本方法有两种:鱼钩状导管盲探插管法和手指探触引导经口插管法。

1.鱼钩状导管盲探插管法　插管前利用导管芯将气管导管弯成鱼钩状,经口插入,利用呼吸气流声作引导进行插管,方法与经鼻盲探插管者基本相同。本法成功的关键在良好的表面麻醉和恰如其分的导管弯度。

2.手指探触引导经口插管法　术者运用左手示指插入口腔,通过探触会厌位置以作为插管引导。此法适用于多数插管困难病例。本法要求术者有一定长度的示指,同时需要完善的表面麻醉和患者的合作。

具体操作方法:①利用导管芯将气管导管弯成鱼钩状;②施行口咽喉头及气管黏膜表面麻醉;③患者取仰卧自然头位;术者站在患者右侧,面对患者;④嘱患者张口,牵出或伸出舌体,作深慢呼吸,并尽量放松颈部、口底和咬肌肌肉;⑤术者用左手示指沿右口角后白齿间伸入口腔抵达舌根,探触会厌上缘,并尽可能将会厌拨向舌侧。如果术者示指不够长,则可改作轻柔按压舌根的手法;⑥用右手持导管插入口腔,在左手示指引导下对准声门,于深吸气之末插入声门。

(五)逆行导引气管内插管法

1.适应证　当经喉气管内插管失败,而声门未完全阻塞的情况下,可以施行逆行气管内插管术。可在清醒加药物镇静状态或全身麻醉状态下完成逆行导引经口或经鼻气管内插管。尽管其成功率较高,但无经验者操作费时,创伤较大,患者较痛苦,有时还会遇到困难。因此,一般只是将它作为其他插管方法失败后的插管手段。

2.操作方法　首先用导针行环甲膜穿刺,然后经导针往喉方向将细导引丝或细导引管(也可用硬膜外导管替代)置入气管,并通过咳嗽反射,使导丝逆行通过声门抵达口或鼻咽腔,再用小钩将它从口或鼻孔牵出,或用钳夹出口腔,顺导丝套入气管导管,顺势推入声门。若导管尖端受阻于前联合处而不能顺利通过,可适当放松导丝,旋转导管,轻柔地将导管送入声门。

3.并发症　包括插入导丝不成功、穿刺出血、血肿形成和气压伤等;其他潜在并发症与经皮环甲膜穿刺术和标准经喉气管内插管术相同。

三、支气管内插管方法

随着胸腔手术的发展,要求术中将两肺隔离并能进行单肺通气。通常有三种器具可以为麻醉期间提供单肺通气:双腔支气管导管、单腔支气管堵塞导管(如 Univent 单腔管系统)和单腔支气管导管。双腔支气管内插管是大多数胸科手术患者首选的肺隔离技术。

1.支气管内插管的适应证

(1)绝对适应证:①防止患侧肺脓、血等污染健侧肺。健侧肺被脓血污染可导致严重的肺不张、肺炎、脓毒症甚至死亡;肿瘤或患侧肺切口所致出血可能导致健侧肺被淹;②支气管-胸膜瘘、支气管-胸膜-皮肤瘘等病变妨碍健侧肺的通气;③巨大的单侧肺大疱或囊肿在正压通气时有破裂的危险,造成张力性气胸;④行单侧支气管肺泡灌洗的患者。在这些情况下,肺隔离能有效防范危险的发生。

(2)相对适应证:为使术侧肺萎陷,暴露手术野,方便手术操作,避免手术器械导致的肺损伤及改善气体交换等情况均是肺隔离的相对适应证。包括胸主动脉瘤切除、肺叶切除(尤其是肺上叶)、胸腔镜检查、食管或脊柱手术及一侧肺创伤手术等。

2.支气管内插管的禁忌证　对气道内存在沿双腔导管通路上有任何病变(如气道狭窄、肿瘤、气管支气管断裂等),或气道外存在压迫(如纵隔肿瘤、主动脉弓动脉瘤)时,均应列为禁忌。相对禁忌证:①饱胃者;②疑有误吸高度危险者;③正在施行机械通气的危重患者(这类患者不能耐受因换管操作需要短暂停止机械通气的情况);④估计不能在直视下完成气管内插管的插管困难病例;⑤证明左主支气管呈帐篷式抬高且与总气管成 90°以上角度者(这种情况不仅左主支气管内插管特别困难,且容易发生左主支气管损伤)。

3.支气管内插管的方法

(1)导管种类的选择:双腔气管导管内含两个腔,可分别为一侧肺通气。常用的双腔管包括 Carlens 双腔管和 Robertshaw 双腔管两种,Robertshaw 双腔管更常用。

(2)导管侧别的选择:过去通常建议将双腔管的支气管端置入非手术侧,即右侧手术选择左侧腔管,而左侧手术选择右侧双腔管,可增加双腔管位置正确的概率并减少其对手术的干扰。但因右侧主支气管长度较短,且右上肺支气管开口解剖变异很大,因此右侧双腔管的准确对位非常困难,在左侧胸内手术选择右侧双腔管时存在右上肺通气不足的危险。所以目前的观点认为,尽量选择左侧双腔支气管导管,只有当存在左侧双腔管支气管导管禁忌时才选用右侧双腔管。左侧双腔支气管导管的禁忌证包括左主支气管狭窄、左主支气管内膜肿瘤、左主支气管断裂、气管外肿瘤压迫左主支气管及左主支气管分叉角度过大(至 90°左右)等。

(3)导管型号的选择:选择的原则是使用适合型号的双腔管,可降低通气阻力并有利于吸痰操作及支气管可视软镜检查。双腔管的型号选择与患者的身高、体重有明显的相关性。目前临床上一般成年男性用 37Fr 号,体格较大的可用 39Fr 号;而成年女性用 35Fr 号,体格较大者可用 37Fr 号。

(4)插管前准备:插管前首先检查双腔管的两个套囊是否漏气,连接管是否正确连接。使用水溶性润滑剂充分润滑导管前端及套囊,以减轻插管损伤并保护套囊免受牙齿划破。一般需将充分润滑的可弯曲硬质管芯插入长管腔内,使长管尖端塑形至符合患者咽喉部弯曲的弯度。

(5)插管操作:麻醉诱导及喉镜暴露与单腔管气管内插管相似。对于左侧双腔管,暴露声门后,将双腔管远端弯曲部分向前送入声门,当双腔管前段通过声门后,拔出管芯,轻柔地将双腔管向左侧旋转90°,继续送管至感到轻微阻力。置入导管的深度与患者身高之间具有高度的相关性。当双腔管到达正确位置时,身高 170 cm 的患者的平均深度是 29 cm,身高每增加或减少 10 cm,导管的深度增加或减少 1 cm。但这只是经验判断,正确的位置判断有赖于仔细的听诊及支气管可视软镜检查。

(6)双腔支气管导管位置的确定:双腔管插入后,先充气主套囊,双肺通气,以确认导管位于气管内。然后充气支气管气囊,观察通气压力,听诊两侧呼吸音变化调整导管位置。先进行几次正压通气,双侧应均能听到清晰的呼吸音。若只能听到一侧呼吸音,则说明导管插入过深,两侧导管开口均进入了一侧主支气管。若一侧肺尖听不到呼吸音,则表明双腔管过深阻塞了上叶支气管开口。此时应松开套囊,每次将双腔管退出 1~2 cm,直至双肺闻及清晰的呼吸音。当双腔管到达正确位置后,夹闭一侧连接管,夹闭侧胸廓无运动,也听不到呼吸音,而对侧可见明显的胸廓运动并可闻及清晰的呼吸音,此时打开夹闭侧管腔帽时,应无气体漏出。

当临床征象判断双腔管位置不正常时,以左侧双腔管为例,存在三种情况:①插入过浅,两侧导管均在气管内;②插入过深,两侧导管均进入左主支气管;③也是插入过深,但两侧导管(至少是左侧管)进入右主支气管。当右侧导管夹闭时,如果左侧管过深进入左主支气管,则仅能闻及左侧呼吸音,若进入右主支气管,仅右肺可闻及呼吸音。若插入过浅,则两侧肺均能闻及呼吸音。在上述三种情况下,若夹闭左侧管并将支气管套囊充气,则支气管套囊会阻塞右侧管的通气,造成两肺呼吸音全部消失或非常低沉。此时若将支气管套囊放气,则双腔管进入左肺过深时,仅能在左侧闻及呼吸音;若左侧管过深进入右侧管,则仅能在右侧闻及呼吸音;若双腔管插入过浅时,双肺均能闻及呼吸音。即使插管后双腔管对位良好,但因咳嗽、改变体位和(或)头位及手术操作影响等因素均可导致双腔管移位,故在围术期当气道压力或患者的氧合状况发生变化时,均应确认双腔管的位置。使用支气管可视软镜定位是最可靠的方法。

(7)支气管可视软镜定位:多项研究证实,即使根据听诊等判断双腔管对位良好,仍有 25%~78% 的患者经支气管可视软件检查后发现其位置不当。因此单凭听诊常无法正确判断双腔管的位置,支气管可视软镜检查才是快速、准确判断双腔管位置的金标准。

对于左侧双腔管,因左右管开口末端距离为 69 mm,而普通人左主支气管的平均长度为 50 mm,所以通过右管若未看到蓝色套囊的上缘,则往往提示导管过深,左肺上叶开口很可能已被阻塞。而只要能看到蓝色套囊的上缘刚好在隆嵴之下,则左肺上叶被阻塞的可能性就很小。故左侧双腔管的正确位置为通过右侧管腔可直接观察到气管隆嵴,同时可见蓝色套囊的上缘刚好位于气管隆嵴之下,而经左侧管腔末端能看到左肺上下两叶的开口。

对于右侧双腔管,从左侧管可看到气管隆嵴及右侧管进入右主支气管。而通过右管可看到右肺中下叶支气管的次级隆嵴,并且通过右管上的右上肺通气孔看到右上肺叶开口。

4.支气管内插管的潜在并发症

(1)通气/灌注比失调:施行支气管内插管最常见的并发症为低氧血症。动脉血氧饱和度下降可能与以下因素有关:①右上肺支气管开口被堵塞;②可能与单肺通气继发通气/血流比失调有关,原先双肺通气量进入单侧肺,易致通气过多而相对血流不足,因而肺分流增加。解决的方法是增加 FiO_2 达 1.0,同时降低潮气量和增加通气频率(借以保持相同的分钟通气量);③可能与应用挥发性麻醉药有关,后者可抑制缺氧性肺血管收缩(hypoxic pulmonary vasoconstriction,HPV),引起未通气侧肺血管扩张,同样引起肺分流量增加。解决的方法是尽量降低挥发性麻醉药的吸入浓度（1MAC 以下）或停用，改用静脉麻醉药；④如果低氧血症持续存在，则需进行处理。在单肺通气中，通气侧肺吸入 $FiO_2 = 1.0$，非通气侧肺用纯氧充气，或保持 5 cmH_2O 的持续气道正压（continuous positive airway pressure，CPAP），则持续性低氧血症并不多见。

（2）导管位置不正确：最常见的原因是导管选择过长，以致插入主支气管太深，可出现气道阻塞、肺不张、肺膨隆不能萎陷、氧饱和度降低。导管选择过粗则不能插入主支气管，也可引起导管位置不正确。解决方法：选择适合的导管，应用支气管可视软镜引导插管。

（3）气管支气管破裂：气管支气管破裂是一个危险的并发症，与操作者缺乏经验、探条的应用不恰当、反复粗暴试插、存在气管支气管异常、气管导管或支气管导管套囊过度膨胀、手术缝合致拔管困难、手术切断导管前端及组织脆变等因素有关。对气管支气管破裂的确诊可能存在一定的困难，临床征象多数仅为缓慢进行性的出血、发绀、皮下气肿、气胸或肺顺应性改变，有时难以据此做出明确的诊断。对该并发症应从预防着手：讲究探条的质量；支气管导管套囊充气不超过 3 mL；移动患者体位或头位时，应先放出套囊气体；在处理和切断支气管前，应先放出套囊气体，仔细稍稍退出导管的位置；手术结束拔管应是十分容易，拔管不需要用暴力，拔管后应检查支气管导管的完整性等。

（4）其他并发症：包括损伤性喉炎、肺脉流出道阻塞所致的心搏骤停、肺动脉缝线误缝于双腔管壁等。拔管期可发生轻微出血、黏膜瘀斑、杓状关节脱位、喉头和声带损伤，偶尔可发生牙齿损伤等。

四、经气管内单腔管的支气管封堵管（Univent 封堵管）

将单腔气管导管与支气管封堵管结合，其单腔管口径大，便于吸引和通气。目前成人最常应用的是 Univent 封堵管，简称为"Univent 导管"。

1.适应证

（1）预计术后须行机械通气的患者：如肺功能差、预计术中有肺损伤、需要大量输血或输液，以及预计手术时间长的患者，应用单腔支气管堵塞导管进行肺隔离可以避免术后换管带来的危险。

（2）胸椎手术：术中需要变换体位，应用单腔支气管堵塞导管可以避免导管移位。如果气道严重变形，可能会影响双腔管的放置，而对支气管堵塞导管的影响则很小。

（3）双肺手术：如果双肺都需要阻塞，如双肺手术或待定的手术，最好选用单腔支气管堵塞导管。

2.禁忌证　因不能对任意单侧肺行间歇正压通气和吸引功能，所以不适于 ARDS 患者的手术。禁用于右上肺叶开口过高且欲行右侧肺萎陷的患者，由于此时右上肺叶开口、右肺中下叶开口及左主支气管开口都在隆嵴水平，因此使用封堵管无法实现右侧肺萎陷。右上肺叶开口过高可以通过胸部 CT 进行判断。

3.操作方法　单腔支气管堵塞导管的插管途径和操作方法，基本与经口气管内插管法相同，不同之处包括以下几点。

（1）插管前必须用听诊器仔细作双侧肺呼吸音听诊，右侧插管者要重点听两肺锁骨下区的呼吸音，作为插管后右肺上叶呼吸音变化的参考。

（2）插管前先将活动性套管完全回缩至导管腔内，插入导管至气管内、通过连接管上的自封闭隔膜孔,插入支气管可视软镜。将单腔管向手术侧旋转90°,直视下将支气管封堵器送入手术侧支气管内。此时将支气管封堵器的蓝色套囊充气,观察套囊位置是否正好位于隆崎下。封堵器位置合适后,应注意其近端刻度,近端小帽应处于封闭状态,以免回路气体泄漏。单肺通气时,将支气管封堵器套囊充气(最好在支气管可视软镜直视观察下),并移除近端小帽以加速隔离肺内气体逸出。盲视下放置支气管封堵器多难以成功,尤其是左主支气管,此外盲视操作容易引起气管损伤,发生出血甚至气胸的可能。

(3)支气管封堵器套囊充气后,检查气囊压力,用听诊法判断阻塞肺是否完全阻塞,如阻塞侧肺呼吸音消失,气囊放气后呼吸音恢复,证明套囊位置正确,否则需再次调整。

(4)确定内套管位置后,把内套管外管固定帽移至外管末端,内套管固定在主管的固定带上。

独立的支气管封堵器(Arndt 支气管封堵导管)和可视气管导管联合独立支气管封堵器,适应证和禁忌证同 Univent 封堵管。

第二节　气管拔管术

气管拔管是麻醉过程中的一个高危阶段。尽管拔管时各种并发症发生的概率很低,但仍有不少致伤或致死的情况发生。因此要求所有的拔管操作均应在麻醉科主治医师或主治医师以上人员指导下进行。拔除气管导管前应具备下列条件:①拔管前必须先吸尽残留于口、鼻、咽喉和气管内分泌物,拔管后应继续吸尽口咽腔内的分泌物;②肌松药的残余作用已经被满意地逆转;③咳嗽、吞咽反射活跃,自主呼吸满意。气管拔管主要分为如下几个步骤:①拔管计划;②拔管准备;③拔管操作;④拔管后监护。

一、拔管计划

拔管计划应该在麻醉诱导前制订,并于拔管前时刻保持关注。该计划包括对气道和危险因素的评估。大体上气管拔管分为"低危"和"高危"两大类,又可分为清醒拔管或深麻醉下拔管两种方法。

1."低危"拔管　常规拔管操作即可。患者气道在诱导期间并无特殊,整个手术过程中气道也未发生变化,也不存在某些危险因素。

2."高危"拔管　"高危"患者的拔管应该在手术室内或 ICU 执行。拔管时常存在一些潜在的并发症风险。这些危险因素包括以下方面。

(1)预先存在的困难气道:诱导期间可预料的或不可预料的,以及手术过程中可能会加剧的困难气道。包括肥胖、阻塞性睡眠暂停综合征及饱胃的患者。

(2)围术期间气道恶化:诱导时气道正常,但是围术期发生变化。例如,解剖结构的改变、出血、血肿、手术或创伤导致的水肿及其他非手术因素。

(3)气道受限:诱导时气道通畅,但是在手术结束时受限。例如,与外科共用气道、头部或颈部活动受限(下颌骨金属丝固定、植入物固定、颈椎固定)。

(4)其他危险因素:患者的整体情况也需要引起关注,它们可能使拔管过程变得复杂,甚至延迟拔管。包括呼吸功能受损、循环系统不稳定、神经或神经肌肉接头功能受损、低温或高温、凝血功能障碍、酸碱失衡及电解质紊乱。

二、拔管准备

拔管准备是评估气道和全身情况的最佳时机,并为成功拔管提供最佳条件。

1.评价并优化气道情况　手术结束拔管前需要重新评估及优化气道情况,并制订拔管失败情况下的补救措施及重新插管计划。评估按照以下逻辑顺序实施。

(1)上呼吸道:拔管后可能出现上呼吸道梗阻的可能性,故拔管前需要考虑面罩通气模式的可行性。水肿、出血、凝血块、外伤或气道扭曲都可以通过直接或间接喉镜发现。但是,必须意识到,气管内插管情况下直接喉镜的检查结果可能过于乐观,而且气道水肿的发展可能极为迅速,造成严重的上呼吸道梗阻。

(2)喉:套囊放气试验可以用来评估声门下口径。以套囊放气后可听到明显的漏气声为标准,如果合适的导管型号下听不到漏气的声音,常常需要推迟拔管。如果有临床症状提示存在气道水肿,那么即便套囊放气后能听到声音,也需要警惕。

(3)下呼吸道:下呼吸道因素也会限制拔管的实施。例如下呼吸道外伤、水肿、感染及分泌物等。如果术中氧合不满意,胸部 X 线片可以用来排除支气管内插管、肺炎、肺气肿或其他肺疾病。

(4)胃胀气:胃胀气可能会压迫膈肌,影响呼吸。在实施了面罩或声门上高压的通气,需要经鼻或经口胃管减压。

2.评估并优化患者的一般情况　拔管前,肌松药的作用必须被完全拮抗,以最大限度地保证足够的通气并使患者的气道保护性反射重新恢复,便于排出气道的分泌物。维持血流动力学稳定及适当的有效循环血量,患者的体温、电解质、酸碱平衡及凝血功能保持正常并提供良好的术后镇痛。

3.评估并优化拔管的物质准备　拔管操作与气管内插管具有同样的风险,所以在拔管时应准备与插管时相同条件的监护、设备及助手。另外,与外科医师及手术团队的充分沟通也是拔管安全的重要保障。

三、拔管操作

1.拔管需要注意的问题　所有的拔管操作都应该尽量避免干扰肺通气。以下问题对于"低危"拔管和"高危"拔管均需要注意。

(1)建立氧储备:拔管前,建立充分的氧储备,主要用于维持呼吸暂停时机体的氧摄取。因此,在拔管前推荐纯氧吸入。

(2)体位:没有证据表明某一种体位适合所有的患者。目前主要倾向于抬头仰卧位(头高脚低位)或半侧卧位。抬头仰卧位尤其适用于肥胖患者,因为在呼吸力学上说,它具有优势,并且方便气道的管理。左侧卧头低位在传统上主要用于饱胃患者。

(3)吸引口咽部:非直视下吸引可能会引起软组织损伤,理想情况应该在足够麻醉深度下使用喉镜辅助吸引,特别是口咽部存在分泌物、血液及手术碎片污染的患者。对于气道内存在血液的患者,因存在凝血块阻塞气道的可能性,吸引时应更加小心。进行下呼吸道吸引时,可使用细的支气管内吸痰管(合并胃管减压)。

(4)肺复张手法:患者在麻醉后会出现肺不张,保持一定的呼气末正压(positive end expiratory pressure,PEEP)及肺活量呼吸等肺复张手法可暂时性地改善肺不张的发生,但对术后改善肺不张的情况益处不大。在吸气高峰时(给予一次正压充气后)同时放松气管导管套囊并随着发生的正压呼气拔出气管导管可产生一个正压的呼气,有利于分泌物的排出,并减少喉痉挛和屏气的发生率。

(5)牙垫:牙垫能防止麻醉中患者咬合气管导管导致气道梗阻。在气管导管阻塞的情况下,用力通气而形成的高气道负压会迅速导致肺水肿。一旦发生咬管,应迅速将气管导管或喉罩套囊放气,因气体可从导管周围流入,避免气道内极度负压的产生,可能有助于防止梗阻后肺水肿的发生。

(6)拔管时机:为避免气道刺激,一般来说,气管拔管可以分为清醒拔管或深麻醉下拔管。清醒拔管总体上来说更安全,患者的气道反射和自主呼吸已经恢复。深麻醉拔管能减少呛咳及血流动力学的波动,但会增加上呼吸道梗阻的风险,仅用于容易管理的气道。

2.“低危”拔管　尽管所有的拔管都有风险,但是对于那些再次插管没有困难的患者,可以常规进行拔管。“低危”患者可选择清醒或深麻醉下拔管。

(1)“低危”患者的清醒拔管步骤:①纯氧吸入;②使用吸引装置清除口咽部分泌物,最好在直视下操作;③插入牙垫,防止气管导管梗阻;④摆放合适的体位;⑤拮抗残余的肌松作用;⑥保证自主呼吸规律并达到足够的分钟通气量;⑦意识清醒,能睁眼并遵循指令;⑧减少头部和颈部的运动;⑨正压通气下,松套囊,拔管;⑩提供纯氧呼吸回路,确保呼吸通畅且充分;⑪持续面罩给氧,直到完全恢复。

(2)“低危”患者的深麻醉拔管步骤:①确保不再存在其他手术刺激;②保证能耐受机械通气的镇痛强度;③纯氧吸入;④使用挥发性吸入药或者全凭静脉麻醉来保证足够麻醉深度;⑤摆放合适的体位;⑥使用吸引装置清除口咽部分泌物,最好在直视下操作;⑦松套囊,任何的咳嗽或呼吸形式改变均应加深麻醉;⑧正压通气下,拔除导管;⑨再次确认呼吸道通畅且通气量满足要求;⑩使用简单的气道工具如口咽或鼻咽通气道保持气道通畅,直至患者清醒;⑪持续面罩给氧,直到完全恢复;⑫继续监测,直至患者清醒且自主呼吸恢复。

3.“高危”患者拔管　“高危”患者拔管主要用于已证实存在气道或全身危险因素的,以致无法保证拔管后维持充分自主通气的患者。关键问题是:拔管后患者是否安全?是否应该保持气管内插管状态?如果考虑能安全拔管,使用清醒拔管或其他技术是否可以克服绝大多数“高危”拔管的困难?任何技术都可能存在风险,熟练程度和经验至关重要;如果考虑无法安全拔管,应该延迟拔管或者实施气管切开。

(1)清醒拔管:“高危”患者的清醒拔管在技术上同“低危”患者没有差别,而且适用于绝大多数的高危患者。例如,存在误吸风险、肥胖及绝大多数困难气道的患者。但是,在某些情况下,以下一种或多种技术可能对患者更有利。

1)喉罩替换技术:使用喉罩替换气管导管,可以建立一个生理稳定的非刺激气道,并能阻止来自口腔的分泌物和血液对气道的污染。该技术既可用于清醒拔管也可用于深麻醉拔管,主要适用于气管导管引起的心血管系统刺激可能影响手术修复效果的患者,同时对于吸烟、哮喘等其他气道高敏患者可能更有好处,然而对于再插管困难或饱胃风险的患者不适用。该技术需要反复的练习和谨慎的态度,足够的麻醉深度是避免喉痉挛的关键。

喉罩替换拔管技术的具体步骤:①纯氧吸入;②避免气道刺激:深麻醉状态或使用神经肌肉阻滞剂;③喉镜下直视吸引;④气管导管后部置入未充气喉罩;⑤确保喉罩的尖端置于正确的位置;⑥喉罩套囊充气;⑦松掉气管导管套囊,正压通气下拔除导管;⑧使用喉罩通气;⑨置入牙垫;⑩摆置合适的体位;⑪持续监护。

2)瑞芬太尼输注技术:气管导管的存在可能引发呛咳、躁动及血流动力学的波动。对于颅脑手术、颌面手术、整形手术及严重心脑血管疾病的患者,应避免这些反应的发生。多年来已经证实发现阿片类药物的镇咳效应及减轻拔管时的循环波动作用。输注超短效阿片类药物瑞芬太尼能减少这些刺激反应,并能使患者在耐管的情况下,意识完全清醒且能遵循指令。很多原因能影响拔管时防止呛咳反应所需的瑞芬太尼的剂量,包括患者的自身特性,手术操作及麻醉技术。

瑞芬太尼的输注主要有两种方式:延续术中继续使用或拔管时即刻使用。成功的关键在于拔管前其他镇静药物(吸入药及丙泊酚)已经充分代谢,以便于更好地滴定瑞芬太尼的用量。文献中报道的瑞芬太尼的使用剂量范围很大,关键在于找到一个合适的输注剂量,既能避免呛咳(剂量过低),又能避免苏醒延迟及呼吸暂停(剂量过大)。

瑞芬太尼输注拔管技术的具体步骤:①考虑术后镇痛,如条件合适,可以在手术结束前静脉给予吗啡;②手术结束前,将瑞芬太尼调至合适的速率;③手术适当阶段给予肌松拮抗药;④停止其他麻醉药物(吸入麻醉药或丙泊酚);⑤如果使用了吸入麻醉,使用高流量的新鲜气体逸出,并监测呼气末浓度;⑥持续正压通气;⑦尽量直视下吸引;⑧摆置合适体位;⑨在不催促、刺激的情况下,等待患者按指令睁眼;⑩停止正压通气;⑪如果自主通气充分,拔除气管导管并停止输注瑞芬太尼;⑫如果自主通气欠佳,鼓励患者深吸气并减低瑞芬太尼输注速率;呼吸改善后,拔除气管导管并停止输注瑞芬太尼,冲洗掉管路中残留的药物;⑬拔管之后,依然存在呼吸抑制的危险,应严密监护直至完全苏醒;⑭注意瑞芬太尼没有长效镇痛作用;⑮注意瑞芬太尼的作用可以被纳洛酮拮抗。

3)气道交换导管辅助技术:对于再插管可能困难的患者,保持气道的可控性十分重要,而气道交换导管(airway exchange catheter,AEC)能解决这一难题。它可在拔管前经气管导管置入气管内。临床上常见的是 Cook 公司生产的气道交换导管。AEC 是由半硬质热稳定聚氨酯材料制成的中空细导管。终端圆钝,附侧孔,射线下可视并且外标刻度。可配套15 mm 接头与呼吸回路连接,或连接 Luer 接头实施高压喷射通气。它具有多种型号,其中最适合拔管使用的型号是 83 cm 长的 11F 或 14F 的导管。相应的内径分别为 2.3 mm 及3 mm,外径分别为 3.7 mm 及 4.7 mm,适用于内径分别为 4 mm 及 5 mm 以上的气管导管。当需要再插管时,AEC 可以引导气管内插管,而且还能供氧,辅助再插管的成功率非常高。相关并发症的发生与其尖端的位置和用它实施高压喷射通气有关。使用时必须小心使导管尖端在任何时间均位于气管的中部。然而当氧合不好,使用它实施高压喷射通气时必须非常谨慎,因为它可能导致气压伤,并已有死亡的报道。

"高危"患者的气道交换导管辅助拔管步骤:①决定插入 AEC 的深度,其尖端应位于隆嵴之上。必要时使用支气管可视软镜确认尖端位置,在任何情况下正常成人 AEC 插入深度不应超过 25 cm;②准备拔管时,通过气管导管插入充分润滑的 AEC 至预定深度。遇阻力时不要盲目用力;③拔掉气管导管前提前吸尽气管内及口咽部分泌物;④移除气管导管后并再次确认 AEC 深度;⑤用胶条固定 AEC 于脸颊或前额上;⑥记录 AEC 在患者门齿/嘴唇/鼻部的深度;⑦使用麻醉呼吸回路确定 AEC 周围是否有气体泄漏;⑧标记 AEC 以便与鼻胃管区分;⑨通过面罩、鼻氧管或持续正压通气面罩给予氧气吸入;⑩如果 AEC 导致呛咳,确认其末端在隆嵴之上并可通过 AEC 注入利多卡因;⑪大多数患者依然能够咳嗽和发声;⑫当气道风险消除后,移除 AEC。AEC 最长可以留置 72 小时。

使用 AEC 再插管具有很高的一次成功率。但较高的成功率依赖于良好的监护设施,训练有素的操作者及充足的器械准备等。并发症比较少见,包括低氧、心动过缓、低血压及误入食管等。

使用气道交换导管再插管步骤:①使患者保持适当体位;②使用持续气道正压(continuous positive airway pressure,CPAP)面罩吸入 100% 氧气;③选择较细的具有柔软、圆钝头端的气管导管;④给予麻醉药物或表面麻醉药;⑤使用直接或间接喉镜挑起舌体,气管导管端斜面向前以 AEC 做导引置入气管导管;⑥使用呼气末二氧化碳图确认导管位置。

(2)延迟拔管:当气道危险十分严重时,延迟拔管可以作为一种选择。某些情况下推迟数小时,甚至数天,以待气道水肿消失后再拔管是最合适的选择,可增加拔管成功概率及患者安全性。

(3)气管切开:当气道预先已经存在某些问题而有相当大风险时,应当考虑气管切开。这取决于手术的类型,或者肿瘤、肿物、水肿和出血对气道的影响程度。麻醉科医师应该与外科医师共同讨论,主要依据以下四点:①手术后气道受累情况;②术后气道恶化的概率;③重建气道的可能性;④显著气道危险可能的持续时间。气管切开减少了长期使用气管导管造成声门损伤的危险,尤其当患者发生喉头水肿或者气道问题短期内无法解决时。

四、拔管后监护

拔管后可能导致生命危险的并发症并不只局限发生于气管拔管后即刻,拔管后应该加强管理、监测,注意以下几方面问题。

1.人员配置和交流　患者气道反射恢复、生理情况稳定前需要经培训人员的持续护理。比例最好是 1:1,并且监护治疗室内不得少于两人。保证随时能联系到有经验的麻醉科医师,交流也十分重要。手术结束时,手术医师与麻醉科医师应就恢复期的关注点进行交流。回监护治疗室或 ICU 时,必须保证清楚的口头或书面交接。

2.监测和危险信号　术后监测包括意识、呼吸频率心率、血压、末梢血氧饱和度、体温和疼痛程度。使用特制的 CO_2 监测面罩能早期发现气道梗阻。脉搏血氧饱和度并不适合作为通气监测的唯一指标,它容易受到周围环境的影响。危险信号包括一些早期气道问题和手术问题的征象,如喘鸣、阻塞性通气症状和躁动常提示气道问题,而引流量、游离皮瓣血供、气道出血和血肿形成常提示手术方面的问题。

3.设备　困难气道抢救车应该随手可得,配置标准监护仪和 CO_2 监护设备。

4.转运　存在气道风险的患者运送至监护治疗室或 ICU 时,应由有经验的麻醉科医师与手术医师护送。

5.“高危”气道患者的呼吸道管理　存在气道危险的患者应该给予湿化的氧气,同时监测呼气末 CO_2。鼓励患者深吸气或者咳出分泌物,阻塞性睡眠呼吸暂停综合征患者最好保留气管导管进入 ICU 监护。术后第 1 个 24 小时内,应高度警惕创面的出血和呼吸道的梗阻,术后第 2 天拔管是较安全的选择。拔管后,鼻咽通气道可改善上呼吸道梗阻;头高位或半坐位能减轻膈肌上抬所致功能余气量降低;皮质激素能减轻气道损伤所致的炎症性水肿,但是对于颈部血肿等机械性梗阻无效。

6.镇痛　良好的镇痛能使术后呼吸功能达到最优化,但是要避免或谨慎使用镇静药物。

第三节 困难气道处理技术

困难气道（difficult airway,DA）的管理与麻醉安全和质量密切相关,30%以上的严重麻醉相关并发症（脑损伤、呼吸心搏骤停、不必要的气管切开及气道损伤等）是由气道管理不当引起的。美国一项长达6年的麻醉相关死亡研究结果显示,由困难气管内插管引起的死亡率可达2.3%。另一项大样本的研究表明,在麻醉因素引起的心搏骤停中,不恰当的气道处理占7.9%。

困难气道的管理对临床医师尤其是麻醉科医师是一项巨大的挑战,"既不能插管,又不能氧合"（can't intubate,can't oxygenate,CI/CO）是每一位麻醉科医师的噩梦,气道问题常常是引起的各种严重并发症和死亡的直接原因。在困难气道的各种发生率中,困难喉镜显露为1%~18%,困难气管内插管为1%~4%,气管内插管失败为0.05%~0.35%;困难面罩通气为2.35%,其中面罩通气失败为0.15%;"既不能插管,又不能氧合"的灾难发生率为0.0001%~0.02%。

从1993年起,美国、德国、英国、加拿大等国纷纷采用了气道管理实践指南。这些国家的专业学会一致认为,根据各国的不同国情,选择应用实践指南能够减少气道相关并发症的发生。美国麻醉科医师协会（ASA）于1993年发布第1版《困难气道管理指南》,此后分别于2003年和2013年进行了更新。英国困难气道协会（Difficult Airway Society,DAS）于2004年发布了《未预料的困难气管内插管管理指南》,2015年进行了更新,2012年又发布了《气管拔管管理指南》。中华医学会麻醉学分会（Chinese Society of Anesthesiology,CSA）在参考国外近年困难气道管理指南的基础上,结合国情和国内的临床经验,于2009年起草和制定了《困难气道管理专家共识》。在此共识基础上,按照循证医学的原则,结合近年困难气道管理的新观点与新进展,CSA于2011年和2013年又分别发布了《困难气道处理快捷指南》和《困难气道管理指南》,并于2017年重新修订发布了新的《困难气道管理指南》。

目前我国麻醉科医师在气道管理中还存在从业人员素质参差不齐、气道处理缺乏规范、系统的流程、气道处理的相关设备配备不足及气道处理相关技术普及率不高等问题。CSA 2013版指南基于国情,在以下几点做出强调或创新:①强调"预充氧"的重要性,为困难面罩通气患者争取更多处理时间;②进一步改良"面罩通气分级",简化判断标准,及早诊断与处理困难面罩通气;③进一步细分"气道类型",将已预料的困难气道进一步分为明确的和可疑的困难气道,为气道处理理清思路;④"诱导方式"增加保留自主呼吸浅全身麻醉,提高气道处理中部分困难气道假阳性病例的舒适度;⑤强调"喉镜显露分级"作为建立气道方法的依据,喉镜仍然是最熟悉和最普及的气道工具;⑥放宽"紧急气道"定义,由于喉罩尚未完全普及,只要存在困难面罩通气即属紧急气道,更早启动紧急气道处理流程;⑦创新与改良《困难气道处理流程图》《紧急气道处理流程图》,气道处理步骤更加明确,思路更加清晰。而2017年的《困难气道管理指南》在2013年版本的基础上,对以下几点进行了强调和创新:①麻醉与气道管理前对患者进行详尽的评估与充分的准备,对可疑困难气道患者建议使用辅助工具检查,在床旁或手术室内使用可视喉镜和支气管可视软镜等工具进行评估,目的是最大限度地减少紧急气道,特别是"既不能插管又不能氧合"的发生;②强调了处理困难气道前的准备,包括气道管理工具、患者的准备和需求帮助;③强调预充氧合及整个气道管理过程中通气的重要性,以维持氧合为第一要务;④每次插管前均应保证充分的肌松和麻醉深度,正确的体位,保证第一次插管的成功率;⑤建议尽早使用可视喉镜,严格控制插管操作次数(3+1次);⑥及时识别和宣布气道处理遇到的困难和失败;⑦在保证氧合的基础上,停下,思考是进是退;⑧对麻醉科医师反复、定期、规范地进行培训。需要说明的是不同专科患者的病理生理改变具有不同的特殊性,如产科、儿科、创伤、胸科等,这类患者困难气道的具体操作细节还需根据患者的特点及手术需求进一步完善,但总的处理原则可遵循 CSA 2017 版的《困难气道管理指南》。

各版本的困难气道管理指南只是帮助临床医师对气道管理做出正确决策,并非强制性标准,也不可能包括或解决气道管理中的所有问题。因此,临床医师在针对某一具体患者时,应根据患者具体情况、自身的技术水平及所掌握的医疗资源综合分析,制订适合自己的气道处理流程。

一、困难气道的定义与分类

1.困难气道的定义　经过专业训练的具有五年以上临床麻醉经验的麻醉科医师发生面罩通气困难或气管内插管困难或二者兼具的临床情况。

(1)困难面罩通气(difficult mask ventilation,DMV):有经验的麻醉科医师在无他人帮助的情况下,经过多次或超过一分钟的努力,仍不能获得有效的面罩通气。

面罩通气分级:根据通气的难易程度将面罩通气分为四级,1~2 级可获得良好通气,3~4 级为困难面罩通气(表 4-1)。喉罩的应用可改善大部分困难面罩通气问题。

表 4-1　面罩通气分级

定义	描述
1	通气顺畅,仰卧嗅物位,单手扣面罩即可获得良好通气
2	通气受阻,置入口咽和(或)鼻咽通气管单手扣面罩;或单人双手托下颌扣紧面罩同时打开麻醉机呼吸器,即可获得良好通气
3	通气困难,以上方法无法获得良好通气,需要双人加压辅助通气,能够维持 $SpO_2 \geqslant 90\%$
4	通气失败,双人加压辅助通气下不能维持 $SpO_2 \geqslant 90\%$

1)该分级在 Han R 与 Kheterpal S 的通气分级基础上修改制订,1~2 级通过三项中间指标(手握气囊的阻力、胸腹起伏和 ETCO₂ 波形测试)确定,3~4 级以 SpO_2 是否≥90%而定。

2)良好通气:是指排除面罩密封不严、过度漏气等因素,三次面罩正压通气的阻力适当(气道阻力≤20 cmH₂O)、胸腹起伏良好、ETCO₂ 波形规则。

3)双人加压辅助通气:是指在嗅物位下置入口咽和(或)鼻咽通气道,由双人四手,用力托下颌扣面罩并加压通气。

(2)困难喉镜显露:直接喉镜经过 3 次以上努力仍不能看到声带的任何部分。

(3)困难气管内插管(difficult intubation,DI):无论存在或不存在气管病理改变,有经验的麻醉科医师气管内插管均需 3 次以上努力。

(4)困难声门上通气工具(supraglottic airway device,SAD)置入和通气:无论存在或不存在气道病理改变,有经验的麻醉科医师 SAD 置入均需 3 次以上努力;或置入后,由于声门上通气工具(SAD)密封不良或气道梗阻而无法维持有效通气。

（5）困难有创气道建立：定位困难或颈前有创气道建立困难，包括穿刺针技术和手术刀切开技术。

2.困难气道的分类

（1）根据有无困难面罩通气将困难气道又分为非紧急气道和紧急气道。

1）非紧急气道：仅有困难气管内插管而无困难面罩通气的情况。患者能够维持满意的通气和氧合，能够允许有充分的时间考虑其他建立气道的方法。

2）紧急气道：只要存在困难面罩通气，无论是否合并困难气管内插管，均属紧急气道。患者极易陷入缺氧状态，必须紧急建立气道。其中少数患者"既不能插管，又不能氧合"，可导致气管切开、脑损伤或死亡等严重后果。

（2）根据麻醉前的气道评估情况将困难气道分为已预料的困难气道（明确的困难气道和可疑的困难气道）和未预料的困难气道（"正常"气道）。气道分类的意义在于理清气道处理思路，针对不同气道类型选择针对性的处理流程并做好相应的准备，以提高患者在气道处理过程中的安全性。

1）已预料的困难气道：包括明确的困难气道和可疑的困难气道，前者包括明确困难气道史、严重烧伤瘢痕、重度阻塞性睡眠呼吸暂停综合征、严重先天发育不良等，后者为仅评估存在困难危险因素者。二者的判断根据患者实际情况及操作者自身的技术水平而定，具有一定的主观性。可疑困难气道可通过在手术室内麻醉诱导前行可视喉镜或支气管可视软镜等工具检查，进一步明确是否为困难气道。对已预料的困难气道患者，最重要的是保留患者的自主呼吸，预防发生紧急气道。

2）未预料的困难气道：评估未发现困难气道危险因素的患者，其中极少数于全身麻醉诱导后有发生困难气道的可能，需常备应对措施。

二、困难气道的预测与评估

90%以上的困难气道患者可以通过术前评估发现。对于已知的困难气道患者，有准备有步骤地处理将显著增加患者的安全性。因此，所有患者都必须在麻醉前对是否存在困难气道做出评估。充分的术前气道评估是及时发现困难气道，降低未预料困难气道发生的重要手段，也是正确处理困难气道，做好充分准备的前提。但值得注意的是有时术前气道评估基本正常的患者，也可能出现意想不到的气管内插管困难或通气困难。其核心内容：通过病史、体检和辅助检查进行充分的术前气道评估，关注患者发生反流的风险。

1.病史　术前访视患者，了解患者的一般情况、现病史及既往史，有助于困难气道的识别。详细询问气道方面的病史是气道管理的首要工作，如打鼾或睡眠呼吸暂停综合征史、气道手术史、头颈部放疗史等。必要时还应查阅相关的麻醉记录，了解困难气道处理的经历。

2.困难面罩通气危险因素　年龄大于 55 岁、打鼾病史、蓄络腮胡、无牙、肥胖（BMI > 26 kg/m^2）是 DMV 的五项独立危险因素。另外，Mallampati 分级Ⅲ或Ⅳ级、下颌前伸能力受限、甲颏距离过短（<6 cm）等也是 DMV 的危险因素。当具备两项以上危险因素时，提示 DMV 的可能性较大。

3.体格检查　头颈部的解剖特点与困难气道发生密切相关，通过体格检查来发现气道病理或解剖异常。

（1）鼻腔：若选择经鼻腔施行气管内插管，应通过病史及检查了解鼻腔通畅程度，并根据鼻腔情况选择合适的气管导管型号。首先观察其鼻部外形,如鼻孔(鼻前庭)的粗细,是否对称。然后分别测试左、右鼻腔呼出与吸进空气时的通畅度,即检查者用示指分别按压鼻翼阻塞患者一侧鼻孔,让另一鼻孔吸气或呼气,以通畅最佳的一侧鼻腔作为选择插管径路。凡气管导管外径能通过鼻孔者,一般均能顺利通过鼻腔而出后鼻孔。对于鼻塞患者应仔细询问鼻塞的程度及发作时间,是单侧还是双侧鼻腔,是发作性还是持续性,有无交替变化或逐渐加重的特点,有无其他伴发症状等。鼻腔的阻塞或病变均可影响经鼻腔气管内插管,若鼻部原因引起鼻塞严重者,应放弃经鼻腔气管内插管,或经专科医师检查后决定。另外,鼻腔黏膜较脆弱,经鼻腔气管内插管常伴有少量黏膜出血,因此,鼻腔部位放射治疗后及使用抗凝治疗的患者,应慎重考虑或禁用。

(2)咽部结构分级:咽部结构分级即改良的 Mallampati 分级或称"马氏分级"。Mallampati 提出了一个简单的气道评估方法,后经 Samsoon 和 Young 的修改补充,成为当今临床广为采用的气道评估方法。患者取正坐位姿势,头居正中位,检查者视线与张口处成同一水平位,嘱患者用力张口伸舌至最大限度(不发声),根据能否看到腭垂及咽部的其他结构判断分级,见表4-2。

表4-2 改良的 Mallampati 分级

分级	观察到的结构
Ⅰ级	可见软腭、咽腭弓、腭垂
Ⅱ级	可见软腭、咽腭弓、部分腭垂
Ⅲ级	仅见软腭、腭垂基底部
Ⅳ级	看不见软腭

咽部结构分级越高预示喉镜显露越困难,Ⅲ~Ⅳ级提示困难气道。该分级是一项综合指标,其结果受到患者的张口度、舌的大小和活动度及上腭等其他口内结构和颅颈关节运动的影响。

(3)张口度:张口度是指最大张口时上下门齿间距离,成人正常值在 3.5~5.6 cm。张口度小于 3 cm 或小于检查者两横指时无法置入喉镜,导致困难喉镜显露。影响张口度的因素包括咬肌痉挛、颞下颌关节功能紊乱及各种皮肤病变(烧伤瘢痕挛缩、进行性系统性硬化症等)。咬肌痉挛可以使用麻醉药和肌松药改善,但应慎用,而颞下颌关节的机械性问题及皮肤病变通常麻醉后也难以改善。

(4)甲颏距离:甲颏距离是指头在完全伸展位时甲状软骨切迹上缘至下颏尖端的距离。该距离受许多解剖因素,包括喉位置的影响,成人正常值在 6.5 cm 以上。甲颏距离小于 6 cm 或小于检查者三横指的宽度,提示气管内插管可能困难。也可通过测量胸骨上窝和颏突的距离(胸颏间距)来预测困难插管,正常人的胸颏间距大于 12.5 cm,如小于此值,可能会有插管困难。还可测量下颌骨的水平长度,即下颌角至颏的距离来表示下颌间隙的距离,小于 9 cm 气管内插管可能会存在困难。

(5)颞下颌关节活动度:颞下颌关节活动度是下颌骨活动性的指标,能反映上下门齿间的关系。如果患者的下门齿前伸能超出上门齿,通常气管内插管是容易的。如果患者前伸下颌时不能使上下门齿对齐,插管可能会困难。下颌前伸幅度越大,喉部显露就越容易。下颌前伸幅度越小,易发生前位喉(喉头高)而致气管内插管困难。

(6)头颈部活动度:颈部屈曲可以使咽轴和喉轴近于重叠,寰椎关节的伸展可以使口轴接近咽轴和喉轴,在颈部屈曲和寰椎关节伸展的体位下三轴接近重叠,最易实施喉镜检查。正常人颈部能随意前屈后仰左右旋转或侧弯。嘱患者头部向前向下弯曲用下颏接触胸骨,然后向上扬起脸测试颈伸展范围。下颏不能接触胸骨或不能伸颈提示气管内插管困难。从上门齿到枕骨隆嵴之间划连线,取其与身体纵轴线相交的夹角,正常前屈为 165°,后仰应大于 90°。如果后仰不足 80°,提示颈部活动受限,插管可能遇到困难,见于颈椎病变(类风湿关节炎、颈椎结核、颈椎半脱位或骨折、颈椎椎板固定术后等);颈部病变(颈部巨大肿瘤、颈动脉瘤、甲状腺肿大等);烧伤或放射治疗后的患者导致颏胸粘连使颈部活动受限;过度肥胖(颈粗短、颈背脂肪过厚)或先天性疾病(斜颈、颈椎骨性融合等)。

(7)牙齿:有活动性义齿者,应在术前取下。老年及儿童患者,常有松动牙齿,或新近长出的乳齿或恒齿,其齿根均浅,缺乏周围组织的有力支持,易被碰落。某些患者存在异常牙齿,需要检查上门齿的长度、自然状态下闭口时上下切牙的关系,如上门齿外突或过长、上下齿列错位、缺牙等,面罩通气或气管内插管可能困难。异常牙齿易在喉镜操作过程中遭损伤(松动、折断或脱落),应注意避免。松动牙齿应术前用线进行固定,便于一旦发生牙齿脱落,能及时取出,意外脱落和折断的牙齿应仔细寻找并取出,防止进入气管及肺内。

(8)阻塞性睡眠呼吸暂停综合征:"鼾症"是阻塞性睡眠呼吸暂停综合征的简称,我国人群中 3%~4% 的人患有鼾症。由于鼾症患者存在呼吸系统、心血管系统与神经系统等多系统的紊乱,以及口咽腔组织结构的异常,此类患者在气管内插管和术毕拔管后的两个阶段存在潜在的风险。此类患者正常睡眠下以习惯性严重打鼾、间断频发性呼吸暂停为主要特点,尤以全身麻醉诱导后更为严重,往往给呼吸管理造成困难,造成"鼾症"的主要原因是口咽腔软组织肥厚、增多,导致上呼吸道的狭窄。

(9)喉镜显露分级:Cormack 和 Lehane 把喉镜显露声门的难易程度分为四级(表4-3)。该喉镜显露分级为直接喉镜显露下的声门分级,与咽部结构分级有一定相关性,可作为判断是否插管困难的参考指标,Ⅲ级以上提示插管困难。

表 4-3 喉镜显露分级(C-L 分级)

分级	观察到的结构
Ⅰ级	可见全部声门
Ⅱ级	可见部分声门
Ⅲ级	仅可见会厌
Ⅳ级	会厌不可见

(10)其他提示困难气道的因素:上腭高度拱起变窄、下腭空间顺应性降低、小下颌或下颌巨大、颈短粗、病态肥胖、孕妇、烧伤、会厌炎、类风湿关节炎、强直性脊柱炎、退化性骨关节炎、会厌炎、肢端肥大症、声门下狭窄、甲状腺或扁桃体肥大、纵隔肿物、咽喉部肿瘤、咽部手术史、放疗史、烧伤、Klippel-Feil 综合征、Goldenhar 综合征、Turner 综合征、Treacher-Collins综合征、Pierre Robin 综合征和 Down 综合征等对于预测困难气道都具有一定的灵敏度和特异度,但单一方法还不能预测所有的困难气道,在临床上应综合应用。

4.影像学等辅助检查 了解病史并进行体格检查后,对怀疑有困难气道的患者,可以使用辅助检查帮助诊断。超声 X 线片、CT 和 MRI 等影像学检查有助于评估困难气道的可能性,并可明确困难气道的特征与困难程度。对于具有高危因素的可疑困难气道患者,推荐在清醒镇静表面麻醉下行可视喉镜或可视插管软镜等工具的检查和评估,明确喉镜显露分级。辅助检查不常规应用于正常气道的评估,仅推荐用于怀疑或确定有困难气道的患者。

以上各种方法预测困难气道具有一定的特异度和灵敏度,但单一方法还不能预测所有的困难气道,临床上应综合应用。正确地评估气道,可以帮助麻醉科医师在麻醉和气道管理前更加明确识别出更多的困难气道,以便做好充足的准备。

在评估患者气道的同时也必须要关注患者发生反流误吸的风险(包括饱胃状态、食管反流病史、胃排空延迟相关疾病等),以早期采取措施预防反流误吸的发生。

三、建立气道的工具和方法

用于困难气道的工具和方法有百余种之多,这里推荐最常用和公认的几种,将这些工具和方法分为处理非紧急气道和紧急气道的工具和方法。处理非紧急气道的目标是无创,而处理紧急气道的目的是挽救生命。麻醉科医师应遵循先无创后有创的原则建立气道。

1.非紧急无创方法　非紧急无创方法可以分为喉镜、经气管导管和声门上通气工具(SAD)三类。

(1)喉镜类:分为直接喉镜和可视喉镜。

(2)经气管导管类:包括管芯类、光棒、可视管芯、支气管可视软镜四类。

(3)声门上通气工具(SAD):包括引流型喉罩、插管型喉罩及其他声门上通气工具。

(4)经鼻盲探气管内插管。

2.非紧急有创工具与方法

(1)逆行气管内插管:适用于普通喉镜、喉罩、支气管可视软镜等插管失败,颈椎不稳、颌面外伤或解剖异常者可根据情况选择使用。使用 Touhy 穿刺针或静脉穿刺针行环甲膜穿刺后,采用导丝或硬膜外导管可以实现逆行气管内插管。也可采用引导导管(Cook 气道交换导管或支气管可视软镜等)先穿过导丝然后引导气管内插管。逆行气管内插管技术的平均插管时间是 2.5~3.5 min。并发症较少见,常见的有出血、皮下气肿等。

(2)气管切开术:气管切开术有专用工具套装,采用钢丝引导和逐步扩张的方法,创伤虽比手术切开小,但仍大于其他建立气道的方法且并发症较多,用时较长,只用于必需的患者,如喉肿瘤、上呼吸道巨大脓肿、气管食管上段破裂或穿孔及其他建立气道方法失败又必须手术的病例。

3.紧急无创工具与方法　发生紧急气道时要求迅速解决通气问题,保证患者的生命安全,为进一步建立气道和后续治疗创造条件。常用的紧急无(微)创气道工具和方法包括以下几种。

(1)双人加压辅助通气:在嗅物位下置入口咽和(或)鼻咽通气道,由双人四手,用力托下颌扣面罩并加压通气。

(2)再次气管内插管:国外报道了 77 例无法通气的患者,58 例采用直接喉镜显示分级Ⅰ~Ⅱ级,采用直接喉镜气管内插管容易,8 例采用直接喉镜多次努力后插管成功,7 例采用可视喉镜、光棒等工具完成插管,2 例唤醒患者后采用纤维支气管镜清醒插管成功,仅有 1 例唤醒患者后行气管切开术,另 1 例行紧急环甲膜切开术。基于以上研究结果,首次插管失败后可再次行气管插管,应尽早使用可视喉镜,同时注意麻醉深度和肌松程度。

(3)喉罩:既可以用于非紧急气道,也可以用于紧急气道。训练有素的医师可以在几秒内置入喉罩建立气道。紧急情况下,应选择操作者最熟悉最容易置入的喉罩。

(4)食管-气管联合导管(esophageal-tracheal combitube,ETC):联合导管具有两种规格(37Fr 和 41Fr),是一种双套囊(近端较大的口咽套囊和远端低压的食管套囊)和双管腔(食管前端封闭和气道管前端开放)的导管,在两个套囊之间有 8 个侧孔,无论导管插入食管还是气管均可通气。优点是操作简便,不需要辅助工具,可在数秒内快速送入咽喉下方,可有效地防止误吸。缺点是尺码不全,当导管在食管内时不能吸引气管内分泌物。

(5)喉管(throat tube,LT):喉管设计原理与使用方法与食管-气管联合导管类似,尺码全,损伤较轻。既可以用于非紧急气道,也可以用于紧急气道。

4.紧急有创工具与方法(详见本节紧急有创气道的建立)

(1)环甲膜穿刺置管和经气管喷射通气(transtracheal jet ventilation,TTJV)。

(2)经环甲膜穿刺通气。

(3)环甲膜切开通气(简称手术刀技术)。

四、困难气道处理流程

困难气道处理流程强调对患者麻醉前进行充分的气道评估,从而判断气道类型;再依据气道类型选择麻醉诱导方式;在充分预充氧合的基础上,适当的麻醉深度、充分的肌肉松弛,首选可视喉镜或最熟悉的工具以保证首次插管成功率的最大化;如插管失败则立即行面罩通气,如面罩通气失败则推荐使用第二代 SAD 通气,如面罩或 SAD 可以保证患者氧合则需仔细思考如何让患者安全完成手术;如患者处于"既不能插管,又不能氧合"时则需果断建立紧急有创气道通气,最终确保患者安全。按照 CSA2017 版困难气道处理流程图有目的、有准备、有步骤地预防和处理将显著增加患者的安全性。

(一)充分的气道评估

充分的术前气道评估是及时发现困难气道,降低未预料困难气道发生的重要手段,也是正确处理困难气道,做好充分准备的前提。需要通过病史、体检和辅助检查进行术前气道评估;在评估患者气道的同时也必须要关注患者发生反流误吸的风险(包括饱胃状态、食管反流病史、胃排空延迟相关疾病等),以早期采取措施预防反流误吸的发生。对可疑困难气道患者建议在手术室内麻醉诱导前,在镇静、镇痛和表面麻醉下行可视喉镜或支气管可视软镜等工具检查,进一步明确是否为困难气道。目的是尽量减少不必要的清醒插管,减少未预料到的困难气道的发生,最大限度减少"既不能插管,又不能氧合"的发生。

(二)气道的分类与处理

1.气道的分类

(1)已预料的困难气道:对于已预料的明确困难气道患者,最重要的是维持患者的自主呼吸,预防发生紧急气道。处理方法:①采用清醒镇静表面麻醉下实施气管插管,推荐使用支气管可视软镜(如纤维支气管镜和电子支气管软镜)等可视工具;②改变麻醉方式,可采取椎管内麻醉、神经阻滞和局部浸润等局部麻醉方法完成手术;③建立外科气道。可由外科行择期气管切开术。

(2)未预料的困难气道:评估未发现困难气道危险因素的患者,其中极少数于全身麻醉诱导后有发生困难气道的可能,需常备应对设备与措施。

2.应对困难气道的准备　当怀疑或预测患者会出现困难气道后,应做好充足的准备,使困难气道能够得到规避和及时的处理。具体准备工作包括以下几项。

(1)困难气道管理用具和设备的准备:直接喉镜(含不同尺寸和形状的喉镜片)、可视喉镜;管芯类、光棒、可视管芯、纤维支气管镜或电子支气管镜;二代喉罩、插管喉罩、喉管等;紧急有创气道工具:包括气管喷射通气 TTJV 套件、经环甲膜穿刺通气套件和颈前外科气道建立装置。应用时可结合科室情况与操作者的技术和偏好等具体情况选择工具。

(2)患者及家属知情同意:告知患者及家属麻醉过程中困难气道发生的可能,并解释遇到困难气道后的具体处理方案,让患者及家属有良好的心理准备并能积极配合,保证其知情权。

(3)人员准备:对于已预料的困难气道应进行术前讨论,在有经验医师或助手在场的情况下进行插管操作;出现非预料困难气道时,应立刻求助,有专业人员能够立刻赶到现场协助。

(4)反流误吸高风险患者的准备:应在手术前常规禁食、禁饮;使用药物降低胃内 pH。对于严重的胃排空延迟或肠梗阻的患者,麻醉处理同饱胃患者。

(三)做好充分准备的气管插管

优化体位下的充分预充氧合,使用常规诱导或快速序贯诱导达到完善的肌松与适宜的麻醉深度,困难插管时建议首先或尽早使用可视喉镜,可同时使用一种或多种工具和方法,包括:喉外按压手法、探条、光棒和支气管可视软镜等。限定插管次数 3+1 次,如失败,立即进行面罩通气。

1.优化头颈部体位　患者适当的插管体位能够增加直接喉镜置入和气管插管的成功率。大多数患者采用直接喉镜(Macintosh 喉镜)时最佳体位是垫枕,颈部仰伸,头以寰枕关节为轴后仰,即鼻嗅物位。体位对于肥胖患者更为重要,应常规使用轻度头高脚低斜坡位,以保证外耳道水平齐平胸骨上切迹,这有利于直接喉镜显露声门,改善气道开放和呼吸动力,促进呼吸暂停时的无呼吸氧合。

2.预充氧合

(1)定义:麻醉中最危险的情况是麻醉诱导使患者自主呼吸停止后不能及时建立起有效的人工通气,患者在麻醉诱导前自主呼吸状态下,持续吸入纯氧几分钟可使功能残气量中氧气/氮气比例增加,显著延长呼吸暂停至出现低氧血症的时间,称之为"预充氧"或"给氧去氮"。

(2)原理:预充氧通过氧气进入肺泡置换出氮气使肺的功能残气量(functional residual capacity,FRC)中氧储备增加,其重要性在完全气道阻塞和呼吸暂停期间尤为明显,临床医师可获得额外时间去恢复有效通气和建立气道。有学者从理论上论证了预充氧的重要性:正常 6 kg 的婴儿在呼吸空气时 FRC 中只含有 25 mL 氧气,按照氧耗量 42 mL/min 计算,从呼吸暂停至肺泡内储备氧耗尽的时间仅 36 秒;如果在停止呼吸前经过数分钟 100% 氧气预充后,情况与先前产生了鲜明的对比,FRC 中的氧气储备可增加至 158 mL,使婴儿在未发生缺氧之前呼吸暂停的时间增加至 3.8 min,是先前的 6 倍。同样地,正常 70 kg 的成人在呼吸空气时 FRC 中含有 294 mL 氧气,按照氧耗量 210 mL/min 计算,从呼吸暂停至肺泡内储备氧耗尽的时间是 84 秒;经过短时间 100% 氧气预充后,FRC 中的氧气储备增加至 1848 mL,使呼吸暂停的临界时间增加至 8.8 min,也是先前的 6 倍。因此在气道处理的开始阶段应常规预充氧,尤其是婴幼儿、疑似有困难气道者及对缺氧耐受差的患者,以延长呼吸暂停至缺氧的临界时间,提高困难面罩通气患者的安全性。

(3)预充氧的实施:选择与患者脸型匹配的面罩,在靠近面罩端的接口处连接好监测呼吸气体的采气管。麻醉诱导前面罩尽可能贴近面部,在 APL 阀完全开放的状态下能使呼吸囊充盈并随呼吸膨胀和回缩,氧流量足够大以至于在呼吸囊回缩时不会完全瘪掉。呼吸时避免回路漏气很重要,呼吸囊松软,看不到 $ETCO_2$ 波形提示回路漏气。常用的预充氧技术主要有潮气量呼吸(tidal volume breathing,TVB)和深呼吸(deep breathing,DB)两种方法。

潮气量呼吸(TVB)是有效的预充氧技术,对大多数成人来说,为了保证最大限度地预充氧,TVB 应持续 3 min 或更长时间,同时保持 FiO_2 接近 1。在使用手术室中最常使用的半紧闭循环吸收系统时,即使氧流量(FGF)低至 5 L/min,同样能够达到有效的预充氧效果。TVB 时,FGF 从 5 L/min 升高至 10 L/min 对改善预充氧效果甚微。

在假设深呼吸可以快速实现肺泡去氮的基础上,有人提出了 0.5 min 内 4 次深呼吸(4DB/0.5 min)的预充氧方法。他们证明,4DB/0.5 min 与持续 3 min 的 TVB(TVB/3 min)后的 PaO_2 没有差别。但临床上,嘱咐患者做快速深大的呼吸有一定限制,效果难以保证,尤其对于孕妇、病态肥胖和老年患者。

为了尽可能完善预充氧的深呼吸方法,可延长深呼吸的时间至 1 min、1.5 min 和 2 min,分别进行 8 次、12 次和 16 次 DB,同时使用大于 10 L/min 的 FGF。这些方法可以产生最大化的预充氧,注意在深吸气时保持呼吸囊于半充盈状态,防止患者产生窒息感。无论采用何种方式,预充氧前如果最大限度地呼出气体可使 FRC 减少 50%。

(4)特殊患者的预充氧:由于不同患者病理生理特点不同,预充氧过程也呈现不同特点。孕妇的肺泡通气量(VA)升高而 FRC 降低,比非妊娠期女性达到最大预充氧的速度更快,但是氧储备受限,呼吸暂停时孕妇出现低氧血症的速度更快。病态肥胖患者的 FRC 较小而全身氧耗(VO_2)超过正常值,呼吸暂停时会出现渐进性低氧血症。此类患者呼吸暂停前必须行最大预充氧,可以通过 TVB/3 min 或 DB/1 min(或更长时间)吸氧来完成,采取头高位或侧卧位的效果优于仰卧位。老年患者随年龄增长基础 VO_2 下降、肺功能的改变使氧摄取率下降、闭合气量增加使去氮效率下降,因此需要更长时间进行预充氧。老年人需氧量的减少并不能完全代偿氧摄取效率的下降,延长 TVB,大于 3 min 或 DB 大于 1 min 可以获得可靠的预充氧。ARDS 患者 FRC 降低、肺内分流量增加及 VO_2 升高,通气暂停或吸引可导致快速的低氧血症。儿童 FRC 较小且新陈代谢增加,因此氧供中断时出现低氧血症速度比成人快,年龄越小速度越快。儿童较成人可更快地获得最大预充氧,通过 TVB,几乎所有的儿童在 60~100 秒时 ETO_2 可达到 90%,而 DB 30 秒可获得最佳预充氧。

(5)预充氧的意义:由于通气困难、插管困难常常难以预计,所以对所有的患者都应该实施最大限度的预充氧,尤其是当无法对患者实施面罩通气或预计存在通气或插管困难时。同时又不可过分依赖预充氧的作用,因为呼吸暂停或完全的气道梗阻会使患者处于特殊危险的境地,预充氧只是辅助的方法,执行困难气道处理流程,防止高危患者发生呼吸暂停才是更为重要的。虽然健康成年患者预充氧后的无通气时间理论上可达数分钟,但在临床上未能发现的潜在问题可随时发生,因此即使是已对健康成年人实施预充氧,呼吸停止的时间也不应大于 2 min,随即至少行 4、5 次有效通气后再行下一步操作。

3.诱导方式　诱导方式包括清醒镇静表面麻醉气管插管、保留自主呼吸的浅全身麻醉、快速序贯诱导、全身麻醉常规诱导等。主要依据气道类型、是否饱胃、患者是否配合、气道管理工具和操作者的技术水平而选择,目的是确保患者的安全。

(1)清醒镇静表面麻醉气管插管:适用于已预料到的困难气道。清醒状态下支气管可视软镜(纤维支气管镜和电子支气管镜)辅助插管在困难气道的患者中成功率高达 88% ~ 100%。清醒镇静表面麻醉包括患者准备、镇静镇痛和表面麻醉等几个环节。镇静镇痛的理想目标是患者处于闭目安静、不痛、降低恶心呕吐敏感性和遗忘,同时保留自主呼吸、能被随时唤醒又高度合作的状态。咪达唑仑、芬太尼、舒芬太尼和右美托咪定是常用的药物。

1)患者准备:告知患者清醒气管内插管的过程,做好适当的解释,重点说明配合的事项,如放松全身肌肉,特别是颈、肩、背部肌肉,不用力,不乱动;保持深慢呼吸,不屏气等,尽量争取患者全面合作。使用麻醉前用药,如阿托品、东莨菪碱、格隆溴铵等抗胆碱药,可使患者分泌物减少,以利于施行清醒插管。饱胃或存在胃内容物误吸危险的患者,需要使用止吐药和抑酸药预防误吸。如果是经鼻插管,还需用缩血管药物收缩鼻黏膜。

2)镇静:施行经口或经鼻清醒插管,要求患者充分镇静,全身肌肉松弛,这样不仅有助于插管的施行,也可基本避免术后不愉快的记忆。镇静的理想目标是使患者处于闭目安静、镇痛、降低恶心呕吐敏感性和遗忘,同时保留自主呼吸、又能被随时唤醒、高度合作的状态。为了达到一定的镇静深度应避免过多使用同一种药物,可以复合用药。

苯二氮䓬类药物复合麻醉性镇痛药是常用的镇静方案。咪达唑仑(20~40 μg/kg)由于起效和消除较快,且具有顺行性遗忘作用。苯二氮䓬类药物的劣势在于可引起较深的意识丧失,患者可能无法按指令配合,尤其是抑制自主呼吸。氟马西尼是苯二氮䓬类特异性拮抗药,可以逆转中枢神经系统的抑制,但不能完全逆转呼吸抑制。同时使用麻醉性镇痛药可以减弱气道反射,有助于预防气道操作时发生的咳嗽和干呕,缺点是可以加重呼吸抑制,甚至呼吸暂停。芬太尼(1~2 μg/kg)是最常用的麻醉性镇痛药,小剂量的舒芬太尼(5~10 μg)也可应用于清醒插管。麻醉性镇痛药注射过快时可引起呼吸抑制与胸壁强直,使用时应注意。右美托咪定是一种高选择性的 α_1-肾上腺素能受体激动剂,具有中枢性抗交感作用,能产生近似自然睡眠的镇静作用,患者容易唤醒并且能够合作,尤其是对呼吸无抑制,同时具有强效止涎和一定的镇痛、利尿、抗焦虑作用,可能是目前最理想的气道处理用药。使用时注意血流动力学变化,因其可导致心动过缓和低血压。以 1 μg/kg 剂量缓慢静脉注射,输注时间超过 10 min,维持输注速度为 0.2~0.7 μg/(kg·h)。

3)表面麻醉:全面完善的咽喉气管表面麻醉是保证清醒插管成功的最重要关键步骤。经鼻腔或口腔插管表面麻醉的先后顺序依次是鼻腔、鼻咽腔或口咽腔、舌根、会厌、梨状窝、声门、喉及气管内。

A.咽喉黏膜表面麻醉:用 1%丁卡因或 4%利多卡因,掌握循序渐进、分 3 次喷雾的程序,先喷舌背后半部及软腭 2~3 次;隔 1~2 min 后,嘱患者张口发"啊"声,做咽后壁及喉部喷雾;再隔 1 min 后,用喉镜片当作压舌板轻巧提起舌根,将喷雾器头对准喉头和声门,在患者深吸气时作喷雾。三次喷雾所用的 1%丁卡因或 4%利多卡因总量以 2~3 mL 为限。

鼻咽部和鼻黏膜血管分布较为丰富,当患者需要行清醒经鼻插管时,鼻咽部充分的表面麻醉及相应区域的血管收缩十分必要。常用4%～5%可卡因,因兼有局部血管收缩作用。先用4%～5%可卡因1 mL滴鼻,再用可卡因棉片填塞鼻后腔,10～15 min即可产生满意的麻醉和血管收缩效果。也可用0.5%～1%丁卡因麻黄碱混合液,按上法施行表麻。

B.气管黏膜表面麻醉:常用的方法包括经环甲膜穿刺注药法和经声门注药法。

经环甲膜穿刺注药法:在完成咽喉表麻后,患者取头后仰位,左手拇指和中指放在甲状软骨两侧固定气管,左手示指确定环甲膜的中线和环状软骨的上缘。右手以执笔势持盛有1%丁卡因或4%利多卡因2 mL的注射器,接20号的套管针,针头倾斜45°角指向尾部穿过环甲膜进入气管内0.5 cm。经抽吸有气证实针尖位于气管内后,保持套管针针芯固定,继续推送套管针的鞘管,取出针芯,重复抽吸试验再次证实位于气管内后嘱患者深呼吸,在吸气末注入局部麻醉药,可导致患者咳嗽和局部麻醉药的雾化。可以将套管针的鞘管留置至气管内插管完成,以便在需要更多的局部麻醉药时使用,也可减少出现皮下气肿的可能性。本法的表麻效果确实可靠,适用于张口困难患者,但易激惹患者呛咳和支气管痉挛。

经声门注药法:在完成咽喉表麻后,术者用左手持喉镜显露声门,右手持盛有1%丁卡因或4%利多卡因2 mL的喉麻管,在直视下将导管前端插过声门送入气管上段,然后缓慢注入麻醉药。注毕后嘱患者咳嗽数次,即可获得气管上段、声门腹面及会厌腹面黏膜的表麻。无喉麻管装置时也可采用截断成8～10 cm的硬膜外导管。本法的优点在避免环甲膜穿刺注药所引起的剧咳和支气管痉挛等不适等痛苦,缺点是患者往往声门显露不佳,效果有时无法保证。

除了以上描述的方法外,还可以通过纤维支气管镜行逐步表面麻醉技术。这是一项无创技术,通过纤维支气管镜的吸引口注入局部麻醉药,共有两种方法。第一种需要在吸引口近端安装三通,分别连接氧气管(氧流量2～4 L/min)和装有局部麻醉药的注射器。纤维支气管镜直视下向目标区域喷洒2%～4%的利多卡因1.0～2.0 mL。30～60秒后,操控纤维支气管镜向更深的结构推进,并重复以上表麻操作。第二种方法是使用硬膜外导管(内径0.5～1.0 mm)穿过纤维支气管镜吸引口喷洒局部麻醉药。该技术尤其适用于有胃内容物误吸危险的患者,因为表麻后数秒钟即可完成气管内插管,患者可较好地维持气道保护性反射。

4)清醒镇静表面麻醉行气管内插管的成功要领:①充分解释,争取患者理解,安全第一;②收缩黏膜,扩张鼻腔,可用麻黄碱或去氧肾上腺素;③使气道干燥,可用阿托品或东莨菪碱;④充分的咽喉部及气管内表面麻醉,抑制反射,可选用利多卡因、丁卡因、可卡因或苯佐卡因等;⑤适度镇静,保留自主呼吸,控制患者气道。对伴有心血管疾病患者高血压、冠心病等,适宜的镇静深度与血管活性药结合,既有利于插管,又能使心血管应激反应降低;⑥充分准备,耐心操作,切忌仓促进行。

(2)保留自主呼吸浅全身麻醉:预测困难气道的标准是通过已被证实的困难气道患者的特点来建立的,这些标准对预测困难气道的特异性并不高,存在困难面罩通气或者困难气管内插管单个或者多个阳性指标的患者有时并不一定是困难气道。这类可疑的困难气道患者直接采用全身麻醉诱导存在很大的顾虑,而直接采用表面麻醉加镇静清醒气管内插管患者不易接受,可采用保留自主呼吸的浅全身麻醉。保留自主呼吸浅全身麻醉是介于清醒镇静表面麻醉和全身麻醉诱导之间的一种诱导方式,要求在表面麻醉的基础上使患者意识消失,并尽可能地保留患者的自主呼吸。应至少保证口咽腔和喉部有充分的表面麻醉,以减少喉镜刺激引发的喉痉挛等并发症,并减少全身麻醉药物的使用,以便更好地维持患者的自主呼吸。

诱导目标是使患者 Ramsay 镇静分级达到 5 级或以上(Ramsay 镇静分级分为 1~6 级:1 级患者焦虑,躁动不安;2 级患者合作,清醒安静;3 级患者仅对指令有反应;4 级患者入睡,轻叩其眉间反应敏捷;5 级患者入睡,轻叩其眉间反应迟钝;6 级深睡或麻醉状态)。

全身麻醉药物应使用快速起效、快速消除且对自主呼吸影响小的药物。七氟烷是该诱导方式比较理想的药物,血/气分配系数低,诱导与苏醒迅速。其他优点包括刺激性小,很少引起咳嗽,屏气和喉痉挛发生率低,诱导比较平稳。丙泊酚是常用的快速、短效静脉麻醉药,苏醒迅速而完全,持续输注后很少蓄积。推荐采用血浆浓度靶控输注(target controlled infusion,TCI)的诱导方式,对自主呼吸抑制较轻,无 TCI 条件时,可以采用小剂量多次给药的方式诱导,谨慎推注以避免呼吸暂停。阿片类药物在该诱导方式中慎用,因其呼吸抑制作用较为明显。诱导过程中出现呼吸抑制甚至呼吸暂停时,应及时面罩正压通气辅助呼吸,若出现通气困难按"紧急气道"处理或及时唤醒患者。

(3)快速序贯诱导:尽可能缩短从意识消失到气管插管的时间间隔。适用于:非困难气道的饱胃和急诊患者,也适用于面罩通气困难但插管不困难的患者。推荐使用芬太尼、丙泊酚和琥珀胆碱(01 mg/kg)或罗库溴铵(0.9 mg/kg);采用环状软骨加压(Sellick 手法),在患者入睡前,给予环状软骨向上向后方向的加压(10N),入睡后为 30N,如面罩通气困难或置入 SAD 困难时,可以松开环状软骨加压;快速序贯诱导期间,通常不需要面罩通气,对于老年危重患者和儿童,可以采用面罩通气;对于困难插管患者,可首选可视喉镜。

(4)全身麻醉常规诱导:适用于正常气道患者。常用的诱导药物丙泊酚能够抑制喉反射,相较于其他药物能够提供更好的气道插管条件。肌松药有助于改善面罩通气,对于气道评估"正常"的患者和不能合作的患者,可以不常规测试面罩通气而直接全身麻醉常规诱导。在尝试重复插管时确保患者已充分麻醉是非常重要的。如果出现插管困难,在没有充分的肌松的情况下不应进行下一步的插管尝试。

4.气管插管　插管工具和方法的选择依赖于外科手术、患者情况、麻醉科医师技能和偏好及科室设备供应。合适的体位能够增加插管成功率,大多数患者采用插管最好的体位是嗅物位,肥胖患者则适宜斜坡位。插管过程中采用喉外按压手法能够改善喉镜的显露,该手法被称为 BURP 手法(麻醉科医师的右手可在颈部进行喉部按压的操作,向患者背部、向上、向喉镜检查者的右侧按压,以增加喉镜下声门的显露)。

在充分的麻醉深度和肌松条件下进行初次插管,可使用直接喉镜或可视喉镜,预计或遇到插管困难时,首选或尽早使用可视喉镜。插管过程中可同时辅助喉外按压手法、探条、光棒、可视管芯等工具以提高第一次插管成功率和减少插管次数。

喉镜置入口腔即为一次喉镜尝试。每次尝试都应该在麻醉深度与肌松状态最优的情况下进行,因为反复尝试喉镜置入和气管插管与不良结局和发展为"既不能插管,又不能氧合"情况的风险相关。不论麻醉科医师的经验水平如何,如遇困难,均应立即尽快寻求帮助。

插管过程中应注意操作动作轻柔,尽可能第一次插管尝试即成功。如果遇到插管困难,应改善一些利于成功的因素(包括患者的体位、插管工具、插管方法、肌松的程度、人员等)。喉镜插管尝试的次数应限定在 3 次以内,第 4 次尝试(即 3+1 次)只能在更换为另一位经验丰富的高年资麻醉科医师的情况下才可进行。

呼气末二氧化碳浓度监测是最常用的、可靠的判断气管导管在气管内的方法。直视下气管导管进入声门和支气管可视软镜检查看见气管环和隆嵴是最为可靠的方法。插管后应进行双肺听诊。尽管有学者质疑双肺听诊的准确性,但此方法依然是我国目前最为普遍使用的判断方法,且可以通过此方法判断导管是否置入过深。

推荐行 3+1 次气管插管,期间需要根据患者的情况行面罩通气,保证的氧合;如 3+1 次气管插管失败,则宣布插管失败,暂停插管,立即面罩通气,保证患者的氧合。

(四)插管失败后的面罩通气

当气管插管"3+1"次不成功时,应宣布插管失败,立即行面罩通气维持氧合。大部分的患者经单手扣面罩即可获得良好通气。对于采用 CE 手法单手扣面罩不能获得良好通气的患者,可采用口咽和(或)鼻咽通气道配合单手扣面罩的方法,或采用双手托下颌扣面罩同时机械通气的方法。有研究证实双手托下颌较单手托下颌更为有效。如果以上方法仍不能维持良好通气,需要立即请求帮助,在嗅物位下置入口咽和(或)鼻咽通气道,由双人四手,用力托下颌扣面罩行双人加压辅助通气,嗅物位能够增加喉部空间,更易面罩通气。当麻醉不充分或者肌松不足时会增加面罩通气的难度,所以,即使是面罩通气时也应特别注意麻醉深度与肌松状态。

如果面罩通气可以维持患者氧合,则此时为非紧急气道,操作者应停下来认真思考:①是否可以采用其他无创插管技术再次尝试(包括可视喉镜、支气管可视软镜辅助下气管插管、经 SAD 通气或引导气管插管、使用管芯或换管器等);②是否需要唤醒患者;③或恢复患者自主呼吸,建立外科有创气道。

如果双人加压辅助通气仍不能维持氧合,则继续寻求帮助,并立即宣布面罩通气失败,使用 SAD 通气,维持患者氧合。

(五)声门上通气工具(SAD)的置入和通气

当双人加压辅助通气仍不能维持氧合,则立即宣布面罩通气失败,置入 SAD 进行通气,维持患者氧合。一项观察性研究显示喉罩可以在 94.1% 既不能插管又不能面罩通气的患者中恢复通气。研究已证实第二代 SAD 在困难气道管理中的重要性,其不仅可以改善大多数患者的通气情况,而且可以胃内减压,减少反流误吸的风险,推荐所有麻醉科均应常规配备此类工具,且所有麻醉科医师都应该接受第二代 SAD 的使用培训。理想的 SAD 应该容易置入、密封性好、有通向食管和胃的引流管、可经 SAD 通气管引导气管插管。目前应用和研究较多的有 ProSeal LMA、LMA Supreme、i-gel 等。快速序贯诱导时可解除压迫环状软骨以保证 SAD 的顺利置入。SAD 置入困难时可更换型号或产品种类,但置入次数建议不超过 3 次。

成功置入 SAD(判断方法包括双侧胸廓起伏,双肺听诊,呼气末二氧化碳监测等),患者氧合得到保障时,应该停下来思考:①是否可以使用 SAD 通气,保障患者整个手术过程中的氧合并完成手术? ②是否可通过 SAD 完成气管插管? ③是否需要唤醒患者? ④是否需要患者恢复自主呼吸后建立外科气道?患者因素、急诊手术、操作者的技巧都会影响最终的选择,但基本原则是保证通气,维持患者氧合,减少误吸风险。如果为非紧急手术,唤醒患者是第一选择。通过 SAD 插管仅适用于临床情况稳定、可通过 SAD 给氧、麻醉科医师熟练该项操作的情况,且气管置入的次数也需限制。研究表明,在困难气道的患者中,通过插管型喉罩进行插管的成功率达 74.1%~100%。随着二代喉罩等 SAD 的不断普及,越来越多的手术可直接在喉罩全身麻醉下完成而不需要气管插管;但在特殊或紧急危及生命的情况下,用 SAD 维持麻醉被认为是一个高风险的选择。此时,气道已经被多次不成功的插管损伤,且在手术的过程中可能因为气道工具的移位进一步恶化,胃反流、气道肿胀或手术因素也造成危险。在很少的情况下,即使 SAD 可以维持患者通气,但也可能需要建立外科气道。

如果置入 SAD 已 3 次仍不能进行通气,维持患者氧合,则立即宣布 SAD 通气失败,患者处于"既不能插管又不能氧合"状态,迅速建立紧急有创气道,进行通气,确保患者氧合。

(六)紧急有创气道的建立

当患者处于"既不能插管,又不能氧合"状态时,如不立即处理将会出现缺氧性脑损伤甚至死亡,应立刻建立紧急有创气道。这项技术的成功运用取决于决定的时间、计划、准备及技术的掌握。麻醉科医师必须定期反复培训紧急有创气道建立的技术。充足的肌松有助于该技术的顺利完成。紧急有创气道通气包括:环甲膜穿刺置管和经气管喷射通气(TTJV)、环甲膜穿刺置管和经环甲膜穿刺通气、经环甲膜切开通气。

环甲膜穿刺置管和经气管喷射通气(TTJV):将 TTJV 装置连接墙壁管,采用套管针(13G 或 15G,长度 5 cm 或 7.5 cm)行环甲膜穿刺置管,将 TTJV 装置连接套管针,通过套管针行喷射通气;在使用过程中,要确保上呼吸道开放,可置入口咽通气道或鼻咽通气道,同时托起下颌骨。优点是微创、迅速、操作简单,容易被麻醉科医师接受。但它存在一些局限性。例如:气道缺乏稳定性,必须尽快建立稳定的气道;需要高压气源,可能造成气道创伤、气胸和纵隔气肿等;因为犹豫、位置不当或者套管针移位均会造成穿刺失败;另外高压气源并非在任何情况下都可以获得,且大部分麻醉科医师也不常规进行此操作。

经环甲膜穿刺通气:采用环甲膜穿刺套件,导管直径为 4 mm(如 Quicktrach 套装),经环甲膜穿刺,可直接进行机械或手控通气。使用时首先确定环甲膜位置,右手持穿刺套件由环甲膜处斜向后下方穿刺入气管。固定穿刺针芯,将外套管向前推入,拔出针芯,套囊充气后接麻醉机手控或机械通气。

经环甲膜切开通气(简称手术刀技术):是紧急气道处理流程中的最终解决方案,术者站在患者左侧,喉外手法确认环甲膜位置,手术刀刀刃朝向术者切开环甲膜,顺时针旋转 90°,刀刃朝向尾侧,贴刀片下缘插入前端是软的插管探条,再通过探条插入导管内径达 5.0~6.5 mm 的气管导管,通气、套囊注气、通过呼气末二氧化碳波形确认导管位置,固定导管,可直接连接简易呼吸器或麻醉回路进行通气。在肥胖或者解剖变异的患者中可采用纵切口。由于手术刀片、插管探条和细的气管导管在手术室很容易找到,而且操作简便,成功率高,但须在接受培训和模拟训练才能顺利迅速完成,建议麻醉科医师都应该通过每年一次的培训和模拟训练,掌握此项技术。

第五章　超声引导下区域神经阻滞

第一节　超声概述

超声引导在区域麻醉中的应用是一项不断发展、不断改进的技术。本章仅对二维超声的一些物理学特性进行了简要的概述,包括超声图像的产生、超声探头的类型、设备操作特点、基本的组织图像特性,以及在进行超声引导操作时常用器材的成像方法。

一、图像产生

超声波由手持探头中的压电晶体产生。施加一个机械压力时,压电晶体会产生电流。因此,压电晶体在机械压力下产生电流的效应也被称为压电效应。反之,则称为逆压电效应,即如果给压电晶体施加一个电流,会产生机械压力和形变。超声波是通过逆压电效应产生的,当手持探头中的压电晶体被施加电流后会产生周期性的形变,最终产生超声波。

超声探头既是发射器也是接收器。每个探头周期中1%的时间用于产生超声波,剩余的99%的时间则用于"收听"返回的超声波或回声、通过压电效应,手持探头中的压电晶体将回声的机械能转换为电流,并最终通过机器转换成一幅二维的灰度图像显示在屏幕上。图像的颜色范围从黑到白返回回声的能量越高,图像的颜色越白。

1.强回声区的回声包含大量的能量,图像接近白色。

2.低回声区的回声含有的能量较少,图像接近灰色。

3.无回声区没有回声,图像接近黑色(表5-1)。

表5-1　无回声区、低回声区和高回声区的图像表现

无回声区	黑色
低回声区	灰色
高回声区	白色

图像的产生需要超声波反射到探头进行处理,这种反射是在不同类型组织的边界或界面产生。声阻抗是超声波传导的阻力,声阻抗越大,则组织对超声的传导有更大的阻力。回到探头的最大反射回声来自组织界面,声阻抗也有显著差别(表5-2)。从表5-2可以看到,空气和软组织间的声阻抗明显不同,这就是为什么在空气和软组织间的任何界面都能产生高回声图像。胃和软组织间的声阻抗也显著不同,因此,在骨和软组织间的界面也产生高回声图像。不同类型的软组织,如血液、肌肉和脂肪,声阻抗差别非常小,只产生低回声图像。

表5-2　不同人体组织的声阻抗

身体组织	声阻抗/10^6 Rayls
空气	0.0004
脂肪	1.35

（续表）

身体组织	声阻抗/10^6Rayls
血液	1.7
肌肉	1.75
骨	7.8

用于医疗的其他成像技术,如 X 射线或计算机断层扫描(CT)可直接显示密度。然而,超声成像是根据在组织界面上声阻抗的差异而产生高回声超声图像不应解释为密度高些,低回声超声图像不应解释为密度低些。应记住,虽然骨头和气泡的密度显著不同,但都能产生高回声图像。

二、超声波和组织的相互作用

超声波通过生物组织的速度决定于组织的密度,而不是超声波的频率。表 5-3 列出各种组织中超声的速度,组织密度越大,超声波传导越快。在超声仪内的图像处理器已默认超声波通过软组织的速度是 1540 m/s。这会导致图像失真,将在章节后面讨论。超声波通过组织时有三种情况发生——反射、衰减和折射——每种情况将在下面详细讨论。

表 5-3　列出各种组织中超声的速度

介质	超声速度声速/(m·s^{-1})
空气	300
肺	500
脂肪	1450
软组织	1540
骨	4000

三、反射

超声图像的产生依赖于回到探头的回声能量。超声波反射的数量依赖于不同组织界面间不同的声阻抗。声阻抗是物质对超声波传导的阻力。组织界面间声阻抗差别越大,反射回到探头成像的超声波数量越多。

入射角度是决定反射量的一个重要因素。物体越垂直于超声波路径,产生的反射越多,物体越平行于超声波路径,产生的反射越少。因此,为了要看清穿刺针,在阻滞操作允许的情况下,穿刺针应尽量垂直超声波路径。阻滞较深的神经需要穿刺针在置入时与超声波更近于平行,这会使穿刺针成像困难,与探头较小的角度置入穿刺针比与探头成陡峭角度置入更容易成像。

有两种类型反射——镜面反射和散射。

1.镜面反射体　是大而光滑的反射物,如穿刺针、膈肌或大血管壁。超声波在同一个方向反射回超声探头。镜面反射的入射角度等于返回角度。为了获得镜面反射,我们所用超声波的波长必须比物体的长度短,高频探头超声波长短,允许小物体通过镜面反射成像,镜面反射使更大比例的超声波直接返回探头并被处理成像。因为超声波的大量返回,镜面反射产生高回声图像。

2.散射体　是有不规则表面的物体,顾名思义,它令超声波由多个方向和不同角度朝向或远离探头散射。当超声波碰到小物体且物体不光滑,或者当超声波的波长比物体长,则发生散射。低频探头波长较长,由于散射,回到探头成像的超声波较少。

方程 $c=\lambda \times f$ 可用来描述人体中的超声波。其中 λ 代表波长,f 代表频率,c 是通过人体组织的声速度,超声处理器取值为 1540 m/s。根据这一方程,超声波的频率越高,则波长越短;频率越低,则波长越长。因此,高频探头产生短波长的超声波,而低频探头产生长波长的超声波。短波长超声波可使小物体通过镜面反射而不是散射产生图像。

四、衰减

衰减是超声波通过组织时丢失的机械能:约75%的衰减转换成热,被称为吸收。组织的衰减系数越大,超声波通过组织丢失的能量越多(表5-4)。

超声波的衰减依赖于三个因素:①组织的衰减系数;②传导的距离;③超声波的频率。超声波频率越高,衰减越多。因此,高频探头由于有较多的衰减,组织穿透少,使高频探头对深层结构难以成像。

表 5-4　在 1 MHz 的频率下不同组织的衰减系数

身体组织	衰减系数在(1 MHz 下)/(dB·cm^{-1})
水	0.002
血	0.18
脂肪	0.65
肌肉	1.5~3.5
骨	5

五、折射

当组织界面间的声阻抗很小时,在组织界面的超声波方向改变轻微,而不是在组织界面直接反射回探头,这类似于由光波在空气或水界面的折射引起的水杯中的叉子看起来像被弯折了一样。折射波可能不会返回探头被处理成图像。因此,折射可能降低图像质量。

六、分辨率

分辨率是能将两种靠近物体作为单独物体区别开来的能力,这在超声引导区域麻醉中非常重要。有两种类型的分辨率——轴向和横向。

1.轴向分辨率　是指在与超声束方向平行的同一平面内,能够区分两物体的能力—轴向分辨率等于一半的脉冲长度。高频探头脉冲长度较小,其轴向分辨率较高。超声探头脉冲式发出超声波,而非持续式。由于探头必须等待并接收返回的回声,故超声波脉冲是间断地发出的。

(1)脉冲:几个类似频率的声波。

(2)脉冲长度:脉冲移行的距离。

(3)脉冲重复频率:每单位时间内脉冲发射的速率。

2.横向分辨率　是指在与超声束方向垂直的同一平面内,能够区分两物体的能力。横向分辨率与超声束的宽度相关。超声束的宽度越窄(集中),横向分辨率越大。高频探头超声束宽度较窄,横向分辨率较高。横向分辨率差意味着并排靠近的两物体被视为一个物体。可以通过改变聚焦区域来调整超声束最窄部分的位置。

近场是超声束非发散的部分,正如其名是指接近超声探头部分。远场是超声束发散的部分,远离探头。聚焦区是超声束最窄部分,其横向分辨率最好。高频探头超声束宽度较窄,其近场分辨率更好,聚焦区域在一些超声仪上可手动调整。

七、超声设备

超声引导下的区域麻醉是一项不断发展的技术。随着各式各样的便携式超声仪的出现,使得其应用于临床麻醉较之以往更加可行,由于超声设备品种繁多且技术不断更新发展,因此不可能讨论每一台仪器,但是,对于区域麻醉医生来说,探讨现有的超声技术,以及大部分超声设备的共性操作是很有益处的。

超声换能器,或称探头,根据其频率范围,分为低频和高频,而根据探头的形状,可分为凸阵探头和线阵探头、其中线阵探头是高频探头。高频探头的组织穿透力较弱,但有着良好的近场图像分辨率凸阵探头是低频探头。低频探头有较强的组织穿透力,但分辨率较低。

探头的足迹指的是超声探头与患者接触部位的物理尺寸。视野指的是屏幕上所示图像的宽度,线阵探头的视野是恒定的,就是其足迹的大小。

凸阵探头的视野(以角度度量)从探头发出后即为发散型的且不恒定。超声波的发散使得凸阵探头的视野更宽,但发散会导致某些图像失真。发散的优点之一在于使得超声波束平面内的穿刺针能够在未达到探头下方时即可在屏幕被显像。这种特性使得穿刺针在凸阵探头下比在线阵探头下更早被发现实际运用时,必须充分权衡凸阵探头的这种优点,以及其较低的分辨率和发散的超声波引起的图像失真所带来的不足。

八、超声仪的控制面板

1.深度　组织成像的深度可在超声仪上调节,并且和所使用的探头类型有关。低频探头与高频探头相比,能显示更深的组织。线阵探头,随着深度的增加,屏幕上的图像会变窄,组织结构会显像得更小,但是,视野的宽度是相对恒定的。需注意的是,当深度为 3~6 cm 时,视野是恒定的,而深度在 2 cm 时,视野则会变小。

2.频率　变频探头可在小范围内变化。8~13 MHz 探头可选择 8~13 MHz 的频率。较低频率用于深层结构而较高的频率用于较表浅的组织。权衡组织穿透力及分辨率后选择合适的频率。

3.增益　超声探头发送超声波只需用 1% 的时间,而剩余的 99% 的时间用于接收回声反射。增加增益,超声波回声的信号增大,通过这种方式,增益函数可用于补偿由于声波穿过组织造成的能量衰减。返回的超声波称为"信号",而背景伪像称为"噪声"。增加增益时,信噪比增加。然而,增益增加太多的话,屏幕上会出现"全白"的现象,所有有用的信息将会消失。

时间增益补偿(time gain compensation, TGC)可实现不同深度增益的选择性控制。从深层组织返回的超声波衰减较多,为了补偿信号密度的损失,TGC 可以逐步增加增益,使得从较深组织返回的超声波信号获得较多的补偿。时间增益补偿的右侧为"扩增",拨向右侧能逐步放大增益,

4.彩色多普勒血流成像　彩色血流多普勒可检测到血管结构内的血流情况、运动物体,

比如说红细胞（RBCs），会产生与静止物体不同的回声。彩色血流多普勒可分辨 RBCs 是背向探头流动，还是朝向探头流动。红细胞朝向探头流动会产生较高频的回声，并显示出红色；而背向探头流动的 RBCs 则产生较低频的回声并显示出蓝色。通过改变探头与皮肤的角度，血流可以显示为红色或者蓝色。当探头垂直于皮肤时，血流则很难检测。因此，显示的颜色并非是可靠的区分动脉与静脉血流的指标探头方向与血流方向越接近平行，超声仪检测到血流则越容易。超声仪在彩色血流多普勒模式下，增加增益可增强。血流信号的灵敏度，有时彩色血流多普勒需要用非常高灵敏度的信号来检测较小血管中的血流。

5.脉冲多普勒　可以提供沿着超声束内的某一小区域内的血流数据。操作者可以自行选择需要采集数据的区域。一旦选择脉冲多普勒模式，则图像被冻结，并由操作者选择区域进行采样。脉冲波的信息则在屏幕下方以图形的方式显示，同时也可听见脉冲波的声音。

九、超声下组织特征

超声仪上电脑生成二维图形呈黑白图像（表 5-5），如从那些镜面反射和声阻抗差异很大的组织（骨/软组织）边界等反射回的强反射声波，表现为白色或高回声。例如骨、膈肌或穿刺针等会表现为高回声。

散射或者从深部组织反射回来、已被大量衰减的超声波表现为灰色或者低回声。比如肌肉、实体器官和脂肪等软组织表现为低回声。

当超声波不被反射并且移行畅通，该结构在影像学上表现为黑色或无回声。由于血液内声阻抗相对同质性，超声波穿过血液而不被反射，大血管表现为无回声。任何位于高反射表面后的组织也表现为无回声，像骨骼这样的高反射表面，不会让任何超声波穿透。因而位于高反射表面后的组织是不能看到的（表 5-5）。

表 5-5　局麻常见各种组织超声图像

组织	局麻常见超声图像
动脉	无回声/低回声，搏动性的，受压不会变形
静脉	无回声/低回声，非搏动性的，受压会变形
脂肪	低回声，可压缩的
肌肉	异质性回声（低回声背景混杂高回声线）
肌腱/筋膜	高回声
骨骼	极高回声伴后方声影
神经	锁骨下高回声/锁骨上低回声
气泡	高回声
胸膜	高回声线
局麻药	低回声，扩展的低回声区

1.动脉、静脉　无回声/低回声。血液的同质性特性允许超声波通过而不反射，因而大动脉和静脉表现为无回声。小动脉和静脉为低回声显像、静脉因其壁薄及低压力而易于被压缩。动脉呈搏动性，大动脉不可被压缩。

2.脂肪　低回声背景伴有高回声线。脂肪是可压缩的，而肌肉和神经是不可压缩的。

3.肌肉　低回声背景伴有高回声线。肌肉是不可压缩的，且可能被代表筋膜的明亮高回声线所包绕。

4.肌腱　高回声。沿神经纵断面扫描可能与肌腱相混淆。连接肌肉处的肌腱会变得大一些。沿肌腱走行追踪扫描可以看到肌肉,而神经形状和大小均不变。

5.筋膜　明亮高回声线。

6.骨骼　骨骼显示为极明亮高回声白线。由于超声波不能穿透骨骼,所以骨骼后方会出现无回声影。

7.神经　神经可能显像为低回声或高回声。锁骨上神经为低回声,而锁骨下神经为高回声。神经组织本身是低回声的。是由于神经周围的结缔组织使某些神经显示为高回声。像坐骨神经这样的大神经横轴位可能显示内部束状结构。某些神经会因超声束与神经的角度不同而呈高回声或低回声,说明各向异性探头较小角度的改变有助于使坐骨神经成像。

8.气泡　注射进入组织的气泡表现为明显的高回声。空气与软组织的衰减系数差异巨大,导致大量超声波被反射,呈现为高回声图像。气泡造成的高回声区会影响图像质量。所以排空局麻药注射器内气泡非常重要。

9.局麻药　注射局麻药过程显示为扩展的低回声区。

10.胸膜　高回声。胸膜不像骨骼那样衰减超声波,所以与骨骼后方区域呈现为无回声相比,胸膜后方区域呈现为低回声。锁骨下周围神经阻滞时可能会看到胸膜。

十、伪像

1.混响伪像　超声仪内处理器单元默认回声直接从反射点回到处理器,用 $D = V×T$ 计算深度,V 代表超声波在生物组织传播速度,默认为 1540 m/s,T 代表时间。当超声波在两个界面(例如穿刺针的管腔)间来回反射后才回到处理器,形成了混响伪像。由于处理器假定速度恒定为 1540 m/s,这部分延迟返引的声波就被解释为位于穿刺针深部的另外一个结构,因此在穿刺针下方出现了多条高回声线。

2.镜面伪像　是一种混响伪像。超声波在大血管(锁骨下动脉)腔内来回反射。回到处理器的返回波的延迟时间被超声仪解释为在真实血管远方有另一根血管。

3.刺刀伪像　处理器假定超声波以 1540 m/s 的速度穿过生物学组织。然而众所周知超声波通过不同上升组织时的速度是有微小差异的。自传播速度较慢的组织返回的回声延迟,加上处理器假定超声波速度恒定,导致处理器把这些源自在组织内穿行的穿刺针针尖较晚返回的回声解释为来自于更深结构,这样就显像为刺刀状。如果针尖在传播速度快的组织内穿行,则刺刀状部分会靠近传感器侧。

4.声增强伪像　发生于超声波穿过像大血管这样的衰减较弱介质的远侧区域。增强伪像通常见于股动脉和腋动脉远侧。

5.无血流伪像　当超声探头与血流方向垂直时,彩色血流多普勒可能不能检测到血流。把探头轻微倾斜于垂直方向就会看到血流。另外,深部血管结构信号由于衰减可能会丢失。在彩色血流多普勒模式下增大增益,会增加返回信号强度,可能会检测到之前没有看到的血流。

6.声影　像骨骼这样衰减系数大的组织,不允许超声波通过。因而位于衰减系数大的组织后面的结构不能被显像而显示为无回声区。

第二节 超声在区域神经阻滞中的应用

一、探头的准备

当使用超声引导区域阻滞时,超声的传感器应陔覆盖上一层无菌敷料,保护机器和患者不被污染既可以使用无菌透明贴膜(Tegaderm™;3M HealthCare,St Paul,MN,USA),也可以使用超声探头套。

超声探头应该使用不含乙醇的清洁剂清洁。含有乙醇的清洁剂可导致探头的橡胶振动膜变干裂开。

将无菌超声耦合剂涂在探头的前端。在超声简介里所说的,超声波的速度在空气中非常慢。在探头和患者之间任何一点空气都会导致获得的图像非常差和伪像。耦合剂可以消除探头和患者间空气。因耦合剂太多会使操作探头困难,所以涂少量即可。如果使用探头套,在套里面也涂耦合剂,以消除探头和保护套间的空气。

医生及患者体位的摆放:屏幕上获得稳定的超声图像对成功完成超声引导周围神经阻滞是非常重要的。患者合适的体位和探头的操作对于获得一个稳定的图像是非常重要的,而医生摆放体位常常被忽视。

扫描开始时,患者体位摆放于合适的高度,使操作者舒服地站立,不必过分地弯腰操作时不舒服的操作姿势会导致背部疼痛和疲劳—操作者面向手术床一侧,而扫描的前臂、腕部或者手的某一部位可以用患者身体作为支撑,以便提供一个比较稳定的扫描平面。放在患者身上的手臂如果不能固定探头,当医生的手臂和肩部开始疲劳时,会导致探头摇晃,图像变形。正确的姿势对初学者来说更为重要,因为初学者在进行超声引导周围神经阻滞操作时需要的时间更长。

二、扫描

1.方向标记 超声探头上的标记和屏幕上的标记相对应。按照惯例,与探头以横向面置于患者的身上时,这个方向标记位于患者的右侧。而探头以纵向面置于患者身上时,方向标记指向头部。

2.横向扫描 当横向扫描时,超声的探头应垂直置于成像目标上从而获得图像。屏幕上的图像是神经或者血管的横断面图像。因此横向扫描时,血管和神经在屏幕上显示是圆形的。横向、短轴和平面外(out-of-plane,OOP)这三个名词经常可互换使用。平面外(OOP)是指超声的传播方向所在平面与神经或者血管垂直。

3.纵向扫描 纵向扫描时,超声探头放置在与成像的目标处于同一平面。超声的波束沿着神经或血管的纵轴传播。在纵向扫描时,血管和神经表现为线性结构。纵向、长轴和平面内(in-plane,IP)这些名词通常也可以互换使用。

4.探头移动 准确的扫描寻找目标结构可能需要探头较大或者较小范围的移动。大范围移动是指需要操作者移动他的肩膀或者肘部来移动探头。小范围移动是指腕部的移动来细调图像。神经对超声的反射呈现为各向异性,即根据超声探头和神经之间角度的变化,神经可以表现为高回声或低回声。某些情况下仅仅对探头进行适当的微调,就可以使原本与背景融合、不可见的低回声神经图像变成一个容易辨认的强回声神经图像坐骨神经呈现出明显的各向异性,小小的角度变化就会导致坐骨神经显像与否。

5.全面扫描　当施行超声引导的神经阻滞时,在穿刺针置入前应进行目标区域的"全面扫描"。每次阻滞的全面扫描是指一组熟练的扫描动作,可以对即将阻滞的区域进行评估。制定一个良好的扫描训练和实践规范程序具有非常重要的意义,理由如下。全面扫描:

(1)对于初学者强化解剖结构关系具有重要意义。

(2)对有较多经验的操作者来说,对于评估和发现阻滞区域的潜在风险(如血管等)和阻碍操作的情况具有重要意义。

(3)对解剖结构难以辨认或存在异常的患者具有重要意义。

6.定位结构　定位结构是指那些容易被辨认且与需阻滞的目标神经有恒定解剖关系的结构。血管是最常用的定位结构,血管很容易被辨认,而且在解剖上与要阻滞的神经丛很邻近。那些缺少血管作为定位结构的周围神经阻滞,在开始学习时会比较困难。

通常定位结构的探查需要大范围移动。一旦找到定位结构,临近的目标神经也就很容易辨认,随后则通过腕部的小范围移动对图像进行微调,一旦获得图像,稳定探头就非常重要,因此就需要合适的姿势,这在前面章节已经讨论过。

三、穿刺针置入

1.平面内法(IP)　进针路径与超声束在相同的平面称之为平面内法,目的是使进针的路径完全在超声束内。针和探头越平行(插入的角度越小),针越容易被看到。当置入穿刺针时,尽可能使针与探头平行。由于多数神经阻滞时,穿刺针与探头平行是不可能实现的,因此在操作时的目标是使置入的角度尽可能地小。为了使穿刺针和探头之间的角度尽可能地小,某些情况需要穿刺针旁开探头一定的距离置入,而不是紧贴探头置入。紧贴探头置入穿刺针,会产生比较大的角度,导致针显像不佳。

2.部分平面内　超声波束的宽度是非常窄的,大约相当于信用卡的宽度。当试图以平面内法进针时,较小的偏差就会导致穿刺针离开超声束。由于只有穿过超声束的那部分穿刺针可以显像,而离开超声束的部分无法显像,因此会导致针尖无法显像。如果穿刺针的一部分在超声束内,一部分在超声束外,那么位于超声束边缘的穿刺针部分会被误认为是针的尖端。这就会导致潜在的危险,因为操作者不知道穿刺针实际的针尖位置,因此要尽可能地避免部分平面内操作。

3.平面外法(OOP)　进针路径与超声束垂直称之为平面外法,穿刺针在屏幕上显示为一个高回声点以平面外法进针时,穿刺针到达目标的距离短于平面内法进。针对于那些正在进行从神经刺激到超声转变的操作者而言,以 OOP 方法置入穿刺针的位置与传统的神经刺激器的进针点相似。对初学者来说寻找以 OOP 方法置入的针尖是个挑战。置入针的角度越陡,在 OOP 方法中越容易看到针的位置。

四、注射局部麻醉药

一旦针尖处于合适的位置且与目标的关系明确后,就可以开始注入局部麻醉药。注入的局部麻醉药在超声下显示为逐渐扩张的低回声影。局部麻醉药应缓慢注入以避免产生较高的注射压力,从而引起神经损害。目前已有商业化的仪器可用来监测注射压。如果注射时阻力很大,就应该重新调整针尖的位置。

在超声引导下进行神经阻滞时,监测局麻药的扩散是非常重要的,同时其他局麻药注射时的安全措施也不可忽视。例如,在注射局麻药之前和每一次移动穿刺针位置后,都应轻柔地回抽,观察是否有血液回流到注射器内。然而,还是有文献报道在超声引导区域阻滞时,回抽实验阴性者发生惊厥。因此,负压回抽实验阴性不能完全排除局麻药误注入血管或者随后发生的局麻药中毒的可能。虽然目前仍未证实,但理论上超声可视下监测局麻药的扩散可以提供一个额外的安全指征。不管怎样,如果仅看到穿刺针而看不到局麻药的扩散,就应警惕。局麻药误注入大血管时,超声图像会产生薄雾状或烟雾状。

在超声引导的区域阻滞中,局麻药扩散方式的重要性等同于应用神经刺激器引导的区域阻滞中经刺激的方式。局麻药在神经周围的扩散必须明确。即使穿刺针非常接近神经,神经周围的筋膜层和/或组织也会阻止局麻药到达神经。如果局麻药效能到达目标神经,必须通过微调以使局麻药包围神经。本书始终强调观察药物扩散的模式。而不是像传统神经阻滞那样规定一定的注射次数,例如行锁骨下臂丛神经阻滞时,三次 vs 单次注射。完善的阻滞一条神经或神经丛,可能需要单次或者多次注射,因此在获得局麻药良好扩散的同时,必须尽可能减少穿刺针的穿刺次数,以达到尽可能减少穿刺所致损伤而引起的并发症,如气胸或神经损伤。如果需要多次穿刺,应尽量减少穿刺针穿刺次数和针的移动幅度。

虽然主张使局麻药围绕在神经周围,但是没有研究显示这会有助加快起效时间,延长持续时间,或者增加成功率。

五、水定位

水定位是一种利用注射小剂量(0.5~1 mL)的肠麻药来观察针尖的技术。通过注入小剂量的局麻药产生的扩大的低回声区域有助于明确针尖的位置。虽然对于某些患者而言该技术具有一定的辅助价值,但是这里不提倡常规使用水定位来确定针尖位置。初学者应该专注于身体姿势、扫描和严格地按平面内法置入穿刺针以尽可能使针尖显像,而不是多次盲目注射(如水定位)。虽然水定位在明确置入导管的尖端位置中非常有效,下文也会在置入导管持续阻滞的章节进行讨论,但水定位不应作为正规操作技术的替代。

六、神经刺激

使用超声引导下区域阻滞的初学者可以应用神经刺激作为确定的一种辅助手段。当尝试进行未实践过的神经阻滞时,可以联合使用超声引导和神经刺激仪。超声引导的相关研究表明即便神经刺激针已非常接近神经,仍有可能无法通过刺激引出运动反应。因此,当操作者已具备足够的自信完成超声引导区域阻滞时,可以放弃使用神经刺激仪而仅单独应用超声引导技术。联合使用神经刺激和超声引导技术与单独使用超声引导技术相比,对于加快阻滞的起效时间和成功率似乎并没有显著的影响。

第三节　超声引导下的颈丛阻滞

超声引导下颈浅丛阻滞的目的就是将局麻药注射到 C_2、C_3、C_4 感觉支的周围。与传统技术相比,其优势在于可确保局麻药在正确的区域内扩散,从而提高成功率,同时避免进针过深和(或)穿透邻近组织。平面内技术和平面外技术均可应用于颈浅丛阻滞。超声引导下的颈深丛阻滞技术尚不成熟,在此不做介绍。

1.超声下的解剖　胸锁乳突肌(SCM)覆盖于颈浅丛($C_2 \sim C_4$)的表面。$C_2 \sim C_4$的神经根结合成颈丛后,从胸锁乳突肌后缘深面发出4条终末支(枕小神经、耳大神经、颈横神经和锁骨上神经)。颈浅丛紧靠胸锁乳突肌后缘的外侧或深部,呈一簇小的低回声结节的集合[蜂窝状或低回声(黑色)椭圆形结构],但这种表现常常不明显。有时,在胸锁乳突肌的浅层能看见耳大神经,呈小而圆的低回声结构。线状高回声的椎前筋膜将胸锁乳突肌与斜角肌、臂丛分隔开。颈浅丛位于胸锁乳突肌的后面,紧靠椎前筋膜的下方,椎前筋膜位于肌间沟表面。

2.阻滞范围　颈浅丛阻滞的范围是颈部前外侧、耳前、耳后,以及锁骨上和邻近锁骨下的胸壁皮肤感觉。

3.器材　所需器材如下。

(1)线阵探头(8~18 MHz)超声仪,无菌袖套,凝胶。

(2)标准神经阻滞托盘。

(3)2支装有局麻药的10 mL注射器。

(4)一根连接低容量延长管的6.35 cm、23~25G针。

(5)无菌手套。

4.标志和患者体位　患者体位需便于探头放置和进针。颈浅丛阻滞的常用体位是仰卧位或半坐卧位,头轻轻转向阻滞的对侧以方便操作。暴露患者的颈部和上胸部,从而判断胸锁乳突肌的位置和长度。

5.目标　将针尖放置在颈浅丛的附近。如果针尖显示困难,可以直接将局麻药注射在胸锁乳突肌的深面、椎前筋膜的下方。通常10~15 mL的局麻药足以完成阻滞。

6.操作技术　选择合适的体位,皮肤消毒,探头放置在颈部侧方、胸锁乳突肌中点水平(约在环状软骨水平)。一旦看见胸锁乳突肌,探头向后方移动,直到(逐渐变细的)胸锁乳突肌后缘出现在超声屏幕的中间。在该位置处应该试图寻找臂丛和/或肌间沟。颈浅丛是一个低回声结节集合(蜂窝状),紧靠在椎前筋膜的下方,椎前筋膜位于肌间沟表面。

确定目标后,针尖穿过皮肤、颈阔肌、椎前筋膜,进入到神经丛附近。由于目标神经位置表浅,平面内技术(从中间或者侧面进针)和平面外技术都可以应用。回抽无血或脑脊液后,注射1~2 mL的局麻药,确认注射点是否合适,然后再注入剩下的10~15 mL局麻药包围神经丛。

如果神经丛看不清楚,可以选用胸锁乳突肌下法。针进到胸锁乳突肌下方,针尖直接进到胸锁乳突肌和椎前筋膜之间,靠近胸锁乳突肌后缘(图5-1)。调整针尖的位置,使局麻药(10~15 mL)注射在胸锁乳突肌与椎前筋膜之间,并使二者分层。如果局麻药扩散位置不理想,需要重新调整针的位置,然后再推注局麻药。由于颈浅丛是纯感觉神经,因此不需要高浓度的局麻药,0.25%~0.5%的罗哌卡因、0.25%丁哌卡因或1%利多卡因都是不错的选择。

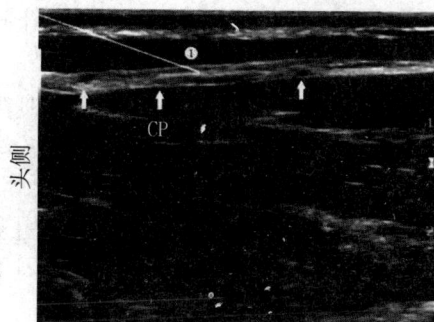

颈浅丛纵置位

图5-1 纵向视野下,颈浅丛(CP)阻滞时针的位置

第四节 超声引导下的肌间沟臂丛阻滞

超声引导下的肌间沟臂丛阻滞技术与传统技术有几点不同。其中最重要的是,局麻药扩散的可视化,从而确保其在臂丛周围充分扩散。在没有超声引导时,只能通过增加单次局麻药的用量来获得成功的阻滞,而超声引导下可在臂丛周围多点注射,降低了对局麻药用量的依赖。多点等量注射局麻药也可能减少阻滞所需的局麻药总量。应用超声引导进行神经阻滞时如果出现效果不完全的情况,还可以进行重复阻滞。最后,在超声引导下的神经阻滞过程中,穿破大血管和损伤神经的风险也降低了。

1.超声下的解剖 肌间沟水平的臂丛位于颈动脉的外侧,前中斜角肌之间。在臂丛的浅层可见椎前筋膜、颈浅丛和胸锁乳突肌。上下滑动探头,直到在肌间沟看见两个或更多的神经干。根据扫描深度和水平,可能会看见第一肋和(或)肺尖。通常在1~3cm深度处可见臂丛。

2.阻滞范围 肌间沟臂丛阻滞可达到肩和上臂的阻滞。如果选择加上深部的臂丛下干阻滞,可以获得良好上肢远端的阻滞。既可以通过向下调整进针的位置,也可以通过探头重新定位下干、再次进针、向目标神经注射局麻药来完成。

3.标志和患者体位 患者的体位较随意,只需便于探头放置和进针。肌间沟臂丛阻滞的常用体位是仰卧位、半坐卧位或半侧卧位,头转向对侧。在应用平面内技术从颈部的后侧面进针情况下,半(斜)侧卧位可能更方便操作。轻微抬高床头常常让患者更舒适,同时有利于颈部静脉回流,减少静脉充盈突出。

相比于传统技术来说,周围的解剖标志对超声引导技术显得不是那么的重要。但是掌握内部解剖结构和臂丛位置的解剖知识有助于辨认超声图像上的解剖结构。超声扫描常常从环状软骨下缘水平开始,胸锁乳突肌内侧缘是辨认颈动脉的一个标志。

4.目标 将针置于前、中斜角肌之间,超声下调整针的位置,直到看见注入的局麻药在臂丛周围扩散。在操作过程中,根据超声上观察到的局麻药扩散情况,确定注射的局麻药用量和进针点数目。

5.操作技术 患者处于合适的体位,消毒皮肤,横向放置探头,辨认颈动脉。一旦看见颈动脉,轻轻沿颈部向外侧滑动探头,辨认斜角肌和位于前、中斜角肌之间的臂丛。

接下来,应用平面内技术向臂丛进针,进针方向常常是由外向内,但如果由内向外方向进针更方便的话也可选择。当针穿破椎前筋膜时,可有一明显的突破感。应用神经刺激仪时(0.5 mA,0.1 ms),向肌间沟进针过程中常能引出肩、上臂、前臂的运动反应,这也是确定针位置是否合适的另个方法。小心回抽,确认无血后,推注 1~2 mL 局麻药以调整针的位置。注入几毫升局麻药后,常常将臂丛从针的位置处推开。再朝向臂丛进针 1~2 mm 可有利于确保局麻药在合适的位置扩散。无论是否继续进针或使用多点注射技术,都应该避免高阻力注射以避免神经内注射。当注入的局麻药没有在臂丛周围扩散时,需要重新调整针的位置,然后再注射局麻药。

在成人,15~25 mL 的局麻药常常足以完成一个成功的、起效迅速的阻滞。更小用量的局麻药可能也是有效,但相对于那些严格管理的临床试验,日常的临床工作中达到的成功率可能更低。

6.超声引导下的连续肌间沟阻滞　超声引导下的连续肌间沟阻滞与非超声引导的连续肌间沟阻滞目标一致:在前、中斜角肌之间的臂丛附近放置导管。该过程分三步:进针、置入导管和固定导管。对于前两步,超声可以用来确保操作的准确性。虽然也可以用由其他方向进针,但常用由外向内应用平面内技术进针,经过椎前筋膜下方进入肌间沟。

操作的第一步与单点注射技术没有什么不同。也可以通过引出三角肌、上臂和前臂的运动反应来确认针的位置是否合适,然后在该位置处注射 4~5 mL 局麻药。此处的小剂量局麻药既可以用来确认局麻药是否在合适的位置扩散,同时也可以使患者在置入导管时感觉更舒适。第二步:保持针在合适的位置和在肌间沟臂丛附近置入导管。导管的置入可由一位操作者单独完成,也可以由一名助手辅助完成。导管位置是否合适可以通过观察导管置入过程或通过导管注入局麻药来确认。如果这种方法确认有困难时,也可以注入少量空气来确认导管尖端的位置。

关于怎样固定导管尚没有统一意见。既可以贴在皮肤上,也可以埋入皮内。不同的临床医生偏爱不同方法。决定使用哪种方法的依据是患者的年龄,导管放置的时间和局部的解剖结构。埋入皮内的方法比较适合肥胖或颈部皮肤松弛的老年患者,以及希望导管能长时间放置的患者。埋入皮内的两个主要缺点是埋入过程中导管移位,以及瘢痕形成的潜在风险。庆幸的是,现在已经有许多固定导管装置可以用来帮助导管固定。

第五节　超声引导下的锁骨上臂丛阻滞

锁骨上臂丛附近的胸腔和胸膜是众多操作者特别留意的。然而,超声引导技术的出现再次引起人们对锁骨上臂丛阻滞的兴趣。因为超声引导可以更好地监测局部解剖结构和进针过程,使神经丛、肋骨、胸膜、锁骨下动脉呈现在图像上,提高了操作的安全性。臂丛的干和分支在穿越第 1 肋时相当的紧凑,所以该点阻滞起效快、阻滞完全。鉴于这些原因,锁骨上臂丛阻滞已经成为肩以下手术中一项十分受欢迎的技术。

1.超声下的解剖　锁骨下动脉在锁骨中点,前、中斜角肌之间穿过第 1 肋。锁骨下动脉的搏动十分明显,而紧靠锁骨下动脉深部、侧面的线状高回声结构就是胸膜和第一肋。作为骨性结构的第一肋是具有声影的,因此,在超声图像上它的深面是无回声的暗区。在第 1 肋下面有一个混响伪影,常常被误认为是肋下的第 2 条锁骨下动脉。邻近锁骨下动脉外侧面可见到一束团状低回声结节(如葡萄状)就是该位置处的臂丛。常常可见到鞘膜包裹着臂丛。根据臂丛被描的水平和探头的方向不同,臂丛可呈椭圆形或扁平形。在扫描时改变探头角度就可以轻松得到臂丛的两种不同形状(椭圆形或扁平形)。从第1肋的中间向外侧是高回声的胸膜,深部低回声的是肺。患者呼吸时可观察到脏层胸膜移动,可以确认该结构是胸膜。此处的臂丛常见于1~2 cm深处,操作过程中必须牢记臂丛的重要解剖特点。

2.阻滞范围　由于阻滞了臂丛的所有干和分支,锁骨上臂丛阻滞可达到肩以下整个上肢的阻滞。然而,上臂内侧皮肤(肋间臂神经,T_2)不会被任何一种臂丛阻滞技术阻滞,需要时可以额外在腋下皮下浸润麻醉。

3.器材　所需器材如下。

(1)线阵探头(8~14 MHz)超声仪,无菌袖台,凝胶(或其他耦合剂,如生理盐水)。

(2)标准神经阻滞托盘。

(3)20~25 mL局麻药。

(4)一根5 cm、22G短斜面绝缘针。

(5)周围神经刺激仪。

(6)无菌手套。

4.标志和患者体位　患者选择方便探头放置和进针的体位。锁骨上臂丛阻滞的常用体位是仰卧位、半坐位(我们更常用)或半侧卧位,头转向对侧。若条件允许,嘱患者触摸同侧膝关节,使锁骨轻微下压以更好地显露颈部前外侧。轻度抬高床头会让患者感觉更舒适并有利于颈部静脉的回流,减少静脉充盈。相对于传统技术,周围的解剖标志对超声引导技术显得不是那么的重要。然而,掌握锁骨下动脉、第一肋、胸膜,以及臂丛位置的解剖知识,对于该阻滞技术的成功和安全都是十分重要的。一般从锁骨中点上方开始扫描。

5.目标　将针置于锁骨下动脉附近的臂丛鞘膜内,注入局麻药,调整针的位置直到在超声图像上看见局麻药推开各神经干和分支。

6.操作技术　患者处于合适的体位(如半坐位),皮肤消毒,探头横向放置在锁骨中点上方。向尾侧倾斜探头,从而获得锁骨下动脉的断层解剖图像。臂丛是位于动脉外侧方的一簇低回声椭圆形结构。

为了尽可能获得清晰的图像,探头常需稍微向下倾斜,而不是垂直于皮肤。我们期望看到的动脉是一个圆形的搏动结构,而不是椭圆或线状结构。

为了减轻进针过程中的不适感,可在探头外侧1 cm处用25~27G针皮下注射1~2 mL局麻药。麻醉前用药效果良好的患者,就没有必要进行局部皮下浸润。进针深度不要超过1 cm,以免针误入臂丛内或局麻药注入臂丛内。在针穿过组织层过程中少量多次注射局麻药,观察局麻药的分布(液体定位)。应用平面内技术,由外向内朝向臂丛进针。当应用神经刺激仪时(0.5 mA,0.1 ms),针需穿过椎前筋膜或臂丛鞘,进入鞘膜内时常常有一明显的突破感。此外,上臂、前臂、手的运动反应也是确认针尖是否在合适位置的另一种方法。但即使针的位置合适,也可能没有运动反应。如果需要的话,在神经丛内略微倾斜针和/或增加电流强度(如1~1.5 mA)可能会引出运动反应。

回抽无血、气体后,注入1~2 mL局麻药以调整针的位置。当局麻药把臂丛推开后,可能需要再进针1~2 mm以使局麻药在合适的位置扩散。当局麻药没有在臂丛周围扩散时,可能需要重新调整针的位置,然后再注射局麻药。所需局麻药的剂量不是预计好的,而是根据局麻药的扩散是否充分来决定。在我们的实际操作中,最常用的局麻药剂量是 20 ~ 25 mL。

在成人,20~25 mL 的局麻药常常足以完成成功的、起效迅速的阻滞,但必要时可能需要更大剂量的局麻药。有些临床麻醉医师建议在锁骨下动脉近第一肋处单点注射。让臂丛漂浮在局麻药中,使臂丛下面的分支阻滞更完全。但是,我们并没有发现这样做更有效或更安全(有穿破胸膜的危险)。相反,在臂丛鞘内不同位置,两点或三点小剂量注射常常效果更好,可以保证局麻药在臂丛鞘内所有层面均匀扩散。我们通常只在臂丛鞘内两点注射。

7.超声引导下的连续锁骨上臂丛阻滞　连续锁骨上臂丛阻滞与肌间沟置管技术在很多方面都是相似的。目的是将导管置于锁骨下动脉旁边的臂丛分支附近。包括三步:进针、置入导管和固定导管。对于大多数患者,超声的应用可以保证前两步操作的准确性。通常应用平面内技术,由外向内进针,针尖正好到达臂丛鞘的外侧,再进针、穿过神经鞘,然后置入导管。

当针靠近臂丛时,应该给予一个较大的力量来穿破椎前筋膜进入臂丛“鞘”内。在针穿破筋膜层时,常常有一明显的突破感。

第一步和单点注射技术没有什么不同。针的位置是否合适也可以通过获得上臂、前臂或手的运动反应来证实,然后在该位置处注射 4~5 mL 局麻药。此处的小剂量局麻药既可以用来确认局麻药是否在合适的位置扩散,也可以让患者在置管的过程中感觉更舒适。第二步包括:保持针在合适的位置并将导管置入臂丛鞘内 2~3 cm。必须注意勿将导管置得太深,因为这可能会使导管从臂丛内穿出,导致镇痛失败。导管的置入可由一位操作者单独完成,也可以由一名助手辅助完成。

导管既可以贴在皮肤上,也可以埋入皮内,不同的临床麻醉医师偏爱不同的方法。根据患者年龄、导管放置的时间和局部解剖结构决定使用哪种方法。埋入皮内的方法比较适合肥胖或颈部皮肤松弛的老年患者,以及希望长时间置管的患者。埋入皮内有两个主要缺点,埋入过程中导管移位,以及瘢痕形成可能。目前,已经可以买到许多导管固定装置来帮助固定导管。常用的持续阻滞方案为 0.2% 罗哌卡因 5 m/h,患者自控镇痛为 5 mL/h。

第六节　超声引导下的锁骨下臂丛阻滞

在某种程度上,超声引导下的锁骨下臂丛阻滞是既简单又具有一定挑战性的。简单是因为神经到体表的距离,以及进针角度的预计更简单了,因此不需要神经刺激技术。超声图像上动脉的搏动是一个简单可靠的标志。但是,该水平的臂丛位置比较深且进针角度较大,所以相应的,通过超声显示针和相关结构更具挑战性。但是,虽然该位置同时显示臂丛的三个分支并不那么容易,但在动脉的周围注射局麻药以形成“U”形包绕就可以得到满意的阻滞效果。与表浅的肌间沟或锁骨上技术相比,锁骨下阻滞非常适合置管,因为胸壁的肌肉有利于导管的固定,防止其意外移出。

1.超声下的解剖　在胸大肌和胸小肌的深面可以看见腋动脉。应该努力获得胸肌及其筋膜的清晰图像,因为我们所感兴趣的区域就是在胸小肌筋膜下方。动脉周围是臂丛的三个束:外侧束、后束和内侧束。虽然有很大的解剖变异性,但它们是按照与腋动脉的相对位置来命名的。超声屏幕的左侧是患者的头侧、9 点方向的侧束(外侧束)、7 点方向的侧束

(后束)和5点方向的侧束(内侧束)都是圆形高回声结构。腋静脉位于腋动脉的深部或表层,是一个具有可压缩性的低回声结构。此处也可以看见多个其他小血管(如,头静脉)。探头上下滑动,直到看见动脉的横断面。根据设定的深度和探头扫描的位置不同,在图像下方可见胸壁和肺。对于一般体格的患者,常在3~5 cm深度处可见腋动脉和/或臂丛。

2.阻滞范围　锁骨下臂丛阻滞的阻滞范围包括肩关节以下的上肢。如果需要阻滞上臂内侧皮肤(肋间臂神经、T_2),可以额外在上臂内侧近腋窝处进行皮下浸润麻醉。可简单地让外科医师直接在切口处进行皮下浸润麻醉。

3.器材　所需器材如下。

(1)线阵探头(8~14 MHz)超声仪,无菌袖套,凝胶。

(2)标准神经阻滞托盘。

(3)装有20~30 mL局麻药的注射器。

(4)一根8~10 cm、21~22号短斜面绝缘刺激针。

(5)周围神经刺激仪。

(6)无菌手套。

4.标志和患者体位　患者选择便于探头放置和进针的体位。锁骨下臂丛阻滞的常用体位是仰卧位,头转向阻滞对侧。上肢外展90°并屈肘,这样可以减少皮肤到神经丛的深度,便于显示胸肌和臂丛的侧束喙突是一个重要的体表标志,在手臂抬高或放下时,可触及的肩关节稍内侧骨性突起就是喙突,放下手臂时手指可触及喙突。常将探头从喙突内侧锁骨下方开始扫描。随着超声扫描经验的积累,最后在扫描前可不再需要辨认喙突。

5.目标　超声监测下注射局麻药,使局麻药在动脉周围扩散。没有必要识别每个神经束,对准每个神经束进针。相反的,在动脉周围注射局麻药以形成"U"形包绕(头端、尾端、后方)就可以阻滞所有神经束。

6.操作技术　患者处于合适的体位,皮肤消毒,探头放置在矢状位,显示腋动脉。根据患者胸壁肌肉厚度的不同,可能需要调整深度。腋动脉(或锁骨下动脉与腋动脉之间的移行区)常可见于3~5 cm深处。一旦显示腋动脉,就可以尝试寻找高回声的臂丛侧束,观察它们与腋动脉的相对位置关系,但有时这些神经束可能不显示。但是,成功的阻滞不需要特别显示这些神经束。动脉的伪影常被误认为是后束。

应用平面内技术,从头侧紧靠锁骨下方进针。经过胸大肌和胸小肌,朝向腋动脉的后方进针。如果同时应用神经刺激仪(0.5~0.8 mA,0.1 ms),第一个运动反应常因刺激了外侧束(屈肘或屈指)。回抽无血、气体后,注射1~2 mL局麻药以确认针尖的位置是否合适、局麻药的扩散位置是否合适。注射的局麻药应该向头侧、尾侧扩散,分别覆盖外侧束、内侧束。当单点注射扩散不充分时,可能需要再次进针,然后在腋动脉周围注射局麻药。

在成人,20~30 mL局麻药常足以获得成功的阻滞。虽然单点注射该剂量局麻药常已足够,但在不同位置2~3点注射可能有利于局麻药扩散到臂丛的所有神经束。

7.连续锁骨下臂丛阻滞　连续锁骨下神经阻滞的目的与非超声引导技术相似,置管至胸肌下臂丛神经束附近。操作包括三步:进针、置入导管和导管的固定。对于大多数患者,超声的应用可以保证前两步操作的准确性。连续锁骨下阻滞也常用平面内技术,从头侧向尾侧进针,这与单点注射技术相似。

与单点注射一样,注药和置管之前针尖应位于腋动脉后方。针尖位置是否合适也可以通过引出后束运动反应来确认,确认后在该点注射 1~2 mL 局麻药。此处注入小剂量局麻药既可以保证局麻药在合适的位置扩散也可以让患者在置管的过程中感觉更舒适。第一步与单点注射技术没有明显的区别,第二步包括维持针在合适的位置,以及在后束附近置管,置入导管应超过针尖 2~4 cm。导管的置入可由一位操作者单独完成,也可以由一名助手辅助完成。常用的初始输注阻滞维持速度为 5 mL/h,患者自控镇痛速度为 8 mL/h。为了使局麻药在动脉周围的臂丛所有神经束附近扩散,需单次推注大容量局麻药。导管的固定可以粘在皮肤上也可以埋入皮内。不同的临床医师更偏爱不同的方法。然而,使用哪种方法是根据患者年龄、置管时间和局部的解剖来决定的。埋入法更适合肥胖或颈部皮肤松弛的老年患者,以及需要长期置管的患者。锁骨下阻滞中置管的一个优点是胸肌可以稳定导管,防止其意外移出。

第六章　胸外科手术的麻醉

第一节　肺隔离技术

肺隔离技术传统的定义是指插入特殊的气管导管如单腔支气管导管、双腔支气管导管或支气管阻塞导管以能够将左、右主支气管完全分隔的方法。随着导管材质和插管技术的改进，现在已经可以应用支气管阻塞导管做到分隔左上、左下肺叶支气管及右下肺叶和右上、右中肺叶支气管。

20世纪肺隔离技术的发明在胸内手术和麻醉中具有里程碑意义，使得胸内手术取得长足进步，不仅保障了大量湿肺患者的手术安全，也拓展了胸内手术适应证。肺隔离后双肺分别通气或一侧通气，不仅可以防止患侧肺分泌物或脓血对健侧肺的污染，还可使手术侧肺萎陷、减少对手术野的干扰；不仅方便手术操作，而且减轻了手术操作对肺的机械损伤。因此，肺隔离、单肺通气技术是胸内手术麻醉管理的核心。

一、肺隔离技术的适应证

肺隔离技术的应用范围广泛，从为胸内手术操作创造理想的手术野到严重肺内出血时的急症抢救、保护健侧肺免遭出血堵塞、避免患者窒息死亡等都需要应用肺隔离技术。通常把肺隔离的适应证分为相对适应证与绝对适应证。肺隔离的相对适应证是指为方便手术操作而采用肺隔离的情况，包括全肺切除、肺叶切除、肺楔形切除、支气管手术、食管手术和降主动脉重建术等。肺隔离的绝对适应证是指需要保证通气，防止健侧肺受污染等情况，包括湿肺、大咯血、支气管-胸膜瘘、单侧支气管肺灌洗和中央型肺癌等。临床实际应用中很多相对适应证会演变为绝对适应证。如手术中意外发生一侧肺大出血，潜在导致另一侧肺被淹的风险时，必须采用肺隔离技术，此时相对适应证就变为绝对适应证。随着疾病谱的改变，现在大咯血病例减少，肺隔离技术保护健侧肺为主要目的的应用也相应减少；相反，因微创技术在胸内手术中的应用日趋增多，肺隔离技术已经成为胸腔镜（包括达·芬奇机器人辅助）手术的必要条件。因此，现在肺隔离技术不仅常规用于肺部、食管、降主动脉等胸内手术，还用于胸腔镜下非体外循环下冠脉搭桥和胸椎手术，有时巨大右半肝手术甚至后腹膜巨大肿瘤和后腹膜腔镜手术也采用肺隔离、单肺通气技术，为手术操作提供更为便利的条件。

二、肺隔离的禁忌证

肺隔离无绝对禁忌证。临床实践中行双腔支气管导管插管时，应注意防止各种损伤。任何情况下，气管导管在插管过程中遇有阻力时，禁忌盲目用力插管。如存在主动脉瘤时，应避免插管引起动脉瘤破裂的风险（当然也包括对血压的控制）；存在前纵隔肿瘤时插入双腔支气管导管可能造成肺动脉受压，但有时前纵隔肿瘤压迫支气管时又必须选用适宜的双腔支气管导管插入一侧支气管以确保一侧肺通气。因此，插管前应依据颈部、胸部X线片和CT片的检查结果谨慎选择适宜的导管，插管时动作轻柔、忌暴力，插管后仔细观察肺隔离和单肺通气的效果，拔管前应再次评估有无气道损伤可能和有无再次插管困难，并做好再次插管的准备。理论上,双腔支气管导管对插管条件的要求高于单腔气管导管,既往将饱胃、困难气道患者作为双腔支气管导管插管禁忌。现今随着可视化插管工具的普及和插管技术的提高,在做好充分准备的基础上可以谨慎实施双腔支气管导管插管或应用单腔气管导管加支气管阻塞器来实施肺隔离。注意先插入单腔管再应用交换导管更换双腔支气管导管的插管方式是困难气道患者实施双腔支气管导管插管的方法之一,但切记并非百分之百成功,应有交换失败的备用预案;对于饱胃患者,交换导管的方法延长了气道失控时间,并不适用。

三、肺隔离的方法

双腔支气管导管、支气管阻塞导管、单腔支气管导管为肺隔离的三种基本方法,各有优缺点,可根据不同对象和需求灵活选用。双腔支气管导管是目前选用最多、最主要的肺隔离方法;支气管阻塞导管主要用于双腔支气管导管插管困难、小儿、下呼吸道解剖异常但需要单肺通气的患者;单腔支气管导管主要用于隆突部位的手术或既往已行全肺切除的患者和小儿。

(一)单腔支气管导管

支气管内插管是最早应用的肺隔离技术,有左、右支气管导管可选,通过一定的手法直接送入通气侧的目标(左或右)支气管内而达到肺隔离目的。因解剖关系,右侧支气管内插管较容易,而左侧支气管插管时如果未能进入左支气管,可将导管退到总气管后将患者头右转90°,然后轻压气管,利用杠杆原理使得气管导管的尖端指向左支气管而容易获得成功,必要时可用支气管镜辅助插管。该方法的优点是费用低廉,左支气管内插管可以采用普通气管导管替代,而右侧支气管由于长度较短,普通气管导管套囊过长可能并不适宜,宜选用短套囊的气管导管以避免堵塞右肺上叶开口。该方法的缺点明显:其一是容易堵塞右肺上叶支气管开口,造成右肺上叶不张;其二是导管插入目标(左或右)支气管后只能行该侧支气管通气,被堵塞的手术侧肺内分泌物或血液无法及时吸引,手术结束后如果病肺内有分泌物或血液容易造成健侧肺污染或堵塞,对健侧肺存在一定的风险。目前,该方法在成人已经基本被废弃,偶用于无适宜双腔支气管导管或支气管阻塞导管可用的小儿患者。

(二)双腔支气管导管

1949年Carlens发明的双腔支气管导管(double lumen tube,DLT)使肺隔离技术有了质的飞跃。Carlens双腔支气管导管是左支气管导管型,可插入左主支气管,而White是右支气管导管型,可插入右主支气管,两种均为橡胶制品。管腔截面呈"D"字形,带有隆凸小舌可骑跨于隆凸部。由于管腔小,带有小舌钩,插管操作时可引起声门损伤、小钩断裂和脱落等意外,现在已经很少使用。

20世纪80年代,聚氯乙烯导管替代了橡胶导管,Robertshaw双腔支气管导管也称为一次性使用双腔支气管导管,由透明塑料(PVC)制成,"D"字形管腔大而光滑,无小舌钩,有左、右型。由于双腔支气管导管横截面呈卵圆形,不宜以直径反映其规格,故以French size(F)表示[F号=导管外径(OD)×3.14]。这种导管的优点:①无小舌钩,插管容易;②气管套囊为低压套囊,减轻对气管壁黏膜的压迫;③支气管套囊为蓝色,纤维支气管镜定位识别方便;④X线可显示导管标记线位置;⑤透过透明塑料管可观察呼吸的湿化气体在管腔内来回移动,易清除气管分泌物;⑥右支气管导管型设计更为妥帖合理,可保证大部分患者右上肺叶的通气。

虽然双腔支气管导管至今仍存在一些缺陷,如右侧双腔支气管导管容易移位,需支气管镜辅助定位等,但双腔支气管导管制造材料和技术的改进,使得插管方式更加接近于单腔气管导管,插管损伤的发生率明显降低,加之应用支气管镜对双腔支气管导管的准确定位,临床双腔支气管导管的应用日趋广泛。

1.双腔支气管导管尺寸的选择 一方面,选择偏细的双腔支气管导管通气阻力增加,肺部分泌物引流不畅,而且为了避免漏气,往往需要增加套囊的注气量,过量注气可使套囊内压过高引起气道黏膜损伤;另一方面,选择偏粗的双腔支气管导管,气管插管时易引起声带和气道黏膜损伤,甚至造成支气管破裂。因此,选择合适的双腔支气管导管的型号就显得格外重要。理想的双腔支气管导管以能顺利插入目标支气管内最大型号的双腔支气管导管为原则,所谓合适需要同时满足以下三个条件:①双腔支气管导管能够顺利插入,支气管端能正确到达目标支气管;②气管套囊内注气 2~6 mL 后套囊内压力<25 cmH$_2$O,正压通气时气道峰压达 30 cmH$_2$O 时无漏气现象;③支气管套囊内注气 1~3 mL 后套囊内压<20 cmH$_2$O,正压通气气道峰压达 30 cmH$_2$O 时两肺隔离良好。双腔支气管导管的选择不仅与患者的性别、身高有关,也与麻醉科医师的习惯有关。中国北方地区医师较南方地区医师可能选择更大 1 个型号。一般推荐男性选用 DLT 35~41F,女性选用 DLT 35~37F(表 6-1)。上海交通大学附属胸科医院 5 万余例双腔支气管导管的应用经验是,男性选用 37F、女性选用 35F 多可满足肺隔离的需求,且便于双腔支气管导管的插入、减少插管并发症。上海交通大学附属瑞金医院采用胸部 X 线片与 CT 测量法来选用双腔支气管导管的尺寸更为准确,可避免导管选择不当造成的不必要浪费。其方法是从医院的影像系统中获取胸部 CT 图像,测量声门下气管最狭窄处(A)、气管中段(B)和左、右主支气管(C)等处的内径。例如,测量某患者的数据得到声门下最狭窄处(A)直径为 12.0~12.2 mm,主气管直径为 16.5~17 mm,左主支气管直径为 9.7~10.6mm,右主支气管直径为 8.1~8.9 mm,按照表 6-2 某品牌 DLT 数据,选择 37F 双腔支气管导管较为适合。此外,插管前还可参考单腔气管导管、双腔支气管导管和支气管阻塞导管的直径(表 6-3)。

表 6-1 依据性别、身高所推荐的 DLT 的尺寸

性别	身高/m	推荐 DLT 尺寸
女性	≥1.6	37F
女性	<1.6	35F
女性	<1.5	32F
男性	≥1.7	41F
男性	<1.7	39F
男性	<1.6	37F

表 6-2 某品牌双腔气管导管的外径

型号(F)	主气管导管外径/mm	左/右支气管导管外径/mm
28	9.4	7.4
32	10~11	8.3

(续表)

型号(F)	主气管导管外径/mm	左/右支气管导管外径/mm
35	12~13	9.5
37	13~14	10
39	13~14	10.1
41	14~15	10.6

表6-3 单腔气管导管、双腔支气管导管及支气管阻塞导管直径

单腔气管导管外径(mm)	单腔气管导管内径(mm)	双腔支气管导管型号(F)	双腔支气管导管主气管导管外径(mm)	支气管阻塞导管内径(mm)
6.5	8.9	26	8.7	3.0
7.0	9.5	28	9.3	3.2
8.0	10.8	32	10.7	3.4
8.5	11.4	35	11.7	4.3
9.0	12.1	37	12.3	4.5
9.5	12.8	39	13.0	4.9
10.0	13.5	41	13.7	

2.插管前双腔支气管导管的检查 使用前应检查套囊是否漏气,主气管的套囊注气15~20 mL、支气管套囊注气3 mL进行检查。然后在导管外涂润滑剂或喷雾润滑剂,根据患者的解剖和麻醉科医师的插管习惯,将双腔支气管导管弯曲至所需的角度,建议不宜更改导管前端自身的塑形以便于进入目标支气管。

3.双腔支气管导管的插管方法 与气管内插管方法基本相似。喉镜暴露声门后,导管的支气管端向上插入声门,支气管套囊经过声门后,拔除插管导芯,左侧双腔支气管导管逆时针旋转90°,右侧双腔支气管导管顺时针旋转90°,推进导管至预计深度插管即初步完成。一般身高170 cm的成人患者导管尖端距门齿29 cm,身高每增减10 cm插管深度增减1 cm。Robertshaw双腔支气管导管与具有小舌钩的橡胶双腔支气管导管的设计不同,推进导管时不宜以遇到阻力为插管初步成功的标志,推进中遇到阻力时可能造成肺叶、肺段支气管或支气管损伤。插管初步完成后应准确定位导管的位置。

4.导管定位 确定双腔支气管导管位置的方法包括听诊与支气管镜检查。听诊分三阶段进行。第一步确定气管导管的位置,即气管内套囊充气,双肺通气时,听诊可闻及双肺呼吸音清晰、对称(肺部疾患呼吸音改变与病变吻合),同时可见双侧胸廓均匀起伏。若双肺呼吸音不一致,气道阻力大,表明双腔支气管导管插入过深,可后退2~3 cm后重新听诊。第二步确定支气管导管的位置,将支气管套囊充气,夹闭气管腔接口后通气,听诊确认插入支气管侧单肺通气呼吸音清晰,开放气管腔接口行双肺通气,听诊双肺呼吸音清晰、对称。第三步确定隔离效果,分别钳夹气管腔与支气管腔接口,听诊通气侧单肺呼吸音同时见通气侧胸廓起伏以确定隔离效果。

听诊法可快速诊断双腔支气管导管是否到达目标支气管,如通气效果好、单肺通气时气道峰压低于20 cmH$_2$O,呼出气CO$_2$波形无气道梗阻表现,基本可以确定导管位置良好。反

之如果气道峰压高,呼出气 CO_2 波形呈气道梗阻表现,则提示双腔支气管导管位置不当,可能存在一侧支气管或肺叶支气管堵塞的情况。定位最可靠的方法是应用纤维或电子支气管镜明视下定位。其方法是在双腔支气管导管初步定位后,支气管镜经双腔支气管导管的近端开口(侧孔)直接进入气管内,明视下可见支气管的蓝色套囊恰封堵在目标支气管口上(标准位为蓝色套囊充气后在隆突下可见其上缘)。患者体位改变或手术操作可导致导管移位,此时需要重新核查双腔支气管导管的位置。由于双腔支气管导管的内径较细,宜选用适宜型号的支气管镜,以避免支气管镜的损坏。

第一步:确认在气管内。气管套囊充气,支气管套囊未充气,听诊双侧呼吸音。

第二步:确认目标支气管内插管。气管套囊充气,支气管套囊充气,夹闭气管通气管,听诊确认支气管导管位置。

第三步:确认肺隔离效果。分别钳夹气管腔与支气管腔接口,听诊通气侧单肺呼吸音,同时观察通气侧胸廓起伏以确定隔离效果。

5.导管进入目标支气管失败情况的处理 由于解剖关系,右侧双腔支气管导管的插管较易成功,而左侧双腔支气管导管在插管中较易误入右支气管。遇到这种情况时,先将套囊放气,导管后退至距门齿 20 cm 处,将患者头右转 90°同时将双腔支气管导管逆时针旋转 90°再向下推进导管入左侧支气管。在头转向右侧送管过程中可以向右轻推气管,有助于将导管送入目标左支气管。另一种处理方法是夹闭气管行支气管通气,控制呼吸并后退导管,见到双侧胸廓起伏后将患者头向右侧旋转,导管同时逆时针旋转推进,易使左侧双腔支气管导管进入左支气管。在上述方法不能奏效的情况下,再考虑用支气管镜引导插管,因为用于定位的支气管镜较为纤细,用作引导容易造成支气管镜损伤,尤其是纤维支气管镜的光纤维断裂,使得支气管镜出现黑斑点而影响视野,因此,最好避免用纤维支气管镜作为双腔支气管插管的引导。近年来国内发展较快的便携式电子支气管镜,较纤维支气管镜更加耐用。较细的支气管镜如 2.8 mm、3.2 mm,无吸引管,较适用于双腔管或阻塞导管的定位。

(1)左侧双腔支气管导管:左侧双腔支气管导管行肺隔离时的套囊内压较低,在 15~20 cmH_2O 之间。支气管套囊内容量 2~3 mL 即可完成隔离,套囊内容量超过 3 mL 才能完成隔离时应调整双腔支气管导管位置。左侧双腔支气管导管可能进入左肺上叶或下叶的叶支气管,通过支气管镜检查可鉴别。近年来可视双腔支气管导管在气管支开口处装有视频探头,可以持续监测支气管端位置和气道内状况,从而降低支气管镜的使用率和损耗,降低医疗成本。

(2)右侧双腔支气管导管:右侧双腔支气管导管的特点是支气管套囊远端导管侧壁有一侧孔,用于右肺上叶通气。右侧双腔支气管导管行肺隔离时套囊内压较高,插入过深可堵塞右肺上叶开口而致右肺上叶不张。

在三种肺隔离技术中,双腔支气管导管法有其他方法无法比拟的优势,即在良好肺隔离的情况下,可以随时、按需对气管和支气管进行吸引、通气,且支气管镜检查方便;其缺点是需要较单腔气管导管更好的气管插管条件,对于存在解剖变异时固定的导管设计不能发挥肺隔离作用甚至造成下呼吸道损伤。

(三)支气管堵塞器(包括 Univent 导管)

支气管堵塞器是将带套囊的支气管阻塞导管经气管导管置入一侧支气管(左或右),然后套囊充气封闭支气管,达到肺隔离的目的。目前可以采用的导管有 Univent 导管和支气管阻塞导管。支气管堵塞时,非通气侧肺的萎陷有赖于肺内残余气体的吸收(隔离前纯氧通气有助于加快肺内气体的吸收)或在堵塞器套囊充气前暂停呼吸,让手术医师轻轻挤压肺脏来完成,通过堵塞器导管中间的细孔吸引也有助于非通气侧肺萎陷。这些促进非通气侧肺萎陷的方法均不利于非通气侧的肺保护,因此,对于术前肺功能减退的患者应加倍注意。

1.Univent 导管　面世于 1982 年,是硅胶材质的单腔气管导管,其特点是在主导管前壁上有凹槽,凹槽内有一空腔为支气管阻塞导管通过,支气管阻塞导管空腔直径为 2.0 mm,其远端有一个套囊,可充气 5 mL 左右。充气后发挥支气管阻塞作用。其伸出主导管末端约 8 cm,有两个开口,一个为充气套囊接口,另一个可供氧和高频通气,并能进行吸引。外伸出导管有固定帽,当可移动支气管导管进入支气管后,套囊充气固定于正确部位。其主要优点:①插管方法简便;②年龄适应范围大,也可用于小儿;③支气管阻塞导管可供氧及进行高频通气和分泌物吸引;④手术结束,如患者需要进行机械通气,不需要换管仅将阻塞器退到凹槽空腔内即可;⑤支气管阻塞导管的套囊为蓝色,使支气管镜容易辨认;⑥双肺通气转换到单肺通气,只需套囊充气即可。以上优点使得 Univent 导管的临床适用范围较广,但在应用中仍存在一些问题,如与双腔支气管导管相比其肺隔离效果不稳定、吸引分泌物能力有限,故不宜用于湿肺、肺脓肿及支气管扩张、大咯血的患者,且 Univent 导管留作术后应用不如普通单腔气管导管更为便利。

Univent 导管的插管方法与普通单腔气管导管相同,暴露声门后,将支气管堵塞器侧孔朝上将 Univent 导管送入声门下,导管插入的深度与普通气管导管相同,听诊确认双侧呼吸音并见双侧胸廓起伏后正常通气,然后再操作 Univent 导管的支气管堵塞器。如果是拟封堵左侧支气管,将导管逆时针旋转 90°,拟封堵右侧支气管则将堵塞器顺时针旋转 90°,因导管有一定的硬度,可轻轻向下插入,遇到阻力后即停止,然后套囊充气后听诊确认肺隔离效果,必要时可在支气管镜辅助下将支气管堵塞器送入相应的支气管内。支气管堵塞器套囊不充气时即施行双肺通气。为防止堵塞器移位,在改变患者体位前可将堵塞器插入支气管较深的部位。

Univent 导管的支气管堵塞器套囊属高容量高压套囊,长时间单肺通气应间断开放,避免气道黏膜长时间受压。因堵塞器导管硬,有穿破支气管的可能,应谨慎操作。

2.支气管阻塞导管　系一根将支气管堵塞套囊通过单腔气管导管送入支气管实现肺隔离的一种技术。由于手术操作的影响,尤其在右侧支气管堵塞时易发生堵塞套囊的移位。堵塞套囊移位不仅可造成肺隔离失败,严重时甚至可以堵塞气管与通气侧肺支气管造成患者窒息,因此,应持续监测气道压力、呼气末二氧化碳波形,以便及时发现导管移位。其主要的适应证为不需要非通气侧吸引的肺隔离,如食管手术、纵隔肿瘤切除术、胸椎手术,困难气道需行肺隔离,张口度受限(需行鼻插管)的肺隔离患者,已插管行机械通气治疗患者需肺隔离者,气管切开患者行肺隔离术,需行选择性肺叶隔离的患者及预期术后需机械通气治疗无法立即拔管的患者。支气管堵塞法肺隔离的主要缺陷在于不能对非通气肺进行正压通气、吸引等操作,因此,对降主动脉瘤血管重建术患者仍宜采用双腔支气管导管。

目前可用的支气管阻塞导管进口的有两种,Arndt 支气管阻塞器(图 6-1)和 Coopdech 支气管阻塞导管,国产多类似于后者。目前有可视阻塞导管,将摄像头安装在气管导管上,通过外接显示器,可以持续监测阻塞导管的位置,避免反复使用支气管镜调整导管位置,对于需要持续监测气道内情况的患者多了一种选择。

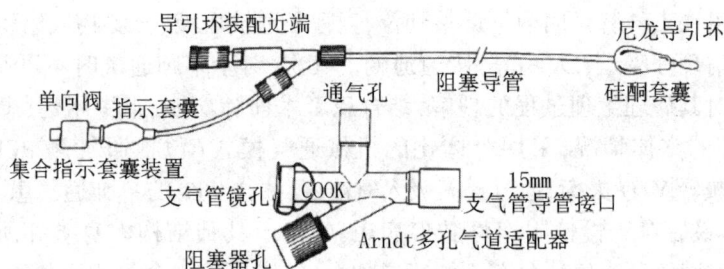

图 6-1　Arndt 支气管阻塞器

（1）Arndt 支气管阻塞器：图 6-1 显示包含有引导尼龙丝的支气管阻塞器和多孔的气道连接器。在放入气管导管后，通过连接器的阻塞孔放入支气管阻塞器，通过引导尼龙丝形成的环将纤维支气管镜放入气管或支气管内，将阻塞器末端的尼龙环套在纤维支气管镜前端，在纤维支气管镜的牵引下将阻塞器送入目标支气管。纤维支气管镜应有足够长度使支气管阻塞器能够顺势放入主支气管内，一旦支气管阻塞器的套囊位于支气管内，则拔出纤维支气管镜，再将套囊充足气（采用恰好封闭支气管的方法）；改变患者体位后重新应用纤维支气管镜检查套囊位置并使其准确定位。

（2）Coopdech 支气管阻塞导管：现常用的 Coopdech 支气管阻塞导管为日本大研医器株式会社生产，外径 3 mm，可用于内径 6.0 mm 以上的单腔气管导管。

与 Arndt 支气管阻塞器相比，该导管的置入比较方便，不需要通过纤维支气管镜放入支气管内，故该导管也无引导尼龙丝装置。导管尖端角度的设计符合解剖结构，操作者可通过旋转导管外部即可将套囊精确放置于目标支气管内。套囊有两种外形：圆柱形和小纺锤形，注气量分别为 5.25 mL 和 7.33 mL。圆柱形套囊旨在使支气管黏膜的损伤最小，小纺锤形套囊在未充盈时可减少气道阻力。两种气囊注气后囊内压力分别为 37.95 mmHg 和 102.3 mmHg，对气管壁黏膜的压力分别为 22.89 mmHg 和 13.88 mmHg，均可达到低压套囊的要求，从而降低支气管黏膜损伤的风险。

四、单肺通气在临床应用中的问题

单肺通气（one lung ventilation，OLV）使手术区域肺萎陷，不仅有利于明确病变范围，创造安静的手术野，还有利于减轻非切除部分肺的机械性损伤。但肺萎陷毕竟是非生理状态，除了涉及潜在的低氧血症，还要注意防治肺萎陷-复张所致的肺损伤。因此，单肺通气的呼吸管理主要注意两个问题：一是未经通气的去氧饱和血液分流（即肺内分流）引起动脉血氧分压下降，二是非通气侧肺萎陷及通气侧肺正压通气所致的肺损伤。因此，在麻醉处理上要尽可能减少非通气侧肺血流以减少肺内分流、降低低氧血症的发生率；其次，在单肺通气时要采用保护性肺通气策略，减轻对通气侧和非通气侧肺的损伤。

（一）单肺通气时低氧血症的原因

单肺通气时低氧血症最主要的原因是肺隔离的机械因素，即双腔支气管导管或支气管阻塞导管的位置不当，其次为单肺通气所致的通气/血流比（V/Q）失调（即非通气侧 V/Q 骤降)及通气肺的病变不能耐受单肺通气。

针对上述原因,在单肺通气时出现低氧血症首先应排除双腔支气管导管或支气管阻塞导管位置不当,可在支气管镜明视下调整到位,当呼吸道被血液、分泌物或组织碎屑堵塞时,则应及时吸引、清理呼吸道,以保持呼吸道通畅。其次,对于单肺通气时不可避免的 V/Q 失调,首先应增强对其病理生理过程的理解,结合患者术前肺功能、术中用药、患者麻醉深度、机体呼吸和循环的整体情况,采用个体化的机械通气模式(包括通气侧 PEEP、非通气侧 CPAP),尽可能减轻 V/Q 失衡,通过提高吸入氧浓度,往往 90% 的单肺通气患者可以避免低氧血症的发生。最后对于慢性阻塞性肺疾病患者,由于其肺结构本身破坏所致的 V/Q 失衡,在单肺通气时因气道内气体分布不均衡增加,小气道提前闭合等均可加剧 V/Q 的失衡,依据病情调整机械通气参数格外重要,为了避免机械通气对患者肺的再次损伤,对此类患者在单肺通气中除了提高吸入氧浓度、适宜的通气侧 PEEP、非通气侧 CPAP,在单肺通气时还可接受允许性高碳酸血症。安全起见,可以接受对循环无明显影响程度的高碳酸血症,但是不能接受严重缺氧。因此,在单肺通气中如出现低氧血症则必须尽快查明原因迅速纠正。如果不能纠正则应放弃单肺通气(即双肺通气)。单肺通气时影响 V/Q 的因素包括体位、全身麻醉、开胸及缺氧性肺血管收缩(hypoxic pulmonary vasoconstriction,HPV)等。

1.体位、全身麻醉与开胸对 V/Q 的影响 清醒状态下侧卧位时,膈肌较低部位向胸腔弯曲明显,能更有效收缩。同时,胸膜腔压力梯度的改变也使下肺通气比上肺通气好。肺血受重力影响向下肺分布较多。由于上肺通气与血流均下降,下肺通气与血流均增加,因此,双肺的 V/Q 变化不大。

全身麻醉后侧卧位时,肺血分布的模式依然是下肺占优势。但肺机械通气的模式则与清醒时相反,上肺通气比下肺通气好。所以,麻醉后侧卧位时上肺通气好但血流不足,V/Q 上升;下肺通气不良但血流灌注良好,V/Q 下降,通气效能下降,即无效通气增加。

开胸后肺萎陷,肺泡通气面积骤减,但开胸侧肺血流并未相应减少,造成开胸侧肺通气不足而血流灌注良好的情况,V/Q 降低造成肺内分流。麻醉后非开胸侧肺受腹腔内容物、纵隔、重力的影响通气不良,血流灌注较多,同样造成 V/Q 的降低而造成肺内分流。肺内分流使动脉血氧分压下降出现低氧血症。非通气侧肺内分流量可达 40%～50%,在单肺通气 30 min 内下降最严重,随着 HPV 的启动,静脉血掺杂逐渐缓解,肺内分流减至 20%～25%。

2.缺氧性肺血管收缩(HPV) HPV 是指肺泡氧分压下降后,机体自身肺血管收缩、肺血管阻力增加的一种保护性代偿反应。HPV 表现为肺泡低氧区域肺血管收缩致使肺动脉阻力升高、血流减少,这样使得血液流向通气良好的区域。HPV 可使 V/Q 失调减轻,肺内分流减少。因此,单肺通气时 HPV 在减少萎陷肺血流中起到重要作用。HPV 有两个阶段,最初(几分钟)快速发生,然后(几个小时)缓慢增加,HPV 受生理因素、疾病状态与药物的影响。影响肺血管的因素同样也影响 HPV,如充血性心力衰竭、二尖瓣疾病、急慢性肺功能不全等均可影响 HPV。钙通道阻滞剂、硝酸盐类、硝普钠、β_2 受体激动剂如支气管扩张药、一氧化氮(NO)与吸入麻醉药均可抑制 HPV。HPV 受到抑制后低氧血症的表现更为明显。虽然所有的吸入麻醉药均能抑制 HPV,增加肺内分流,但与恩氟烷和氟烷相比,异氟烷、地氟烷、七氟烷对 HPV 的抑制作用弱,临床在 ≤1MAC 时,其作用与静脉麻醉药相似。静脉麻醉药与阿片类麻醉镇痛药对 HPV 几无影响。

3.心排血量减少 开胸后胸腔负压消失,回心血量减少,手术操作压迫,低血容量、心律失常等因素均使心排血量减少,从而影响 V/Q,因此,有时术中低氧血症的原因可能是循环因素。

(二)单肺通气时的麻醉管理

针对单肺通气时导致低氧血症的原因,采用以下措施可减少低氧血症的发生。

1.准确的双腔支气管导管或支气管阻塞导管定位,保持呼吸道通畅,有分泌物、血液、组织碎屑时应及时清除。

2.单肺通气时机械通气模式的设定 过去多以单肺通气中提高吸入氧浓度至100%,加大潮气量的方法来提高 PaO_2。这些措施虽可提升 PaO_2、避免全身缺氧,但纯氧可致吸收性肺泡萎陷加剧、活性氧损伤。此外,加大潮气量所致的肺容量伤、气压伤越来越得到医师们的重视。为了降低开胸术后急性呼吸窘迫综合征(acute respiratory distress syndrome,ARDS)的发生,且避免单肺通气中低氧血症的发生,目前主张采用保护性肺通气策略。

保护性肺通气策略是在实施机械通气时,既考虑患者氧合功能的改善和二氧化碳的排出,同时又注意防止机械通气负面作用的通气策略。采用小潮气量、低气道压通气,加用PEEP 防止肺萎陷,肺泡复张策略等保护肺免遭机械通气的损伤(容量伤、气压伤)。

有鉴于此,在单肺通气时机械通气的通气模式设定应个体化,其参数设定要兼顾:①维持足够的通气量,使 PaO_2 和 $PaCO_2$ 接近于生理状态;②避免大潮气量、高气道压对肺造成损伤;③尽可能缩短非生理的单肺通气时间,避免长时间非通气侧肺萎陷,必要时,间隔1小时膨肺1次。肺保护应贯穿于整个围术期,其具体措施如下。

(1)术前呼吸锻炼:良好积极的心态、正确的呼吸方法、体能训练、术前戒烟、减轻肺部疾病,有利于 V/Q 趋于正常的措施(祛痰、平喘、抗感染等治疗)。

(2)选用对 HPV 干扰较少的麻醉方法和用药:全身麻醉可采用全凭静脉麻醉或静吸复合麻醉,吸入麻醉尽可能采用对 HPV 干扰较小的七氟烷或地氟烷,避免高浓度吸入,可以采用全身麻醉联合硬膜外阻滞或椎旁阻滞的方法。

(3)麻醉开始即实施肺保护

1)肺隔离与通气过程中注意事项:插管的无菌技术、支气管镜的准确定位与肺隔离,良好的肌肉松弛使得通气肺和胸壁的顺应性增大,防止通气肺的肺内压增高或气道压增高使肺血管收缩而减少肺血流。如果术中出现 SpO_2 下降,在增加吸入氧浓度的同时,首先检查导管位置,支气管导管或阻塞导管的移位往往是低氧血症的首要原因。

2)避免吸入纯氧:双肺通气时选用 $FiO_2<60\%$、单肺通气 $FiO_2<80\%$,从肺保护的角度考虑,建议使用 5 cmH_2O 的 CPAP 于非通气侧肺,5 cmH_2O 的 PEEP 于通气侧肺;理论上5 cmH_2O 的CPAP 对手术操作影响不大,但在实际应用中有时仍会因肺部膨胀而干扰手术,故术中需要观察手术野肺部膨胀情况调整 CPAP 大小,尤其是在胸腔镜手术中。在胸腔镜手术中为了加快肺萎陷,在麻醉诱导后可采用纯氧通气,维持期间可根据 SpO_2 监测逐渐减低吸入氧浓度将 SpO_2 维持在95%以上;胸内手术结束宜用空-氧混合行肺泡复张手法,然后维持空-氧混合通气,避免纯氧通气。

3)适宜的机械通气模式:容量控制呼吸模式双肺通气时,设定潮气量 6~8 mL/kg,呼吸频率 12~14 次/min,气道峰压宜<20 cmH_2O;单肺通气时潮气量和呼吸频率可不变,但气道

峰压宜<25 cmH$_2$O,通气功能障碍者气道峰压<30 cmH$_2$O;如果容量控制呼吸模式不能达到理想的通气效果,可改压力控制呼吸模式,以求在相同的气道峰压下获得更大的潮气量,同样一般在双肺通气时气道压力设定不超过 25 cmH$_2$O,单肺通气时气道压力设定不超过 30 cmH$_2$O;如果经过上述措施仍不能达到理想地通气效果,可以采用允许性高碳酸血症。需要注意的是只要无严重的酸中毒,患者均可较好的耐受高碳酸血症,但患者对缺氧的耐受性较差,如果出现严重的低氧血症则应停止单肺通气改为双肺通气,或在非通气侧肺应用高频喷射通气(0.5~0.8 kPa、100 次/min)改善氧合,纠正低氧血症。待情况改善后,再施行单肺通气。如施行全肺切除,宜尽早结扎肺动脉,使肺内分流减少,从而终止低氧血症。

4)肺泡复张策略:即在每通气 30~60 min,复张萎陷的肺,膨肺时维持气道峰压大于 35 cmH$_2$O 持续 7~10 秒,现在也有建议在肺萎陷前、后采用肺泡复张策略以更有利于肺保护,但在腔镜手术中外科医师较难接受 3 cmH$_2$O 以上 CPAP,更加倾向于无气体、完全萎陷的肺脏以便于手术操作。在胸内手术结束后,用空-氧混合来实施肺泡复张手法,避免肺泡内的纯氧状态以预防术后肺不张。

5)吸入气体加温、加湿:也是肺保护的策略之一,其机制是:①有利于气管和支气管纤毛运动;②使分泌物变得稀薄,容易排出;③预防微小肺不张;④预防支气管痉挛。

6)有效的液体控制:维持满足机体有效灌注的最低血容量,避免肺组织液体负荷过度而致肺损伤。

7)良好的术后镇痛:采用有效的静脉或硬膜外镇痛或椎旁神经阻滞或前锯肌平面阻滞或竖脊肌平面阻滞,有利于术后维持良好的胸廓扩张运动,使得肺扩张与咳嗽、排痰有力,保持呼吸道通畅,促进肺功能的恢复,从而降低术后肺部并发症。

五、肺隔离的并发症

肺隔离的主要并发症是气道创伤。有报道医源性创伤在用双腔支气管导管的患者中发生率为 0.5‰~2‰,在这些报告的病例中体形小、女性、食管手术、既往有放疗史为主要的创伤危险因素,任何上述危险因素的叠加则增加应用双腔支气管导管时气管、支气管损伤的风险,应予以警惕,加强防范。为此,需要注意下列问题:①胸部 X 线检查或 CT 上解剖异常的证据常可提示双腔支气管导管支气管内放置困难,这些患者应避免使用双腔支气管导管,因此,在气管插管前麻醉科医师必须查看胸部 X 线片或 CT 片;②吸入 70%的氧化亚氮(N$_2$O)在术中可使支气管套囊内的气体从 5 mL 增加到 16 mL,因此,肺隔离患者术中应避免吸入 N$_2$O,必须使用时,气囊内可注入生理盐水或局部麻醉药;③选用适宜尺寸的导管,尺寸太小的导管可使肺隔离困难,套囊充气过多,可对支气管黏膜产生压迫性损伤;而尺寸太大的导管则可引起机械性创伤;④支气管套囊或阻塞导管的套囊尽可能用最低的充气容量,并尽可能缩短肺隔离的时间,这样可缩短支气管或阻塞导管套囊的充气时间,缩短对支气管黏膜的压迫时间;⑤如果气道阻力增加必须用纤维支气管镜检查诊断原因。

由于双腔支气管导管是针对正常气管、支气管解剖而设计的,故支气管阻塞导管更适用于上、下呼吸道解剖有异常的患者。防止气道创伤的主要措施为插管前详细的气道评估、选择适宜规格的导管、减小肺隔离时套囊内注气容量、仅在需要隔离时才对套囊充气、避免使用 N$_2$O 及插管时轻柔操作,插管遇有阻力时切忌暴力,宜在分析后,需要时在支气管镜引导下再尝试。因为此类创伤的临床报道较少,治疗经验缺乏,多主张在严重创伤时术中修复,术后发现的轻微创伤可采用非手术疗法。上海市胸科医院连续 12 年 50 000 余例双腔支气管插管病例,仅发现 1 例气道创伤。该患者气管插管略有困难,插管 3 次最终成功插入左支双腔支气管导管,在全身麻醉下实施了食管癌根治手术。术中未见异常,术后在拔除气管导管后患者立即出现呼吸困难、纵隔/皮下气肿而诊断为气道损伤,立刻重新气管插管,将单腔气管导管置于隆突上,控制呼吸有效,而当气管导管退至声门下,则气肿加剧,提示声门下至隆突上气管有损伤。将气管导管重新放置在隆突上,支气管镜检查未能发现异常,带管回ICU 监护,2 天后皮下及纵隔气肿吸收,保留气管导管下自主呼吸至术后第 4 天拔除气管导管,顺利康复,再次支气管镜检查未发现气管损伤痕迹。

第二节　食管癌手术的麻醉

一、食管癌的类型、流行病学及分期

食管癌的两种主要亚型是鳞癌和腺癌。鳞癌占全球食管癌的 90%。随着年龄的增加,发病率上升,鳞癌中男女发病率几乎相等,腺癌中男性是女性的 3~4 倍。食管癌的主要危险因素有胃-食管反流(gastroesophageal reflux,GER)、吸烟和肥胖。GER 患者腺癌的发病风险是一般人群的 5~7 倍。吸烟者腺癌的发病风险是非吸烟者的 2 倍。肥胖者腺癌发病风险是正常体重者的 2.4~2.8 倍。饮酒对腺癌的影响不大,但饮酒是鳞癌发病的危险因素。幽门螺杆菌感染对食管癌反而有保护作用。腺癌多发生于远端食管,鳞癌多发生于近端和中段食管。头颈部鳞癌的患者,食管鳞癌的风险增加。

美国癌症联合委员会(American Joint Committee on Cancer,AJCC)第 8 版对食管和食管胃交接处的上皮性癌症进行了临床分期(cTNM)、病理学分期(pTNM)和新辅助治疗后分期(ypTNM),使用病理学分期进行预后判断是所有分期中最完善的。但随着新辅助治疗的发展,病理学分期逐渐不适用于晚期癌症,并且病理学分期不能有效地应用于指导术后辅助治疗,但仍然适用于早期癌症分期并预测生存结局和制订决策。

二、食管癌手术术式及选择

食管肿瘤手术的术式有经左胸手术、经右胸手术、非开胸经食管裂孔手术、经纵隔食管癌根治术和微创食管切除术(minimal invasive esophagectomy,MIE)。

1.经左胸手术　又称 Sweet 手术,只有左胸一个切口,手术时间短,创伤小,术后恢复快。也有经左胸行胸腹联合切口术。

2.经右胸手术　又称 Ivor-Lewis 手术,有胸腹两个切口,手术时间较长,创伤较大。通常分为两个阶段:第一阶段,患者处于仰卧位进行剖腹手术,制作管状胃作为新的食管;第二阶段,左侧卧位下行右侧开胸术,经胸完成食管重建。

3.非开胸经食管裂孔手术　主要在英国有一定范围的应用。

4.经纵隔食管癌根治术　采用颈部和上腹正中切口,术中使用电视纵隔镜经颈部切口游离食管。有研究显示,经纵隔径路较经胸径路创伤小、恢复快,适用于既往有肺部疾病、胸腔粘连、心肺功能较差的老年患者,可以作为早期食管癌的一种手术方式。

5.MIE 目前受到广泛关注,在最近的食管癌切除术指南中被评为 A 级推荐。MIE 将腹腔镜和电视辅助胸腔镜手术(video-assisted thoracic surgery,VATS)结合起来用于食管切除和重建,对应的微创食管癌根治术分两大类:Hybrid 手术和全腔镜手术。Hybrid 手术是指部分应用腔镜技术的手术,主要包括 VATS 游离食管、开腹游离胃和食管胃(一般在颈部)吻合术;或者腹腔镜游离胃、开右胸游离食管和食管胃颈部或胸内吻合术;或者腹腔镜游离胃、右侧 VATS 辅助小切口食管胃胸内吻合术,Hybrid 手术微创优势有限。全腔镜手术有两种,一种是与经右胸手术相对应的腹腔镜游离胃、VATS 游离食管、食管胃颈部或胸内吻合术,另一种是与经膈裂孔手术相对应的腹腔镜下经膈裂孔游离食管、食管胃颈部或胸内吻合术。来自日本国家临床数据库的 24 233 例食管切除术的最新分析认为,无论论前治疗的类型如何,MIE 在大多数术后并发症的发生率和手术相关死亡率方面都优于或等同于开放性食管切除术。相比开放性食管切除术,MIE 可以显著降低术后肺部并发症和超过 48 小时的机械通气、意外气管插管、手术部位感染和脓毒症的发生率。然而,MIE 术后 30 天内的再次手术和脓胸发生率较高,MIE 需要较长的手术时间,并且二次手术风险增加。机器人辅助微创食管癌切除术尚未显示出其优势。

三、术前评估与准备

(一)食管肿瘤手术不良预后的危险因素、术前评估要点、危险分层的常用量表

美国胸外科医师学会(Society of Thoracic Surgeons,STS)公布的食管肿瘤手术的围术期死亡率约 3%,围术期主要并发症的发病率高达 30%。食管肿瘤手术术后主要并发症和死亡的危险因素包括年龄>65 岁、体重指数(body mass index,BMI)>35 kg/m^2,吸烟史、组织学类型为鳞癌、McKeown 食管切除术(颈部吻合)合并充血性心力衰竭或功能状态差(Zubrod 评分>1)。多因素分析显示高龄、一般情况差、肺功能和肝功能减退(肝硬化)是食管肿瘤术后预后的独立危险因素。

食管肿瘤手术术前评估应注意患者的一般情况、营养状况、心肺功能、肝功能和食管反流误吸的风险。食管肿瘤患者常伴有吞咽困难、摄入减少、加上恶性疾病的消耗,可造成营养不良。食管肿瘤患者还可能伴有肝功能异常,贫血、低血容量、心肌病和凝血功能障碍等。食管肿瘤患者还是反流误吸的高危人群,患者可能存在长期反流和慢性误吸。反流的主要症状是胃灼热、胸骨后不适。食管疾病引起反流误吸的患者多存在肺功能障碍,可通过胸部 X 线,肺功能检查和血气分析进行术前肺功能评估。研究表明,标准化评估量表有助于识别高危患者,并对危险因素进行分层。Fuchs 等人提出的术前风险评估量表(表 6-4)和查尔森合并症指数(Charlson comorbidity index,CCI)有助于食管癌患者术前危险分层。

表6-4 风险评估量表

特征			分数
患者因素	年龄(岁)	<45	0
		45~64	1
		65~74	2
		>75	3
	合并症	心血管疾病	1
		肺部疾病	1
		肾疾病	2
		肝疾病	3
	肿瘤病理	腺癌	0
		鳞癌	1
医院因素	手术量(食管切除术/年)	>50	0
		15~50	2
		<15	3
	腹部手术方式	腹腔镜	0
		开放	2

注:低风险,0~7分;高风险,8~16分。

(二)食管肿瘤手术的术前准备和术前用药

术中需要用结肠重建消化道的患者,术前需顺行灌洗结肠。对于吞咽困难导致体重严重下降的患者,术前应尽早考虑肠内营养的途径(经鼻导管或空肠导管)。患者不应在脱水状态下进入手术室,以避免术中出现严重低血压而需要使用大量血管活性药物和大量术中补液,后两者都会对预后产生负面影响。应及时纠正患者术前存在的电解质紊乱,低血钾和低血镁可能是围术期心律失常的触发因素。

食管肿瘤手术患者反流误吸的发生率高,这类患者术前镇静药的使用应更为慎重。可选用抗胆碱药物(阿托品 0.001 mg/kg、格隆溴铵 0.005 mg/kg 或盐酸戊乙奎醚 0.001 mg/kg 肌内注射)以减少气管插管和手术刺激引起的气道分泌物的增加。研究表明,术前 30 min 肌注盐酸戊乙奎醚不仅可有效抑制呼吸道分泌物、解除平滑肌痉挛,且能保护心血管系统平稳,不增加心肌耗氧量,术后维持老年患者心率稳定,对小儿体温影响较小,更适用于合并窦性心律过速、甲亢型心脏病和老年患者。阿托品在老年和冠心病患者应谨慎使用,格隆溴铵在冠心病患者应谨慎使用。对误吸高危患者还可使用抑酸剂(西咪替丁、雷尼替丁或法莫替丁)与胃动力药。如果患者肺功能评估结果显示有阻塞性疾病,应在术前一段时间即开始使用优化支气管扩张药物,并启动肺功能训练计划。手术前还应注意高血压和心律失常的治疗,围术期不应停止使用 β 受体阻滞剂。

(三)食管肿瘤手术中心静脉入路选择的关注要点

食管肿瘤手术中心静脉入路可选择经颈内静脉置管和经锁骨下静脉置管。股静脉置管由于其感染发生率较其他入路高,且患者不宜下床活动,因此较少采用。食管肿瘤手术如手术方式包含颈部淋巴结清扫术(三野食管肿瘤切除术),应选择锁骨下静脉置管,因颈内静脉置管可能影响外科颈部淋巴结清扫。若患者术前颈部 B 超显示有多枚肿大淋巴结,需进行颈部淋巴结清扫术,应选择放置锁骨下静脉置管。

(四)锁骨下静脉置管术的并发症和注意事项

1.气胸　是锁骨下静脉置管术(catheterization of subclavian vein)最常见的并发症,其发生率为所有并发症的 30%。膈神经、乳内动脉和心尖胸膜位于锁骨下静脉后壁附近,靠近其与颈内静脉的交界处。锁骨下静脉置管时吸气不仅可能会引起气胸,还有气管穿孔的可能,特别是当针头置入太偏向内侧时。

2.伤及锁骨下动脉　是第二常见的并发症,占所有并发症的 20%。其发生与锁骨下静脉的解剖位置相关,锁骨下静脉后上方与锁骨下动脉相邻,但二者之间隔以前斜角肌。如果锁骨下静脉穿刺太靠外侧或太深,动脉可能被刺穿,严重者可能出现血胸或纵隔血肿。

3 损伤胸导管的风险　左侧胸导管和右侧淋巴管经颈内静脉后的前斜角肌进入颈内 - 锁骨下交界处的锁骨下静脉上缘,左侧锁骨下静脉穿刺可能误穿胸导管。

4.血栓和气栓风险　血栓发生率较低,可能与锁骨下静脉血流量大有关,但也有在锁骨下静脉穿刺置管后 8~24 天出现锁骨下静脉血栓,以及上腔静脉血栓和肺动脉栓塞的报道。尽管 Trendelenburg 体位不会改变锁骨下静脉的口径,但这个体位和 Valsalva 手法可以降低空气栓塞的风险。

5.还有动静脉瘘、锁骨下静脉置管的导管尖端位于同侧颈内静脉、误穿椎静脉的风险。在导管置入时患者的头可以稍转向同侧以防穿入同侧颈内静脉。

四、术中管理

(一)全麻复合硬膜外阻滞在食管肿瘤手术中的优势和劣势

食管肿瘤手术常用的麻醉方法有全身麻醉或全身麻醉联合硬膜外阻滞。由于食管肿瘤切除术创伤较大,术中应给予足够的镇痛,以减轻伤害性刺激带来的不利影响。接受胸段硬膜外麻醉(thoracic epidural anesthesia,TEA)的患者,围术期阿片类药物使用量减少,术后疼痛减轻,术后活动和肠功能恢复加快。研究报道,TEA 还可以降低术后肺部并发症和术后 90 天死亡率,减少术后带管时间、ICU 时间、住院总时间和手术总费用。使用 TEA 的食管切除术患者,术后早期术后认知功能障碍(postoperative cognitive impairment,POCD)发生率下降。

但 TEA 可能引起围术期低血压,TEA 操作存在神经损伤、误入蛛网膜下隙、穿刺失败等风险。TEA 对食管胃吻合术吻合口周围血供的影响尚存在争议。在动物研究中,TEA 被证实增加了胃管的血液灌注,从而有可能减少食管胃吻合术后吻合口瘘的发生。但有临床研究发现,TEA 给予 0.25% 丁哌卡因(0.1 mL/kg)后,胃管的吻合口端的血流量显著降低。大样本回顾性研究结果显示,TEA 并不影响食管肿瘤切除术后吻合口瘘的风险。TEA 可能对肿瘤的长期预后起到有益的作用,可以通过调节免疫和炎症反应,延长食管癌手术后的无复发生存期和总生存期。然而也有研究综述表明,没有证据支持 TEA 能够减少食管癌术后癌症复发。

(二)食管肿瘤手术的麻醉诱导注意事项及术中需要的监测项目

食管肿瘤手术全麻诱导应充分考虑误吸的风险,做好防止反流误吸的准备。食管手术患者常存在血容量不足,麻醉诱导过程中应重视容量的补充和监测。对合并心血管疾病的患者应在有创动脉压监测下进行麻醉诱导。

食管手术常规监测:心电图、血压(包括有创动脉压)、脉搏氧饱和度、呼气末二氧化碳分压($PetCO_2$)、体温和中心静脉压(CVP),鼓励进行麻醉深度监测和肌肉松弛监测。有创动脉血压在食管手术中应用的益处:①更好地监测术中纵隔牵拉等引起的血流动力学的波动;②心搏骤停的监测和复苏;③便于围术期血气分析。术中外科操作对于纵隔的牵拉与压迫,可能会引起术中剧烈的血流动力学变化,尤其是非开胸经食管裂孔手术,外科医师通过狭缝盲探分离胸部食管时,常常发生心脏受压和突发低血压。因此,有创动脉血压连续监测十分必要。采用双腔中心静脉导管的益处:一腔作为输注药物通道,一腔持续监测中心静脉压。此外,脉波指示剂连续心排血量(pulse indicator continuous cadiac output,PiCCO)监测,因其可重复、灵敏,且比肺动脉楔压、右心室舒张末期压,CVP 更能准确反映心脏前负荷,和FlowTrac 一起可作为高风险患者行食管切除术时常规监测的补充。食管手术创伤大、手术时间长,应常规监测体温,并使用加温毯和温液输注装置进行保温处理,有利于患者的恢复。MIE 由于采用全腔镜手术,术中应加强 $PetCO_2$ 和血气监测。

(三)食管肿瘤手术中通气管理要点

经胸食管手术一般都需要采用肺隔离技术,非开胸经食管裂孔或经纵隔手术可应用单腔气管导管进行气道管理。

食管肿瘤切除术双肺通气(two lung ventilation,TLV)阶段(腹部手术期间),使用小潮气量(tidal volume,VT)6~8 mL/kg 预测体重(predicted body weight,PBW)能降低呼吸机相关肺损伤。尚无强有力的证据支持常规呼气末正压(positive end-expiratory pressure,PEEP,参考值为 2~5 cmH_2O)和肺复张手法在 TLV 阶段的应用。最新发表在 JAMA 的 PROBESE 国际多中心随机对照临床试验发现,在接受全身麻醉手术的肥胖(BMI≥35 kg/m^2 且发生术后肺部并发症风险较大)成年患者中,使用较高水平 PEEP(12 cmH_2O)联合肺复张手法并不能减少术后肺部并发症,但能降低术中和术后低氧血症的发生。

食管肿瘤切除术单肺通气(one lung ventilation,OLV)阶段(胸部手术期间),由于此阶段持续时间较长,因此存在显著的炎症反应,应尽量缩短 OLV 的持续时间、避免纯氧吸入和气道压力过高,并允许轻度高碳酸血症。OLV 期间,采用小潮气量(4~6 mL/kg PBW)、优化PEEP(5~10 cmH_2O)和肺复张手法的肺保护性通气策略可降低全身炎症反应,促进早期拔管,降低术后肺部并发症。MIE 可使用单腔气管导管实施全身麻醉,通过建立人工气胸,取得比较满意的手术视野,如出现脉搏氧饱和度低于 90%,在其他措施无效的情况下,可间断双肺通气或停止气胸。

(四)经胸食管肿瘤手术能否实施无气管插管全麻

近年来,无气管插管全麻在气胸处理、肺肿瘤楔形切除、纵隔肿瘤切除、肺减容手术、肺叶切除等一系列 VATS 手术中被认为是安全可行的。VATS 可采用 TEA 和胸内迷走神经阻滞麻醉。在接受 MIE 手术的患者中有成功应用喉罩(laryngeal mask airway,LMA)实施全身麻醉的报道。在 MIE 胸部手术期间,患者被置于半俯卧位,通过建立人工气胸,加上重力的关系,一侧肺几乎完全塌陷。LMA 在 MIE 中的应用可避免气管插管全麻或 TEA 的潜在并发症。据报道,TEA 清醒麻醉下有 14% 患者术中发生咳嗽,而 MIE 胸部手术期间使用 LMA 全麻,没有咳嗽反射的报道。在 MIE 腹部手术期间,LMA 全麻可以保证充分的肌肉松弛,方便手术操作。在 MIE 手术中应用 LMA 的主要问题是 LMA 移位和气道管理。

(五)食管肿瘤手术的围术期液体管理

食管肿瘤手术围术期血流动力学波动较为常见,一方面,液体限制会影响重要器官的灌注和吻合口血供;另一方面,液体过多会导致心肺并发症增加。因此,围术期液体管理是食管肿瘤手术麻醉管理的重要组成部分。液体治疗一般分为 3 种方式:自由使用液体、限制性液体治疗(restricted fluid therapy,RFT)及目标导向液体治疗(goal-directed fluid therapy,GD-FT)。

GDFT 在最新的食管癌循证指南中虽然仅为 C 级推荐,但在食管切除术中,GDFT 被证明能促进内脏循环、减少胃肠道并发症、优化吻合口灌注和减少吻合口瘘的发生。GDFT 的监测参数分为 3 大类:①血流动力学参数(HR,MAP,CVP,PAWP,CI);②氧合参数(PaO_2、PvO_2、SaO_2、SvO_2、$ScvO_2$、DO_2、VO_2);③代谢参数(pHa、pHv、pHi、乳酸)。在食管肿瘤切除术中,GDFT 监测手段可应用肺动脉导管(pulmonary artery catheter,PAC)、基于动脉血压监测的心排血量监测(arterial pressure-based cardiac output,APCO)和胃张力计。由于食管肿瘤手术无法放置经食管超声探头,因此,无法使用经食管超声来监测容量。APCO 可使用 FlowTrac 和 PiCCO。FlowTrac 可自动更新心排血量(cardiac output,CO)、每搏量(stroke volume,SV)和每搏量变异率(stroke volume variation,SVV)。PiCCO 系统为可能发生急性肺损伤(acute lung injury,ALI)的患者提供预后、诊断和治疗信息。研究表明,血管外肺水(extravascular lung water,EVLW)的增加与食管切除术患者术后肺部并发症的风险增加相关。胃张力计测量的是胃肠道黏膜 pH(gastrointestinal intramucosal pH,pHi)和 $P_{gap}CO_2$(胃肠道黏膜和动脉血的 PCO_2 梯度),如果 pHi<7.32 并且 $P_{gap}CO_2$>5 mmHg,可诊断为酸中毒。

食管切除术后液体治疗目标是维持正常血容量,避免过多的液体负荷,争取达到液体零平衡。传统观念上,在包括食管肿瘤手术在内的主要胃肠手术中,应补充第三间隙液体的丢失量,但第三间隙不合理的液体替代治疗可能导致间质性肺水肿的发展。在液体选择上,平衡液优于 0.9% 生理盐水,胶体并不比晶体对患者恢复更为有利。综合考虑各种影响因素,食管肿瘤切除术后患者应维持尿量>0.5 mL/(kg·h),并以最佳的体液平衡为重点,避免体重增加 2 kg/d 的正平衡。

(六)食管肿瘤手术的输血管理

在食管肿瘤切除围术期,血红蛋白(Hb)超过 10 g/dL 的健康成年患者很少需要输血,而术中失血致 Hb 小于 7 g/dL 的患者一般需要输血,高龄、严重心肺疾病的患者输血指征可以适当放宽。输血相关急性肺损伤是目前主要的输血相关并发症。研究报道,术中输注少浆血会增加食管肿瘤切除术患者发生术后肺部并发症的风险,以及术后 90 天死亡率。术中输血还可能增加食管切除术后吻合口瘘的风险。围术期输血还可能造成免疫抑制。输血尚不能被认定为容量超载的危险因素,但在关于围术期输血的分析中,容量超载常被视为一个混杂因素。

五、术后管理

(一)食管肿瘤手术患者术后镇痛方式的选择

食管肿瘤切除术的镇痛具有一定的挑战性,因为食管肿瘤切除通常是双腔手术(胸腔和腹腔)。镇痛的选择将取决于手术入路、切口的位置和大小及患者因素,再加上胸腔和腹腔引流管情况。此外,还需要对镇痛过程中出现的爆发痛和镇痛失败拟定补救计划。目前推崇的术后镇痛理念是多模式镇痛,结合区域镇痛技术和静脉非阿片类镇痛药物,使患者的阿片类药物消耗量最小,避免过度镇静、恶心、呕吐、谵妄和肠道功能恢复延迟等不良反应,区域镇痛技术如下。

1.胸段硬膜外镇痛 仍是食管肿瘤切除术后多模式镇痛的首选方案。研究报道,在三野食管癌切除术后使用胸段硬膜外镇痛患者的肺炎发生率从32%降低到19.7%,吻合口瘘发生率从23%降低到14%,但同时患者的平均血压降低,尿管留置时间延长。在 Ivor-Lewis 食管切除术中,与单纯静脉注射阿片类药物相比,胸段硬膜外镇痛可降低全身炎症反应,提供更好的术后镇痛效果,并缩短 ICU 的住院时间。胸段硬膜外镇痛使用局部麻醉药联合阿片类药物,镇痛效果更佳,可降低运动阻滞的风险。然而,由于硬膜外镇痛药物注射过量而引起的长时间低血压必须避免,因为其已被证实与较高的吻合口瘘发生率相关。

2.椎旁神经阻滞(paravertebral nerve block,PVB)和连续椎旁神经阻滞(continuous paravertebral nerve block,CPVB) 是食管肿瘤切除术术后胸段硬膜外镇痛很好的替代方式。研究证实,食管肿瘤切除术后使用 PVB 和 CPVB,在镇痛效果、肺功能和住院时间方面优于单纯静脉注射阿片类药物。

3.其他神经阻滞技术 有肋间神经阻滞、前锯肌平面阻滞、腹横肌平面阻滞(transversus abdominis plane block,TAPB)和竖脊肌平面阻滞(erector spinae plane block,ESPB)。前锯肌平面阻滞可以阻滞肋间神经和胸长神经的皮外侧分支,可以很好地缓解 VATS 手术后疼痛、减少阿片类药物消耗、减少胸廓切开术后疼痛综合征的发生率。关闭切口前放置导管行连续前锯肌平面阻滞可以达到持续镇痛的效果。TAPB 能降低腹部切口疼痛评分,减少阿片类药物的总用量,使用丁哌卡因脂质体或置入导管可获得长效镇痛,并且低血压发生率较硬膜外阻滞低。ESPB 是一种新的筋膜间平面阻滞方法,2016 年首次报道了 ESPB 在胸部神经性疼痛镇痛中的应用。ESPB 将局部麻醉药注射到竖脊肌与横突之间的筋膜间隙内,可以用于胸部慢性神经性疼痛及胸部急性术后疼痛的镇痛。

在多模式镇痛方案中,推荐使用非阿片类镇痛药物如非甾体抗感染药(nonsteroidal anti-inflammatory drug,NSAID)、α-肾上腺素受体激动剂、N-甲基-D-天冬氨酸受体阻滞剂、对乙酰氨基酚、加巴喷丁类药物、镁、氯胺酮、利多卡因、糖皮质激素和曲马多等。NSAID 可优先选择特异性环氧合酶(COX)-2 抑制剂。对乙酰氨基酚可联合 NSAID 使用。阿片类药物可作为爆发痛的补救措施。

(二)食管肿瘤手术的围术期常见并发症、危险因素及预防和处理

食管肿瘤手术术后并发症主要来自 3 个方面:术前疾病导致的并发症、麻醉相关的并发

症和手术相关的并发症。

1.术后肺部并发症 发生率为20%~40%,可表现为急性呼吸窘迫综合征,导致重症监护和住院时间延长。许多因素使经胸食管切除术的患者发生术后肺部并发症的风险较高,包括术前存在的肺部疾病、新辅助放化疗、在手术过程中持续的单肺通气引起的肺微气压伤、手术对肺实质的潜在损伤、机械通气造成的支气管纤毛清除能力降低、术中持续高吸入氧浓度,以及围术期免疫功能紊乱等。此外,胸腔积液可能引起压缩性肺不张;上纵隔淋巴结切除过程中可能损伤喉返神经,引起单侧或双侧声带麻痹;胃管排空延迟可能伴随吸入性肺炎。围术期 GDFT、术中采用肺保护性通气策略,以及早期拔除气管导管能降低术后肺部并发症。对于坠积性背侧肺不张患者,暂时俯卧位有助于改善肺气体交换。如果术后呼气支持时间超过 8 天或其他因素不能安全地早期拔管,则应斟酌气管切开术的时机和方法。

2.心律失常 大多数表现为快速室上性心律失常,应警惕是否伴发术后感染。有症状的快速室上性心律失常可导致组织灌注不足,从而对吻合口愈合、肝肾功能和脑灌注产生不利影响。围术期新发的心律失常处理时应考虑触发因素,尽可能减少儿茶酚胺类药物用量,及时纠正水、电解质失衡。围术期新发快速室上性心律失常治疗可选用的药物:①β 受体阻滞剂,主要用于合并冠心病和心脏收缩功能障碍的患者,包括选择性 β 受体阻滞剂阿替洛尔和美托洛尔,非选择性 β 受体阻滞剂艾司洛尔和普萘洛尔和非选择性 α、β 受体阻滞剂卡维地洛;②地尔硫䓬和维拉帕米,用于合并哮喘患者;③当上述药物无法控制心室率时可以使用胺碘酮,胺碘酮剂量:150 mg 静脉缓慢推注(>10 min),然后 1 mg/min 持续输注 6 小时,接着 0.5 mg/min 持续输注 18 小时或换成口服用药。胺碘酮是亲脂性药物,静脉给药可能引起心动过缓、低血压、长 Q-T 间期。

围术期新发心房颤动(perioperative new onset atrial fibrillation)发生率为3.27%,C_2HEST评分(表6-5)可用于评估患者围术期新发心房颤动的风险。围术期新发心房颤动的治疗目标是控制心室率、转复窦性心律和抗凝治疗。新发心房颤动处理原则:①血流动力学不稳定的患者,应在镇静下及时同步电复律;②血流动力学稳定、发病时间>48 小时的患者,应先抗凝治疗(除非有较大的出血风险);③血流动力学稳定、发病时间<48 小时的患者,应先控制心室率(80~110 次/min)。研究报道,胸外科手术围术期新发心房颤动具有自限性,无论是否药物治疗,一般 4~6 周内可转复窦律。抗心律失常药或电复律主要用于:①持续有症状的新发心房颤动;②复发或难治性新发心房颤动;③无法耐受控制心室率药物;④心室率无法控制;⑤新发心房颤动接近 48 小时有出血风险的患者(如果大于 48 小时再电复律,需要使用抗凝药,可尽早电复律)。研究表明,胺碘酮不影响胸部(肺和食管)手术新发心房颤动患者的窦性转复率,但能缩短术后恢复窦性心律的时间。

表6-5 C_2HEST 评分

影响评分的因素	分数
C_2:CAD/COPD	各1分
H:高血压	1分
E:高龄>75 岁	2分

（续表）

影响评分的因素	分数
S:收缩性心力衰竭	2分
T:甲状腺疾病（如甲亢）	1分

注:低危组,0~1分;中危组,2~3分;高危组,>3分;CAD,冠心病;COPD,慢性阻塞性肺疾病。

目前尚无充分证据显示预防性使用抗心律失常药物能改善胸科手术患者预后,对于是否术前用药预防心律失常的发生仍存在争议。考虑到抗心律失常药物的致心律失常作用,对于围术期新发心律失常风险较小的胸科手术患者,一般不主张预防性使用抗心律失常药物。

3.外科并发症 据报道,吻合口瘘的发生率为5%~26%,吻合口狭窄的发生率12%~40%。未经治疗的早期吻合口瘘将不可避免地导致胸膜炎和纵隔炎,对于颈部吻合的患者,吻合口瘘造成的后果相对不严重。其他外科并发症包括喉返神经麻痹、乳糜胸、腹部出血、结肠穿孔和腹部伤口裂开。胸导管的意外分离可导致乳糜胸,胸腔引流量持续大于500~1000 mL/d提示可能存在乳糜漏。

4.食管肿瘤切除术后,还有肺栓塞、脑血管并发症(包括POCD和短暂性脑缺血发作)的报道。

采用以患者为中心和基于证据的外科和麻醉标准化路径(包括术前优化、TEA、肺保护性通气策略、平衡的液体治疗策略和术后早期拔管),可降低高危患者术后并发症的发病率和死亡率。

（三）食管肿瘤术后发生气管食管瘘需再次手术时的麻醉管理要点

大约85%恶性气管-食管瘘(tracheo esophageal fistula,TEF)继发于食管癌。外科手术仍是TEF的首选。患者可能伴发咳嗽和发热,并且一般情况较差。因此,术前尽可能改善患者的一般情况,减少因营养不良导致的瘘口愈合困难。TEF患者往往存在反流误吸风险,全麻宜采用快速顺序诱导,诱导前应再次确认瘘口的位置,支气管镜引导下插管。与儿科患者常见下段TEF不同,成人可发生于气管和食管的任何部位,因此采用肺隔离的方法取决于瘘管的位置。如瘘口位于气管上段,一般采用单腔管;如位于气管下段,可用单腔管联合术中支气管插管;如涉及支气管则需要双腔管。麻醉中行有创动脉压监测,持续监测血压的同时,便于采血行血气分析。高频喷射通气机可用于应急情况。

（四）术后加速康复在食管肿瘤手术中的实施

术后加速康复(enhanced recovery after surgery,ERAS)已被多项研究证实在食管肿瘤手术中的有效性。食管肿瘤切除术ERAS循证指南中与麻醉相关部分见表6-6。只有少量的A级证据与麻醉相关,包括术前碳水化合物的使用、减少禁食时间(液体2小时,固体6小时),以及采用TEA、NSAID和局部麻醉的预防性镇痛。其余A级证据与MIE、术后早期进食和血栓预防有关。虽然没有A级水平的证据,营养的优化、术后早期活动、每天评估引流量和早期导管拔除是ERAS的重要组成部分,已被证明可缩短住院时间,加快恢复。

表 6-6　食管肿瘤手术 ERAS 策略(麻醉相关部分)

评估内容	建议	证据强度	推荐等级
术前营养评估和治疗	所有患者都应进行营养评估,以便在手术前发现并优化营养状况	低	强
戒烟戒酒	术前 4 周戒烟禁酒可减少术后并发症	中等	强
心肺功能评估	CPET 结果可以指导食管肿瘤手术术前优化,预测术后心肺并发症,用以评估高危患者是否能接受手术	低	中等
术前禁食	应避免长时间禁食,在食管切除术前 2 小时内应允许清液。对有明显吞咽困难或其他梗阻症状的患者应慎重	高	强
麻醉前用药	应避免使用长效药物,尤其是老年人,可使用短效抗焦虑药物	中等	弱
围术期液体管理	维持最佳液体平衡,避免正平衡导致体重增加>2 kg/d	高	强
	建议使用平衡晶体液进行液体治疗	中等	中等
麻醉管理	挥发性和静脉麻醉剂对维持麻醉同样有效。实施肺保护	中等	强
麻醉维持	使用中等时效的 NMB	高	强
	BIS 监测	高	强
	避免高容量负荷	中等	强
双肺通气	小潮气量:PBW $6\sim8$ mL/kg	高	强
	PEEP $2\sim5$ cmH$_2$O 和肺复张手法	中等	强
单肺通气	避免低氧,允许性中度高碳酸血症	高	中等
	小潮气量:PBW $4\sim5$ mL/kg	中等	中等
	通气侧肺 PEEP(5 cmH$_2$O)	低	强
	非通气侧肺 CPAP(5 cmH$_2$O)	低	中等
低温	术中低温导致术后不良反应。建议采取保温措施如加温毯等,并使用温热的静脉输液。温度监测以保持患者核心温度高于 36℃	高	强

（续表）

评估内容	建议	证据强度	推荐等级
早期活动	术后应尽快鼓励早期活动，采用标准化、结构化的方法，每天有目标	中等	强
PONV	高危患者的预防治疗可降低 PONV 的发生率，建议使用综合疗法。PONV 治疗首选 5-羟色胺受体阻滞剂	低	强
β 受体阻滞剂	非心脏手术预防性使用 β 受体阻滞剂可降低术后心肌梗死和室上性心律失常的发生率，但可能增加脑卒中、低血压、心动过缓甚至死亡风险。目前的证据支持长期服用 β 受体阻滞剂的患者在围术期继续使用 β 受体阻滞剂	中等	强
预防 VTE	用 LMWH 预防血栓形成，并结合机械措施，可降低 VTE 的风险。术前 2~12 小时开始治疗，持续至术后 4 周。硬膜外导管的放置时间应不早于最后一次 LMWH 注射后 12 小时，硬膜外导管取出后至少 4 小时后才给予 LMWH	高	强
术后血糖控制	降低胰岛素抵抗和治疗高血糖与改善预后密切相关。建议术前碳水化合物治疗、硬膜外麻醉、微创手术和早期肠内营养。血糖水平超过 10 mmol/L（180 mg/dL）时应予以干预	中等	强

注：CPET，运动心肺功能试验；NMB，神经肌肉阻滞剂；BIS，脑电双频指数；PBW，预测体重；PEEP，呼气末正压通气；CPAP，持续气道正压；PONV，术后恶心呕吐；LMWH，低分子量肝素；VTE，静脉血栓栓塞症。

第三节 气管手术的麻醉

气管、支气管与隆突部位手术（不含气管切开术）的麻醉处理中，控制呼吸道、维持良好的气体交换和术野暴露是气管手术麻醉的重点。

一、术前评估

应对患者的全身情况、呼吸困难程度及与体位的关系作详细评估。一般而言,气管腔直径狭窄至 1 cm 时,可出现特殊的喘鸣音,<1 cm 时则呈明显的呼吸困难,<0.5 cm 时活动受限,并出现典型的"三凹征"。应询问并观察患者排痰的困难度、运动耐力、仰卧位呼吸能力,以及用力吸气和呼气时是否存在呼吸困难加重(因气管塌陷或可活动的肿瘤在用力呼吸时可加重气道梗阻),确认患者的心肺功能情况,以及是否合并其他系统疾病。术前肺功能检查虽有参考价值,但部分患者因呼吸困难无法实施,可以通过血气分析来获得相关的信息。

明确气管狭窄的部位、性质、范围、程度和可能突发的气道梗阻是术前评估的重点。随着医学影像学技术的提高,判断气管狭窄情况不再仅仅依靠 X 线片,CT 扫描、磁共振和螺旋CT,结合计算机三维重建技术能更形象地了解气管的具体状况,甚至是气管镜也达不到的狭窄远端。支气管镜检查通过肉眼直视可明确气管狭窄部位的长度和直径,以及肿物与气管壁的特点,是诊断气道病变的"金标准",但对于气道严重梗阻,气管镜无法通过狭窄部位的患者,就无法了解病变远端的气道情况,而且严重气道阻塞患者行气管镜检查后因局部水肿或气道受刺激可加剧气喘及呼吸困难。因此,对存在严重气道梗阻的患者,气管镜检查宜安排在一切准备就绪的手术前,在手术室内且在麻醉及外科医师到位后进行,一旦呼吸困难加剧可以紧急手术。

二、术前准备

麻醉科医师应当参与手术计划的讨论,了解手术径路和过程。高位气管手术多采用颈横切口,主动脉弓上气管手术以胸骨正中切口为主,下段气管涉及隆突及支气管多采用右后外侧切口进胸。常见的手术方式有:气管壁的切除与修补、气管环形切除端-端吻合、隆突切除和成形等。

根据患者和手术情况制定完善的麻醉方案,重点在于手术各阶段的通气方案和应急准备。完善术前器械的准备,重点是各种型号的气管导管、可供手术台上使用的无菌导管、通气延长管和接口,此外备有两套呼吸环路、各型支气管镜。对于急性严重气道梗阻患者,拟在体外循环下实施手术者,还应准备紧急体外循环所需设备。麻醉科医师和护士人员齐备,麻醉诱导前手术医师在场,做好紧急建立外科气道的准备。

术前对患者进行心理疏导和安慰,介绍术后体位和咳痰事项,以争取得到患者最大限度的配合。

严重气道狭窄患者术前不建议使用镇静药,以免削弱患者维护其自主呼吸的能力;抗胆碱能药虽可减少呼吸道分泌物,但可使分泌物黏稠,或形成痰栓加重阻塞,故术前不用,术中按需给予。

三、麻醉管理

采取各种手段尽早地控制气道和维持有效通气是气管手术麻醉的关键。

(一)诱导期麻醉管理

麻醉诱导是气管手术麻醉最危险也最具挑战性的阶段之一,诱导用药和插管方式必须结合患者具体病情和麻醉科医师的实际经验,遵循"安全、无痛、舒适"三阶梯麻醉管理规范,依照麻醉计划和准备进行选择。

1.局部麻醉 在局部麻醉下行气管切开后再从气管造口处插入气管导管。但由于惧怕呼吸道梗阻而过度保守地应用镇静、镇痛药物,可能使患者经历一定程度的痛苦。α_2受体激动剂——右美托咪定为保留自主呼吸清醒镇静提供了便利,总量用 1 μg/kg,10 min 静脉微泵注射,可起到镇静作用而不抑制呼吸,从而减轻患者的痛苦。

2.吸入诱导 采用七氟烷吸入诱导,达到足够的麻醉深度后,结合呼吸道表面麻醉再实施支气管镜检查,进行气管插管或置入喉罩。

3.静脉诱导 如果患者在仰卧位可保持呼吸通畅(例如日常睡眠不受限),而且气道病变固定,估计气管插管无困难时,则可采用含肌松药的静脉诱导。

4.人工心肺支持下麻醉诱导 对于严重呼吸困难,需要上半身抬高及麻醉后气道情况无法判断的患者,可借助体外循环,在局部麻醉下行股动、静脉插管,经股静脉至右房引流体外膜氧合(extracorporeal membrane oxygenator,ECOM)的方法来保证患者的正常氧供。体外循环开始后行麻醉诱导,将气管导管放置在气管狭窄部位以上,然后行支气管检查,注意避免气道内出血。

(二)麻醉插管方法的选择

1.根据病变部位及病变特点

(1)肿瘤或狭窄位于气管上部靠近声门,气管导管无法通过,在局部麻醉下和静脉镇静下由外科医师行颈部气管切开,在狭窄部位下建立通气;如果瘤体较小,气管最狭窄处直径>1 cm,可以在支气管镜引导下插入细直径气管导管通过狭窄的气管。也可以先插入喉罩,保留自主呼吸麻醉下,行颈部气管切开,在狭窄部位下建立通气后拔除喉罩更换气管导管(暂不通气),待气管后壁吻合后,拔除狭窄部位以下的通气管,同时将经口气管导管推进越过吻合口并接呼吸机通气,然后吻合气管前壁。

(2)肿瘤或狭窄位于气管中部需视病情而定。对于气管肿瘤蒂细、肿瘤质地脆、易出血等患者,可放弃导管通过狭窄部位的尝试,将导管留置狭窄部位以上,手法正压通气无阻力的情况下实施全身麻醉手术。对于蒂粗、不易脱落的肿瘤,在支气管镜引导下气管导管尝试可以通过则通过,通不过的将导管留置狭窄部位以上。

(3)肿瘤或狭窄位于气管下部接近隆突,可将单腔气管导管置于肿瘤上方,如果插过无困难,可考虑支气管镜引导下将单腔气管导管插入一侧支气管。此类患者有建议用较细导管通过肿瘤部位行高频喷射通气,但狭窄严重、排气不畅仍有可能造成气体滞留和气压伤。

2.根据呼吸困难的程度

(1)对于气促明显,伴有紧张焦虑甚至窒息濒死感的患者,给予保持端坐位,轻扣面罩予高浓度氧吸入,而后静脉缓慢给予小剂量阿片类药物,可达到清醒镇静的目的,氟芬合剂 1/3 剂量启用也是较好的选择。也可用右美托咪定 1 μg/kg,10 min 静脉微泵注射的方法,镇静效果较为理想。此类患者在使用丙泊酚、咪达唑仑时切忌给药剂量过大过快。采用七氟烷吸入也可以使患者保持自主呼吸下入睡,但紧闭面罩可能加重患者的紧张和窒息感,此外由于患者的通气量不足,麻醉入睡时间可能延长。病变部位较高的患者,可以在局部麻醉下行气管切开,在狭窄部位下建立通气;不能进行气管切开的患者,为了提高安全性,可在局部麻醉下暴露并游离好股动静脉,然后麻醉诱导,一旦呼吸困难加剧,立即股动静脉插管进行体外循环。

（2）术前无明显气促，可以平卧的患者，估计稍细气管导管（ID6.5）可通过狭窄部位的患者，可给予丙泊酚和阿片类药物，逐步过渡到面罩正压通气，如无供氧困难，可考虑给予肌松剂后插管。

3.根据肿瘤的生长情况

（1）气管内生肿瘤患者的插管，建议均在支气管镜明视引导下进行，可避免无谓的插管通过尝试，或减轻导管通过时对瘤体的冲击，同时随时可交替使用气管内吸引和供氧。切忌盲目插管，特别是蒂细、质地脆、易出血的肿瘤触之易引起脱落和出血，加重气道梗阻。

（2）肿瘤侵犯气管所造成的外压性气管狭窄，在确认插管通过狭窄部位前忌用肌松药。

四、术中麻醉维持和气道管理

（一）麻醉维持

采用全凭静脉麻醉，其优点是在气道开放时不会有麻醉气体污染。可应用丙泊酚 TCI 靶控输注复合瑞芬太尼，一旦停止输注，麻醉苏醒迅速而完全。宜采用中效非去极化肌松药维持肌肉松弛状态，以减少操作中刺激气管造成患者的无意识体动。

（二）手术中气道管理

其重点是在气道开放时确保气道通畅和患者的正常氧合。目前最常用的方法主要还是交替使用经口气管内导管和外科医师行台上插管。成功的术中气道管理是麻醉科医师和外科医师默契配合的结果。

1.台上插管 可以根据不同的手术部位而定，颈部和胸部气管手术的重建方法较单一，而隆突重建术的方法较多，但是基本原理相仿：台上气管切开前，经口气管插管放置于病变上方通气，在下方切开气管，使用台上导管插入远端气道通气，切除病变后先吻合气管后壁，而后放弃台上插管，将口内气管导管送过吻合口远端，气囊充气后施行通气，缝合气管前壁完成吻合。

2.台上插管导管型号的选择 术中麻醉科医师应准备多个型号气管导管和连接管供选用。台上插管可用灭菌气管导管或自制导管，在满足通气前提下宜选用套囊稍细的导管，导管过粗气囊过大可能影响气管缝合操作，需要注意的是，由于目前使用的导管的套囊距导管前端位置较远，因此在使用过程中比较容易插深，特别是易阻塞右肺上叶开口。

3.低氧血症的预防与处理 ①术中吻合口缝合过程中可能需要间断的呼吸停止，故操作前可吸入 100%氧，过度通气后，可获得 3~5 min 的呼吸暂停时间。需要注意的是期间应密切观察血氧饱和度，一旦血氧饱和度下降至 90%，应立即重新通气，此时可能需要外科医师用手封堵尚未缝合完毕的吻合口，待血氧饱和度上升后再次暂停呼吸继续手术；②血液和分泌液阻塞远端气道时需术者配合吸引远端气道；③插管导管位置不良，位置太浅漏气或者太深造成部分肺段通气不足，需术者调整插管位置；④麻醉科医师提高新鲜气流量，采用间断通气的方法可以改善氧合；⑤单肺通气中肺内分流，如出现低氧血症，则可采用台上左右支气管插管实行两肺分别通气，也可考虑请术者临时套扎非通气侧肺动脉或能改善血液氧合。高频喷射通气（HFJV）作为一种气道开放条件下的通气手段，在气管手术中应用有其优越性，喷射导管较细，使用灵活，提供充分的氧合避免单肺通气所致低氧血症，可以通过狭窄部位和气管切端,且对手术缝合干扰小。但需注意的是,高氧流量导致手术野血液喷溅、血液吸入、导管不稳定、低通气和 CO_2 重复吸入也有可能发生。尤其要重视的是在气管壁未打开前使用 HFJV,有引起严重气道狭窄患者气压伤的风险。

(三)麻醉恢复期气道管理

气管重建术后麻醉恢复期也有潜在风险。由于手术后机械通气可影响气管吻合口的愈合,因此提倡在手术后尽早拔除气管导管,但重建的气道是脆弱的,随时有可能出现危险,而且重新建立安全的气道也很困难。应注意以下几点:①尽量保持患者颈部前屈,减少吻合口张力;②完全逆转肌松药的作用,即便应用非去极化肌松药拮抗剂,也必须有足够的时间使肌松作用完全逆转,保证患者有足够通气量后,才能拔除气管导管;③苏醒应平稳,避免患者因躁动,呛咳而致吻合口裂开。如果采用全凭静脉麻醉,临近手术结束时可逐渐减小瑞芬太尼的输注速度,给予芬太尼 0.05~0.01 mg,或者曲马多 50~100 mg 以减轻麻醉恢复期患者疼痛,同时启用术后 PCA 镇痛。麻醉前期右美托咪定的应用,也能有效防止躁动、增加麻醉恢复期的舒适感;④气管重建术患者因术中气道开放,以及气道排痰功能受到影响,术后早期存在气道分泌物多,排痰不畅的风险,应及时清理呼吸道,防止气道阻塞和术后肺部并发症。

气管手术后患者应在 ICU 监护治疗。入 ICU 后应常规行胸部 X 线检查以排除气胸。患者应始终保持头俯屈的体位以降低吻合口张力。面罩吸入湿化的氧气。隆突部位手术可阻碍气道分泌物的排出,必要时可使用支气管镜辅助排痰。术后吻合口水肿可引起呼吸道梗阻,严重时需要再插管。由于体位的影响,ICU 插管应在支气管镜引导下进行,避免误伤吻合口。术后保留气管导管的患者应注意气管导管的套囊不应放置于吻合口水平。

靠近喉部位的气管手术后易出现喉水肿,表现为呼吸困难、喘鸣与声嘶。治疗可采用改变体位(坐位)、限制液体、雾化吸入肾上腺素等措施,喉水肿严重时甚至需要再插管。

第七章 心血管手术的麻醉

第一节 心脏瓣膜病手术的麻醉

任何原因所致的心脏瓣膜疾病均不能自愈,其病变可从轻微的、无任何症状的瓣膜畸形到严重的循环衰竭直至死亡。药物治疗在于预防感染、改善症状,控制相关的心律失常,并预防血栓形成和栓塞类疾病;适时的手术治疗才能阻止病变的进一步恶化并恢复正常的心脏和循环功能。随着外科手术技术的改进、人工瓣膜材料和体外循环相关设备及技术的不断进步,大大提高了手术的成功率,尤其是疑难危重心脏瓣膜疾病的手术病死率已普遍降低至 5% 以下。心脏瓣膜病发病原因较多,包括风湿性、非风湿性、先天性、老年退行性和缺血性瓣膜病等,其中以风湿性心脏瓣膜病最为常见。由于心脏瓣膜病病程长,心功能普遍受累,受损瓣膜类别、性质和严重程度显著不同,故对血流动力学影响很不一致。

一、病情、病理特点与评估

(一)二尖瓣狭窄

多数为风湿性心脏病引起,部分为先天性二尖瓣狭窄。正常二尖瓣瓣口面积 $4 \sim 6 \ cm^2$,轻度狭窄为 $5 \sim 2.5 \ cm^2$,中度狭窄为 $1.1 \sim 1.5 \ cm^2$,重度狭窄为 1.0 以下。一般瓣口面积小于 $1.5 \ cm$,才有症状,小于 $1.0 \ cm^2$ 则静息状态也出现症状。二尖瓣狭窄导致左右室舒张期充盈受阻,左右室慢性容量负荷不足,左右室相对变小。严重狭窄时,每搏量和左右室舒张末容积均减少。瓣口狭窄左右房排血受阻,左房压增高,左右房扩张,随之肺静脉压也上升,肺水渗漏增加,早期可由淋巴回流增加代偿,后期两肺基底部组织间肺水增加,肺顺应性降低,呼吸功增加,出现呼吸困难。病情进展逐渐发生肺动脉高压、肺小血管内膜增生、中层增厚、血管硬化和狭窄、肺血管阻力增加、肺血流量减少,右心室后负荷增加引起右心功能不全并出现功能性三尖瓣反流。二尖瓣狭窄患者左右房扩张,常伴有心房纤颤,部分有血栓形成。心动过速时,由于舒张期充盈时间缩短较收缩期更为显著,心排血量降低,此时心脏电复律常不能恢复窦性节律,且有可能导致左右房血栓脱落,发生致命的栓塞。

(二)二尖瓣关闭不全

风湿性二尖瓣关闭不全最常见,其他病因有细菌性心内膜炎、乳头肌梗死和二尖瓣脱垂。症状性质与程度主要与左右室功能和反流程度有关。反流量取决于心室、心房间的压差和二尖瓣反流孔大小。反流分数 ≤ 0.3 为轻度,$0.3 \sim 0.6$ 为中度,>0.6 为重度。二尖瓣关闭不全时左右室收缩期血液除向主动脉射出外,部分血液反流回左右房,重者可达 100 mL,因此左右房容量和压力增高。最初左右室功能增强,容量增大。左右房扩大后,75% 发生心房纤颤。一旦左右室功能下降,可致每搏量减少、反流增加、肺瘀血、肺动脉高压、右心室超负荷和心力衰竭。二尖瓣关闭不全分急性和慢性两类,急性二尖瓣关闭不全常见病因有心内膜炎所致腱索断裂、心肌缺血所致乳头肌功能不全和急性心肌梗死乳头肌断裂等。由于左右房大小与顺应性正常,一旦发生急性二尖瓣关闭不全形成反流,即使反流量不大也将使左房压和肺毛细血管压骤升,加之急性反流多发生在急性心肌梗死后,心功能不全、充血性心力衰竭和肺水肿难以避免。慢性二尖瓣关闭不全时左右室扩张或代偿性心肌肥厚,心排血量有一定程度的代偿。一旦出现症状,提示心肌收缩力已有一定损害。由于扩大的左右房有很大的顺应性缓冲,但患者存在肺充血症状时,常反映反流容量极大(大于60%),心肌收缩力显著受损。中、重度二尖瓣反流患者因为反流分数的显著增加不能耐受外周血管阻力显著增加。当反流分数超过60%时,出现心力衰竭症状,左房压、肺动脉压升高,肺充血。二尖瓣反流合并狭窄患者,左右房功能受损加快,右心力衰竭出现较早,而合并心房纤颤者,对心排血量的影响小于单纯二尖瓣狭窄患者。

(三)主动脉瓣狭窄

风湿热是青年人主动脉狭窄的常见病因,瓣叶的炎性改变、纤维化和钙化最终限制瓣叶的活动与开放,常见狭窄与反流同时存在,并合并二尖瓣或三尖瓣病变。老年钙化性主动脉狭窄多发生在65岁以上正常主动脉瓣的老年人。退行性变化最终如何导致主动脉瓣狭窄的机制仍不清楚。糖尿病和高脂血症可促进该病的发生。严重钙化时,不仅瓣叶和交界处粘连,瓣环、主动脉壁和二尖瓣前瓣也发生钙化,狭窄程度较严重。绝大多数先天性二叶主动脉瓣畸形发展成为钙化性主动脉瓣狭窄,只有少数发展成为主动脉瓣关闭不全。

虽然主动脉瓣狭窄的病因不同,但其病理改变都是主动脉瓣瓣口面积降低,导致左右室后负荷增加和跨瓣压差增加,并随之出现一系列病理生理改变,其过程可分为代偿期和失代偿期。正常成人主动脉瓣口面积 $3\sim4$ cm^2,当瓣口面积降至正常的 $25\%\sim30\%$ 时,才出现明显的血流动力学改变并有临床症状。目前认为主动脉瓣口面积 >1.5 cm^2 为轻度狭窄,瓣口面积 $0.75\sim1.5$ cm^2 为中度狭窄,瓣口面积 <0.75 cm^2 时为重度狭窄。但瓣面积并非与症状的严重程度相关。另一种评价主动脉狭窄程度的方法是根据心导管检查测量的跨瓣压差来判断,当跨瓣压差峰值 $\geqslant50$ mmHg 时为重度狭窄,$25\sim50$ mmHg 为中度狭窄,<25 mmHg 为轻度狭窄。主动脉瓣狭窄致左右室流出道梗阻,后负荷增加,心脏代偿性反应为左右室向心性肥厚。随着狭窄程度的加重,最终导致心脏功能失代偿。具体表现为收缩期室壁张力显著升高,左右室收缩功能降低,临床出现左右衰竭表现;过度肥厚心肌和左右室收缩压增加导致心肌氧耗大大增加,室内压升高超过冠状动脉灌注压,左右室心肌出现慢性心内膜下灌注不足或缺血,影响心肌收缩功能;心室肥厚使舒张期顺应性减退,导致舒张期充盈压升高和肺静脉压升高,导致肺水肿和左右衰竭。

(四)主动脉瓣关闭不全

主动脉瓣关闭不全约占心脏瓣膜病的25%,病因包括先天性和获得性两种。风湿病仍是我国主动脉瓣关闭不全最常见病因。约占单纯主动脉瓣关闭不全的50%。其他病因包括原发性主动脉瓣心内膜炎、主动脉环扩张症、马方综合征、特发性主动脉扩张或升主动脉瘤、升主动脉夹层、高血压性主动脉扩张、退行性主动脉扩张和梅毒等。先天性二叶主动脉瓣畸形部分病例可以发生主动脉瓣关闭不全、主动脉瓣狭窄或两者并存。慢性主动脉瓣关闭不全时,舒张期血液由主动脉反流至左右室,致左右室容量负荷增加、舒张末室壁张力增加、左右室代偿性肥厚、扩大。临床表现为主动脉收缩压升高,舒张压降低,脉压增宽。不同于慢性二尖瓣关闭不全的单纯前负荷增加,慢性主动脉瓣关闭不全的心肌肥厚既有前负荷增加,又有后负荷增加,因此心肌肥厚较重。长期左右室肥厚和扩大逐渐导致心肌间质纤维化,心肌相对性缺血等损害,最终导致左右室功能减退,左右室功能失代偿。表现为左右室舒张末压升高,收缩末容量指数增加,射血分数和短轴缩短率降低,心排血量降低。患者逐渐出现左右衰竭表现。重度主动脉瓣关闭不全由于舒张压显著降低,冠脉灌注压下降,而室壁张力增加,心肌肥厚使毛细血管相对供血不足,出现心绞痛症状。左右室功能失代偿后,左右房和肺静脉压升高,最终导致肺动脉高压,右心力衰竭。主动脉瓣关闭不全引起的反流量大小与反流面积、心脏舒张时间和体循环血管阻力有关。有效反流口面积(EROA)$\geqslant 0.3 \ cm^2$ 或反流量>60 mL 时为重度反流。舒张期越长,反流量越大,心率增快,反流量减少。体循环阻力高,反流量增加,反之,反流量减少。急性主动脉关闭不全时,左右室舒张期压力迅速升高,接近或超过主动脉舒张压,导致左房压和肺静脉压迅速升高,可导致急性肺水肿。尽管此时反流量相应降低,但每搏量降低,动脉压降低,可出现休克。

(五)三尖瓣狭窄

三尖瓣狭窄多为风湿热后遗症,且多数与二尖瓣或主动脉瓣病变并存,由瓣叶边沿融合,腱索融合或缩短而造成。其他尚有先天性三尖瓣闭锁或下移(Ebstein 畸形)。因瓣口狭窄致右心房瘀血、扩大和右房压增高。由于体静脉系的容量大、阻力低、缓冲大,因此右房压在一段时间内无明显上升,直至病情加重后,静脉压明显上升,颈静脉怒张,肝大,可出现肝硬化、胸腔积液和水肿等体循环瘀血症状。由于右心室舒张期充盈量减少,肺血流量、左右房、左右室充盈量均下降,可致心排血量下降,体循环血量不足。由于右心室搏出量减少,即使并存严重二尖瓣狭窄,也不致发生肺水肿。

(六)三尖瓣关闭不全

三尖瓣关闭不全多数属于功能性,继发于左右病变和肺动脉高压引起的右心室肥大和三尖瓣环扩大,由于乳头肌、腱索与瓣叶之间的距离拉大而造成关闭不全,因风湿热引起者较少见。其瓣膜增厚缩短,交界处粘连,常合并狭窄。因收缩期血液反流至右心房,使右房压增高和扩大。右心室在舒张期还需接收来自右心房反流的血液,因此舒张期容量超负荷、心室扩大。当右心室失代偿时可发生体循环瘀血和右心力衰竭。

(七)肺动脉瓣病变

肺动脉瓣狭窄绝大多数属先天性或继发于其他疾病,常与其他瓣膜病变并存,且多属功能性改变,而肺动脉瓣本身的器质性病变很少。因风湿热引起者很少见。在风湿性二尖瓣病变、肺源性心脏病、先心病室间隔缺损和动脉导管未闭、马方综合征、特发性主/肺动脉扩张和肺动脉高压或结缔组织病时,由于肺动脉瓣环扩大和肺动脉主干扩张,可引起功能性或相对性肺动脉瓣关闭不全。因瓣环扩大,右心容量负荷增加,最初出现代偿性扩张,当失代偿时可发生全身静脉瘀血和右心力衰竭。

(八)联合心脏瓣膜病变

侵犯两个或多个瓣膜的疾病,称为联合瓣膜病或多瓣膜病。常见病因为风湿热或感染性心内膜炎。如风湿性二尖瓣狭窄时,肺动脉高压致肺动脉明显扩张时,可出现相对肺动脉瓣关闭不全。也可因右心室扩张而出现相对三尖瓣关闭不全。此时肺动脉瓣或三尖瓣本身并无器质性病变,只是功能和血流动力学发生变化。又如主动脉瓣关闭不全时,由于射血增多可出现主动脉瓣相对性狭窄。大量血液反流可影响二尖瓣的自然开放而出现相对二尖瓣狭窄。也可因大量反流导致左右室舒张期容量超负荷,左右室扩张,二尖瓣环扩大,而出现二尖瓣相对关闭不全。联合瓣膜病发生心功能不全的症状多属综合性,往往存在前一个瓣膜病变症状部分掩盖或减轻后一个瓣膜病变临床症状的特点。如二尖瓣狭窄合并主动脉瓣关闭不全较常见,约占10%。二尖瓣狭窄时左右室充盈不足和心排血量降低,当合并严重主动脉瓣关闭不全时,因每搏量低而反流减少。二尖瓣狭窄时也可因主动脉瓣反流而使左右室肥厚有所减轻,说明二尖瓣狭窄掩盖了主动脉瓣关闭不全的症状,但容易因此低估主动脉瓣病变的程度。二尖瓣狭窄合并主动脉瓣狭窄时,由于左右室充盈压下降,左右室与主动脉间压差缩小,延缓了左右室肥厚的发展速度,减少了心绞痛发生率,说明二尖瓣狭窄掩盖了主动脉瓣狭窄的临床症状,如手术仅纠正二尖瓣狭窄而不处理主动脉瓣狭窄,血流动力学障碍可加重,术后可因左右负担骤增而出现急性肺水肿和心力衰竭。

(九)心脏瓣膜病变合并冠心病

风湿性心脏瓣膜病、老年性主动脉瓣和二尖瓣退行性病变,有相当一部分人同时合并有冠心病。冠心病并发心肌梗死发生乳头肌功能不全或腱索、乳头肌断裂也可引起二尖瓣关闭不全,以上这些患者需同期行瓣膜成形或置换与冠状动脉搭桥术。心脏瓣膜病与冠心病合并存在时,其病理生理存在复杂的相互影响关系。瓣膜病可影响心室功能,明显的冠心病引起区域性或全心室壁异常运动,不仅心肌收缩力降低,而且区域性心肌梗死可引起心室几何结构改变,造成心肌功能或瓣膜功能不全。临床可见主动脉瓣病变合并冠心病、二尖瓣病变合并冠心病和主动脉瓣与二尖瓣双瓣病变合并冠心病。这类患者由于心脏功能差、手术和体外循环时间长,血流动力学管理难度较大。

(十)心脏瓣膜病合并心房纤颤

心房纤颤70%发生于器质性心脏病,二尖瓣病变中的发生率可达50%~79%。心房纤颤对血流动力学影响巨大,正常人心房主要为血流通道,心房收缩仅占心排血量的5%~10%,而慢性风湿性心脏病患者由于心室功能降低,心房收缩所占心排血量的比例逐渐上升至40%~50%。此时维持窦性节律对保证心排血量极为重要。术中应注意维持满意的血压,以保证窦房结供血;手术操作尽量避免牵拉和压迫窦房结组织,特别在处理上腔静脉插管或阻断时尤需谨慎;缩短阻断心脏循环的时间;充分做好心肌保护,以使心肌均匀降温,可保护窦房结组织。为维护血流动力学稳定,术中可临床采取电复律措施,如同期施行心房纤颤治疗手术,将对术中和术后血流动力学控制及维护心脏功能带来益处。

二、手术前准备

(一)患者的准备

了解患者的详细病史,包括既往诊断和治疗及效果。重点了解有无心力衰竭、胸痛发作、发作频度、严重程度及治疗措施;有无意识障碍及神经系统症状,活动受限状况。反复心力衰竭常提示心肌功能受损,可能影响到多器官脏器功能,神经系统症状常提示脑供血不足、脑缺血或脑栓塞。晚期心源性恶病质患者应考虑到其对麻醉药的耐受性降低。掌握当前的治疗情况,特别应注意当前用药与麻醉药的相互关系。全面了解患者的用药情况,包括洋地黄制剂、利尿药、强心药、扩血管药、抗心律失常药和抗生素等。需用至手术当天的药物应做好交接准备或改为术中使用的药物。了解其他合并疾病和重要的过去史、过敏史、手术麻醉史及家族史,特别是伴有糖尿病、高血压、哮喘和特定药物过敏者。结合病史、心电图、超声心动图、胸部 X 线、心导管、心脏造影等检查结果综合判断心功能。对于心胸比例>0.8,EF<0.4,Fs<0.3 及有冠状动脉供血不足的患者,术中注意维护心肌的氧供需平衡,防止心肌抑制和心律失常。瓣膜手术患者常伴有肺动脉高压、肺静脉压升高,肺血管外肺水增加,小支气管和肺间质水肿,肺弥散能力和顺应性降低,术前须行肺功能检查和血气分析,便于术中、术后机械通气参数的选择和调节。肝肾功能不全的患者,术中用药应减少对肝肾功能的影响。肝功能不全导致凝血功能减退者,术中出血较多,应充分备血和凝血物质如血小板;肾功能不全的患者除了药物和血流动力学处理外,可考虑备用超滤。术前访视患者以获取病历记录以外的病情资料,并作与麻醉相关的各项检查,包括气管插管有无困难、各穿刺部位有无异常、心肺听诊、Allen 试验、屏气试验等。对麻醉和手术中的问题给予必要的解释,获得患者的信任与合作,消除或减轻患者的紧张程度。

(二)术前用药

1.心血管治疗药物　术前正在使用的钙通道阻滞药可持续用至手术当天早晨。β 受体阻滞药突然停药可导致反跳现象,表现为紧张、心动过速、心悸、高血压、心肌梗死、室性心律失常和猝死,因此 β 受体阻滞药必须用至术晨,但可用短效药替代长效药。术前使用洋地黄制剂作为强心药的患者,鉴于地高辛等药物在围术期使用中因液体治疗、低血钾症和过度通气等致毒性作用增强,因此手术当天可停用洋地黄制剂,改用其他的强心药。而术前使用洋地黄制剂用于控制房颤和房扑心室率的患者,洋地黄制剂可用至术晨,麻醉后根据心率可用小剂量维持以控制心率小于 100 次/min。用于治疗心肌缺血的血管扩张药如硝酸甘油可改用贴膜或小剂量静脉使用,但在手术前必须撕掉贴膜,必要时改静脉用药。围术期用于治疗室性心律失常的抗心律失常药物可持续应用。有报道在非心脏手术患者中,由于胺碘酮可导致顽固性的低血压和心动过缓,而且对儿茶酚胺无反应,从而使心脏手术患者无法脱离体外循环,因此,建议择期手术前两周停用胺碘酮,考虑到顽固性心律失常治疗的需要,也有安全用至术前的报道。

2.麻醉前用药　患者术前用药的目的在于缓解焦虑、产生术中遗忘作用、镇痛,以及减少分泌物和不良反射。就成人患者来讲,对术前疼痛性操作的镇痛、镇静和遗忘作用非常重要。心脏手术患者常用术前用药为吗啡 0.01 mg/kg,东莨菪碱 0.06 mg/kg,根据情况加用地西泮或咪达唑仑。东莨菪碱主要用于预防术中知晓,但在年龄大于 70 岁的老年患者中易致焦虑,剂量应减至 0.03 mg/kg。极度危重的患者,如严重主动脉瓣或二尖瓣狭窄,明智的做法是不给术前用药,而在患者进入手术室后给予小剂量的咪达唑仑或芬太尼。瓣膜疾病和心室功能不全的患者可能伴有肺部病变,术前用药后应常规吸氧。

(三)入室前准备

心脏瓣膜手术患者可能需要紧急复苏或急诊体外循环,因此患者进入手术室之前必须准备好相应的麻醉药品和复苏设备。

1.择期瓣膜手术

(1)麻醉机及气管插管设备:检查麻醉机是否处于正常工作状态,有确实可用的吸引器,气管插管物品包括咽喉镜、合适的气管内导管、插管用管芯、口咽通气道或鼻咽通气道、牙垫、胶布、听诊器、局部表麻药物、注射器等。

（2）监护仪：包括常规监护项目心电图、脉搏氧饱和度、无创血压、呼气末二氧化碳设备的准备，以及重症监测项目直接动脉压、中心静脉压、肺动脉导管、心排血量测定、体温测定等仪器的准备。其他设备包括除颤仪、ACT 测定仪、血气分析仪和 HCT 测定仪，以及血小板及凝血功能测定仪的准备。

（3）药物：包括麻醉药、心血管活性药、肝素和其他药品。心血管药品的准备必须有静脉推注和持续滴注的不同浓度，以便对患者进行快速处理并能短时间内维持适当的血药浓度。

（4）静脉输液：体外循环心脏手术中除非患者有糖尿病或低血糖，一般选择无糖液体，无糖液体将使体外循环期间的高血糖状态降至最低程度，以利于缺血期间的脑保护。至少需准备两路液体。体外循环前输注的液体不必加温，而且这一阶段应使患者的体温逐渐降低，体外循环后输注的液体应加温。

2.急诊瓣膜手术

（1）气管插管设备：应快速完成常规气管插管所需设备，尤其是吸引器、咽喉镜和气管内导管。

（2）药物：除常规药品外，可能需要准备作用更强的强心药等药物，做到能及时延续患者已经开始的各项治疗，并做出适当的调整。

（3）静脉通道：必须准备两路静脉通道，患者入手术室之前必须已经开放一路静脉以便快速诱导。必须保证开放是够大口径的静脉通道，以利快速输血输液。

（4）术前监测：对重症患者来说可能没有时间放置重症监测导管，如直接动脉压和肺动脉导管。如果患者血流动力学尚稳定，必须安全快速地建立无创监测项目如心电图、无创血压、呼气末二氧化碳和脉搏氧饱和度。最优先的项目是建立好的静脉通道。其他重症监测项目可在体外循环开始后建立。如患者之前已经建立了动脉压和中心静脉通道，应迅速和手术中的传感器相连。

三、麻醉管理

鉴于各种瓣膜疾病的不同病理特点和对血流动力的不同影响，采取不同的诱导方法以维持患者最佳的血流动力学状态。麻醉诱导和维持期间的处理包括了血流动力学状态的维护和麻醉技术的实施。

（一）主要麻醉技术

1.阿片类药物为主的方法　使用麻醉类药物如芬太尼、苏芬太尼诱导的优点在于诱导过程平稳，心肌抑制最小、心率降低，呼吸抑制降低了气道反应，为术后提供了镇痛，使心肌对儿茶酚胺不敏感，无肝肾毒性，不污染环境。但缺点是不降低心肌氧耗，容易触发高动力状态，导致心动过速和高血压，胸壁僵硬使通气困难，气道压增高，术后机械通气的时间延长，与吸入麻醉药相比术中知晓的发生率较高。此方法主要用于心功能较差的瓣膜手术患者（EF<40%）。

2.吸入麻醉药为主的方法　吸入麻醉药为主的诱导产生剂量依赖性心肌和脑氧耗抑制，能完善抑制外科手术刺激，无术中知晓，能加强神经肌肉阻滞药的作用，术后可快速拔管，个别药物的不良反应如血管扩张有助于二尖瓣关闭不全等患者的处理。但吸入麻醉药的心肌抑制作用容易导致低血压，不如预期的那样能降低手术刺激的血流动力学反应，有肝肾毒性,术后需额外提供镇痛并污染环境。此方法主要用于心功能较好,尤其是出现高动力状态的瓣膜手术患者。

3.静吸复合麻醉 静吸复合麻醉有助于发挥彼此的优点,减轻各自的不良反应。

(二)二尖瓣狭窄

围术期处理二尖瓣狭窄患者必须适当增加左右室的前负荷,但又不至于因过量输液引起肺水肿。降低心率,延长舒张期时间,增加左右室充盈。二尖瓣狭窄患者心房收缩约占左右室每搏量的30%,房颤患者心房的收缩功能将丧失。维护心脏的收缩功能常需使用强心药。维持正常的体循环阻力,因为后负荷降低对增加二尖瓣狭窄前向血流的帮助不大。二尖瓣狭窄患者肺循环阻力常升高,低氧容易导致严重的肺血管收缩,避免任何麻醉处理导致肺动脉压升高,特别是不适当地使用氧化亚氮、没有及时发现酸中毒、高碳酸血症和低氧血症。避免术前用药过量导致前负荷降低、低氧血症和高碳酸血症,使用东莨菪碱而不是阿托品以避免心动过速。用于控制心率的地高辛必须用至术晨,并积极治疗心动过速,无论是窦性心动过速或房颤。对术前无房颤患者,维持窦性心律极为重要,一旦出现房颤,应尽快电复律。二尖瓣狭窄常采用芬太尼为主的麻醉技术。二尖瓣狭窄患者需常规放置肺动脉导管以指导术中的处理,但应特别注意对于肺动脉高压患者,导管可能导致肺动脉撕裂。而且此时肺动脉舒张压不能准确估计左房压,肺动脉楔压也因狭窄的二尖瓣而过高估计左室充盈压。因此不必将导管反复置于楔压的位置。

(三)二尖瓣关闭不全

增加和维持二尖瓣关闭不全患者左右室的前负荷有助于保持每搏量,但并不是普遍提倡增加前负荷,因为左右房和左右室的扩张扩大了二尖瓣瓣环,增加了反流量。因此,对某个特定患者来说最佳的前负荷水平应以患者对液体治疗的临床反应为基础。应保持二尖瓣关闭不全患者有正常或较快的心率以减少反流,伴有房颤的患者较多见,心房收缩对前负荷的影响不如狭窄患者那么重要。使用强心药维持偏心性肥厚的心肌收缩力有助于二尖瓣瓣环的收缩,降低反流量。体循环阻力的降低有利于二尖瓣关闭不全患者保持正常的心排血量,应避免使用 α 受体兴奋剂,硝普纳降低左右室的充盈压能显著改善心脏的射血分数,但对于因缺血性乳头肌功能不全所致的急性二尖瓣关闭不全,使用硝酸甘油是更合理的选择。应避免各种因素导致肺动脉高压,加重右心力衰竭。麻醉处理中应避免术前用药过量导致肺循环阻力升高,肺动脉导管对指导液体治疗和评估反流量有很大的帮助。常采用芬太尼为主的麻醉技术,减小麻醉药对心肌的抑制。诱导过程中保持一定的过度通气可选择性的扩张肺血管而不影响体循环的压力。

(四)主动脉瓣狭窄

主动脉瓣狭窄患者围术期处理的要点在于增加左右室的前负荷,降低心率,维持窦性节律,保持心肌收缩力不变,增加后负荷,维持肺循环阻力不变。主动脉瓣狭窄患者以小量术前用药为主,既镇静不致引起心动过速又避免过度降低前后负荷。常用吗啡 0.05~0.01 mg/kg,东莨菪碱 0.2~0.3 mg,肌内注射;或咪达唑仑 1~3 mg 肌内注射,可根据患者的个体情况如年龄和生理状况作相应调整。主动脉瓣狭窄患者采用芬太尼、苏芬太尼为主的麻醉诱导方法,剂量分别为 5~10 μg/kg 和 0.5~1.0 μg/kg。诱导和维持麻醉时应备好 α 受体兴奋剂如去氧肾上腺素,积极治疗诱导过程中的收缩压和舒张压的降低。如果患者出现心肌缺血的表现,使用硝酸甘油应非常小心,因为它对前负荷和动脉压的影响可能加重心肌缺血。积极治疗室上性和室性心律失常,在放置肺动脉导管时如果出现频发室早,应将导管顶端退至中心静脉处,待瓣膜手术完成后再置入。芬太尼和苏芬太尼的维持用量为 $5 \sim 10\ \mu g/(kg \cdot h)$ 和 $0.5 \sim 1\ \mu g/(kg \cdot h)$。

特发性肥厚性主动脉瓣下狭窄与主动脉瓣固定性的狭窄不一样,表现为动力性狭窄。心肌对病变的反应与瓣膜狭窄一样,但主动脉瓣下区域肥厚的心肌最终导致左右室流出道的完全梗阻。对这些患者有益的处理包括使用 β 受体阻滞药或吸入麻醉药,增加前后负荷与降低心率也有助于改善左右室的充盈和维持肥厚心肌的冠状动脉灌注压。

经皮主动脉瓣植入术:作为一种治疗高危主动脉瓣狭窄患者的应急技术,近年来逐步得到开展。尽管主动脉瓣置换术是治疗重度主动脉瓣狭窄的确切手段,然而开胸、体外循环、心脏停搏包括全身麻醉都将增加患者的风险,而且这些患者往往高龄并伴有多种并发症。因此有超过三分之一的重度主动脉瓣狭窄患者由于风险极大而无法选择手术治疗。内科治疗和球囊瓣膜成形术对这类重度主动脉瓣狭窄患者不视为有效的治疗手段,经导管主动脉瓣植入术是目前这类高危患者手术之外的一种治疗选择。

尽管在设计和植入技术上有区别,可扩张式球囊和自膨式支架型瓣膜植入系统已大量应用于临床,其他新技术也发展迅速,并有望近期进入临床测试。经导管主动脉瓣植入术最常用的途径为经股动脉逆向植入,其他途径还包括经桡动脉、升主动脉或锁骨下动脉逆向植入及经心尖部植入。在透视引导下,首先用球囊主动脉瓣成形器扩张严重狭窄的主动脉瓣,导入引导鞘后,定位人工瓣并释放。瓣膜扩张和植入人工瓣期间,通过快速心室起搏使心排血量降至最低以防止植入装置滑移。高分辨率影像技术、对比血管造影和 TEE 对经导管主动脉瓣植入术的成功至关重要。

至 2011 年 6 月文献报道中,大多数经导管主动脉瓣植入术在有完整设备和药物的导管室进行,包括麻醉设备、监护仪、气道困难处理设备和用于处理血流动力学不稳定患者的各类药物,TEE 图像在瓣膜植入过程和早期诊断并发症中起重要作用。在是否采用全身麻醉的争议中主要考虑是否术中使用 TEE。TEE 可协助导丝和输送系统前行、评估球囊主动脉瓣成形效果和人工瓣的位置,以及植入后瓣膜的状况。当瓣膜钙化轻,透视显像困难时 TEE 的作用更显著。同时 TEE 也能及时提供前负荷、心室功能、胸主动脉解剖和手术相关的并发症等信息,如心脏压塞和医源性二尖瓣反流等。但也有报道认为 TEE 可能干扰透视显像,需要在植入瓣膜时退出探头。由于手术时间短,很多有经验的手术医师不用 TEE。由于术毕常规行经胸超声心动图检查(TTE),有学者认为备用 TEE 即可。全身麻醉可使患者完全制动,血管并发症发生率较低,但文献报道在输血的比例上全身麻醉和局麻没有区别。施行全身麻醉者需要强心支持的比例较高,这可能和全麻药的扩血管作用有关。但在施行局麻手术时,麻醉医师的共识是必须为随时实施全身麻醉做好准备。

(五)主动脉瓣关闭不全

主动脉瓣关闭不全围术期处理主要在于增加左右室前负荷,维持前向血流,增加心率,降低舒张期反流,舒张压提高和左室舒张末压的降低有助于改善心内膜下的血流,维持心率在 90 次/min,以便提高心排血量又不至于引起缺血,维持窦性节律不如狭窄患者那么重要,患者常伴有房颤。维持患者的心肌收缩力,可用纯 β 受体兴奋剂如异丙肾上腺素,既可扩张外周血管又能增加心肌的收缩力和心率。降低体血管阻力有利于提高前向血流,增加心排血量。维持肺循环阻力。少量术前用药既能维持心肌收缩力和心率,又不至于因为焦虑而增加外周血管阻力。麻醉诱导常采用异氟烷、泮库溴胺与补充容量相结合,左右室功能严重下降的晚期患者,可用少量芬太尼和泮库溴铵诱导。由于主动脉瓣关闭不全患者的脉压有时高达 80~100 mmHg,关注平均动脉压和舒张压的变化可能比关注收缩压更重要。

(六)三尖瓣狭窄和关闭不全

三尖瓣狭窄血流动力学处理的要点在于适当增加右心室的前负荷,维持窦性节律至关重要,积极处理室上性快速心律失常,避免心动过缓。维持右心的心肌收缩力,体循环阻力的变化对三尖瓣狭窄患者的血流动力学影响较小,除非患者有二尖瓣病变,尤其是二尖瓣关闭不全。但血管扩张血压过低可能限制跨三尖瓣的血流。由于前向血流的主要阻力在三尖瓣,因此降低肺动脉压的帮助不大,维持在正常范围内即可。三尖瓣狭窄患者术前的液体限制、强心利尿能改善肝功能,降低手术的风险。如果合并有二尖瓣病变,麻醉处理的原则应以处理二尖瓣损害为主,而单纯三尖瓣狭窄患者常采用高前负荷、高后负荷及维持术前心肌收缩力的芬太尼为主的麻醉技术。三尖瓣狭窄患者由于置入肺动脉导管较困难,常采用中心静脉压导管,可在外科医师的配合下放置左右房导管以强化监测。

三尖瓣关闭不全血流动力学处置的要点在于增加前负荷,维护右心室的每搏量,保持正常至较快的心率防止外周组织瘀血,大多数三尖瓣关闭不全患者伴有房颤,保持窦性节律几乎不可能。由于右心室的结构更适应于容量而非压力负荷,可能需使用强心药保持右心室的收缩力,常采用芬太尼为主的麻醉技术,以减少对心肌的抑制。必须采取措施降低肺动脉压,改善右心室的功能,过度通气,避免气道压过高,如需使用强心药,可选择多巴酚丁胺、异丙肾上腺素、氨力农或米力农。

(七)肺动脉瓣狭窄

肺动脉瓣狭窄血流动力学处置的要点为增加右心室的前负荷,维持中心静脉压,患者依赖心房收缩提供右室充盈压,严重病变患者常伴有三尖瓣关闭不全,保持较快的心率有助于稳定血流动力学。严重肺动脉瓣狭窄患者右心室肥厚常需强心药维持心肌的收缩力,避免使用心肌抑制的药物,可采用芬太尼为主的麻醉方法。维持后负荷保证肥厚右心室的灌注压,尽管右心室主要的射血阻力来自狭窄的肺动脉瓣,但肺动脉压升高将导致右心室功能不全,因此保持肺循环阻力处于较低的水平。

四、术后急性循环衰竭并发症

(一)心搏骤停

瓣膜手术中心搏骤停包括麻醉诱导期、开胸至建立体外循环前和术毕至关胸前三个阶段。发生的原因除与麻醉、手术处理不当等因素有关外,常常是在患者心功能或全身情况较差的基础上,在一定诱因的作用下发生的。容易发生心搏骤停的患者包括:巨大左室、巨大心脏、严重主动脉关闭不全、严重主动脉狭窄、严重肺动脉高压、急性人造瓣膜功能障碍或血栓形成、频发室性期前收缩或左束支传导阻滞、有明显的心肌缺血等。

麻醉诱导期心搏骤停的常见诱因包括:麻醉诱导前患者入手术室后过度紧张、气管插管不顺利造成患者缺氧和心律失常,插管引起迷走神经反射,诱导期低血压,麻醉药量过大造成心肌抑制等。最常见的诱因为低血压,导致冠状动脉供血不足,加重主动脉关闭不全或狭窄患者原有的心肌缺血,很容易发生心搏骤停。一旦出现心搏骤停,应立即插管建立气道,行纯氧通气,估计插管困难的应立刻行气管切开。同时进行胸外心脏按压,如果此时尚未建立静脉通道,应尽快建立,必要时行深静脉穿刺或静脉切开,给予一定量的肾上腺素(1 mg)和利多卡因(100 mg),观察按压后心电图的反应决定是否追加用药,间隔时间为 3~5 min,肾上腺素的最大剂量可达 0.07~0.2 mg/kg。给予一定量的缩血管药提升血压,保证重要器官的血供,待室颤波变粗后进行胸外除颤。心跳恢复后,继续维持通气,持续使用一定剂量的强心药,如多巴胺和肾上腺素,使用碳酸氢钠纠正酸中毒,同时进行血气和生化分析,纠正代谢和电解质紊乱,特别注意低钾血症和低镁血症的纠正。维持一定剂量的利多卡因和胺碘酮,但应注意剂量不易过大,避免造成心肌抑制,适当补充容量。如果胸外复苏 20~30 min 后仍无心脏复跳或复苏征象,但有胸外按压的有效征象:按压时股动脉可扪及搏动,瞳孔保持缩小状态,甲床、耳垂、鼻尖或眼结膜无发绀或缺血加重的表现,特别是患者存在严重的瓣膜关闭不全或狭窄,明显的冠状动脉供血不足、急性人造瓣膜障碍或血栓形成,继续胸外复苏也很难恢复心跳,而且只有通过手术治疗才能恢复心跳和循环稳定,此期如发生心搏骤停不能即刻复苏者应立即胸外按压并行股动、静脉插管建立体外循环。

开胸至建立体外循环前发生心搏骤停通常是因血压偏低、手术操作不当、麻醉过深、严重容量不足和通气不良等引起。一旦出现应在胸内复苏的同时紧急建立体外循环,做好肝素化的准备,尽可能保持体外循环开始前的灌注压。尽快过渡到体外循环,保证重要器官的血供。一旦体外循环开始,可稳步调节内环境。

体外循环停止至关胸前的心搏骤停通常由于手术操作不当、心动过缓、心室膨胀未及时处理、容量不足、出血、鱼精蛋白过敏等导致低血压、严重代谢性酸中毒、低钾血症或高钾血症等代谢紊乱等所致。此外,急性人造瓣膜功能障碍、急性冠状动脉阻塞也可致心搏骤停。处理包括紧急复苏的同时准备重新体外循环辅助,查找心搏骤停的原因。药物使用方面可在原有的基础上适当调整,切忌大剂量使用肾上腺素和利多卡因。

(二)心脏大血管损伤

瓣膜手术中的心脏大血管损伤包括升主动脉损伤、心房与腔静脉损伤及左室后壁破裂等。除了引起大出血,升主动脉损伤可产生急性夹层动脉瘤,直接威胁患者的生命。出现这些损伤时麻醉医师的主要工作在于抗休克,维持血流动力学的稳定;维护心功能,保证重要脏器的血供;纠正酸碱、电解质紊乱。如果损伤出现在体外循环前和体外循环后,应做好紧急体外循环和重新体外循环的准备。为了避免出现这类损伤,麻醉医师可协助术者适当控制术中的血压,特别是术前伴有高血压和某些特殊操作阶段,如主动脉插管和拔管等。

(三)急性冠状动脉阻塞

是指术前无冠状动脉病变或阻塞的患者,由于手术因素引起术毕冠状动脉急性阻塞,冠状动脉供血不足,甚至心肌梗死。阻塞的原因可以是气栓、组织颗粒栓塞、手术操作损伤等。如不及时处理,心功能将明显受损,无法脱离体外循环。冠状动脉气栓是急性冠状动脉阻塞最常见的原因,一般发生在右冠状动脉及其分支。常见因素包括心肌停跳液中混有气体、重复顺行灌注时主动脉根部排气不佳、主动脉开放后残余心腔或主动脉根部气体进入冠状动脉。主动脉开放后,一旦心跳恢复,应密切观察左、右心室心肌收缩状态及色泽、冠状动脉充盈程度、冠状动脉内有无气泡游动现象,分析主动脉开放后持续心室颤动的原因。密切监测心电图,及时诊断心肌缺血,通过 5 导联心电图分析判断左右冠状动脉哪一侧可能发生栓塞。麻醉处理包括纠正酸碱和电解质紊乱、保持冠状动脉灌注压,推注少量的强心药,如肾上腺素 50 μg,并维持使用以保证心肌的收缩力,配合术者的排气措施,起到挤压气体出冠状动脉的作用。辅用扩血管药,如硝酸甘油 0.5~1.0 μg/(kg·min),预防和治疗冠状动脉痉挛。如需手术解决冠状动脉阻塞,应做好继续体外循环的准备。

第二节　缩窄性心包炎手术的麻醉

缩窄性心包炎是由于心包慢性炎症性病变所致的心包纤维化、增厚并逐渐挛缩、钙化,压迫心脏和大血管根部,使心脏舒张和充盈受限,血液回流受阻,心功能逐渐减退,心排血量降低而引起的心脏和全身一系列病理生理改变,从而导致全身血液循环障碍的疾病。其自然预后不良,最终因循环衰竭而死亡。治疗的唯一有效方法是确诊后尽早手术。

一、病情特点与评估

心包包裹心脏和出入心脏的大血管根部,分为外层的纤维心包和内层的浆膜心包。纤维心包为底大口小的锥形囊,囊口在心脏右上方与出入心脏的血管外膜相移行,囊底对向膈中心腱并与之相连。纤维心包坚韧、缺乏伸展性,心包积液时腔内压力增高,可压迫心脏。浆膜心包分为脏、壁二层,壁层与纤维心包紧贴,脏层紧贴心肌,即心外膜。脏、壁层心包在出入心脏的大血管根部稍上方相互移行。慢性炎症时,脏、壁层粘连,限制心脏舒缩。心包腔为纤维心包和壁层心包与脏层心包围成的狭窄、密闭腔隙,内含少量浆液,起润滑作用。

缩窄性心包炎的病因尚不完全清楚,目前已知有结核性、化脓性、非特异性及肿瘤化疗、肿瘤和外伤等所致的缩窄性心包炎等。过去慢性缩窄性心包炎多由结核分枝杆菌所致,结核病的控制使慢性缩窄性心包炎病例显著减少,大多数患者病因不明,即使心包病理和细菌学检查也难以明确病因。心包脏层和壁层由于炎性病变导致炎性渗出和增厚,彼此粘连闭塞心包腔。心包增厚一般在 0.3~1.0 cm,严重者可达 2 cm。在心脏表面形成一层厚薄不均的硬壳,紧紧包裹心脏,限制心脏舒缩。在腔静脉入口和房室沟处易形成狭窄环,造成严重梗阻。由于心脏活动受限,心肌逐渐萎缩变性,甚至纤维化。心脏和腔静脉入口受增厚甚至钙化心包压迫是生理紊乱的主要原因。心脏舒张受限,充盈不足,心排血量下降,心率代偿性增快。右心室充盈受限,静脉压升高,导致体循环静脉扩张、颈静脉怒张、肝瘀血肿大、腹腔和胸腔积液、下肢水肿。左右室舒张受限使肺循环压力增高和肺瘀血,影响呼吸功能。

约 50% 患者发病缓慢,无明确的急性心包炎病史。急性化脓性心包炎发病后 1 年至数年才出现典型症状,结核性心包炎 6 个月后可出现症状。主要表现为重度右心功能不全,呼吸困难、腹胀和下肢水肿,呈慢性进行性加重,患者易疲劳,心前区不适,活动后心悸、咳嗽、食欲缺乏、黄疸、消瘦等,肺部瘀血严重者可出现口唇、末梢发绀,端坐呼吸。重症患者可有胸腔积液、消瘦、血浆蛋白降低、贫血等,甚至出现恶病质。听诊心音遥远、无杂音,触诊心前区无搏动,脉搏细速,出现奇脉(吸气相脉搏减弱或消失),血压偏低,脉压减小,中心静脉压升高。叩诊胸部浊音,可有胸腔积液,呼吸音粗,可闻及湿啰音。

血常规改变不明显,可有贫血。红细胞沉降率正常或稍快。肝功能轻度损害,清蛋白降低。部分患者可出现结核抗体试验阳性。心电图改变包括 QRS 波低电压、T 波平坦或倒置,提示心肌缺血;可有房性心律失常,P 波异常。X 线检查心影大小无异常,心脏边缘不规则、各弧段消失、左右侧心缘变直,主动脉弓缩小,心脏搏动减弱,主动脉搏动减弱,上腔静脉扩张致右上纵隔增宽,左右房增大,心包钙化,肺瘀血。胸部平片可见一侧或两侧胸膜增厚、粘连、钙化或胸腔积液。CT 和磁共振检查可了解心包增厚、钙化的程度和部位,有助于鉴别诊断。超声心动图可显示心包增厚、粘连或积液,室壁运动受限,下腔静脉和肝静脉增宽等。其他检查包括冠状动脉 CT、心导管检查、心肌组织成像等有助于排除血管疾病导致的心肌缺血和明确心肌受损程度等。

二、术前准备

缩窄性心包炎起病缓慢,全身情况差。心脏收缩和舒张功能严重受累,临床表现为射血分数正常,但心脏指数降低,循环时间延长,动静脉血氧分压差增大。代偿性表现为血浆容量、血细胞比容和总循环容量增加。多数伴有胸膜炎、胸腔积液,肺功能受影响,也可累及肝功能。术前应根据患者的病情积极维护各脏器功能,调整内环境稳定,提高患者对麻醉和手术的耐受性,减少术中和术后并发症的发生。

针对原发感染应积极采取抗感染措施,除明确诊为非结核性心包炎之外,至少应进行系统的抗结核治疗。对大量、胸腔积液患者,为维护其呼吸功能,术前可适当抽排、胸腔积液,抽排量以患者能耐受且不剧烈影响血流动力学为原则,但绝不能因为药物治疗和反复胸腹腔穿刺能缓解症状而延误和丧失手术时机。麻醉前用药以不引起呼吸、循环抑制为前提。可在患者进入手术室后在严密监测下适度使用,常用药物有吗啡、东莨菪碱、咪达唑仑和右美托咪定等术前常规禁食禁饮。腹内压高的胸腔积液患者,为防止误吸,可预防性给予氢离子拮抗药,如奥美拉唑、雷尼替丁等。低流量氧疗有助于改善患者的组织代谢状况。提供高蛋白饮食、补充血浆蛋白和补充维生素 B、C。肝功能明显下降患者还应补充维生素 K 以改善患者的凝血功能,防止手术过程中因凝血功能低下导致异常出血。常规利尿、补钾,调整水、电解质平衡。术前一般不用洋地黄制剂,心功能差、心率大于 100 次/min 者仅在手术当日清晨给予小剂量洋地黄类药物,如毛花苷丙 0.2~0.4 mg,可适当控制心率,改善心功能。准备呼吸、循环辅助治疗设施,对病程长、心肌萎缩、估计术后容易发生心脏急性扩大、心力衰竭者,除药物准备外,应备好机械通气装置和心室辅助装置如主动脉球囊反搏(IABP)等。应备妥体外循环以防术中大出血,手术前,患者的一侧腹股沟区应做消毒准备,必要时可实施股动脉、股静脉体外循环转流,以保证氧合与补充血容量。准备体外贴敷式除颤电极并连接除颤仪,防止心包剥脱完成前发生心室纤颤时无法进行胸内除颤的窘迫状态。

三、麻醉方法

无论采用何种麻醉方法,麻醉管理的目的在于避免心动过缓和心肌抑制。选择气管内插管静吸复合麻醉时,应行全面监测,包括心电图、脉搏血氧饱和度、无创动脉压、有创动脉压、呼气末二氧化碳分压、中心静脉压和体温等,估计术后可能发生低心排血量综合征的患者,建议放置肺动脉导管进行监测。缩窄性心包炎患者由于循环代偿功能已十分脆弱,必须在严密监测心电图、脉搏氧饱和度和有创动脉压下缓慢施行麻醉诱导。由于患者的循环时间延长,药物起效慢,应酌情减慢麻醉诱导注药速度,不能误以为患者耐受性好而造成药物相对过量,以致血压下降甚至循环衰竭。备好多巴胺、去氧肾上腺素和肾上腺素等急救药物,根据监测情况随时修正麻醉用药方案,避免血压下降和心动过缓。

常用麻醉诱导药物有咪达唑仑、依托咪酯、氯胺酮、苏芬太尼等。尽管氯胺酮可能增加心肌氧耗,但可以防止诱导时出现血压下降和心动过缓,而心率增快是缩窄性心包炎患者增加心排血量的唯一有效代偿因素。肌松药应选用循环影响轻微且不减慢心率的药物,如泮库溴铵、罗库溴铵等,并适当减小剂量、缓慢滴定给药。麻醉维持以采用对循环影响轻微的芬太尼、苏芬太尼和瑞芬太尼为主的静吸复合或静脉复合麻醉。对心功能较好的患者可在手术强刺激环节(如切皮、劈开胸骨或撑开肋骨)时,吸入异氟烷、七氟烷或地氟烷加深麻醉。采用对肝肾功能影响小的阿曲库铵和顺式阿曲库铵等维持肌松。

麻醉管理要点在于:①维持血流动力学稳定,严格管理输血输液速度和液体入量,以防缩窄解除后心室过度充盈膨胀,引发急性右心力衰竭或全心力衰竭。遵循在心包完全剥离前等量输液或输血,心包剥离后限量输液的原则;②随着心包的剥离,开始小量使用多巴胺等强心药物,并随时调整剂量,直至心包完全剥离。避免心包剥脱、心肌受压解除、腔静脉回心血量骤增引起的急性心力衰竭;③密切监测心电图,出现严重心律失常时,应及时与手术医师沟通,必要时暂停手术并积极处理。由于开胸后无法直视心脏表现,经食管超声心动图(TEE)在评估缩窄性心包炎患者血流动力学方面有非常重要的价值;④避免机械通气潮气量过大,以防回心血量进一步减少导致心排血量降低;⑤全面监测内环境,包括血气分析、血常规、电解质和尿量等。根据血气分析等监测结果及时调整内环境稳定,维持水、电解质和酸碱平衡;⑥手术结束后应保留气管插管送 ICU 机械通气,全面监测,维持正常血气水平,控制输液、输血量,持续强心、利尿,维护心功能,防治术后低心排血量综合征的发生,防止水、电解质和酸碱紊乱,并根据患者的情况合理制订镇静、镇痛方案,避免血流动力学波动。

第三节　先天性心脏病手术的麻醉

一、病情特点

国内先天性心脏病(以下简称先心病)的发病率约为 6.3‰~14‰,但真实的发生率可能高于这一水平,许多出生后即死亡的患儿可能与致死性的先心病有关,而有些先心病,如主动脉双叶瓣畸形和动脉导管未闭早期无症状,因此真实的发病率尚不明确。早产儿先心病的发病率高于是足月产儿(尤其是室间隔缺损与动脉导管未闭),患糖尿病的母亲,其新生儿先心病的发病率高于无糖尿病母亲的产儿。23%~56%染色体异常的患儿伴有先心病。发病原因可能与胚胎期发育异常、环境或遗传因素等有关。在过去的数年中,随着疾病的诊断、体外循环技术、监测和围术期管理技术的不断进步,越来越多的幼小、危重的先心病患儿得到了成功的手术治疗。医学和外科手术技术的发展为 85%~95%的先心病患儿活至成年提供了机会,成年先心病患者的数量已与儿童的数量相当。

先心病种类繁多,临床常见的有 10 余种。一般根据先心病血流动力学特点进行分类,如是否存在分流、肺血流是增加还是减少、瓣膜周围是否有异常导致血流梗阻或减少等。因此,先心病分类方法也有多种,麻醉医师应采用有利于麻醉管理的分类方法。发绀型和非发绀型先心病是最常用的分类方法,发绀型先心病通常存在右向左分流或以右向左分流为主的双向分流或动静脉血混合;非发绀型先心病通常又分为无分流型和左向右分流型(表7-1)。

表 7-1 根据发绀情况的先心病分类

发绀型先心病	非发绀型先心病
肺动脉瓣狭窄或闭锁伴	无分流型
房缺或室缺	主动脉缩窄
法洛四联征	主动脉瓣狭窄
右室双出口	异常血管环
大动脉转位	有分流型
单心室	房间隔缺损
完全型肺静脉异位引流	室间隔缺损
三尖瓣闭锁	心内膜垫缺损
艾伯斯坦畸形	动脉导管未闭
	大动脉共干
	主动脉肺动脉间隔缺损

根据心脏血流动力学特点和缺氧原因,先心病可分为:①左或右心室压力超负荷;②心室或心房容量超负荷;③肺血流梗阻性低氧血症;④共同心腔性低氧血症;⑤体、肺循环隔离性低氧血症。

根据分流血流对肺循环的改变可分为:①肺血流增多型:肺血流增多导致肺循环容量或压力超负荷;②肺血流减少型:异常分流或肺血流梗阻使肺血流减少导致全身血液氧合不足;③正常肺血流型:无分流的梗阻性病变常导致心肌做功增加、心室肥厚、顺应性降低和氧耗增加。根据解剖病变和临床症状分类:单纯交通型(心房、心室、动脉和静脉间直接交通)、心脏瓣膜畸形型、血管异常型、心脏位置异常型、心律失常型等。

心脏麻醉医师不但要掌握手术前患者的病理生理特点,还要掌握手术后患者的病理生理改变。

(一)室间隔缺损

胚胎从第8周开始形成室间隔组织,出生后约 20%~60% 新生儿的室间隔自行闭合,其余 40% 在婴儿期闭合,多数在 5 岁以内闭合。超过 5 岁自行闭合者很少,即遗留室间隔缺损畸形。室间隔缺损是最常见的先天性心脏畸形,左右室压力[(80~130/5~10)mmHg]远超右心室[(15~30/2~5)mmHg],产生左向右分流。左向右分流量取决于缺损大小和肺循环阻力。缺损部位不同对血流动力学影响的差异很小。只有很小的缺损心脏收缩后期可暂时关闭,而大、中型缺损的分流无影响。

左向右分流的血流动力学改变包括:①肺血多致左右室容量超负荷;②肺血流量大大增加;③体循环流量不足。左右室扩大、肥厚,心肌拉长,在生理代偿期内收缩增强,但心腔内超容和室壁顺应性降低使左右室舒张压升高,充盈受限,肺静脉、肺微血管等后续血流受堵,导致肺瘀血和肺间质水肿、肺泡水肿,肺顺应性降低,通气和换气功能障碍,左右衰竭和呼吸衰竭同时出现。左右室泵向主动脉的血流因分流减少,导致代偿机制的出现,血中儿茶酚胺浓度升高,交感神经兴奋,体循环血管收缩,外周阻力增高以维持血压。肾血流量减少使肾素血管紧张素系统兴奋导致水钠潴留、血容量增加,肺循环和体循环静脉床瘀血,引起肺水肿、肝大和皮下水肿等。肺动脉阻力增加最终导致肺动脉高压。年龄、海拔高度、血细胞比容、体力活动和肺血管结构均可影响肺动脉压力。长期左向右大量分流使肺血管被破坏,有学者将其病理变化分为六级,肺血管结构的改变最终使肺动脉高压从可逆的动力性高压向不可逆的阻力性高压演变,肺动脉压可达到或超过主动脉压,使缺损处发生右向左分流,称为艾森门格综合征;其后发现除室间隔缺损外,其他左向右分流的先心病也可继发此病理生理,因此这类患者统称为艾森门格综合征。

(二)房间隔缺损

房间隔缺损为心房水平的左向右分流,可使肺循环流量三、四倍于体循环,右心房、右心室和肺动脉扩张。左右心房的压力差不能解释临床所见的巨大分流量,体位(重力)与分流方向也无关,房间隔缺损大量右向左分流的机制为:左室壁厚,心腔狭长,二尖瓣口面积小(成人约 $4\sim6\ cm^2$);右室壁薄,顺应性高,易扩张,心腔短阔,三尖瓣口面积较大($11\sim13\ cm^2$),方便容纳血液,心室舒张时右心房较易充盈右心室。房间隔缺损时左右房压力趋于相等,约 $4\sim5\ mmHg$,右心室远较左右室容易充盈,由此造成大量左向右分流。心室收缩时存在左向右分流是由于右心房连接的腔静脉系统容纳血量远远大于左右房连接的肺静脉系统,在心室收缩晚期缺损部位已有左向右分流,但在心房收缩早期由于右心房收缩较左右房稍早,可有少量右向左分流,但随着大量左向右分流,少许分流入左右房的血流又被赶回右心房。由于右肺静脉开口接近缺损部位,因此分流部分大多由右肺静脉而来。

房间隔缺损时左右室的射血分数仍能保持正常,但左右室充盈不足,年长后左右室功能减退,因房间隔存在缺损,左右室功能减退导致的左房压升高可由缺损的分流得到缓解,所以临床表现为右心力衰竭,手术修补后可能表现出左右室功能不全的症状。房间隔缺损患者 20 岁以前多无明显的肺动脉高压,除非居于海拔很高地区的患者。

(三)动脉导管未闭

动脉导管是胎儿肺动脉和主动脉间的正常通道,出生后即自行关闭。如关闭机制有先天缺陷,即构成临床上的动脉导管未闭。在某些先心病中,未闭的动脉导管是患儿生存的必需血源,自然关闭或手术堵闭可致死亡。出生后血氧升高和前列腺素降低是导管关闭的最主要因素,其螺形和环形平滑肌开始收缩,使导管管壁增厚、缩短,不规则的内膜增厚和垫墩发挥堵闭管腔的作用。出生后 15 h 内大多已功能关闭,管壁细胞无菌性坏死,代之以纤维组织增生而成动脉韧带。

出生后 3 个月仍未关闭一般才被认为是临床上的动脉导管未闭。因主动脉的收缩压和舒张压总是高于肺动脉,所以始终是左向右分流。主动脉分流的动脉血和来自右心室的静脉血在肺动脉混合,入肺循环再回到左右房、左右室,大大增加了左右室每搏量;除非有肺动脉高压,否则右心的前后负荷不变,而左右容量增加致心肌肥厚。主动脉收缩压不变甚至升高,而舒张压因主动脉瓣关闭后继续向肺动脉分流而降低,脉压增宽,产生周围血管体征。左右容量增加致左右室扩大,舒张压上升,使左右房及后续血管床瘀滞引起肺水肿。导管的长度、粗细与分流量有关,流程长者阻力增大,还可有扭曲使分流减少,还可因体位不同而与纵隔脏器位置关系变更压迫导管,称为"间歇性"导管,杂音时有时无。肺循环阻力是影响分流大小的至关重要因素,阻力主要产生于肺动脉至小分支段,如二尖瓣狭窄或左右衰竭时肺静脉回流受阻,也可使肺动脉压上升,分流减少。如肺循环阻力超过体循环,将产生右向左分流,肺动脉血流向降主动脉,产生下身发绀而上身不紫的差异性发绀。

动脉导管未闭引起肺动脉高压的原因包括:①分流量大使肺动脉压力增高(动力性);②主动脉压力传导至肺动脉;③年长后产生梗阻性肺动脉高压;④肺静脉压增高(微血管后肺动脉高压)。

(四)肺动脉狭窄

根据狭窄部位可分为瓣膜部、漏斗部、肺动脉干和肺动脉分支狭窄,有单纯性狭窄或合并其他心血管畸形,约占先心病总数的 25%~30%。肺动脉狭窄使右心室射血受阻,其收缩压增高程度与狭窄的严重程度成正比。严重肺动脉狭窄随着年龄增长,右心室进行性向心性肥厚,顺应性下降,舒张压增高,同时伴有三尖瓣反流,右心房、右心室扩大,最终导致右心力衰竭。未经治疗的患者可出现肝静脉瘀血所致的肝硬化。中、重度肺动脉狭窄在胎儿期右心室心排血量可维持正常。重度狭窄患者的回心血经卵圆孔或房间隔缺损进入左右房、左右室,致使右心室、三尖瓣发育不良。出生后由于心房水平大量右向左分流,呈现严重低氧血症,不及时处理将危及生命。周围肺动脉狭窄约占先心病总数的 2%~3%。狭窄可单发,仅累及肺动脉总干或其分支,或多发性狭窄同时累及肺动脉总干及若干较小的肺动脉分支。周围性肺动脉狭窄常合并其他先心病,如肺动脉瓣狭窄、法洛四联症、主动脉瓣上狭窄和室间隔缺损等。单纯周围性肺动脉狭窄病因未明,目前认为可能与胎内风疹病毒感染有关。根据狭窄范围和程度,可致不同程度的右心室肥厚,随着年龄增长,肺动脉狭窄可加重。周围肺动脉狭窄的治疗首选经皮球囊血管成形术。严重的分支狭窄,尤其是多发性外周分支狭窄,手术治疗难度很大,疗效也不满意。

(五)法洛四联征

法洛四联征是最常见的发绀型先心病,其发生率为 0.2‰左右,占先心病 12%~14%。1888 年 Fallot 描述了该病的四个病理特点,即:肺动脉狭窄、主动脉骑跨、室间隔缺损和右心室肥厚,故称为法洛四联症。其中肺动脉狭窄和室间隔缺损是最主要的病变。肺动脉狭窄致肺血量严重不足,由体循环向肺循环丛生侧支血管,侧支血管可分为三类。第一为支气管动脉与肺动脉在肺内深部连接;其次为主动脉分支在肺门与肺动脉相连;第三为锁骨下动脉在进肺门前与肺动脉相连。法洛四联症的非限制性室间隔缺损使左右心室收缩压相等,通过室间隔缺损的血流方向和流量由肺动脉狭窄程度所决定。可呈现双向分流和右向左分流,右向左分流者肺血量明显减少,主动脉血流主要来自右心室,故有明显发绀。尽管有明显的肺动脉狭窄,但肺动脉压力正常或偏低,心排血量可正常或增高。非限制性室间隔缺损的存在使右心室压力不会超过体循环压力。法洛四联症中室间隔缺损的位置、肺动脉狭窄部位和主动脉骑跨程度对血流动力学改变不起决定性作用,右心室肥厚是右心室收缩压增高的代偿性改变。发绀程度还与血红蛋白增高程度和是否伴有动脉导管未闭,以及体肺侧支血管多少等因素有关。法洛四联征右心血流的分流和左右回心血量减少都不增加容量负荷,因此心力衰竭很少见。心脏不大甚至偏小,慢性低氧血症可代偿性地产生肺部侧支循环和红细胞增多症,致使血液黏滞度增高容易发生血栓。侧支循环丰富的患者,肺血减少不明显,术前患者发绀较轻,但根治术后侧支循环的病理生理相当于未结扎的动脉导管,引起术后肺血增加,应引起注意。

(六)右心室双出口

典型的右心室双出口基本病变为:①主、肺动脉全部出自形态右心室(无动脉出自形态左右室);②室间隔缺损为形态左右室唯一出口;③主动脉瓣和肺动脉瓣下均有肌性圆锥,均与房室瓣无纤维连接;④主动脉瓣和肺动脉瓣位于同一高度。右心室双出口常见三种类型:①艾森门格型(Eisenmenger),右心室双出口合并主动脉下室间隔缺损,无肺动脉狭窄;②四联征型,右心室双出口合并肺动脉狭窄;③陶氏型(Taussig-Bing),右心室双出口合并肺动脉下室间隔缺损。室间隔缺损是右心室双出口的病理要素之一,其位置可分别位于主动脉下、肺动脉下、两动脉下或远离动脉。由于室间隔缺损的位置与两大动脉种种不同的关系,主动脉瓣和肺动脉瓣下有无梗阻性病变,右心室双出口的病理生理、血流动力学和临床表现有极大差异。右心室内血流为层流者,临床上可完全无发绀。一般患者有轻重度不等的发绀,肺血或稀少或增多,甚至出现肺动脉高压,因此临床表现类似于单纯室间隔缺损、重度法洛四联症或完全型大动脉转位。

(七)三尖瓣畸形

1.三尖瓣闭锁　三尖瓣闭锁必然存在心房间交通,体静脉、冠状静脉回心血经卵圆孔或房间隔缺损进入左心房,与肺静脉血混合进入左右室。太小的房间隔缺损使右心房和外周静脉压力增高,临床有体循环瘀血和右心力衰竭的表现。左右室接受的动静脉混合血使外周动脉血氧饱和度降低,临床出现发绀。发绀的严重程度与肺循环血流量有关,而肺血流量又取决于室间隔缺损大小和肺动脉狭窄程度。合并大的室间隔缺损又无肺动脉狭窄时肺血流量增多,发绀可不明显。若合并肺动脉狭窄、闭锁或限制性室间隔缺损时肺血流量减少,发绀症状严重。三尖瓣闭锁合并肺动脉闭锁和室间隔完整的情况十分罕见,此时到达肺部的唯一通道为未闭的动脉导管或体、肺侧支循环。

2.三尖瓣下移(Ebstein 畸形)　三尖瓣下移是指三尖瓣隔瓣或后瓣偶尔连同前瓣下移附着于近心尖的右心室壁上,占先心病的 0.5%~1.0%。1866 年德国学者 Ebstein 在尸检中首先发现本病并详细描述了其病理解剖,故又被称为"Ebstein 畸形"。本病无性别差异,偶有家族史报道,母亲妊娠早期服用锂制剂者其后代易患本病。三尖瓣下移的病理生理改变轻重不一,轻者瓣膜功能基本正常;重者三尖瓣口狭小,右心室腔狭小,射入肺动脉血流量少,瓣叶变形、腱索缩短或乳头肌发育不良致使三尖瓣关闭不全,导致三尖瓣反流。右心房压力逐渐增高、扩大,血流分流至左右房,引起临床发绀症状。房化右心室与功能右心室同时收缩,而与右心房活动不一致,当心房收缩时,血流由右心房流向房化右心室,心室收缩时,这部分血流又返回右心房,因此右房压持续增高,而右心室容量较小,三尖瓣严重反流,致其收缩期无前向血流射入肺动脉,这种现象称为"功能性肺动脉闭锁",此时肺循环血流完全依赖动脉导管分流或侧支循环。三尖瓣下移患儿发绀症状可在婴儿期缓解,但年长后不可避免地再次出现,可能因三尖瓣和右心室心肌功能逐渐减退,三尖瓣反流使瓣口逐步扩大,反流加重,并形成恶性循环,导致右房压增高,右向左分流加重。

(八)主动脉缩窄

主动脉缩窄是指主动脉上的局限性狭窄,其内有隔膜阻挡血流。缩窄可发生于主动脉任何部位,多数在主动脉峡部和左锁骨下动脉分叉处,约占主动脉缩窄的98%,男性多于女性。因下半身缺血致侧支循环丰富,包括锁骨下动脉所属的上肋间动脉。

肩胛动脉、乳内动脉支,以及降主动脉所属的肋间动脉、腹壁下动脉、椎前动脉等。因肋间动脉显著扩张可导致肋骨下缘受侵蚀。主动脉缩窄以上的血量增多,血压上升,缩窄以下血量减少,血压降低。逐渐导致左右劳损、肥厚、负荷加重,终致心力衰竭。脑血管长期承受高压,可发展为动脉硬化,严重者可发生脑出血。下半身缺血缺氧,可引发肾性高血压及肾功能障碍等。

(九)主动脉狭窄

主动脉狭窄可分为主动脉瓣狭窄、主动脉瓣下狭窄和主动脉瓣上狭窄三型。其引起的基本血流动力学改变为左右室流出道梗阻,导致左右室与主动脉收缩压存在较大的压力阶差。主动脉瓣狭窄较多见,瓣口狭小,有单瓣叶、双瓣叶、三瓣叶或四瓣叶畸形,瓣叶相互融合、增厚和钙化。主动脉瓣下狭窄的瓣叶基本正常,而瓣环下方呈纤维膜性或肌性狭窄。主动脉瓣上狭窄的位置在主动脉瓣叶和冠状动脉开口的上方,较少见。三类狭窄都引起主动脉排血阻力增加,左右室负荷增大,左右室肥厚、劳损、舒张末压升高、充盈减少,同时冠状动脉供血不足出现心肌缺血症状。随着左右室的变化可致左右房、右心室压增高,心肌肥厚、劳损,终致左、右心室衰竭。

(十)大动脉转位

大动脉转位是胚胎发育过程中出现的主动脉与肺动脉异位,居发绀型先心病第二位,可分矫治型和完全型两种。矫治型大动脉转位,主、肺动脉位置颠倒,同时两个心室的位置也错位,肺动脉连接于解剖左右室,但仍接受静脉回血;主动脉连接于解剖右心室,却接受肺静脉氧合血。因此,虽有解剖变异,但血流动力学和氧合得到矫正,仍维持正常。完全型大动脉转位是两个大动脉完全转位,主动脉与解剖右心室连接,将静脉回心血排至全身;肺动脉与解剖左右室连接,将氧合血排入肺动脉,再经肺静脉回到左右。如果在肺循环与体循环之间没有通道,则患儿不能存活;只有存在通道(如卵圆孔、房间隔缺损、室间隔缺损、动脉导管未闭等)的情况下,患儿才得以生存,但自然寿命取决于通道的大小与位置,其中45%死于出生后一个月内。

(十一)完全型肺静脉异位引流

肺静脉血不回到左右房,而流入右心房或体静脉,一般都存在房间隔通道。解剖类型较多,1957年Darling将其分为四型:①心上型,临床较多见,约占50%,肺静脉汇合成肺静脉干,在心脏上方进入体静脉系统,再回入右心房;②心内型,约占30%,肺静脉汇合后,血流进入冠状静脉窦后再进入右心房;也有直接进入右心房者,但较少见;③心下型,约占12%,肺静脉汇合后,向下穿过膈肌连接于下腔静脉、门静脉和肝静脉;④混合型,较少见,约占8%。其病理生理变化取决于房间隔缺损的大小和异位连接有无梗阻;因动脉血氧饱和度低,大量血流从左向右分流使右心和肺循环负荷增加,容易导致右心力衰竭和肺动脉高压,使病情急剧恶化。

二、术前评估与准备

对先心病病理生理和临床症状的充分了解对制定麻醉方案至关重要,应详细询问病史,体检是术前评估的重要组成部分,因为患儿无法表述其症状,而其父母常常不能理解某些发现的重要性。

(一)术前评估

1.病史与体检　患儿的发病年龄往往与疾病的严重程度有关。肺血流减少或混合不充分的患儿可能持续存在发绀,或因情绪激动、哭闹和活动量增加而间断出现发绀。年长的小儿应了解其有无喜"蹲踞"的习惯,并观察其与发绀之间的关系。应充分了解发绀的频率,以判断疾病的严重程度,因为发绀性缺氧发作也可能在麻醉和手术过程中发生,以便及时采取措施降低右向左分流。临床发绀的出现依赖于血中还原血红蛋白的绝对浓度而非氧饱和度,但新生儿由于含有大量高度饱和的胎儿血红蛋白,在临床出现发绀前其氧分压已严重降低。发绀型先心病往往潮气量增高,尽管早期并未出现杵状指,但其呼吸耐量降低,对缺氧的呼吸反应也减弱。婴儿喂养困难、成长缓慢往往提示有充血性心力衰竭,呼吸道易感染,出现肺炎。先心病患儿常常合并其他先天性疾病,因而容易在围术期出现温度调节困难、营养不良、脱水与低血糖、气道困难、凝血异常和中枢神经系统疾病。

实验室检查应特别关注血细胞比容、白细胞计数、凝血指标、电解质和血糖等。缺氧使血红蛋白持续升高,定期检查血红蛋白有助于简单地判断患儿低氧血症的水平。高血红蛋白使血液黏滞度升高,容易导致血栓形成,如果患儿进食困难处于相对脱水状态将加速血栓形成。已有大量资料证明发绀型先心病患者存在凝血功能障碍,原因可能为血小板功能不全和低纤维蛋白血症。白细胞计数和分类的变化有助于判断患者的全身感染情况,发热、上呼吸道感染和白细胞增高患者不应施行择期手术麻醉,不仅因为体外循环将进一步降低免疫功能,而且术中所有的人工材料被细菌种植后将出现感染性心内膜炎等灾难性的情况。应排除家族性凝血异常,实施体外循环前应保证凝血功能正常。了解患儿血钾、镁、钙和血糖状态,及时纠正。左右室发育不全综合征患儿容易出现低血糖,新生儿心肌对血糖的依赖大于成人心肌,因而低血糖更易加重心力衰竭。其他检查包括心电图、超声心动图、心导管检查和胸部 X 线检查等。

2.麻醉前告知　先心病的诊治风险因是否为完全矫治或姑息性手术,以及医疗单位的水平而异。随着先心病手术病死率的降低,术后严重的并发症的问题却显得尤为突出。麻醉医师应充分向家长告知麻醉手术的风险。神经系统后遗症仍然是先心病和其修复术最常见的并发症,25%患者术后早期存在脑功能障碍,体外循环后癫痫的发生率为20%。尽管文献报道癫痫一般为自限性,没有长期不良后果,但研究显示癫痫是神经系统发育的重要预后指标,术后癫痫与认知功能降低、语言和运动功能存在密切关系。许多先心病患儿术前并发脑发育不全,心血管功能不全也与脑发育不良、脑梗死、脑血管栓塞和脑脓肿形成有关,先心病的早期修复有助于限制这一脑损伤机制。术中脑损伤发生的主要机制为低氧性缺血再灌注损伤或栓塞损伤,血流动力学不稳定和脑能量需求增加致脑氧供需失调是术后脑损伤的主要原因。

(二)麻醉前准备

在充分了解患儿病情的情况下,麻醉医师应与儿科医师和心外科医师仔细讨论患者的麻醉前准备。如果在不纠正解剖病变患儿生理功能即无法改善的情况下,应决定实施限期手术。

1.术前用药 目前有关术前用药的意见尚不统一。术前用药的作用主要包括:减少分泌物、阻断迷走神经反射、减少烦躁焦虑和降低麻醉诱导期的心血管不良反应。随着对呼吸道刺激小的吸入麻醉药的问世,以及众多关于抗胆碱能药物引起术后认知功能不全的报道,目前成人术前已很少使用抗胆碱能药物,尽管小儿麻醉中的使用还比较普遍,但研究显示不用抗胆碱能药物并没有增加不良后果。研究发现,呼吸道不良反应与小儿的年龄、体重有关,小于 3 个月的小儿,尤其是新生儿,其迷走神经张力高,诱导药物、喉镜刺激、手术刺激等均可通过迷走反射引发心动过缓。许多麻醉医师采用术前肌内注射或在麻醉诱导时静脉滴注阿托品等药物,阿托品常用剂量 40 μg/kg 和 20 μg/kg 没有显著疗效差异,口服、静脉滴注、肌内注射不影响血药浓度。

长托宁为 M 受体拮抗药,选择性地作用于 M_1、M_3 受体,对 M_2 受体无明显作用,既能减少呼吸道分泌物和防止刺激迷走神经引起的并发症,又能有效避免心动过速、尿潴留、肠麻痹等不良反应。小儿长托宁的推荐剂量为 0.01 mg(体重<3 kg),0.2 mg(7~9 kg),0.3 mg(12~16 kg),0.4 mg(20~27 kg),0.5 mg(体重≥32 kg)。

小于 8 个月的婴儿很少需要镇静药,大于 1 岁的小儿麻醉前是否使用镇静药尚存分歧必须充分权衡术前用药可能给患者带来的益处和不良反应,着重关注心血管反应和呼吸道通畅情况。目前最常用的镇静药为咪达唑仑,口服咪达唑仑已成为小儿麻醉前最常用药物。1998 年后面市的咪达唑仑口服溶液(Versed 糖浆)为小儿麻醉提供了术前镇静的有效方法。Versed 糖浆 pH 为 2.8~3.6,以水溶性和亲脂性闭合环为主,口感好,小儿容易接受,口服后接触口腔黏膜的亲脂成分吸收好、更稳定。常用口服剂量为 0.25 mg/kg,起效时间 10~15 min,20~30 min 达峰值。OAA/S 评分满意,不影响术后苏醒。咪达唑仑(0.25~0.5 mg/kg)联合氯胺酮(4~6 mg/kg)口服效果更好,无明显的循环、呼吸不良反应。此方法也适用于接受诊断性检查的患儿。应用氯胺酮的小儿必须同时加用阿托品或长托宁,以避免分泌物引起呼吸道并发症的风险。选择术前用药总体原则应着眼于患者的需求和对镇静药物的反应。小儿用药后,应常规监测脉搏血氧,以提高安全性。

2.术前禁食 术前禁食的原则在近年发生了较大变化。长时间禁食的婴幼儿可能发生低血糖和容量不足,也容易因饥饿和口渴导致情绪烦躁。关于是否需要长时间禁食的研究发现小儿清流质的胃排空时间为 2 h 左右,固体食物排空较慢,尤其是动物脂肪含量较高的膳食。据此,美国麻醉医师协会修改了相应的禁食时间指南,指南(表 7-2)建议手术当日固体食物(包括牛奶)的禁食时间为 6~8 h,清流质为 2~3 h。此法大大减轻了择期手术小儿的口渴和饥饿感,降低了低血容量和血液浓缩的风险,同时不增加误吸的危险。急诊手术的禁食时间难以硬性规定,无法制定有效的指南来权衡推迟手术和误吸的风险。麻醉医师应针对不同的患者制定个体化的应对方案。

表 7-2 降低肺部吸入危险的推荐禁食时间

摄入食物	最短禁食时间(h)	摄入食物	最短禁食时间(h)
清流质	2	乳品(非母乳)	6
母乳	4	清淡食物	6
婴儿粥	6	高脂肪食物	8

该推荐方案适用于各年龄组择期手术患者,但不适用于产妇。该指南并不能完全保证

胃排空。

应特别关注禁食与长期用药的问题。一般来说,手术日清晨吞服药物时所饮的少量水并无误吸的危险。长期用药的目的不是为了维持术中血药浓度稳定,而是着重于其术后作用,因为术后需相当长时间才能恢复正常口服用药。

3.患儿的准备　开放静脉和补液。长时间禁食、禁水有引起脱水的危险,发绀患儿红细胞增多(特别是血细胞比容大于60%者),液体不足将增加脑、肾等重要脏器栓塞的风险。而充血性心力衰竭患儿应适当限制液体,以防心室功能进一步恶化。对所有先心病患儿应特别注意排出静脉通道中的气泡,以防止右向左分流时气泡进入体循环动脉系统引起重要器官的栓塞。应采用精密输液器或输液泵以精确控制液体输注。术中是否输注含糖溶液目前尚有争论,如患者存在缺氧,高血糖可能加剧神经系统损伤。年龄不足1岁或体重小于10 kg的患儿可输注一定量含糖溶液(5%葡萄糖液5 mL/kg),其他以平衡液为主,并随时监测血糖浓度。可以在父母的陪同下在病房或麻醉接待准备室中为患儿开放静脉通道,口服咪达唑仑后,也可在手术中吸入七氟烷后开放静脉通道。

4.相关麻醉用品的准备

(1)器械和辅助设备:小儿专用麻醉机、儿童简易呼吸囊和儿童加压面罩;小儿间接喉镜或新生儿直接喉镜;小儿牙垫;听诊器;尽可能选用内径大的适合当前小儿的气管导管,上下号各一备用;小号插管钳;22G和24G动静脉穿刺针用于动脉置管,深静脉置管常用20~16G管道;多功能监护仪,包括无创血压、有创压力(2或3个通道)、温度(至少2个模块)、氧饱和度、心电图、呼气末二氧化碳和麻醉气体监测等,计量尿容器;小儿食管超声探头;多功能血气生化分析仪(血气、电解质、血糖、血细胞比容、乳酸等)、ACT监测仪、除颤仪;气体和液体加温装置及相应耗材;精密输液装置和注射泵等。

(2)药物:使用合适大小的注射器将常规和抢救用药按较低的浓度抽好备用,以便紧急情况下快速精确给药。持续用药的浓度应满足既能精确给药,同时避免液体过量。表7-3为心脏病患儿术中常用非麻醉类药物和剂量。

表7-3　小儿术中常用非麻醉类药物和剂量

药物	剂量
正性肌力药物	
肾上腺素	0.01~0.1 μg/(kg·min)
异丙肾上腺素	0.01~0.1 μg/(kg·min)
去甲肾上腺素	0.01~0.1 μg/(kg·min)
多巴酚丁胺	2~10 μg/(kg·min)
多巴胺	2~10 μg/(kg·min)
米丽农	50 μg/kg(负荷量),随后0.25~0.75 μg/(kg·min)

（续表）

药物	剂量
扩血管药物	
硝酸甘油	1~2 μg/(kg·min)
硝普钠	1~5 μg/(kg·min)
氨茶碱	0.5 mg/kg 慢推,随后 0.5~1 mg/(kg·min)
前列腺素 E_1	0.05~0.1 μg/(kg·min)
拉贝洛尔	10~100 mg/h
抗心律失常药物	
利多卡因	01 mg/kg 静脉滴注,随后 0.03 mg/(kg·min)
腺苷	0.15 mg/kg 单次
胺碘酮	5 mg/kg 慢推,随后 5 mg/kg(至少 12 h)
β受体阻滞药	
艾司洛尔	0.5~01 mg/kg 单次,100~300 μg/(kg·min)
美托洛尔	2.5~5 mg 单次,随后 2.5 mg 递增
其他	
氯化钙	10~20 mg/kg
碳酸氢钠	1 mmol/L(1 mmol/kg)(或根据血气分析 BE 确定)
去氧肾上腺素	1~10 μg/kg
肝素	3 mg/kg
鱼精蛋白	3~4 mg/kg

三、麻醉方法

(一)术中监测

1.无创监测　无创监测主要包括心电图、无创血压、经皮脉搏氧饱和度、呼气末二氧化碳,麻醉气体浓度和温度等,TEE 为半有创监测,有专用小儿食管探头时可以采用。心电图主要用于监测心律失常和心肌缺血,婴幼儿应准备专用电极妥善固定并防止皮肤受损。心脏手术中的无创血压只在有创动脉压建立之前使用。经皮脉搏氧饱和度在小儿心血管手术中极为重要,可大大提高麻醉的安全性,特别对于发绀患儿。手术中影响脉搏氧饱和度的因素众多,如高频电刀、手术灯光、袖带血压计、血管收缩痉挛、注射染色剂、局部低温和低灌注等。目前第五代脉搏氧饱和度监测技术已可安全地用于低温和低灌注状态,考虑到小儿的肢端容易受低温和低灌注影响,建议采用一次性氧饱和度探头,有用于指、趾、手掌、脚掌、耳垂的探头,并有额贴探头,可监测脉搏脑氧饱和度。小儿的氧储备较差,一旦出现氧饱和下降,说明已经出现明显缺氧,应特别注意。呼气末二氧化碳监测已成为临床麻醉中的常规监测项目,除了解二氧化碳分压水平、确认气管内导管和麻醉回路完整性外,也可获得病理生理方面的信息。如法洛四联症流出道痉挛肺血减少导致缺氧发作的患儿,呼气末二氧化碳可明显降低。

2.有创动脉压监测　术中由于血压波动、体外循环期间非搏动血流和反复采样血液分析等的需要,直接动脉压监测极为重要。适用于所有体外循环心脏手术和小儿非心脏手术,特别是新生儿。小儿测压管道的抗凝为每毫升生理盐水含肝素 IU。虽然股动脉、尺动脉、肱动脉、颞动脉和足背动脉均可采用,但临床上最常使用桡动脉。术前应常规检查手部两侧的血液循环,通过触诊对桡动脉搏动情况做出评价,行改良 Allen 试验对手部并行循环做出评价。

3.中心静脉压监测 可用于中心静脉压测定、快速给药、输血输液、放置肺动脉导管或起搏导管及术后静脉营养等。常用穿刺置管途径有颈内静脉、锁骨下静脉、股静脉、颈外静脉和肘前静脉等。

4.肺动脉压监测 中心静脉压仅反映右心充盈和血容量状况,不能反映左右状态。Swan-Ganz 导管可用于术中和术后测定右室肺动脉压差及混合静脉血氧饱和度,为诊断和治疗提供指标。尤其适用于充血性心力衰竭、左右功能低下、肺动脉高压、主动脉瓣和二尖瓣病变患者。目前临床已有用于小儿的特种肺动脉导管。

5.左房压监测 放置肺动脉导管困难的小儿可在术中由外科医师在左右房置管测定左房压。有些医疗中心采用将位于右心房的中心静脉导管经房间隔缺损置入左右房临时监测左房压,此时,5 岁以内的小儿中心静脉导管应置入 10~14 cm。左房测压时要慎防气体进入测压系统。

6.中枢神经系统监测 体外循环心脏手术后的中枢神经系统并发症多发、复杂,成为目前研究领域的热点。常用监测手段包括脑电图、双频谱分析(BIS)、经颅多普勒脑血流图(TCD)、颅内压监测及脑氧饱和度监测等。但目前在敏感性、可靠性、定位和定量等方面均存在不足。

7.TEE 目前经食管超声探头可安全地用于体重大于 4 kg 的患儿,适用于术中明确诊断、评价手术疗效和心室功能,也可指导外科医师排出心内气泡。

(二)麻醉诱导与维持

1.麻醉药的选择 全面理解先心病病理生理和血流动力学特点,是麻醉管理和麻醉用药的基础。药物选择须综合考虑疾病严重程度、心血管功能状况、年龄、有无静脉通道、入室状况和有无气道梗阻等。

(1)吸入麻醉药:除经呼吸道吸入外,也可在体外循环机上安装挥发罐维持体外循环期间的全身麻醉,可选用 N_2O、恩氟烷、异氟烷、七氟烷或地氟烷等。吸入药诱导较迅速,可避免患儿因穿刺等操作而引起哭闹和缺氧;麻醉苏醒较快,利于早期拔除气管导管;但对循环功能抑制较明显,血清氟离子浓度较高,对肾、肝功能可能产生不利影响。N_2O 可用于麻醉诱导和维持,但从转流开始即应停止使用,以防发生张力性气胸或气栓等并发症。

(2)静脉麻醉药:常用药物有氯胺酮、咪达唑仑、依托咪酯和丙泊酚。氯胺酮的交感兴奋作用使心率增快,心肌收缩力增强,故对心功能差的病儿较容易维持心率和血压,氯胺酮是唯一有确切镇痛作用的静脉麻醉药,对呼吸系统抑制小,除麻醉诱导外,也可用于心导管检查等,但有分泌物增多的不良反应,应常规使用阿托品、东莨菪碱或长托宁等。丙泊酚作用迅速可靠,但抑制心肌和扩张外周血管,用于重症心脏患儿易引起血压下降。依托咪酯心血管抑制作用小,麻醉诱导安全可靠,且乳剂对血管的刺激明显减小,与吸入药或镇痛药合用,可安全地用于重危先心病患儿的麻醉诱导。

(3)麻醉性镇痛药:吗啡和笑气合用对充血性心力衰竭和发绀型先心病患儿可产生满意的镇痛作用,且不抑制心肌收缩和交感神经系统。小量吗啡(0.01 mg/kg)可使患儿从手术室平稳地转移到监护室,避免手术结束时麻醉突然减浅,且对术后通气无明显影响。芬太尼及其衍生物麻醉能提供稳定的血流动力学状态,有效抑制神经体液应激反应,且无心肌抑制作用。目前已基本放弃早年大剂量芬太尼麻醉方法,改用中、小剂量芬太尼麻醉($3\sim5$ μg/kg),能有效减轻术后呼吸抑制,缩短呼吸支持时间、监护室滞留时间和住院时间。苏芬太尼镇痛作用约为芬太尼的$7\sim10$倍,且镇静作用强,引起胸、腹壁肌肉僵硬的不良反应较小,诱导期使用更安全。随着快通道心脏麻醉的普遍提出和应用,瑞芬太尼在心脏手术中的应用越来越多,尽管其呼吸抑制作用较强,但停药后$3\sim5$ min自主呼吸即可恢复,便于精确控制患儿的麻醉状态。由于芬太尼等存在引起胸腹壁僵硬的不良反应,建议患儿诱导时在充分镇静后先用肌松药,以避免无法有效通气的状况发生。麻醉性镇痛药不能避免术中知晓的发生,应同时做好充分镇静。

(4)肌肉松弛剂:肌松药的选择通常以血流动力学效应、起效时间、作用持续时间、不良反应及患儿疾病和治疗用药等为依据。诱导常采用起效较快的罗库溴铵和美维松,由于去极化肌松药琥珀酰胆碱的不良反应较多,目前临床上使用较少,但在估计插管困难的患者可以作为备用药物。根据手术时间长短选择维持肌松用药。应注意苄异喹啉类肌松药阿曲库铵等的组胺释放作用对心血管系统的影响,顺式阿曲库铵的组胺释放作用大大减小,安全度有所提高。对疾病已经影响肝肾功能的患者,可选用不经肝肾代谢的阿曲库铵和顺式阿曲库铵,避免药物蓄积。麻醉维持期间的肌松药可以间隔一定时间根据肌松监测结果单次推注,或使用微量注射泵持续输注。

2.麻醉诱导　诱导方式需根据患儿的年龄、病情和合作程度做出选择,有吸入、静脉和肌肉等给药方式。①肌内注射诱导,适用于婴幼儿或不合作患儿及病情重、发绀显著或心功能不全而尚未开放静脉通路的患儿。常用氯胺酮$4\sim6$ mg/kg肌内注射,可使患儿安静入睡,同时升高血压,增加心排血量,利于维持循环稳定;还有提高周围血管阻力以维持肺血流量和氧饱和度的作用,可安全用于右向左分流的患儿;②静脉诱导,适用于能合作的儿童,对左向右或右向左分流患儿均适用。根据病情可选用下列诱导药物组合:丙泊酸$1\sim1.5$ mg/kg,氯胺酮$1\sim2$ mg/kg,依托咪酯0.3 mg/kg,咪达唑仑$0.05\sim0.01$ mg/kg。患儿入睡后先用肌松药,再结合芬太尼$3\sim6$ μg/kg或苏芬太尼$0.5\sim1$ μg/kg静脉注射,然后可施行气管内插管;③吸入麻醉诱导,适用于心功能较好、左向右分流的患儿,但不适用于右向左分流的发绀病儿,因肺血少可致麻药从肺泡弥散入血的速度减慢,且容易引起动脉血压降低。目前常用药物为七氟烷,其特点为诱导迅速、气味好、循环抑制小、无组织毒性。

诱导过程中应注意保持患儿气道通畅并关注心率的变化。先心病患儿气道梗阻的耐受性很差,特别是婴幼儿和发绀型心脏病患儿。气道梗阻将导致低氧血症和高碳酸血症,肺循环阻力增加,逆转心内左向右分流或增加右向左分流。心动过缓或结性心律可导致心排血量降低,灌注不足、酸中毒进一步抑制心肌收缩力,升高肺血管阻力,降低体血管阻力。

3.气管内插管　小儿呼吸道解剖与成人有所不同,施行气管内插管有其特点,应予区别对待。

4.麻醉维持　先心病患儿麻醉维持主要依据术前状态、对全麻诱导后的反应、手术时间长短、术中操作和术后对呼吸管理方式的需求等因素综合考虑制定。一般麻醉维持方法为麻醉性镇痛药加吸入麻醉药、肌松药或其他静脉麻醉药。结合体外循环下手术流程,分体外循环前、体外循环中和体外循环后三个阶段处理。

（1）体外循环前：麻醉要求保证血流动力学平稳，使其顺利过渡到并行体外循环阶段。应加深麻醉抑制手术刺激，如切皮、锯胸骨等，追加芬太尼、苏芬太尼和肌松药，调整吸入药浓度。及时调整心内操作引起的血流动力学变化，尤其是游离升主动脉和上、下腔静脉时，容易发生血压波动和心律失常。对手术区的直接观察有助于了解心肌收缩和两肺的膨胀。根据对血压、中心静脉压等的监测确定输液量，一般不需输血，若有明显失血应及时补充胶体或输血，或主动脉插管后通过体外循环机补充容量，维持血流动力学稳定。

（2）体外循环中：转流开始前应加深麻醉，包括镇静镇痛药和肌松药，防止体外循环装置使分布容积增大导致血药浓度降低引起术中知晓和自主呼吸恢复。全身肝素化后即停止外周液体输入。上、下腔静脉阻断后，基本无肺血流即可停止机械通气，或在主动脉阻断后停止通气。是否继续吹氧使两肺保持膨胀，从而降低术后肺部并发症有不同观点。体外循环期间膨胀肺主要用于帮助外科医师检查室间隔修补后有无残余分流、二尖瓣修补后检查瓣膜关闭是否完全及开放主动脉前协助排出左右气体。上、下腔静脉开放后，吸尽气道内分泌物可恢复机械通气，根据血压、肺血流量（呼气末二氧化碳水平）随时调整呼吸参数，循环灌注指标主要包括平均动脉压、中心静脉压、尿量、体温、pH 和氧饱和度。主动脉开放后，根据心脏复跳情况选用血管活性药物，常用药物多巴胺、多巴酚丁胺、肾上腺素微量泵持续泵注，其他药物如钙剂、阿托品、异丙肾上腺素、碳酸氢钠、硝酸甘油、肾上腺皮质激素、利多卡因、米力农、前列腺素 E_1 等，应根据不同情况选用，以维持心脏复跳后、并行循环期间血流动力学稳定。及时处理顽固性心律失常，如室颤时及时除颤等。房室传导阻滞，在改善灌注和异丙肾上腺素等药物处理无效时，应建议外科医师尽早安装临时起搏器：在循环、呼吸、体温、内环境、麻醉深度、术野出血情况都达到满意状态后脱离体外循环，对手术效果不明显者，要做好继续体外循环的准备。

（3）体外循环后：除了维持适当的麻醉深度，应注意以下几点：①维持良好的心肌收缩力和灌注压；②补充血容量；③维持电解质酸碱平衡，特别是避免低钙血症和低钾血症；④维持满意的尿量；⑤保持体温。根据患儿病情维持麻醉深度，病情轻者，麻醉不宜过深，以便术后早期拔管。由于监护室无吸入麻醉装置，应逐渐将吸入麻醉过渡到静脉麻醉，以防送至监护室后麻醉过浅，导致血流动力学波动。根据 ACT 监测合理使用鱼精蛋白，并注意鱼精蛋白可能引起的过敏反应，一旦发生可用钙剂和正性肌力药物纠正；一旦出现严重的肺血管收缩、痉挛，必要时可重新休外循环转流辅助。重症先心病患者病情多变，转送 ICU 前应备好小儿简易呼吸机和监护仪，途中继续观察各项指标变化，并备好急救药物。

（三）围体外循环期常见并发症及处理

1.低心排血量　先心病术后低心排血量的原因有：①心率或节律变化；②出血、利尿、补液不足或心包压塞等导致前负荷降低；③肺动脉高压或外周血管收缩等引起后负荷增加；④酸中毒、电解质失衡、继发于缺血缺氧的心肌受损、心室切开或心肌保护不力等导致心肌收缩力下降；⑤心内修补不满意，残余心内分流或瓣膜损伤等。

（1）心率：新生儿心室舒张顺应性降低与其非收缩性心肌和收缩性心肌比值有关，每搏量一般固定在 1.5 mL/kg，因此其心排血量依赖心率。起搏或静脉滴注变时性药物可改善心率，如多巴胺、多巴酚丁胺和异丙肾上腺素等。术后存在房室完全性或间歇性传导阻滞的病例，心室或房室顺序起搏可调整心率、增加心排血量。

（2）前负荷：容量补充的种类、数量取决于血红蛋白水平、血细胞比容、清蛋白水平和容量丢失的多少。正常循环容量的范围为：婴儿 95 mL/kg，年长儿 75 mL/kg。静脉推注方式的补液量为 5~10 mL/kg，补液速度不宜过快。左房压达 14~16 mmHg 时，补液将不再增加心排血量。左房压大于 20 mmHg 将导致肺水肿。由于婴儿静脉容量很大，右房压不能正确反映容量需求，不能作为容量治疗的唯一指标。

（3）后负荷：体循环阻力或肺血管阻力增高将显著降低每搏量和室壁收缩程度与速度，最终导致心排血量和心室功能的降低。体外循环后患者血管阻力增高很常见。病理因素如低氧、酸中毒、低温、疼痛等均增加体、肺血管阻力，消除这些血管收缩因素对降低后负荷很重要。相反，增加的后负荷可能是心肌收缩力下降时为了维持血压的代偿性反应。残余的右心室或左右室流出道梗阻也会增加后负荷。临床常用降低后负荷的血管扩张药有米力农、硝酸甘油和硝普钠。磷酸二酯酶抑制剂米力农是一种体、肺血管床直接血管扩张剂，同时有强心作用，尤其适用于低排高阻的患者，常用剂量 0.3~0.7 μg/(kg·min)。硝普钠作为直接平滑肌松弛剂能有效降低血管阻力，但须避光使用，并监测氰化物水平，以防氰化物中毒，剂量为 0.5~3.0 μg/(kg·min)。硝酸甘油是一种直接平滑肌松弛剂和潜在的冠脉血管扩张剂，使用剂量 1.0~5.0 μg/(kg·min)，需用非聚氯乙烯注射器和泵管，否则该药会黏附于注射器内壁而失活。使用血管扩张剂时需随时补充容量，维持足够的前负荷，并密切监测血压。

（4）心肌收缩力：术前因存在心脏缺损造成压力或容量超负荷可致心肌收缩力长期受损。术中药物、麻醉、心肌缺血、大范围心室切开或心肌切除也可抑制心肌收缩力。术后低氧、酸中毒和药物也影响收缩力。体外循环后常规应用改良超滤可改善术后早期左右收缩功能、舒张顺应性、提高血压和减少正性肌力药物的使用。大剂量正性肌力药物的应用可使乳酸持续增高，不利于末梢循环和氧供的改善。

2.呼吸功能障碍　体外循环后的呼吸功能障碍很常见，并受多种因素的影响，可致术后病程延长。术前存在的心脏畸形已造成肺功能长期改变，肺血流过多引起呼吸道阻力增加、肺顺应性降低。呼吸衰竭的原因有：内皮功能障碍、左右衰竭、液体超负荷致肺水肿，大量残余心内左向右分流，术中左右减压不足等。造成肺功能明显损害的原因可能是体外循环相关的全身炎性反应。血液和体外循环回路接触及其他因素（出血、末梢气管缺血、体温变化等）可触发细胞因子和补体激活，肺有着丰富的血管床，极易受炎性反应的影响，围术期超滤可减轻这些不良反应。大剂量皮质激素如甲泼尼龙可改善术后肺泡–动脉血氧差。气管支气管分泌物积聚和肺不张也是肺功能受累的常见因素。利尿药和正性肌力药物有助于改善肺水肿所致的心肺功能。术后持续呼吸支持有助于降低氧耗，并逐渐恢复心肺功能。

3.肺动脉高压　肺血管阻力升高的患儿心脏术后常立即出现肺动脉高压，尽管纠正了心脏缺损，但肺血管阻力有时可进行性升高，特别在缺氧、二氧化碳蓄积、酸中毒、疼痛刺激、使用肾上腺素等收缩肺血管药物、清理气管内分泌物等情况下出现肺动脉高压危象。尽管有很多方法可控制肺血管阻力，但目前临床上仍缺乏一种可控性强、肺血管选择性良好、给药方便、毒性反应小且停药后不反弹的治疗方法。当同时存在肺动脉高压和左右功能紊乱时，应慎用降低肺血管阻力的措施，因为肺血管阻力降低后，肺血流量增加，将大大增加功能紊乱的左右室前负荷，可能导致急性肺水肿。常用控制肺血管阻力的方法有：

四、体外循环对患儿的影响与麻醉后管理

1.适度麻醉　维持麻醉深度,降低氧耗,增加肺血管反应性。

2.机械通气　尽管增加吸入氧浓度可降低肺血管阻力,但氧浓度超过 60% 时可能引起肺损伤,应避免长时间吸入高浓度氧。由于功能残气量正常时肺血管阻力最小,因此肺适度膨胀非常重要。气管内吸引刺激可能通过神经反射导致肺血管阻力急剧升高,对合并肺动脉高压的患儿,应设计不同的气管内吸引间隔时间,并设法减少吸引的危险。确定合适的 PEEP,达到既改善氧供又不增加肺血管阻力的目的。

3.pH　血液 pH 对肺血管阻力有很强的影响,碱化血液(pH7.5~7.6)常用于肺血管阻力升高患儿的治疗。尽管过度通气和输注碱性液体碱化血液均可降低肺血管阻力,但过度通气可升高平均气道压、增加全肺阻力、减少静脉回流和心室充盈,并可引起气压伤,低碳酸血症还可降低脑血流。因此,碱化血液不能仅靠过度通气,在血钠允许时应输注部分碱性液体。

4.静脉用药　临床上许多扩血管药物均曾用于肺动脉高压的治疗。如 α 受体阻滞药、钙离子通道阻断剂、硝基扩血管药物、血管紧张素转换酶抑制剂和磷酸二酯酶抑制剂等。但所有药物均缺乏选择性肺血管扩张作用,同时引起体循环血管扩张,出现全身低血压。

(1)前列腺素:是一种强力肺血管扩张药物。另外,前列腺素的抗感染特性可能促进中性粒细胞相关的炎性介质形成,由前炎性介质转变成更具抗感染特性的介质。抗感染作用在治疗肺动脉高压中可能很重要,因为前炎性介质升高和巨噬细胞激活表明炎性过程在发病机制中起重要作用,静脉持续使用依前列醇可改善持续性肺动脉高压患儿的存活率、活动量和血流动力学。近年来,静脉依前列醇广泛用于免疫性疾病、新生儿持续性肺动脉高压、先心病和其他合并肺动脉高压的疾病。吸入前列腺素类药物如伊洛前列环素开始用于选择性扩张通气良好区域的肺血管。与静脉用药相比,雾化吸入前列腺素或其衍生物可显著降低肺动脉压和肺血管阻力,同时增加心排血量,避免全身不良反应和通气/血流比失调,吸入前列腺素主要表现出肺血管扩张作用,对体循环血管的影响较小。研究显示静脉小剂量磷酸二酯酶抑制剂结合吸入前列环素可强化并延长前列腺素雾化吸入作用,且不影响全身血压和肺通气/血流比。

(2)吸入一氧化氮:一氧化氮是一种气态内皮依赖性血管舒张因子。吸入低浓度一氧化氮可松弛处于收缩状态的肺血管平滑肌。透过肺泡上皮和血管壁到达毛细血管的一氧化氮与血红蛋白结合后迅速灭活,从而表现出选择性肺血管扩张作用。许多研究证实了吸入低浓度一氧化氮可用于小儿先心病围术期、治疗新生儿持续性肺动脉高压和成人肺动脉高压或呼吸窘迫综合征。与静脉扩血管药相比,吸入一氧化氮的优点在于无全身低血压并能改善肺内通气/血流比。吸入低浓度一氧化氮术前用于肺动脉高压性质的鉴别(动力性或阻力性),有助于合并肺动脉高压患儿手术适应证的选择,术中和术后可用于肺动脉高压危象的预防和治疗。

临床治疗的最佳一氧化氮吸入浓度目前仍不清楚。合并肺动脉高压的严重肺实变患儿,吸入较高浓度一氧化氮(80ppm),通过调节通气/血流比可产生最大的肺血管扩张效应。吸入外源性一氧化氮有潜在的细胞损伤作用,应注意二氧化氮和高铁血红蛋白的产生。在设计合理的一氧化氮输送装置和严格监测下,吸入低于 40ppm 一氧化氮尚未有急性毒性反

应的报道,与其他扩血管药物一样,停用一氧化氮后肺动脉压会反弹。

(3)西地那非:美国药品食品管理局(FDA)已批准西地那非可用于肺动脉高压的治疗。有学者前瞻性地研究了伊洛前列环素吸入治疗失败的重症肺动脉高压患者口服西地那非的作用,结果显示,西地那非与伊洛前列环素的联合治疗可逆转患者的病情恶化。目前,国内多家医院已在术前和术后口服西地那非联合其他扩血管药物治疗重症肺动脉高压患者,取得了良好的效果。

5.理想的血细胞比容 升高血细胞比容可增加携氧能力和氧输送,但增高的血液黏度使肺血流阻力也升高。肺动脉高压患儿合理的血细胞比容目前尚不清楚。有学者根据经验和理论计算得出,血细胞比容由33%升至55%时,肺血管阻力升高36%。血细胞比容与肺血管阻力间的关系是否适用于所有临床情况尚不清楚。

(一)体外循环对患儿的影响

体外循环是治疗先心病不可缺少的手段,但也可能带来不同程度的危害。①小儿体液占全身体重的比例较成人大,细胞外液相对多,即使将体外循环机预充液总量减小至1000 mL,也相当于婴儿血容量的4倍,且预充液内含有各种电解质、药物、晶体液和胶体液,都可对患儿体液和血液成分产生干扰。因此,体外循环后很容易发生体液过多、血浆渗透压下降、脏器含水量增加、血红蛋白下降、血液酸碱度改变等后果,也可引起体外循环炎症反应及血细胞和血浆成分改变。这一系列变化都是导致重要脏器功能受到影响;②体外循环时间在30 min以内,脑循环障碍发生率为7.4%;2 h以上者为51.9%。提示体外循环时间愈短,脑损害愈小;③体外循环灌注流量不足,容易发生脑损伤;新生儿和婴幼儿在深低温下,脑压力/流量自主调节功能消失;脑血流与平均动脉压呈正相关;动脉血二氧化碳分压和pH可直接影响脑血管紧张度和脑组织氧供;④体外循环后容易出现肺损伤,其原因众多,如转流期间肺被长时间隔离于循环系统之外而不能正常代谢;血液与体外循环管道表面接触产生炎症反应;缺血再灌注损伤及微栓形成等。其中炎性反应涉及补体、凝血、激肽、纤溶等多个系统,使肺血管通透性发生改变、通气/血流比失调、肺顺应性下降、呼吸频率增加,以及肺不张、肺水肿和浸润,即所谓体外循环后灌注肺。为减轻或避免肺损伤,应从预防着手,提高心肺机的材料结构质量,注意维持体液及胶体渗压平衡,尽量缩短体外循环时间,掌握合理的体外循环灌注技术,手术矫正畸形尽量满意等;⑤体外循环后肾损伤目前已明显减少,但如果患儿术前并存肾功能不全,或在接受长时间体外循环灌注、灌注流量不足及术后并发低心排等情况时,肾脏严重损害就很难避免。据统计儿童心脏手术后约4%~7%发生肾衰竭且需要肾透析治疗,病死率高达58%~72%。故应从预防入手,术前积极治疗心源性以外的肾病,体外循环采用优质人工肺,适量血液稀释保持尿量$1~2$ mL/(kg·h)以上,防治酸中毒、碱化尿液和减少溶血;及时利尿,不用肾毒性药物等。此外,手术纠正畸形尽量满意以避免术后低心排,是肾保护非常重要的原则;⑥心脏损伤的影响因素较多,包括麻醉药对心肌的抑制、心肌经受体外循环炎症反应、非生理性体外循环灌注、血液成分改变,以及心脏血流阻断和开放引起的再灌注损伤等。必须重视心肌保护措施。

(二)麻醉后管理

体外循环手术后管理是重要的环节,麻醉医师应参与处理,包括:①体温管理,术后低温可导致机体酸中毒,增加感染机会,并直接影响心功能和凝血功能,增加再次手术的风险;体温过高可致脏器代谢增高、氧耗增加,心脏负担加重,故必须重视维持体温稳定;②呼吸道管理,患儿送 ICU 后应核对气管插管深度,检查是否移位;需机械通气者需有保湿装置,以保护呼吸道黏膜;吸痰要严格按操作常规定时吸痰,每次吸痰前、中、后都要充分吸氧,每次吸痰时间不超过 10~15s。吸痰必须严格无菌消毒,选用柔软、直径不超过气管导管直径 1/2 的吸痰管,吸痰前先钳闭吸管,并尽快深插入气管,然后松钳并旋转吸痰管由里向外轻轻抽出,切忌进退反复移动,以防损伤气管黏膜。如果痰黏稠,吸痰前先在气管内滴入少量生理盐水;如果发生支气管痉挛,可在盐水中加入适量支气管扩张药。小儿术后保留气管插管容易并发症喉头水肿,拔管后可能发生窒息。故应尽量缩短留管时间,并适当应用镇静药避免患儿头部过度活动,避免呛咳和吞咽动作,定时使用地塞米松,定时松开气囊减压;③体外膜式氧合(ECMO),适用于术后心、肺衰竭的抢救,1975 年首例新生儿术后应用 ECMO 抢救成功。ECMO 连接方法有三种:静脉-动脉;静脉-静脉;体外 CO_2 交换。自 1990 年以来新生儿、婴儿术后应用 ECMO 抢救的成活率由 21% 提高至 83%。

第四节　冠心病手术的麻醉

生活习惯和饮食结构的改变使国人冠心病的发生率逐年增高,冠状动脉旁路移植术(coronary artery bypass grafting,CABG)是目前治疗冠心病的主要外科手段。冠心病患者以中老年人居多,常合并高血压、高脂血症、糖尿病和脑血管意外等,心功能较差,心脏储备功能低下,不易耐受缺血缺氧和血流动力学波动。非体外循环下冠状动脉旁路移植术是在跳动的心脏上进行桥血管吻合术,对麻醉管理提出了更高的要求。

一、病理生理简述

冠状动脉粥样硬化为脂质在冠状动脉内膜局部沉着、纤维化、钙化,加上平滑肌细胞增生,累及血管中层,使血管壁增厚,形成粥样斑块,引起局部性或弥散性狭窄,导致心肌供血不足和心绞痛的发生。冠状动脉血流约占心排血量的 5%,血液中 20% 的氧被摄取。由于心肌氧耗大,氧储备少,心肌灌注主要来源于主动脉舒张时相,冠状动脉在舒张期血流灌注中占 70%~80%,当灌注压低于 60 mmHg 时,心肌内血管已达到最大扩张程度,进一步降低将加重心肌缺血。神经体液因素、血管活性物质如缓激肽、血栓素、组胺等均可直接或间接地影响冠状动脉血流。冠状动脉硬化常累及多支血管,其中 3 支病变占 40%,2 支病变占 30%,病变发生部位主要位于冠状动脉近端,多见于分叉部位。可发生于左冠状动脉主干、前降支、对角支、右冠状动脉和回旋支,甚至发生弥散性病变累及众多远端血管。走行于心肌内的冠状动脉不易发生病变。

冠状动脉粥样硬化斑块分为偏心性和向心性,可引起管腔部分狭窄或完全闭塞。如斑块表面形成溃疡,内膜破损,血小板聚集,并释放血管收缩物质血栓素 A_2,使血管收缩,血栓形成。在其他血管活性物质作用和神经体液因素影响下,硬化斑块下方可撕裂、出血,形成血肿使狭窄加重。以上原因可导致患者出现不稳定型心绞痛,甚至急性心肌梗死。心肌坏死可发生于心内膜下,从而影响心室壁,这多见于 1~2 支的血管病变。3 支血管病变一般不引起广泛的心内膜下心肌梗死。如缺血区心肌耗氧骤增或冠状动脉痉挛加重可引起透壁性心肌梗死。急性心肌梗死可致心室间隔穿孔、游离壁心肌破裂、心脏压塞或乳头肌断裂引起急性二尖瓣关闭不全,患者可死于心源性休克或心力衰竭。早期心肌梗死的病死率与心肌梗死面积大小和由此引起的心功能不全程度有关。狭窄部位、数量和病变程度的不同,以及相应侧支循环是否建立对疾病的预后影响很大,慢性心肌缺血主要表现为冠状动脉供血不足,可引起各种类型的心绞痛或乳头肌功能不全导致二尖瓣关闭不全,也可表现为左心或全心功能不全。如狭窄位置重要,病变范围广,狭窄程度重,侧支循环建立少则症状重、预后差。严重的多支血管病变可致猝死,原因多与突发心室纤颤和急性血栓形成或冠状动脉痉挛,以及各种原因导致的心肌缺血、缺氧加重有关。

梗死心肌常为纤维组织与存活心肌组织交织存在,术中可见局部外观呈花斑状,病变处心肌收缩无力或不收缩,心功能下降。如梗死范围和纤维化范围较大,心室壁局部变薄,在心动周期中,由于腔内压的增加使这部分病变心肌向心腔外方向膨出,出现反向运动,终至室壁瘤形成。心脏收缩时,室壁瘤不参与收缩,心排血量和射血分数降低,心脏舒张时,左心室舒张末压升高,心腔逐渐扩大,最终发生充血性心力衰竭。根据 Laplace 定律,心室腔扩大可使室壁张力增高和收缩期氧耗增加,而在舒张期氧供减少,进一步加重病情。心肌梗死后正常光滑的心内膜表面因炎性反应变得粗糙,促进了血小板黏附与聚集,心肌收缩力减弱和局部几何形态的变化导致血流停滞和附壁血栓形成。室壁瘤周围由于瘢痕形成并含有存活心肌,使正常传导因瘢痕受阻产生折返,可引起致命性的心律失常。少数患者破口小,心外膜与壁层心包粘连,可发展为假性室壁瘤。室壁瘤多位于左心室前壁或心尖部,可累及室间隔,造成室间隔穿孔。如发生在二尖瓣乳头肌附着部位,可引起乳头肌断裂,导致二尖瓣关闭不全。

二、术前评估与准备

(一)术前评估

冠心病患者术前通过了解病史、生理生化检查、物理检查特别是超声心动图、冠状动脉造影和左心室造影对冠心病、心功能不全和伴发疾病的严重程度进行综合评估。

1.心功能 了解患者入院时的表现,有无肢体水肿或是否需服用洋地黄制剂,如有则表示心功能不全。病史中有心肌梗死的患者,常有慢性心力衰竭。心脏扩大的冠心病患者,其左心室射血分数多小于 50%。这些患者病情严重,手术麻醉的风险增加,麻醉中须使用正性肌力药物支持。

2.心电图 文献报道冠心病患者中 25%~50% 的心电图是正常的。Q 波的出现表明有陈旧性心肌梗死,应注意有无心律失常、传导异常和心肌缺血(ST-T 改变)。原来 ST 段压低的患者,近期 ST 段恢复正常或轻度抬高不一定是病情改善的征象,应注意动态观察以区分。

3.心导管检查 左心室造影可了解左心室射血分数。正常左心室每次收缩射出容量应大于其舒张末容量的 55%。发生过心肌梗死而无心力衰竭的患者射血分数一般为 40%~50%。当射血分数为 25%~40% 时,多数患者有活动后心悸、气急(心功能Ⅲ级),当射血分数 <25% 时,静息状态也出现症状(心功能Ⅳ级)。

4.冠状动脉造影 可显示冠状动脉具体解剖关系,确定病变具体部位及其严重程度,以及病变远端的血管情况。病变引起血管腔狭窄的程度以血管截面积作为指标,血管直径减小 50% 相当于截面积减小 75%,而直径减小 75% 相当于截面积减小 94%。血管截面积与血流量的关系更为密切。约 55% 人群窦房结血供来源于右冠状动脉,其余 45% 由回旋支供血。

窦房结动脉还供给大部分心房和房间隔。该动脉堵塞可引起窦房结梗死和房性心律失常。90%人群的房室结血供源自右冠状动脉,另外10%由左回旋支供血。因此后壁心肌梗死常并发Ⅲ。房室传导阻滞。左心室前乳头肌主要由左冠状动脉供血,而后乳头肌由右左冠状动脉共同供血。其间侧支循环丰富,只有两支动脉同时发生严重堵塞,才引起乳头肌功能不全,造成二尖瓣关闭不全。临床上多支病变风险最大,如右冠状动脉近端完全堵塞合并左冠状动脉主干严重狭窄,左冠状动脉两个主要分支(前降支和回旋支)近端严重堵塞。这类患者的麻醉风险极大。

5.周围血管病变　动脉粥样硬化为全身血管性疾病,冠心病患者常伴有周围血管病变,如颈动脉狭窄(粥样斑块所致),术前应明确颈动脉狭窄程度,对明显狭窄患者,应行颈动脉内膜剥脱术,可与CABG术同期施行,先解决颈动脉狭窄,再行心脏手术。以防体外循环转流等导致斑块脱落,造成中枢神经系统损害。近年来,非体外循环下冠状动脉旁路移植术的开展显著降低了这一并发症。如患者合并腹主动脉或髂动脉病变,围术期放置主动脉内囊反搏时不宜经上述血管。

6.合并疾病　冠心病患者多伴有糖尿病,国外数据统计显示22%的CABG患者伴有糖尿病,其中40%需用胰岛素控制。此类患者冠状动脉病变常呈弥散性,由于自主神经张力发生改变,手术应激、低温和儿茶酚胺药物的应用均使胰岛素药效降低,血糖难以控制,术后切口感染率上升。高血压患者术前因对手术恐惧血压往往显著升高,并伴有心室肥厚和充血性心力衰竭。长期使用利尿药,可能存在隐性低钾血症,增加心脏意外事件风险。冠心病患者常合并脑血管栓塞史或腔隙性脑梗史,应尽量避免主动脉壁操作,如主动脉阻断、主动脉插管、非体外循环下上主动脉侧壁钳等。可以使用主动脉近端吻合器或实施全动脉桥的非体外循环下冠状动脉旁路移植术。

(二)术前治疗药物

积极的术前治疗是降低冠心病患者术前病死率的重要措施之一,治疗的目的在于降低心肌氧耗,改善心肌氧供。

1.硝酸甘油类药物　硝酸甘油使静脉扩张,心室充盈压下降,前负荷降低,室壁张力降低。同时可扩张冠状动脉,增加侧支血运而改善心内膜与心外膜血流比。硝酸甘油作用短暂,反复使用可出现快速耐受和反射性心动过速。长效药物有硝酸异山梨醇、硝酸戊四醇酯和四硝酸赤藓醇酯等。近年来,临床广泛应用单硝酸异山梨醇来治疗心绞痛和充血性心力衰竭。其特点为扩张外周血管,增加静脉容量,减少回心血量,降低前负荷,从而减少心肌氧耗,促进心肌血流再分布,改善缺血区血流供应。

2.β肾上腺素能受体阻滞药　β受体阻滞药对围术期患者,以及心肌梗死患者均具有心肌保护作用。其保护机制与降低心率、减少心肌收缩力有关。心率降低延长了心室舒张时间,增加了舒张期冠脉灌注时间,增加了心内膜下血流,在增加心肌氧供的同时降低了心肌氧耗。由于降低了正常心肌组织的做功,从而增加了正常心肌组织的冠脉血管张力,逆转冠脉窃血现象。冠心病患者术前预防性使用β受体阻滞药可以降低病死率,超短效β受体阻滞药艾司洛尔可以明显降低术后心肌缺血的发生率。冠心病患者应在手术之前1~2周就开始服用β受体阻滞药,并在围术期持续使用,目标为在手术之前使心率控制在70次/min以内,术后心率控制在80次/min以内,可降低围术期心血管事件的发生率。术前使用β受体阻滞药应用至手术当日早晨,有利于围术期血流动力学稳定,且不增加术中低血压的发生率。

3.钙通道阻滞药 用于治疗心绞痛和预防心肌梗死。这类药物能抑制窦房结起搏点和房室交界处细胞的动作电位,减慢心率和房室传导,还可使血管平滑肌松弛血管扩张,并抑制心肌收缩力。其治疗心绞痛的机制为一方面降低氧耗,另一方面扩张冠状动脉增加氧供。常用药物有维拉帕米、硝苯地平和地尔硫草。其中硝苯地平的血管扩张作用最强,维拉帕米抑制房室传导的作用最强,常用于治疗室上性心动过速。钙通道阻滞药应在手术当日继续服用。

4.洋地黄制剂 对于术前心功能差,使用洋地黄制剂的患者,最好于术前36 h停用。同时麻醉期间密切注意钾、钙、镁等离子的平衡,注意组织氧供、酸碱平衡、尿量等因素,防止洋地黄中毒。必要时术前可改用小剂量肾上腺素或多巴胺替代,但应注意控制心率。

5.利尿药 伴有高血压和充血性心力衰竭的冠心病患者术前常使用利尿药。由于血浆容量的减少,麻醉诱导前应先补充容量,并注意电解质紊乱。

6.抗凝药和溶栓药 冠心病患者术前常使用抗血小板药物和抗凝药物预防血栓形成,其对冠心病患者的长期预后有益。常用抗血小板药物和抗凝药物有阿司匹林、华法林、肝素、低分子肝素、血小板ADP受体阻滞药噻氯匹定、氯吡格雷,以及血小板糖蛋白Ⅱb/Ⅲa受体阻滞药替罗非班等,这些抗血小板药物和抗凝药物均应在术前停用,以免增加术中及术后出血。长期口服阿司匹林的患者术前是否停药的问题,应在综合围术期出血风险和术前梗死风险的基础上做出决定,一般可不停药;一些术前准备时间充足的患者,若需考虑术前停药,则应在术前停用5~7d。不稳定型心绞痛患者可皮下注射肝素防止心肌缺血发生,并用激活全血凝固时间(activated clotting time,ACT)监测,避免体外循环后失血过多=长期使用肝素的患者有可能引起抗凝血酶Ⅲ减少,降低肝素的作用,必要时应输注新鲜冰冻血浆补充。华法林抗凝患者应在术前数天停用,代之以低分子肝素或普通肝素抗凝。低分子肝素应在术前18~24 h停用。血小板ADP受体阻滞药应在术前5~7 h停用,而血小板糖蛋白Ⅱb/Ⅲa受体阻滞药对短效者在术前4~6 h停用,长效者如阿昔单抗应在术前12~24 h停用。

溶栓疗法常用来治疗急性心肌梗死促使阻塞的冠脉血管再通,常用药物有链激酶和组织纤溶酶原激活剂(tissue type plasminogen activator,t-PA)。其作用在于激活血浆中的纤溶酶原转化为纤溶酶,后者消溶纤维蛋白,使栓塞的血管再通。作用时间约为4~90 min。由于纤维蛋白原明显下降,故这类患者必须在手术时补充纤维蛋白原,避免凝血机制发生障碍。

(三)麻醉前准备

1.思想准备 包括麻醉医师和患者两方面。麻醉医师术前应全面了解患者病情,并做出病情判断。向外科医师了解搭桥的血管数目和具体血管。做好患者思想工作,向患者介绍麻醉方法、手术过程,取得患者信任,消除患者对手术的恐惧和对麻醉及术后疼痛的顾虑。此举是避免患者体内儿茶酚胺大量分泌,减少心肌氧耗,维持心肌氧供的关键。

2.器械与用具准备 多功能麻醉机和监护仪,各类监测模块,包括心电图(5导联)、有创血压、中心静脉压和肺动脉导管监测装置及耗材、TEE、体温、麻醉深度监测、除颤仪等。充分考虑到建立气道的难度,准备好困难气道的各种仪器设备,如口咽通气道、喉罩、纤维支气管镜、光棒、可视喉镜等,防止出现困难气道时不能及时采取措施的窘迫状况,防止缺血缺氧的发生。无论是在体外循环下还是非体外循环下进行搭桥手术,都应在患者入室前使体外循环机处于备用状态,以便在紧急情况下实施抢救。

3.药物准备 准备好麻醉诱导药和各种急救药品如多巴胺、阿托品、利多卡因等。去氧肾上腺素和硝酸甘油应常规稀释备用。

(四)麻醉前用药

1.镇静药 术前晚口服地西泮 10 mg,保证睡眠,术日晨肌内注射吗啡 0.1~0.2 mg/kg,使患者入室时安静欲睡,避免儿茶酚胺分泌。对于心肺功能较好的高动力状态患者,可适当增加镇静镇痛药剂量,盐酸右美托咪定可安全地用于冠心病患者的术前镇静镇痛,且不抑制呼吸循环,患者可保持清醒状态,并可实施部分有创操作,如动脉置管测压等。由于负荷量容易导致血压一过性升高,建议可缓慢泵注直至起效,常用剂量 0.3~0.7 μg/(kg·h)。

2.抗胆碱药 主要用于减少呼吸道分泌物和预防喉痉挛,阿托品可显著增加心率,此类患者若需用药可考虑选用东莨菪碱或长托宁。为避免术前用药使患者的病情复杂化,目前多数推荐术前不再常规使用此类药物,待患者入室后可根据患者的具体情况考虑酌情用药。

3.抗心肌缺血药 可胸部心前区贴敷硝酸甘油贴片,对心绞痛频繁发作的患者,应备用硝酸甘油口含片。对左冠状动脉主干严重狭窄或冠脉多支严重病变患者,术前一天就应持续滴注硝酸甘油或钙通道阻滞药,以减轻左心室充盈并使冠状血管扩张以改善血运,避免发生大面积心肌缺血。

三、麻醉管理

(一)麻醉原则

在麻醉过程中保持并改善心肌的氧供需平衡,维持循环功能稳定,从而减少心肌缺血的发生是麻醉管理的基本原则。决定心肌氧耗的因素包括室壁张力、心肌收缩力和心率,而心肌氧供依赖于冠脉血流量和血液的携氧能力,而冠脉血流量取决于冠脉灌注压和冠脉阻力。麻醉药和血管活性药均会改变心肌氧耗。麻醉药对冠脉循环的作用至今仍存在争议,麻醉性镇痛药、苯二氮䓬类药物和其他辅助用药可扩张冠脉。吸入麻醉药对冠脉具有直接扩张作用,其全身血管扩张作用可通过降低室壁张力减少氧耗,其中以异氟烷的扩血管作用最强。但吸入麻醉药存在剂量依赖性的心肌抑制作用,恩氟烷和异氟烷的心肌抑制作用大于地氟烷和七氟烷,在降低心肌收缩力的同时减少心肌氧耗,对于心功能严重受损的患者,可致心室扩张增加心肌氧耗,使心功能恶化。因此,理想的麻醉效果来源于合理辨证地运用麻醉和血管活性药物。

对于心肌缺血的密切监测和及时处理是冠心病手术麻醉管理的关键。由于术前精神紧张和对麻醉手术的应激反应,围术期心肌缺血往往加重,所不同的是,在麻醉状态下,患者对心绞痛等不适没有主诉,只能靠麻醉医师通过心电图、TEE 和血流动力学的变化进行判断。如对于心电图的变化可帮助麻醉医师明确是否发生心肌缺血(如远端血管栓塞、吻合口狭窄等)、这种心电图的改变是局部性的还是全心性的,前者可能与桥血管吻合有关,后者可能意味着心肌保护不当。还要注意心电图的变化是否伴有心功能恶化和心律失常。

（二）体外循环下冠状动脉旁路移植术

患者入室后，面罩吸氧，开放静脉，安置心电图、脉搏氧饱和度、桡动脉测压、体温、中心静脉压等监测。估计心功能较差患者可放置肺动脉导管监测。麻醉诱导药可选用咪达唑仑、依托咪酯、丙泊酚、芬太尼、苏芬太尼等。单纯芬太尼、苏芬太尼等静脉麻醉药往往不能减轻高动力患者的血流动力学反应，应加用吸入麻醉药以加深麻醉，必要时给予血管活性药，避免深麻醉带来的不良反应。常用肌松药有罗库溴铵、维库溴铵、顺式阿曲库铵等。麻醉维持以静吸复合为主，避免使用大剂量芬太尼类药物，以减少术后呼吸支持和ICU滞留时间。诱导后可放入TEE监测，对诊断心肌缺血，尤其是节段性室壁异常运动有重大意义，也便于监测心脏功能和指导液体治疗等。体外循环转流前和复温开始后应加深麻醉，避免体外循环管道分布容积增大和体温上升、代谢加快麻醉药血药浓度下降导致的术中知晓和自主呼吸恢复。随着手术的完成逐渐调整好循环、呼吸、体温、内环境、麻醉深度等各项指标，为脱离体外循环做好准备，经肉眼观察、肺动脉导管测定和TEE评估后，估计脱机后心功能维持可能有困难的患者，除积极调整血管活性药用药外，必要时应在体外循环停机前放置好左室辅助装置，如主动脉内囊反搏（IABP），对患者顺利脱机和心功能良好转归非常有帮助。停体外循环后及时恢复血红蛋白浓度和血细胞比容，保持血容量稳定，维持中心静脉压平稳，可小剂量应用硝酸甘油，既维护心脏功能，也可防止动脉桥血管的痉挛。在充分镇静镇痛的情况下送ICU监护，术后可以丙泊酚镇静为主，辅以血管活性药维持血流动力学稳定，待循环状态稳定后，逐渐使患者清醒，直至拔除气管导管。

（三）非体外循环下冠状动脉旁路移植术（OPCABG）

OPCABG技术的应用可避免体外循环带来的许多并发症，如凝血机制紊乱、全身炎性反应、肺损伤、肾功能损害和中枢神经系统并发症等，由于该方法对机体损伤小，术后恢复快，住院时间短，节省了医疗费用。随着外科吻合器械和技术的不断提高，其适应证有逐步放宽的趋势，如术前心功能严重低下、合并肾功能不全、呼吸功能障碍和脑血管意外的患者外科医师倾向于选择OPCABG。但该技术的应用对麻醉医师提出了更高的要求。麻醉医师面临的挑战是如何维持术中心肌氧供需平衡，维持血流动力学稳定，保护心脑肺肾等重要脏器的功能，预防、早期诊断和治疗在跳动心脏上手术操作带来的心律失常、低血压和心肌缺血。

按体外循环下手术的标准实施监测、诱导和维持麻醉。但如患者须术后早期拔管，芬太尼与苏芬太尼的用量要控制（总用量芬太尼<15 $\mu g/kg$，苏芬太尼<2.5 $\mu g/kg$）。近年来超短效瑞芬太尼为施行快通道麻醉提供了便利条件，且无术后呼吸抑制的顾虑。手术开始前应充分补充血容量，血红蛋白浓度较低患者可适当输血，调整内环境稳定，使血钾水平保持在正常高限以降低心肌的应激性。移植远端血管搬动心脏时，血压可发生剧烈波动，可临时采取头低脚高体位，并在固定器安放好后观察半分钟，待血压、心率和节律稳定后施行血管吻合术。如果经正性肌力药物调整后仍不能维持正常血压，应松开固定器将心脏恢复原位。如此反复搬动心脏几次，可起到缺血预处理的心脏保护作用，心脏将会对搬动到异常体位产生适应，可减少对血流动力学的影响。吻合远端吻合口时须提升血压，而吻合近端吻合口时须控制性降压，以防止主动脉侧壁钳夹后导致严重高血压，增加心肌氧耗。在吻合远端吻合口临时阻断血管时，要密切观察心肌缺血和心律失常的发生，一旦出现严重心律失常和ST段急剧抬高，应通知外科医师尽快放置血管内分流器或松开阻断的血管，无法改善的只能重

新全身肝素化在体外循环下实施手术。由于不用体外循环,多数患者失血不多,可以不输异体血。对出血多的患者,可采用血液回收机将失血回收处理后回输给患者。

(四)辅助循环

冠心病患者心脏功能严重受损时,需依靠辅助循环措施,以减少心脏做功,提高全身和心肌供血,改善心脏功能。辅助循环的成功主要取决于其应用时机,越早应用效果越好。其适应证为:术前心功能不全,严重心肌肥厚或扩张;术中心肌缺血时间>120 min;术毕心脏指数<2.0 U(m^2·min),左房压>20 mmHg,右房压>25 mmHg;恶性室性心律失常;不能脱离体外循环。

常用辅助循环措施有:①主动脉内球囊反搏(IABP)为搭桥手术前最常用的辅助循环措施,适用于术前并存严重心功能不全、心力衰竭、心源性休克的冠心病患者,可为患者争取手术治疗创造条件,将带气囊心导管经外周动脉置入降主动脉左锁骨下动脉开口的远端,导管与反搏机连接后调控气囊充气与排气,其原理是:心脏舒张期气囊迅速充气以阻断主动脉血流,促使主动脉舒张压升高,借以增加冠脉血流,改善心肌供氧;心脏收缩前气囊迅速排气,促使主动脉压力、心脏后负荷及心排血阻力均下降+由此减少心肌耗氧;②人工泵辅助有滚压泵、离心泵两种。滚压泵结构简单,易于操作,比较经济,缺点是血细胞破坏较严重,不适宜长时间使用。离心泵结构较复杂,但血细胞破坏少,在后负荷增大时可自动降低排出量,更符合生理,适合较长时间使用,但也只能维持数天;③心室辅助泵有气驱动泵和电动泵两型。气驱动型泵流量大,适于左、右心室或双心室辅助,但泵的体积大,限制患者活动,近年逐渐采用埋藏式电动型心室辅助泵,连接心尖部以辅助左心功能;④常温非体外循环搭桥手术中,有时出现心率过慢和血压过低而经药物治疗无效者,可继发循环衰竭,此时可采用"微型轴流泵",采用离心泵驱动血液以辅助循环。在轴流泵支持下施行常温冠脉搭桥手术,比体外循环下手术出血少,心肌损伤轻。轴流泵的优点是:用患者自体肺进行血液氧合;不需要阻断主动脉;不存在缺血再灌注损伤;降低心脏负荷,减少心肌耗氧,增加心肌血流,增强心肌保护;减少肝素用量,减少手术出血。

四、术后管理

(一)保持氧供

1.维持血压和心脏收缩功能,必要时辅用小剂量儿茶酚胺类药。同时保证足够的血容量,使中心静脉压维持满意水平。应用小剂量硝酸甘油,防止冠脉痉挛和扩张外周血管。

2.维持血红蛋白浓度,尤其是心功能不全、高龄、术后出现并发症而增加机体氧耗和需机械通气辅助的重症患者,血红蛋白浓度应维持 10 g/dl 和 Hct30%左右,不宜太高。

3.维持血气及酸碱平衡,充分供氧,调整呼吸机参数使血气达到正常水平。积极治疗酸中毒、糖尿病及呼吸功能不全。

(二)降低氧耗

1.保持麻醉苏醒期平稳,避免手术后期过早减浅麻醉,应用镇静镇痛药以平稳度过苏醒期。

2.预防高血压和心动过速,针对性使用 α 受体阻滞药(乌拉地尔)、β 受体阻滞药(美托洛尔)和钙通道阻滞药。心率控制在小于 80 次/min,其心肌缺血发生率约为 28%,而心率高于 110 次/min 者则可增至 62%。

(三)预防桥血管痉挛和栓塞

术后桥血管痉挛和栓塞是心肌梗死的主要并发症之一。小剂量硝酸甘油可有效防止静脉桥和内乳动脉桥血管痉挛的发生。对于采用桡动脉为桥血管的患者,应尽早使用钙通道阻滞药地尔硫䓬等防止血管痉挛的发生,并持续口服至术后 6 个月。在严密监测凝血功能的情况下,如无明显出血倾向,应在 48 h 内恢复使用抗血小板药物阿司匹林,监测使用后的凝血状况和出血倾向,如胃肠道和泌尿道出血等。

(四)早期发现心肌梗死

冠脉搭桥患者围术期心肌缺血发生率为 36.9%~55%,其中 6.3%~6.9% 发生心肌梗死。临床上不易发现小范围局灶性心肌梗死。大范围者则引起低心排综合征或严重心律失常,其中并发心源性休克者约占 15%~20%,病死率高达 80%~90%。并发心力衰竭者为 20%~40%。早期发现心肌梗死具有重要性,其诊断依据有:①主诉心绞痛;无原因的心率增快和血压下降;②心电图出现 ST 段及 T 波改变,或心肌梗死图像;③心肌肌钙蛋白(cTn)、CK-MB、肌红蛋白(Myo)、核素扫描^{99m}TC,焦磷酸盐心肌"热区"心肌显像可支持早期心肌梗死的诊断,有重要价值。

(五)术后镇静镇痛

术后疼痛可导致机体一系列病理生理改变,如肺活量降低,肺顺应性下降,通气不足,缺氧和二氧化碳蓄积;患者不能有效咳嗽排痰,易诱发肺不张和肺炎;患者焦虑不安、精神烦躁、睡眠不佳,可使体内儿茶酚胺、醛固酮、皮质醇、肾素-血管紧张素系统分泌增多,引起血管收缩、血压升高、心率加快、心肌氧耗增加;还可引起内分泌变化,使血糖上升,水钠潴留、排钾增多;引起交感神经兴奋,使胃肠功能抑制,胃肠绞痛、腹胀、恶心、尿潴留等。

考虑到肝素化后硬膜外镇痛有引起硬膜外血肿的可能性,建议采用静脉镇痛。常用药物有吗啡、芬太尼、苏芬太尼、盐酸氟吡洛芬、曲马多和盐酸右美托咪定等。

第八章　骨骼肌肉系统手术的麻醉

第一节　脊柱侧弯矫正手术的麻醉

一、疾病的基础知识

1.脊柱侧弯的类型　脊柱侧弯是指以脊柱的某一段持久地偏离身体中线,使脊柱向侧方凸出弧形或 S 形为主要表现的疾病。

脊柱侧弯的分型如下。①先天性脊柱侧弯:椎体异常、肋骨畸形;②特发性脊柱侧弯:婴儿型、幼年型、特发性;③神经肌肉型脊柱侧弯:脑瘫、脊髓空洞、脊髓性肌肉萎缩、杜氏肌营养不良、多关节挛缩;④创伤性:骨折或医源性;⑤肿瘤相关:继发于肿瘤或肿瘤治疗后;⑥先天性综合征:神经纤维瘤病、马方综合征、成骨不全症、糖胺聚糖贮积症、Ehlers-Danlos 综合征;⑦功能性:骨盆不对称、双腿长度不一致。

2.不同部位脊柱侧弯的手术治疗方式

(1)支具治疗:就诊时 Cobb 角为 30°～39°的骨骼未成熟(Risser 征为 0～2)患者,以及 Cobb 角为 20°～29°且在观察期间出现 Cobb 角于 6～9 个月内进展至少 5°的骨骼未成熟患者。

(2)后路手术:是目前常见的脊柱手术入路。取脊柱后正中切口,依次切开皮肤和皮下组织,并沿棘突两侧剥离背肌和骶棘肌,显露椎板与关节突,充分松解关节突外侧肌肉,避免损伤胸膜。按照术前设计合理选择螺钉/钩分布,根据解剖位置置入椎弓根螺钉,并应用透视等方法确认椎弓根螺钉位置、方向和深度。选择合适长度的钛合金或钴铬钼合金棒,依次采用凹侧撑开、凸侧加压操作,完成冠状面矫形,同时注意躯体平衡和双肩平衡。去除棘突及椎板皮质骨作为植骨材料,也可选同种异体骨或新型植骨替代材料进行脊柱融合,放置引流管并逐层缝合伤口。

(3)前路手术:胸腰段和腰段脊柱侧弯可通过脊柱前路融合(anterior spinal fusion,ASF)和内固定治疗。通过开胸和/或腹膜后入路,从前方(常在普通外科医师的帮助下)暴露脊柱凸侧。通过缩短畸形的凸侧来矫正侧弯。

(4)联合入路:复杂畸形可能需要前后路联合手术,可以一期或分期实施。

(5)术前牵引+内固定术:术前肺功能严重受损(包括 FVC 低于预计值30%、屏气试验低于 30 秒、氧分压低于 70 mmHg、吸空气氧饱和度低于90%)的患者,可以先行颅环牵引法,待肺功能改善后再行后路手术治疗。

二、术前评估和准备

1.与麻醉相关的脊柱侧弯类型

(1)神经肌肉型脊柱侧弯:应警惕恶性高热的可能。

(2)先天性综合征患者:此类患儿起病早,畸形通常较严重,术前应全面评估患儿全身系统受累的情况。部分患儿可能合并其他畸形。

（3）肿瘤或创伤性相关的侧弯：了解患者既往手术史、肿瘤侵犯的范围、本次手术的范围、是否截骨、术前的神经功能有无影响等。

2.脊柱侧弯严重程度的评估　Cobb 角是用来评估脊柱侧弯严重程度最常用的指标，具体测量方法是：Cobb 角是在一个特定侧弯中，由一条平行于侧弯最头侧椎体上端平面的直线与一条平行于侧弯最尾侧椎体下端平面的直线相交所成的角。同时脊柱侧弯的严重程度随着受累椎体节段的增加而增加。

研究表明胸段 Cobb 角的大小与呼吸功能受损程度相关。对于胸弯大于 100°，或者早发性脊柱侧弯，心肺受影响的可能性更大。

3.脊柱侧弯患者体格检查需要注意的问题　脊柱侧弯患者的体格检查除了针对侧弯的检查，还应包括心肺在内的全身多系统的检查。

（1）心脏：听诊有无杂音、检查心脏有无增大有无右心衰竭的体征（如颈静脉怒张等）。

（2）肺部：听诊双肺呼吸音，明确有无干湿啰音。

（3）其他检查：神经纤维瘤病患者应检查全身的有无牛奶咖啡斑及神经纤维瘤。对于特殊综合征的患者，应根据多系统受累情况采取针对性体格检查。

（4）侧弯的检查：检查患者的后背，了解侧弯的严重程度、受累节段和范围。

（5）气道：评估颈椎活动度、张口度、Mallampatti 分级等。

4.脊柱侧弯患者术前心肺功能的评估

（1）了解病史：了解患者平时的运动耐量、是否有反复肺部感染、呼吸衰竭或心力衰竭史。

（2）实验室检查：术前肺功能检查、血气、心电图和超声心动图，必要时可行心肺功能检查。对于用力肺活量（forced vital capacity，FVC）小于预计值 50% 提示严重肺功能障碍，用力肺活量小于预计值 30% 提示患者术后需要长期的呼吸支持。对于此类患者应在术前即开始进行肺功能锻炼，以减少围术期肺部并发症的发生。

5.脊柱侧弯患者术前合并严重肺功障碍时肺功能的改善措施　肺功能改善贯穿于整个围术期，包括术前、术中和术后。

（1）术前：术前心肺功能锻炼（包括吹气球、呼吸功能锻炼仪、预康复）、无创通气、先行头颅骨盆环牵引改善肺功能；对于排痰困难的患者，可于术前即开始使用排痰机辅助排痰。

（2）术中：保护性通气策略、避免液体过负荷、减少异体血输注。

（3）术后：尽早拔除气管插管、尽早下地活动、尽早开始肺功能锻炼、多模式镇痛。

6.脊柱侧弯患者是否存在困难气道的评估　困难气道在脊柱侧弯患者中并不罕见，因此术前评估时应详细了解患者的既往病史、诊断、侧弯累及的节段，并进行详细的体格检查和气道评估。

（1）了解病史：如果患者非第一次手术，应详细了解既往手术麻醉是否存在困难气道的病史，包括面罩通气困难和插管及拔管困难等详情。

（2）访视患者：应按照困难气道管理流程详细检查患者有无困难气道的体征，特别是小儿患者。包括上下切牙间距，颏甲距，马氏分级，头颈后仰活动度，下齿前伸等。

（3）影像学检查：了解侧弯是否累及颈椎、有无颈椎畸形、反弓畸形等。

（4）某些特殊的综合征属于困难气道的高危，如多关节挛缩（Klipple-Feil 综合征）、糖胺聚糖贮积症Ⅱ（Hunter 综合征）、Goldenhar 综合征等。这些综合征多具有特征性的面容和气道特征,需要仔细评估。

(5)预后:如果患者存在明确的困难气道,应评估患者应采用的插管和通气方式,以及术后是否可以及时拔管。并与患者家属和手术医师做相应交代,同时应该准备应急预案。

7.脊柱侧弯合并贫血患者的围术期准备　术前贫血增加了脊柱侧弯患者围术期输血的概率。此类患者围术期的准备包括术前、术中和术后三个节段,主要目的是尽可能提高血红蛋白、减少出血、最大限度减少异体血输注。术前应请血液科等相关科室会诊,明确病因,给予铁剂、叶酸和EPO等药物纠正贫血。术中外科医师充分止血,应用自体血回输和抗纤溶药物(如氨甲环酸),术后根据具体情况可考虑使用伤口引流自体血回输,并补充铁剂和EPO等。

8.哮喘和反流性食管炎与脊柱侧弯的相关性　侧后凸患者食管裂孔疝的概率增加,发生原因如下:食管裂孔疝水平脊柱轴向的旋转,促进了食管裂孔疝的形成程和反流的发生。此外脊柱侧后凸患者腹腔容积减少,腹内压增加,也促进了食管裂孔疝的形成程和反流的发生。

反流性食管炎是哮喘的潜在诱发因素,胃酸通过增加迷走神经张力、增加气道反应性,以及胃内容物微量误吸进入上气道而引起支气管收缩,诱发和加重哮喘。

三、术中管理

1.脊柱侧弯患者麻醉方案及术中监测的选择　此类患者均为全身麻醉。麻醉方式的选择应考虑到脊髓监测,可选择平衡麻醉方法,即低剂量的吸入麻醉药(MAC<0.5)和丙泊酚联合高剂量的阿片类药物。对于恶性高热敏感或者吸入麻醉下脊髓监测信号不满意者,可以选择全凭静脉麻醉,丙泊酚+瑞芬太尼持续泵注,维持BIS在40~60,避免麻醉过深和麻醉药物浓度在短时间内大幅度变化。可以同时泵注小剂量右美托咪定[0.3 μg/(kg·h)]、氯胺酮[2~10 μg/(kg·min)]或利多卡因[1.5 mg/(kg·h)],以改善脊髓监测信号。

肌肉松弛药的使用应与监测医师和外科医师沟通。如果气管插管后很短时间内需要进行神经监测,则插管需要使用短效肌肉松弛药或者不用肌肉松弛药。术中进行运动诱发电位监测时,应避免或严密监测非去极化肌肉松弛药的使用。

术中监测:除了常规的心电图、无创血压、脉搏氧饱和度、呼气末二氧化碳、体温、尿量外,应根据手术创伤的大小、是否截骨、预计出血量等,决定是否进行有创动脉、中心静脉监测。

2.脊柱侧弯患者术中气管导管的选择和管理方面的注意事项　气管插管应是此类患者手术气道管理的最佳选择。某些短小手术,如定期生长阀撑开术可以选择声门上气道(喉罩等)。应根据患者的年龄、身高、体重、手术需求,以及患者是否合并有气管或肺部的畸形来选择合适的气管插管。如果采用后路手术,患者体位为俯卧位。头部的屈曲和后伸可能会使气管导管置入过深或偏浅,因此需要及时检查导管最佳深度。普通气管导管容易扭曲打折减少通气顺应性,增加气流阻力,因此往往需要调整患者头架位置。另外也可以采用加强型气管导管改善导管通气顺应性。但需要密切注意的是,由于术中往往采用脊髓功能监测,可能会刺激咬肌或在唤醒试验时,加强型气管插管可能会意外被咬瘪,从而降低通气效率甚至通气不能。因此应提前放置好牙垫,避免导管被咬变形风险。对于前路经胸或者外科要求进行单肺隔离以便充分暴露术野时,需要选择双腔支气管导管或支气管封堵器。幼儿手术需要单肺时,往往选择支气管封堵器。如果气管导管在 F4# 以下,可以在导管外放置支气管封堵器,以避免因导管内放置封堵器增加通气阻力。

术中管理注意事项:气管插管固定牢靠,放置牙垫,体位变动后再次确认气管插管位置。外科医师操作施加压力时,会影响胸廓顺应性,造成气道压升高,术中应密切关注,及时与外科医师沟通。

3.减少脊柱侧弯患者围术期出血采取的措施及注意事项　脊柱侧弯矫正手术创伤大,围术期出血多。围术期血液管理包括围术期输血,以及减少失血、优化血液制品、减少输血相关风险和各种血液保护措施的综合应用等,贯穿术前、术中和术后三个阶段。

术前干预措施:对于贫血患者,应请血液科会诊,明确病因,给予铁剂、叶酸等药物纠正贫血。术前预存自体血也可用于减少异体血的输注。

术中干预措施:体位的合理摆放(避免腹部受压)、充分外科止血、骨蜡封闭创面、氨甲环酸(切皮前 30 min 静脉给予 10~20 mg/kg 氨甲环酸,术中可追加)、控制性降压、自体血回输(术野区或周围有感染灶、肿瘤患者禁用)。

术后干预措施:术后伤口引流自体血回输、术后应用 EPO/铁剂等进行药物干预。

4.清醒或镇静保留自主呼吸下纤维支气管镜辅助插管的表面麻醉方法　当患者有明确的困难气道时,尤其存在通气困难时。按照气道管理的流程,应在保留自主呼吸下纤维支气管镜辅助插管。为了减少插管时的刺激,可以在适当镇静充分表面麻醉下实施操作。镇静的方式和药物选择较多,但完善的表面麻醉至关重要。对于无法配合的婴幼儿,需要给予一定的镇静,但需要密切关注患者的呼吸情况,在纤维支气管镜操作过程中应保证氧气供入。

表面麻醉的局麻药宜采用黏膜表面穿透力强的局麻药,如丁卡因,其他局麻药如利多卡因宜采用较高浓度(4%),但需要警惕局麻药吸收中毒。表面麻醉方式可以采用喷壶喷入,但往往需要重复给药,而且药物很难喷入咽后壁、喉和声门部。也可用注射器将局麻药慢滴进入同时嘱患者张口深呼吸,或者用喉麻管一边喷药一边进入。最有效的方法是采用雾化吸入喷雾装置,可以将局麻药雾化后吸入,通常雾化后的药物微粒为 5~15 μm,可以进入喉咽腔和上气道,能够对气管进行充分的表面麻醉,减少纤维支气管镜操作刺激。

5.突发性气胸的易发因素、主要特征及治疗　突发性气胸主要发生在胸段椎弓根螺钉植入、胸段椎体切除、肋骨成型时,意外损伤胸膜所导致。患者的临床表现为气道压升高、动脉血压下降,低氧血症甚至循环衰竭。听诊可以听到一侧呼吸音消失。术野区可见胸膜撕裂口处有气泡。

发生突发气胸应及时通知外科医师,小的胸膜缺口、气胸量不大,可以充分膨肺后进行胸膜缺口修补。对于循环不稳定的患者,应嘱外科医师迅速覆盖伤口,改为平卧位进行胸腔引流。

6.脊髓运动诱发电位和体感诱发电位监测的原理　诱发电位(evoked potential)是指在人体神经系统的一端给予刺激,在神经系统的另一相应部位检测出与刺激有锁定关系的生物电信号。它可以用于评价患者神经通路的完整性。

脊髓运动诱发电位(motor evoked potentials,MEP)反映了运动皮质、皮质脊髓束、神经根和外周神经的完整性,主要是监测传出运动神经通路的完整性。脊髓体感诱发电位(spinal somatosensory evoked potentials,SSEP)所检测的神经通路包括背根神经节和脊髓后柱,主要是监测感觉传入神经通路的完整性。运动诱发电位的变化早于体感诱发电位,可以更早地发现问题、纠正病因及预防神经损伤。

脊髓功能监测的影响因素:①生理因素,如年龄、性别、身高;②病理因素,如脑血流、颅内压、低氧血症、通气($PaCO_2$过低)、温度、血细胞比容、颈部过度屈曲或外周神经受压迫;③麻醉药理因素,见表8-1。

表8-1 不同麻醉药物对脑电功能影响

药物	SEEP波幅	MEP波幅
异氟烷	下降	下降
七氟烷	下降	下降
地氟烷	下降	下降
氧化亚氮	下降	下降
丙泊酚	下降	下降
阿片类药物	很小	限小
依托咪酯	低剂量-增加 高剂量-抑制	低剂量-增加 高剂量-抑制
苯二氮䓬类	很小	高剂量长时间抑制
右美托咪定	很小	高剂量抑制
利多卡因	很小	很小

7.脊柱侧弯患者术中出现脊髓功能监测信号异常的处理 术中波幅下降>50%和/或潜伏期延长>10%被认为信号异常。

(1)当出现信号异常变化时,监测医师及时通知外科医师、麻醉医师,一起参与诊断和处理。

(2)监测医师检查是否存在技术性因素(如导线故障或移位、手术室设备的电子干扰、刺激导线或记录导线脱落等),再次进行一次信号采集,确认异常确实存在。

(3)监测医师通过所使用的监测模式,识别变化来自大脑皮质还是皮质下、单侧还是双侧、局限性还是广泛性,以便于缩小鉴别诊断的范围。

(4)外科医师检查手术操作:脊髓有无受牵拉、挤压;脊柱有无过度屈曲或过伸;脊髓血供有无受到影响。

(5)麻醉医师:将平均动脉压提高到80 mmHg以上,低血容量患者及时补充液体,将血红蛋白提高到10 g以上,同时体温维持在37℃以上。

(6)必要时通过唤醒试验验证。一旦确认病因,应尽可能纠正,以避免永久性神经损伤。

8.唤醒试验的操作、并发症及处理 当侧弯手术内固定植入矫形完毕后或术中脊髓监测发现信号异常时,通常会进行唤醒试验。唤醒试验是1973年由Vauzella和Stagnara等提出的,曾被认为是判断脊柱手术中脊髓、神经是否损伤的金标准。当脊柱内固定置入后,减浅麻醉深度,唤醒患者,让患者能执行医师的指令,根据其能否按照指令活动肢体判断是否有截瘫发生。若患者能按指令动作,则应给予丙泊酚和肌肉松弛药很快加深麻醉。若患者未能按指令动作,外科医师调整内固定位置或矫形度后,需要再次唤醒。唤醒过程中,为避免患者过度体动,应保证足够的镇痛(提前给予芬太尼0.5~2 μg/kg或舒芬太尼0.05~

0.2 μg/kg,避免在阿片类药物作用高峰时唤醒,从而使唤醒时间延长,影响手术进程),同时需要有助手帮忙。

唤醒试验的并发症包括气管插管脱落、术中知晓、心肌缺血、内固定移位、空气栓塞、肢体伤害。

唤醒试验的并发症重在预防,手术前与患者充分沟通,交代术中有可能会被叫醒并按指令动作;气管插管固定牢靠;唤醒前保证患者充分的镇痛,避免使用镇痛药拮抗剂;一旦唤醒成功,迅速给药,避免患者进一步体动。

9.脊柱侧弯矫正手术与体位相关的并发症

(1)术后视力丧失:包括视力下降和失明,是脊柱手术严重的并发症。原因:头部位置不正确造成眼球被压迫、俯卧位造成静脉回流不畅、栓塞、贫血、低血压、术中液体管理不当、患者本身合并其他解剖和生理异常。

(2)臂丛损伤:主要见于上肢过度外展。

(3)腹部受压:静脉压升高,增加出血。

(4)压伤:局部压力过大导致。

(5)气栓:特别是后凸高于心脏时。空气栓塞是指气泡经静脉或动脉进入静脉系统或动脉系统造成的血管阻塞疾病。如果怀疑空气栓塞,立即在手术野灌注生理盐水,纯氧通气,加快输液以增加中心静脉压,根据需要给予血管活性药物。若留置中心静脉导管,可以从中心静脉导管抽吸,排出空气。若患者循环不稳定甚至出现心搏骤停,需要保护好手术切口,立即变成仰卧位进行支持治疗甚至心肺复苏。

10.脊柱矫正器塑形和固定时的注意事项 脊柱矫正器塑形和固定时,外科医师会依次进行凹侧撑开、凸侧加压及旋转等操作,其注意事项如下。

(1)塑形和矫正时,外科医师常会施加较大的压力,造成肺顺应性下降,气道压增高,胸腔压力增加,回心血量减少,从而导致血压下降和氧饱和度下降,应及时与外科医师沟通保证患者的安全。

(2)塑形和矫正时,有可能会牵拉脊髓造成脊髓监测信号的变化,应及时与外科医师、监测医师沟通,避免出现脊髓损伤,必要时减小矫形力度。

(3)塑形和矫正完成后,在确认气管插管位置、氧饱和度指套位置和患者容量状况后,若患者气道压仍持续升高、氧饱和度减低或血压持续降低时,怀疑为矫形后心脏受压、大血管扭曲等因素,应及时与外科医师沟通,必要时需要减少矫正力度。患者的体位可能会发生变化(尤其是严重侧弯患者),应及时检查患者的头面部及其他可能的受压部位,避免压伤。

11.血栓弹力图及容量反应性监测在脊柱侧弯矫正手术大出血患者中的应用价值 血栓弹力图是通过在全血中动态评估血凝块形成的多个参数来监测血小板功能、凝血和纤溶过程,已成功用于术中即时监测凝血功能状态,指导围术期血制品的输注。既往研究表明脊柱侧弯矫正手术中凝血因子和血小板功能正常,而纤溶与出血相关,而血栓弹力图指导围术期输血可以减少红细胞输注量。对于脊柱侧弯矫正手术大出血患者,血栓弹力图可以及时发现凝血障碍,按个体化异常按需补充,并可减少异体血的输注,减少输血相关并发症的发生。

容量反应性是评估心脏前负荷的储备功能,即增加心脏前负荷是否会引起心排血量相应的增加。当左右心室均处于心功能曲线上升支时,通过增加心脏前负荷,心排血量才能明显提高,即容量反应性好,通过扩容治疗可以稳定血流动力学,提高氧输送,改善组织灌注。当有一心室处于心功能曲线平台支时,通过增加心脏前负荷,难以进一步增加心排血量,扩容治疗难以获益,反而会增加肺水肿等容量过负荷的危险。经心肺相互作用的功能血流动力学指标是临床常用的反映容量反应性的指标,如收缩压变异率、脉压变异率和每搏量变异率等。研究表明基于 SVV 的目标导向液体治疗,可以减少脊柱手术术中输液量,维持血流动力学稳定,改善围术期胃肠道功能。对于脊柱侧弯大出血患者,采用目标导向液体治疗策略,实时动态监测患者的容量反应性,如收缩压变异率、脉压变异率和每搏量变异率,指导容量补充,避免液体过负荷,降低术后并发症有着重要的指导意义。

四、术后管理

1.脊柱侧弯矫正手术后的并发症及预防　脊柱侧弯矫正手术的术后并发症包括气胸、肺不张、胸腔积液、血胸、胸导管损伤、神经损伤、胃肠道不良反应、肠系膜上动脉综合征和腹膜炎等。

预防措施:凡涉及胸椎的手术,外科医师术中谨慎操作,避免损伤胸膜,一旦损伤,及时修补。术后床上多翻身,尽早下地活动,并加强术后呼吸功能锻炼,减少肺不张的发生。术中采用脊髓监测,避免神经损伤未能及时发现。术中定期检查体位,避免受压。咀嚼口香糖可以减少腹胀的发生,尽早进食和下地活动有助于胃肠功能的恢复。

2.脊柱侧弯矫正手术后拔管过程中困难气道患者的注意事项　脊柱侧弯合并困难气道的患者术后通常不建议立即拔管,特别是术前合并肺功能受损者,应在确保患者足够清醒且呼吸功能基本恢复时择机拔管,以保证气道安全。如果需要拔管应注意以下几方面。一是维持气道通畅,刚苏醒的患者气道张力尚未完全恢复,容易发生气道梗阻,特别是处于俯卧位时间较长时,头面部更易出现组织和黏膜水肿。二是呼吸功能尽早恢复,俯卧位手术临近结束时,由于担心减浅麻醉后患者体动,所以给予肌肉松弛拮抗剂往往较晚,因此需要在麻醉减浅和肌肉松弛恢复之间更好地掌控,保证在麻醉清醒前呼吸功能尽早恢复,对于术前肺功能受损的患者便于评估是否可以拔管。三是完善镇痛,减少患者拔管期的躁动以免过大的体动使内固定发生脱位或进一步压迫神经等严重并发症。

3.为促进脊柱侧弯患者术后加速康复可以采取的措施　加速术后康复(enhanced recovery after surgery,ERAS)是指通过多学科合作,应用循证医学论证的一系列处理策略,达到减少手术应激、疼痛及术后并发症发生的目的,从而促进患者术后康复。加速康复贯穿于患者整个围术期。

(1)术前:应针对患者已存在的慢性疾病进行评估并尽可能优化,通过病史、体格检查及相应的辅助检查全面评估患者的心肺功能。脊柱侧弯的专科评估主要通过影像学检查了解脊柱侧弯的严重程度,以及有无其他神经管畸形,以指导手术治疗。术前采用营养风险筛查 NRS2002 量表评估是否存在营养风险,有风险者术前可给予营养支持。对于女性、不吸烟、晕动症及既往有恶性呕吐史患者属于术后恶心呕吐高风险,应预防性用药。对于术前贫血患者应寻找原因并及时纠正。术前宣教的目的是帮助患者和家属在术前了解脊柱侧弯融合手术目的和预期效果、告知相应的风险和术后注意事项、并指导患者和家属学会轴向翻身和功能锻炼。术前可以给予预防性镇痛药物。

(2)术中:麻醉管理策略应以减少全身应激、提高围术期安全性、舒适性和降低并发症的为目的。手术一般采用全凭静脉麻醉气管插管,并进行脊髓电生理监测或术中唤醒,避免神经损伤。术中除了最基本的心率、血压和血氧外,推荐行麻醉深度、体温、有创动脉或容量监测。术中采用保护性通气策略和目标导向液体治疗,维持有效的灌注。术中注意保护眼睛、面部、腋下、胸廓、膝关节等易受压部位。术前制定手术计划、术中充分止血、应用氨甲环酸和术中自体血回输,尽可能减少异体血输注。伤口周围局麻药浸润有助于缓解术后疼痛。

手术开始前给予抗生素、术前皮肤准备,以及手术区域大量生理盐水冲洗以预防术后感染。

(3)术后:尽早拔出引流管和尿管、采取多模式镇痛方式,术后尽早进食和咀嚼口香糖,减少腹胀和便秘的发生,尽早辅助患者进行坐起、站立和康复训练。脊柱侧弯矫正手术快速康复路径见表8-2。

表8-2　脊柱侧弯矫正手术快速康复路径

阶段	措施
术前	1.慢性疾病的评估和优化 2.脊柱侧弯的专科评估 3.营养评估 4.术后恶心呕吐评估 5.血液管理:贫血患者及时纠正 6.术前宣教 7.预防性镇痛
术中	1.体位摆放 2.神经监护下矫形 3.血液管理,减少异体血输注 4.充分止血 5.局部镇痛 6.预防感染
术后	1.尽早拔除引流管、尿管 2.尽早恢复进食、治疗恶心呕吐 3.充分镇痛 4.康复锻炼

4.为了缓解脊柱侧弯患者的术后疼痛可以采取的镇痛方式　脊柱侧弯矫形手术后患者疼痛较为严重,通过预防性镇痛、多模式镇痛等措施对疼痛进行全程管理,可以有效缓解患者术后疼痛。预防性镇痛是指在术前采取多种镇痛措施,减轻急性疼痛的程度或避免急性疼痛发展为慢性疼痛。术中可以在切口局部"鸡尾酒"皮下注射,术后采用患者静脉自控镇痛或椎管内应用阿片类药物等进行术后镇痛。应尽量减少阿片类药物的使用,减少术后恶心呕吐及肠麻痹的发生。术后恢复进食后,尽早恢复口服用药。

第二节 脊椎肿瘤手术的麻醉

一、疾病的基础知识

1.脊椎肿瘤的分类及特点

（1）脊椎肿瘤大约占全身骨肿瘤的 5%，按来源可分为原发性和转移性，前者又分为原发良性肿瘤（骨样骨瘤、成骨细胞瘤、骨软骨瘤等）和原发恶性肿瘤（浆细胞性骨髓瘤、多发性骨髓瘤、软骨肉瘤、脊索瘤、脊柱成骨肉瘤等）；脊柱转移瘤可来源于甲状腺、乳腺、肺、肝和前列腺等肿瘤，占脊椎肿瘤的绝大多数。

（2）按肿瘤的生长部位分类

1）硬膜外肿瘤：①良性肿瘤较少见，包括：A.血管瘤，生长缓慢，通常无症状；B.骨样骨瘤，可有逐渐加剧的夜间痛；C.骨软骨瘤，是最常见的良性骨肿瘤，但很少发生于脊柱；D.巨细胞瘤，具有局部侵袭性，好发于骶骨，局部复发率高；E.囊肿和其他良性病变；②恶性肿瘤包括 A.淋巴瘤，脊柱是潜在的受累部位；B.骨肉瘤，原发于脊柱者罕见；C.尤因肉瘤，原发于脊柱者少见；D.软骨肉瘤，原发于脊柱者罕见；E.脊索瘤，多发生于 40 岁以上患者，骶骨是最好发部位；F.骶尾部畸胎瘤，可能与多系统发育畸形相关；G.恶性纤维组织细胞瘤，原发于脊柱者罕见；H.转移癌，脊柱是最常累及的部位，溶骨性者来自乳腺、肺、肾、甲状腺癌，成骨性者来自前列腺、膀胱癌和类癌，混合表现的包括肺、乳腺、宫颈、卵巢癌；I.孤立性骨浆细胞瘤，通常累及椎体，可压迫脊髓；J.纤维肉瘤，生长缓慢，可远处转移。

2）硬膜内髓外肿瘤：①绝大多数是良性的，包括：A.脊膜瘤，最常见于胸段，可累及相邻脊髓；B.神经鞘瘤，最常见的脊椎肿瘤（占 30%），可发生于脊髓全部水平，可累及感觉神经根；C.神经纤维瘤，可向硬膜内生长；D.副神经节瘤，大多数起源于马尾区，主要是交感神经型；E.神经节瘤，大多数累及椎旁，伴髓内蔓延；F.囊性病变；②恶性肿瘤罕见，包括 A.恶性周围神经鞘瘤，可起源于交感神经节（儿童多见）或周围神经（成人多见）；B.血管外皮细胞瘤，发生于脊柱者罕见；C.软脊膜转移癌，是恶性肿瘤在进展期的脑脊液播散转移，原发肿瘤包括脑肿瘤、中枢神经系统淋巴瘤、乳腺癌、肺癌等。

3）髓内肿瘤：一般由神经外科诊治，包括星形细胞瘤、室管膜瘤、毛细血管性成血管细胞瘤、脊髓海绵状血管瘤、神经节神经胶质瘤、神经细胞性肿瘤、少突神经胶质瘤、胚胎源性肿瘤和髓内转移癌。

2.脊椎肿瘤的手术治疗方法　脊椎肿瘤的手术治疗主要根据肿瘤的外科分期、生存期评估和患者全身情况而定。

（1）活检术：目的是从病变部位获取有诊断价值的组织。经皮穿刺活检术的准确率低于开放活检术，但更安全、创伤更小，适于颈、胸、腰椎水平的深部病变。骶尾部多见原发性肿瘤，细针穿刺活检的价值低于转移性病变，而且病变通常较大、手术易于接近，所以一般采用开放活检。

（2）微创手术：脊柱血管瘤和恶性肿瘤发生严重疼痛时，可采用经皮椎体成形术（percutaneous vertebro-plasty，PVP），能迅速缓解疼痛、提高生活质量。

（3）开放性手术：是目前最常用的手术治疗方法，目的是彻底切除肿瘤；有时候需急诊手术以避免患者发生骨折、截瘫等严重并发症。手术方式应根据肿瘤的性质、部位和类型来选择,包括:①肿瘤刮除,适用于局限性生长的良性病变;或者是对某些转移性肿瘤的姑息性减压,以解除神经或脊髓压迫,但存在较高的局部复发率;②整块切除,脊椎整块切除术是切除肿瘤及肿瘤所在的整个间室,适用于良性侵袭性或恶性的原发性肿瘤,以及预计生存期超过6个月的孤立性转移瘤。能最大限度地降低局部复发风险、延长患者的生存期。可采用单纯后路或前后路联合入路,手术时间长,并发症包括大出血、大血管损伤、脊髓损伤、切口感染等。术前行选择性动脉栓塞、术中采用控制性降压(收缩压 80~100 mmHg)、尽量行瘤外操作能够有效减少术中出血;③重建术,肿瘤切除后的脊柱稳定性受损需要重建,一般通过植骨、骨水泥填充、钛网、人工椎体等方法进行。

3.抗肿瘤靶向药物对心肺功能的影响　抗肿瘤靶向药物主要分激酶抑制剂(小分子)和单克隆抗体(大分子)两类。

靶向药物的心血管毒性包括高血压、心肌缺血、Q-T间期延长和心力衰竭等,通常是可治疗、可逆转的,各种靶向治疗中都有观察到,特别是与某些化疗药物一起使用时。高血压多见于治疗后 3~4 周,是血管内皮生长因子单克隆抗体最常见的不良反应(尤其是贝伐珠单抗),但多为无明显症状的轻中度高血压,如需治疗应选用 ACEI、ARB 或 β 受体拮抗剂,避免应用钙通道阻滞剂。激酶抑制剂可引起 Q-T 间期延长,应避免可引发尖端扭转型室速的因素(如低血钾和极度心动过缓)。人表皮生长因子单克隆抗体曲妥珠单抗(赫赛汀)诱导的心脏毒性表现为心脏收缩功能障碍,左室射血分数下降。贝伐珠单抗、伊马替尼、达沙替尼、舒尼替尼、索拉非尼、拉帕替尼也有心血管毒性的风险。

靶向药物的肺毒性包括急性和亚急性肺炎、肺出血、胸腔积液、肺动脉高压和肺栓塞,其中间质性肺炎是较常见的严重毒副反应,相关药物有吉非替尼、厄洛替尼等,治疗包括停药、支持疗法、应用激素。胸腔积液主要由达沙替尼等药物引起,严重者可出现呼吸窘迫或缺氧、血流动力学障碍。贝伐珠单抗与肺栓塞、肺出血和间质性肺炎有关。曲妥珠单抗、帕妥珠单抗、西妥昔单抗、帕尼单抗、拉帕替尼、舒尼替尼的肺毒性较罕见。

二、术前评估与准备

1.脊椎肿瘤手术前的病史询问和辅助检查

(1)术前还应了解的病史如下。

1)既往手术麻醉的情况,包括有无困难气道、困难血管穿刺史、输血史、过敏史,以及既往麻醉苏醒和术后镇痛相关情况。

2)目前的运动耐量,是否需要卧床。

3)肿瘤对神经系统的压迫情况,是否存在会阴部麻木、下肢无力、二便异常。

4)合并症情况,目前是否仍存在高血压及治疗情况。

5)是否接受过放、化疗。

6)是否存在安罗替尼的其他不良反应。

7)目前的疼痛特点及疼痛评分,应用镇痛药物后是否有不良反应。

8)通过影像学检查了解肿瘤的部位、大小、与周围脏器关系。

9)与外科医师沟通,了解手术难度、手术时间、预计出血量及备血情况,术前是否行肿瘤血管栓塞术和(或)置入腹主动脉球囊。

（2）除了常规进行的胸片、心电图、血、尿、便常规、生化功能、凝血功能，以及骶尾部的影像学检查外，还应进行以下辅助检查。

1）肺部CT：评估是否存在脊索瘤的肺部转移。

2）肺功能检查、动脉血气分析和甲状腺功能：评估是否发生安罗替尼的其他不良反应。

2.放化疗对脊椎肿瘤手术中管理的影响　化疗药物包括烷化剂、抗代谢药、抗肿瘤抗生素、抗肿瘤植物药等，可引起心、肝、肾功能损害、胃肠道反应、神经系统毒性和骨髓抑制等；化疗后机体对麻醉（药）的耐受性降低，某些化疗药物还会与麻醉药产生相互作用。蒽环类化疗药物具有心脏毒性作用，可表现为心动过速、期前收缩、低电压、ST-T改变，甚至充血性心力衰竭（特别是老年和小儿，以及有心脏病史者）。术前应通过化验检查仔细评估化疗药毒性作用，已有严重损害者应停药、减量或更改方案，通过内科治疗积极纠正，选择合适的手术时机。很多患者早期并无任何症状，化疗后可处于多年的无症状期，但患者对麻醉药物的耐受性差，麻醉诱导期血流动力学波动明显，应加强监测，合理选择麻醉方式和药物，必要时应用血管活性药物。化疗药引起的骨髓抑制可导致三系减少，术中应注意无菌原则、警惕有创操作引起的出血及感染等。有肝肾损害者应关注对麻醉药物代谢的影响，以及维持合适灌注压以免进一步损害。已有神经毒性表现者应避免神经阻滞类操作。

放疗后局部组织的血供减少、解剖层次改变，手术难度增加。如果脊髓局部受肿瘤压迫，脊髓对射线的耐受性会下降，可能会有神经根症状或者截瘫。颈部的伽马刀治疗和放射治疗后，局部组织有瘢痕增生、挛缩的可能，颈部活动度受限，气道狭窄，口腔内解剖结构脆弱、易出血。因此，术前要进行详细的气道评估，做好困难气道的准备，气管导管宜选择较常规型号更细的导管。中心静脉的穿刺和导管留置难度也会增加，应在超声引导下进行操作，避免反复穿刺引起出血和损伤。放疗也会引起心脏损伤，包括放射性心包炎、缺血性心脏病、心瓣膜损伤、心肌瘢痕化等，但损伤有较长的潜伏期（半年甚至数年）而容易被忽视。放疗对肺的损伤在早期可引起放射性肺炎，后期可引起放射性肺纤维化。患者可有气促、干咳、呼吸困难等不同表现，术前应通过影像学检查、肺功能、血气等评估。

三、术中管理

1.脊椎肿瘤手术是否可以复合神经阻滞及原因

（1）解剖结构破坏。脊索瘤主要好发于颅底部及骶尾部，手术切除以广泛切除为主。患者第一次手术采用前后路联合的手术方式，手术范围涉及脊柱及其附属结构，同时还涉及盆腔脏器。该手术可以接受的神经阻滞类型为椎管内阻滞、竖脊肌阻滞及臀上皮神经阻滞。椎管内阻滞的禁忌证包括脊柱畸形、脊柱外伤、脊椎肿瘤及凝血功能障碍，该患者存在脊椎肿瘤并且第一次手术破坏了脊柱结构，因此不宜接受椎管内麻醉。竖脊肌阻滞需要将局麻药注射在竖脊肌深面胸腰筋膜的中层以阻滞脊神经后支，该患者因为前次手术竖脊肌解剖结构被破坏，因此失去了竖脊肌阻滞的解剖基础。同理因为解剖结构破坏臀上皮神经阻滞也不宜实施。

（2）手术需求。术后早期需要对患者的下肢功能进行观察和评估以确定神经受损情况及是否存在神经卡压症状，因此所有涉及神经根的阻滞均不宜应用。

（3）单一阻滞方式无法覆盖整个手术区域。该类患者手术涉及腰椎及其附属结构、臀部皮肤及肌肉、骶尾部骨性结构及盆腔脏器，因此单一的阻滞方式无法覆盖（竖脊肌阻滞可以覆盖腰部切口范围,臀上皮神经可以覆盖臀部皮肤),采用多个部位双侧阻滞需要患者体位的配合,但因该类患者往往伴随中重度疼痛,因此体位的改变较为困难,同时因为阻滞部位较大、局麻药用量大,对于局麻药浓度及容量的掌握较为困难。

(4)伤口局部浸润及静脉应用局麻药物可有效缓解术后疼痛。术后伤口局部浸润和静脉应用利多卡因被证实可以有效缓解术后疼痛,而且后者对神经痛的效果较好。

2.脊椎肿瘤手术中俯卧位的管理重点 俯卧位的管理重点在于防止压迫腹部和眼部,以及保持头颈部中立位。

(1)摆放体位过程需要多人协作(至少5人)并由麻醉医师协调,始终保持颈部与脊柱一致,保护好各种管路(气管导管、动静脉管路、尿管等)以防脱落,必要时暂时断开各种连线,翻身后尽快连接。

(2)肺功能较平卧位有改善,对膈肌的头向压力下降和不张肺段再次开放使 FRC 增加,但腹部受压可降低这种作用。重力因素的变化使肺血流分布和通气的垂直分布相对更均匀,通气血流比例改善。血液和分泌物受重力引流可阻塞气管导管;气管导管容易扭曲,翻身后应再次确定导管位置。颈部过屈使颈内静脉阻塞而影响舌、咽静脉引流,可能造成舌体和口咽部软组织肿胀。

(3)循环系统主要表现为心排血量下降,因为心率变化不大,所以是每搏量减少的结果,原因包括静脉回流减少(心脏水平高于头部和四肢、胸内压增加、腹部受压)和左室顺应性降低(胸内压增加)。腹部受压所致下腔静脉阻塞除了降低心排血量外还会增加出血和血栓性并发症风险,后者可通过弹力袜来减少下肢血液淤滞。外周血管阻力升高可维持 MAP,所以血压的变化不大。俯卧位下如需胸外按压可在肩胛骨之间的上背部正中区域进行;体外除颤电极可置于前-后位或背部左右两侧。手术部位在心脏水平以上可发生空气栓塞。减少腹部受压进而降低下腔静脉压力可增加空气栓塞风险。

(4)体位不当可造成中枢神经系统损伤:①颈部过伸或旋转可引起颈动脉和椎动脉扭曲而减少脑灌注和引起血栓栓塞性并发症;②胸部受压和颈部体位不当可使静脉压升高和回流不畅,如合并低血压可降低脊髓和脑的灌注压而引起缺血;③颈部过屈可造成脊髓过度牵张和颈椎间盘突出,颈部过伸在肌肉松弛作用下可造成颈椎间盘脱出,都会导致脊髓缺血。外周神经损伤主要原因是牵张或直接压迫导致的神经缺血,上臂外展超过90°可引起臂丛损伤,鹰嘴、腓骨小头、髂嵴受压可分别引起尺神经、腓总神经和股外侧皮神经损伤,下颌过度回缩使舌神经和颊神经在咬肌之间拉伸,颈部过伸或旋转可引起膈神经和喉返神经损伤。

(5)应保护容易受压部位(面部、耳郭、乳房、外生殖器、髂前上棘、膝等)以防压疮或皮肤坏死。

(6)视力丧失是俯卧位脊柱手术的严重并发症,主要机制是缺血性视神经病变和视网膜中央动脉阻塞。对眼部的直接外压可使眼压升高,导致视网膜缺血和视力丧失,体检通常可发现视网膜中央动脉阻塞。俯卧位增加静脉压和眼压,视神经灌注压(MAP 与眼压或静脉压的差值)降低引起缺血性视神经病变。头颈部中立位、保持头部在心脏水平以上、避免低血压可降低风险。眼部还要做好遮盖以免角膜损伤。

3.不同脊柱部位肿瘤切除术的管理要点 一般而言,脊椎肿瘤手术出血量大,术前应正确评估和积极备血,术中完善监测(直接动脉测压、中心静脉测压)和开放大号静脉通路,应对可能出现的快速失血。术中均需保持良好的脊髓血供,维持适当的血压以保证脊髓灌注压,避免过度通气(低碳酸血症可减少脊髓血流)。术野高于心脏水平时,如出现血流动力学不稳定、$EtCO_2$ 降低,应警惕空气栓塞的可能性。

第 5 颈椎以上的肿瘤可能伴有部分膈肌麻痹和肋间肌麻痹,甚至需要呼吸支持。在搬运患者和插管过程中均需注意保持颈部中立位。根据患者的气道评估结果,可能需清醒气管插管或经鼻气管插管。

若肿瘤压迫严重导致脊髓休克,可造成损伤部位水平以下的交感张力丧失;T1~T4 节段脊髓受压可影响心交感神经而致心动过缓,出现失血性休克时没有代偿性心动过速,心率仍维持 40 次/min 左右。对自主神经功能不稳定的患者应根据需要给予血管收缩药、血管扩张药、正性肌力药。肿瘤造成 T5 以上平面脊髓压迫时,在脊髓休克恢复过程中,约 85% 患者出现自主反射增强,表现为严重阵发性高血压、心动过缓、心律失常,如不予以治疗,可发生高血压危象。处理措施包括去除刺激因素、加深麻醉、应用直接作用于血管的扩血管药物。

如肿瘤侵犯造成截瘫,应避免使用琥珀酰胆碱,因可造成高钾血症,诱发室颤或心脏停搏;可选择非去极化肌肉松弛药。脊髓损伤平面以下体温变化和交感张力分离,即当体温下降时,缺乏交感缩血管反应,导致体温易随环境温度而变化,术中应注意保温。

骶骨肿瘤因骶骨前方为骶前静脉丛,损伤后的出血速度非常快,需要及时补液和补充血制品。

4.腹主动脉球囊的适应证　腹主动脉球囊放置于肾动脉以下的腹主动脉内,通过注入适量的无菌生理盐水使其膨胀,可阻断主动脉血流而达到控制出血的目的,主要应用于以下临床管理。

(1)创伤性腹腔、骨盆出血及下肢近端大血管出血:这些部位难以压迫,大出血不易控制,应用腹主动脉球囊可快速控制血管性出血,为手术探查创造良好条件,利于创伤血管的吻合。

(2)腹主动脉瘤破裂。

(3)骶骨、骨盆肿瘤切除手术:骶骨骨盆肿瘤起病隐匿,早期诊断困难,确诊时往往肿瘤巨大,且累及血管、神经、直肠等。手术难度大、出血多、手术时间长,腹主动脉球囊阻断技术的应用可以有效控制术中出血、缩短手术时间、降低手术并发症,提高手术的有效性和安全性。

(4)辅助剖宫产:随着人工流产手术、剖宫产手术增加,前置胎盘合并胎盘植入的发生率也呈上升趋势,再次剖宫产时易发生致命性大出血。腹主动脉球囊阻断术辅助有出血风险的剖宫产术,可缩短手术时间、减少出血,能够显著降低子宫切除率和新生儿窒息风险,稳定患者的凝血功能,挽救产妇生命。

5.腹主动脉球囊的并发症　腹主动脉球囊在穿刺放置过程中的主要并发症有出血和血肿、假性动脉瘤、动静脉瘘、腹膜后出血、感染、血管损伤(腹主动脉夹层、破裂、穿孔)、血栓、空气栓塞等。如果球囊放置位置偏高,会阻塞肾动脉开口而引起肾脏缺血,导致急性肾衰竭;如果球囊位置过低,部分球囊滑入髂动脉内会导致阻断不全,且使髂动脉压力过高而有破裂风险。在球囊阻断阶段,过度膨胀会导致球囊或血管破裂,长时间的阻断会导致远端组织缺血、乳酸酸中毒,造成器官功能障碍。解除阻断后,组织会释放包括一氧化氮和炎性因子介质在内的缺血性代谢产物,导致血管扩张和难治性低血压,造成血流动力学不稳定,同时还会造成缺血再灌注损伤,导致多器官的功能紊乱。腹主动脉球囊鞘管拔除后还可能会形成动脉血栓并造成下肢缺血甚至坏死。

6.阻断和开放腹主动脉球囊时应注意的问题 由于腰椎周围解剖结构复杂且与肿瘤边界不清,腰骶部肿瘤患者围术期大出血的风险较高,腹主动脉球囊阻断是控制术中出血的有效方法。球囊的位置在髂动脉分叉头侧、双侧肾动脉尾侧,通常经一侧股动脉置入,并通过造影显像确认位置。在阻断腹主动脉时,向球囊内注入约 8 mL 液体,同时观察到对侧股动脉搏动消失,或通过球囊远端测压确认血压波形消失。进行阻断时,需要特别小心切勿过度充盈而致球囊或血管破裂。在阻断同时应该开始计时。文献报道腹主动脉球囊阻断时间超过 40 min 即可能造成不可逆的器官损伤,但也有研究发现多数患者可以耐受超过 80 min 的阻断而不出现缺血并发症。无论如何,计时有助于对病情的判断和围术期管理。球囊阻断对循环影响不大,有时会出现一过性血压升高和(或)心率减慢,观察或对症处理即可。

重新开放腹主动脉时,体循环容量变得相对不足,阻断远端无氧代谢产物进入循环,手术部位血供恢复使创面可能再次出血,这些都会导致血流动力学不稳定。可进行相应的容量补充,必要时应用血管活性药物进行干预。完全开放后,需要通过对侧股动脉搏动恢复,或者球囊远端血压波形的恢复来确认开放成功,必要时可以进一步行血管造影或多普勒超声检查。缓慢开放(5～10 min 内完成)有助于减少血流动力学波动,但也有学者认为会增加球囊打结的风险而建议一次性快速开放,此时大多数需要立即应用血管活性药物支持循环。

7.与脊柱手术中大出血相关的高危因素 与脊柱手术中大出血相关的高危因素包括以下几个方面。

(1)肿瘤因素:肿瘤的病理类型、部位、大小、是否存在软组织团块、与周围大血管的毗邻关系都对术中出血有影响。肿瘤血供丰富是术中大出血的高危因素,例如原发肿瘤中的骨巨细胞瘤,未接受过化疗的骨髓瘤,以及转移肿瘤中的肝癌、肾癌和甲状腺癌。前列腺癌骨转移多为成骨病变,一般不用手术。如果需要手术,因为比较硬,病变部位本身血供不丰富,但手术时间长,可能出血多。其他高危因素还包括位于骶骨、腰椎的肿瘤,肿瘤大小超过 5 cm,累及 2 个以上椎体、肿瘤突破骨皮质,业已形成软组织包块,特别是与椎旁动静脉、骶前静脉丛、腹主动脉关系密切。

(2)手术因素:脊柱手术的手术方式、入路、手术时长也是影响术中出血的重要因素。由于解剖原因,失血随肿瘤部位不同而异。随着手术范围内固定和椎体切除水平的增加,失血量也随之增加。前后路联合入路,全骶骨切除、全椎体切除和长手术时间是脊柱手术术中大出血的高危因素。

(3)围术期辅助治疗措施:术前放疗和肿瘤血管栓塞,术中主动脉球囊阻塞可通过减少肿瘤血供而降低术中出血量。

(4)患者因素:术前化疗引起的骨髓抑制可造成血小板减少,增加术中大出血风险。

8.脊椎肿瘤手术中大出血的应对措施 脊椎肿瘤手术创伤大、出血迅猛、止血困难,术前应充分评估和准备,选择适宜的麻醉方法并做好术中管理。

(1)麻醉前评估与准备:既往有出血史的患者应进行血小板功能检测;术前贫血是围术期输血的强预测因子,术前应评估、查明病因和纠正贫血。准备充足的红细胞、血浆、血小板、凝血酶原复合物及纤维蛋白原。预计术中出血多的患者宜采取气管插管全身麻醉,建立粗大、通畅的外周静脉通路,进行有创动脉压监测并留置中心静脉导管,监测尿量。

(2)术中监测及管理:以保护重要脏器的功能为麻醉管理的核心内容。大出血期间应及时重复测量血细胞比容/血红蛋白、血乳酸、碱剩余等,以监测失血的动态变化和组织灌注与氧合。不应仅使用中心静脉压和肺动脉楔压作为严重出血期间指导液体治疗与优化前负荷的唯一参数,而应考虑动态评估患者的容量反应性,使用心排血量、容量状态动态参数(如 SVV、PPV)等监测手段。如发生术中大出血,可以考虑降低心脏前负荷和/或允许性低血压,同时避免补充晶体液或胶体液之后出现的容量过负荷。维持足够高的吸入氧浓度以避免低氧血症,同时避免高氧血症($PaO_2 > 200$ mmHg)。积极纠正酸中毒;大量输血期间,及时补充钙离子以维持正常血钙水平;维持正常体温,减少失血和输血需求。

(3)补液和成分输血:与晶体液相比,等张胶体液(如人血白蛋白及羟乙基淀粉)导致组织水肿的风险相对更低。需注意大出血患者输入过量胶体液可加重稀释性凝血功能障碍。推荐进行连续血红蛋白浓度监测,通过输注红细胞使活动性出血期间的血红蛋白维持在 $70 \sim 90$ g/L。

推荐早期目标性治疗血浆凝血因子缺乏。根据患者情况、出血类型、因子缺乏类型及可供资源,可选择使用凝血因子复合物、冷沉淀或血浆。如出血确定与抗血小板药物有关,或者血小板计数 $<50 \times 10^9$/L 时,建议输注血小板。出血患者纤维蛋白原低于 $1.5 \sim 2.0$ g/L 会增加出血风险,推荐输注入纤维蛋白原,初始治疗剂量 $25 \sim 50$ mg/kg;仅输注血浆不足以纠正低纤维蛋白原血症。大手术时为预防出血或治疗因纤溶亢进所致出血时,推荐使用氨甲环酸 $20 \sim 25$ mg/kg。

(4)可采取控制性降压、自体血回收(适用于非恶性肿瘤患者)、急性等容性血液稀释等技术。不推荐联合使用控制性降压与急性等容性血液稀释;对于术前已存在或获得性凝血功能障碍的患者,应谨慎使用急性等容性血液稀释技术。在骶骨或腰椎的手术,术中腹主动脉或一侧髂动脉临时阻断技术也是减少手术出血的有效措施。

9.影响脊柱转移瘤手术出血量的因素 影响脊柱转移瘤手术出血量的因素包括:

(1)原发肿瘤来源:按出血量大小依次为甲状腺癌>肾癌>前列腺癌>乳腺癌>结直肠癌>血液系统恶性肿瘤>肝癌>肺癌>其他。

(2)肿瘤生长部位:越低位出血量越大,即骶骨>腰椎>胸椎>颈椎。

(3)手术范围:内固定节段超过 4 个、椎体切除节段超过 2 个时,出血量更多。

(4)手术方式:前后路联合>后路>前路,分块切除>整块切除。

(5)术前栓塞:可减少出血量。

10.脊椎肿瘤手术中脊髓的保护措施

(1)低温:脊髓在常温时可耐受缺血时间为 5 min,低温下可延长至 15 min,因为低温降低代谢率、稳定细胞膜结构、减轻炎症反应和氧化应激所致缺血再灌注损伤。轻度全身低温(32~34℃)是提供脊髓保护的首选降温目标;通常采用血管内降温方法,主要用于大血管手术。鉴于全身低温对凝血功能和心律的不良影响,局部低温似乎更合理。蛛网膜下隙或硬膜外腔留置导管并灌注冷盐水可达到脊髓局部低温(例如 25~26℃)的效果,同时对全身体温无影响,通过脑脊液温度监测可间接反映脊髓温度。局部低温的适宜温度范围、持续时间等相关问题仍需要进一步研究。

(2)保持脊髓灌注:脊髓灌注压 SCPP = MAP - ICP - CVP,所以应维持适当的血压(MAP> 80 mmHg)、避免容量过负荷使 CVP 升高、可行脑脊液引流以降低颅内压。还要避免重要分支血管出血而造成窃血。

(3)维持脊髓氧供:术中应充分止血、积极输血以维持合适的 Hb;进行合理的呼吸管理以避免低氧血症。

（4）药物：①糖皮质激素，甲泼尼龙有减轻脊髓水肿、抑制中性粒细胞和多核巨细胞，以及抗炎作用；②纳洛酮，可增加脑脊液中谷氨酸盐含量（保护因素）、减少内源性阿片肽（后者可减少脊髓的微循环血流）。静脉输注 5.4 μg/kg 纳洛酮和/或持续输注 1~4 μg/(kg·h) 可减轻急性脊髓损伤的神经功能受损。但是因为其作用不如甲泼尼龙显著，而且会拮抗阿片类药物的镇痛作用，在术中的应用价值有限；③右美托咪定，也具有抗应激反应、抗炎、抗免疫抑制作用，对脊髓产生保护作用；④促红细胞生成素（erythropoietin，EPO），在缺血性脊髓损伤中能防止运动性神经元凋亡，促进神经功能恢复，有效减轻受损脊髓细胞的脂质过氧化反应；⑤抗生素，米诺环素可减少神经元轴突的坏死、降低少突胶质细胞的凋亡、减少损伤部位轴突的死亡。

（5）高压氧预处理：能有效减轻脊髓再灌注损伤及反跳性水肿，有助于脊髓功能的恢复。

11.脊椎肿瘤手术后发生慢性疼痛的预防措施　术后慢性疼痛（chronic postsurgical pain，CPSP）是指患者存在手术相关性疼痛持续 2 个月以上且除外其他病因（如慢性感染、恶性肿瘤复发等）所致的疼痛。CPSP 具有发病率高、持续时间长、发病机制复杂等特点，手术所致神经病理性损伤是 CPSP 的重要机制。同时，手术损伤所致神经系统的过度炎症反应和免疫调节机制也加快 CPSP 的形成。应采取下列措施预防 CPSP。

（1）控制术前疼痛，缓解患者焦虑、抑郁。该类患者术前常存在中重度疼痛，可加用阿片类药物（首次剂量 10~30 mg 缓释吗啡，或等效剂量其他阿片类药物，并用即释吗啡补救，统计出 24 小时总量，折算成缓释制剂用量）。合并神经病理性疼痛可加用加巴喷丁（100 mg 每天 3 次，如无头晕，逐渐加量至 300 mg 每天 3 次）、NSAIDs（布洛芬 250 mg 每天 3 次，或同类药物或塞来昔布 200 mg 每天 1~2 次）等进行镇痛治疗。若术前患者伴有焦虑、紧张情绪，需要重视对患者的术前教育和充分沟通。对失眠或焦虑患者可给予镇静催眠或抗焦虑药物，如苯二氮䓬类药物（地西泮或氯硝西泮）或非苯二氮䓬类药物（唑吡坦或扎来普隆）等。

（2）围术期实施多模式急性疼痛管理。骨肿瘤手术与其他手术相比，往往创伤更大、疼痛程度和手术应激反应也更严重。预防性镇痛和多模式镇痛是围术期疼痛管理中最重要的两种镇痛理念。术中应尽量减少神经损伤，如需切断神经，宜尽可能先行神经周围阻滞（0.5%罗哌卡因+地塞米松 5 mg）。术毕可在切口周围浸润镇痛，应用自控式镇痛泵（patient-controlled analgesia，PCA）联合选择性 COX-2 抑制药物缓解术后疼痛。制定术后镇痛方案时，需要考虑术前的每天用药情况（包括是否存在阿片类药物耐受），并换算为阿片类药物剂量，在此基础上加用常规术后镇痛剂量。

此类患者神经损伤较重，术后慢性疼痛发生率高，可自手术当日开始使用加巴喷丁。有明确神经根炎症水肿性疼痛时可加用甘露醇。

一般静脉 PCA 泵使用至术后 2~3 天；手术创面大、疼痛剧烈的患者可延长至术后 5~7 天。停用镇痛泵以后，及时转换为口服镇痛（阿片类+对乙酰氨基酚或 NSAID），维持 2~4 周。

（3）术后多学科方法对任何生理、心理和社会因素的疼痛维护。焦虑、恐惧导致的排斥或消极心理都与 CPSP 高度相关，需要临床医师采用多学科方法（如心理学等）与临床疾患的治疗相结合，对患者进行恰当的心理疏导，消除患者的不良心理与情绪，以从容乐观的心态接受治疗。

四、术后管理

1.颈椎肿瘤手术患者术后深镇静拔管和清醒拔管的选择 颈椎肿瘤手术后,深镇静下拔管和完全清醒拔管各有利弊,拔管前应综合考虑多种因素、充分评估相关风险后慎重选择。拔管前充分镇痛,适当给予镇咳措施,比如应用静脉利多卡因 1~1.5 mg/kg,可有效抑制呛咳。

拔管前详细了解肿瘤的位置、大小、侵及范围。肿瘤或手术均可破坏颈椎椎体及周围组织结构,致颈椎稳定性受损,术毕清醒后气管导管刺激引起的呛咳、躁动可导致颈部脊髓再度损伤或原有损伤加重,深镇静下拔管能降低由此引起的颈椎损伤风险;创伤大、出血多、创面止血困难的手术,或患者合并凝血功能障碍、高血压及心血管疾病时,深镇静下拔管也可避免因血压过度波动导致的出血、血肿及血肿压迫所致的脊髓再损伤或呼吸道压迫。

颈椎肿瘤术后颈部活动度受限,舌后坠和呼吸道梗阻的风险增高,同时增加了再插管难度。因此,肥胖、合并睡眠呼吸暂停综合征或气管插管困难的患者,深镇静拔管后呼吸道不良事件风险高,一旦发生呼吸道梗阻,再插管更困难,应待完全清醒后拔管。术前存在肺部损伤、呼吸功能受损、代谢功能紊乱、肿瘤致高位截瘫影响呼吸肌或术后出血水肿压迫影响到呼吸道、长时间俯卧位手术致头面部水肿时,均不急于拔管,留置气管导管返外科监护室,严密观察病情变化,至情况好转后拔管,必要时需气管切开,且拔管前应做好再插管和气管切开准备。

因此,应针对患者具体情况,权衡利弊,个体化选择拔管时机,在适宜的镇静深度、充分镇痛下拔管,拔管过程中尽可能维持血流动力学稳定。

2.脊椎肿瘤手术前应用强效镇痛药物患者术后镇痛方案的调整 长期服用阿片类药物,即使术前使用剂量不大(<50 mg/d 口服吗啡),术后可能需要更大的药物剂量。这类患者可能同时存在阿片类药物耐受和阿片类药物诱发的痛觉过敏,所以术后药物需要量很难预测。术后充分镇痛所需的阿片类药物用量应包括术前每日剂量和针对外科创伤的必要剂量,通常是未用过阿片类药物患者术后镇痛所需剂量的 2~3 倍加上基础阿片类药物剂量。如口服途径不可行,持续输注阿片类药物可能是维持稳定血药浓度的最佳方式;PCIA 是有效方法,在术前使用过阿片类药物的患者,应考虑使用背景剂量。

阿片类药物的镇痛强度有相对效价比:吗啡 10 mg(静脉注射)≈吗啡 30 mg(口服)≈哌替啶 100 mg(静脉注射)≈曲马多 100 mg(静脉注射)≈纳布啡 10 mg(静脉注射)≈氢吗啡酮 1 mg(静脉注射)≈阿芬太尼 0.5~1 mg(静脉注射)≈芬太尼 0.01 mg(静脉注射)≈舒芬太尼 0.001 mg(静脉注射)≈羟考酮 10 mg(静脉注射)≈羟考酮 20 mg(口服)≈布托啡诺 2 mg(静脉注射)≈地佐辛 10 mg(静脉注射)。但应认识到等效镇痛剂量主要来自单剂量研究和专家意见,不同机构发表的数据经常不一致。而且,辅助镇痛药对缓解术后疼痛有显著的作用,设定阿片类药物剂量时也需要考虑这些因素,上述剂量换算只能作为一定的参考。

多模式镇痛可根据不同的手术类型选择不同的镇痛方案,包括不同给药方式及非药物干预手段。术后镇痛药物包括阿片类药物、NSAID、对乙酰氨基酚、加巴喷丁或普瑞巴林、氯胺酮等;非药物干预手段主要为经皮电刺激及神经阻滞术等。

加巴喷丁或普瑞巴林主要通过与中枢神经系统神经元突触前末梢电压门控通道的 α2δ 亚基结合,从而抑制钙离子内流,减少谷氨酸、去甲肾上腺素、5-羟色胺、多巴胺和 P 物质等兴奋性神经递质释放,降低神经突触兴奋性,达到抑制痛觉过敏和中枢敏化的目的,可作为术后多模式镇痛的一部分。

第三节　创伤手术的麻醉

一、疾病的基础知识

1.创伤的分类　创伤是指人体受到外界物理性、化学性、生物性致伤因素作用后引起的组织结构完整性破坏和(或)功能障碍。根据伤势分类,可分为轻伤,主要是局部组织损伤,损伤不影响作业能力,不危及生命;中等伤,主要是广泛软组织损伤,上下肢开放性骨折、肢体挤压伤等,导致伤员作业能力丧失,需手术治疗,但多不危及生命;重伤,指伤情危及生命或治愈后可遗留严重残疾。根据皮肤完整性、致伤机制、致伤因素、受伤部位、伤道形态等不同特性,创伤可以有不同的分类(表8-3)。

表8-3　创伤的分类

分类标准		类别
伤口即体表结构完整性	闭合性创伤	挫伤、扭伤、挤压伤、震荡伤、关节(半)脱位、闭合性骨折、闭合性内脏损伤
	开放性损伤	擦伤、撕裂伤、切割伤或砍伤、刺伤
受伤机制	钝性伤	交通事故、坠落伤、冲击伤、挤压伤
	穿透伤	火器伤、冷兵器伤
致伤因素	烧伤、冻伤、冲击伤、化学伤、辐射伤、生物伤	
受伤部位	颅脑伤、颌面颈部伤、胸(背)部伤、腹(腰)部伤、骨盆伤、脊柱脊髓、四肢伤	
伤道形态学	切线伤、反跳伤、盲管伤、贯通伤	

2.胸部创伤常见的伴随损伤　胸部创伤在车祸、高处坠落伤中较为多见,且往往伴有其他损伤。胸部创伤伴随的穿通伤可有刀刺伤或枪击伤口,枪击伤中子弹的冲击在胸腔移动的过程所带来的能量可能导致更严重的破坏。胸部的钝器伤更普遍,常见原因包括减速伤和挤压伤。这些创伤可从轻的肋骨骨折,到严重的如肺挫伤、气胸、血胸、血气胸的大血管损伤,以及食管和(或)膈肌外伤性破裂。胸部创伤时气胸、血胸或血气胸的发生率近60%,但大多可通过胸腔穿刺或胸腔闭式引流治愈。需要及时手术治疗者往往病情较重有活动性出血、大的肺裂伤或支气管破裂等情况。

3.腹部创伤常见的伴随损伤　腹部创伤包括开放性和闭合性,多因交通事故、摔伤、高空坠落和撞击而致。腹部创伤极易导致大量出血,若救治不及时,极易导致休克、死亡等。腹部创伤常常合并邻近脏器损伤,以肝损伤较为常见,其他还可包括胰腺、肾脏、肝、肠系膜、胃肠道等损伤。严重腹部创伤会引发昏迷、腹部持续性疼痛等症状,且病情不断加重。故而,患者外部组织发生损伤时,应加以重视,及时查探内脏损伤情况,予以相应检查,明确病情、寻找病因,制定针对性治疗方案。

4.下肢创伤常见的伴随损伤　下肢创伤不仅仅是骨骼,往往还涉及软组织(肌肉、韧带、血管、神经)的损伤。

常见的下肢创伤,主要有股骨颈、粗隆间骨折、股骨干骨折、胫腓骨、髌骨骨折、髋关节脱位等。临床可表现为剧烈疼痛、压痛、肿胀畸形和骨擦音,肢体缩短即功能障碍,严重创伤者可伴有多发伤,周围神经及血管损伤。若伴有血管损伤,需警惕失血性休克的发生。

二、术前评估与准备

1.创伤严重程度的评估及创伤评分系统　对创伤患者的病情评估如下。

(1)外伤情况和分类:伤情评估包括受伤程度和范围、预计手术时间、失血量、最初复苏方法的效果及气道情况等。有些检查对麻醉评估尤其重要,如脑外伤患者头颅 CT 能显示有无颅内高压和颅底骨折,颈部侧位片可显示有无颈椎骨折和皮下气肿,胸部 X 线摄片提示有无肋骨骨折、气胸、血胸、纵隔增宽、气管位移,有无纵隔积气和皮下气肿等,了解这些有利于麻醉方法的选择。创伤评分(trauma score,TS)是一种从呼吸、循环、神志等生理学角度评价损伤严重性的数字分级法,详见第八章第六节。

临床治疗中,一般根据伤情将患者分为 4 类:①优先处理:患者有危及生命的损伤,多伴有休克、严重失血、意识丧失、呼吸困难等。病情危重但有可能获救;②次优先处理:患者处于危重状态,但可以用适当的急救措施稳定伤情,有一定时间来等待进一步处理;③延期处理:患者的创伤程度较轻或受伤后全身生理状况无明显变化;④濒危患者处理:患者遭受致命性损伤,应以就地抢救为主。

(2)失血量的估计:麻醉医师必须对患者的失血程度有正确的估计,以便判断患者对手术和麻醉的耐受力,适当选择和实施麻醉,维持患者的生命体征。失血量的判断包括术前和术中两个部分:①美国医学会根据症状和体征把失血程度分成四级。老年或原有贫血者,或经长时间转运或用过镇静剂的患者,虽然出血程度较轻,也可出现同样的体征。此外,有些患者虽然血容量正常,但由于脊髓外伤、心包填塞或气胸等原因而症状和体征严重。腹部钝挫伤患者,如出现低血压、面色苍白和心率增快,肯定有大量出血;②根据骨折部位估计:不同部位单侧闭合性骨折时导致的失血量,对开放性创伤或多处损伤的患者应做相应调整;③根据胸部 X 线片可估计血胸出血量;④根据创面大小和深度,用手或拳头试验作估计,一只手面积的表面外伤或一拳头的深部创伤失血量相当于血容量的 10%。

2.超声创伤重点评估的内容　超声创伤重点评估(focused assessment with sonography in trauma,FAST)是一种超声检查快速评估方法,主要依据胸腹腔、心包游离积液情况判断胸腹部创伤情况,还可显示胸腹部出血情况。检查内容:①胸腹腔、心包积液征象;②腹腔内实质性脏器损伤情况;③空腔性脏器情况;④腹腔双侧脏器呼吸运动情况;FAST 阳性者直接采取急诊手术探查,阴性者则采取常规彩超检查,留院观察,若观察中发现呼吸困难、胸痛、腹痛、腹胀等症状或血流动力学不稳定,则及时采取手术探查或胸腹部 CT 探查。阳性标准:探查到腹腔内实质性脏器损伤或胸腹腔、心包有游离积液。研究指出,FAST 检查阳性检出率与常规彩超检查无明显差异,其检查准确度为 97.83%、特异度为 100%、灵敏度为 84.62%。

对于可疑出血患者,如果其对液体复苏具有反应性,或者循环稳定,可直接行 CT 检查。

对于循环不稳的出血患者或对容量复苏无反应性的患者,则要尽可能限制胸部或盆腔 X 线检查或应用 FAST 超声评估进而指导诊断。需要注意的是 FAST 阴性并不能排除腹膜内或后腹膜出血。不要对严重创伤患者在可即刻行 CT 检查前进行 FAST 或其他诊断性造影。也不要将 FAST 用作筛查方法来划分严重创伤患者是否需要行 CT 检查。

3.创伤患者的气道评估与处理　创伤患者是否需要进行气管插管需要首先考虑:患者是否有气道保护失败的风险,是否有通气和氧合失败的风险,以及预期的临床进程如何。例如,患者是否具有意识丧失、需要镇静治疗的严重颅脑损伤、严重(上)颌面骨折、误吸风险(出血、呕吐)、气道梗阻风险(创伤所致:如颈部血肿、喉或气管损伤/烧伤等;原发疾病所致:如肥胖、OSAS、喘鸣等)。对于所有的创伤需要行气管插管的患者,都应当按照饱胃来处理。插管前充分进行气道评估,按照中华医学会指南对患者是否为困难气道(已预料到的困难气道和未预料到的困难气道)进行分类,谨慎操作。气管插管通常使用普通喉镜、可视喉镜或者纤维支气管镜。要求熟知气管插管的指征、镇静剂和神经肌肉阻滞剂的药理及在快速顺序诱导中的效用,以及合适的气管插管方法。对于颈椎及颈脊髓损伤的患者,推荐进行保留自主呼吸的中立位插管,保持颈椎稳定,防止损伤进一步加重。对于紧急气道,首先要确保通气与氧合,必要时进行经皮环甲膜切开术或气管切开术。

创伤患者气道管理指南中指出:氯胺酮是行快速顺序诱导的一线用药;必要时采用窒息氧合技术;不要采用经鼻盲插技术,如果可能,尽量使用纤维支气管镜;优先推荐二氧化碳波或二氧化碳数值来确认插管后导管位置;对于创伤患者不推荐使用喉罩;推荐采用环甲膜切开或气管切开的方法建立外科气道(对于 12 岁以下儿童,推荐环甲膜穿刺);推荐对所有患者进行快速顺序诱导和气管插管的方法建立气道。

对于未预料到的困难气道,推荐采用窒息氧合技术,放置鼻导管,氧流量 15U/min;尝试面罩通气是否能维持 $SaO_2>90\%$,如果可以,尝试其他插管方式或建立外科气道;若不可以,考虑是否合并颌面部损伤或气道快速肿胀,若存在,则建立外科气道;若不存在,则尝试放置声门上气道工具。之后继续评估是否可维持 $SaO_2>90\%$,若可以,考虑其他建立气道方式或建立外科气道;若不可以,直接建立外科气道。

4.创伤患者救治的早期干预措施　对于创伤患者的干预尽早开始,在院前阶段就应开始积极救治。应尽可能缩短院前抢救时间,采用损伤控制复苏策略,并进行初步止血处理,对于气道损伤患者,应注意气道保护,必要时行气管插管。对于脊髓损伤患者应当注意搬运过程中避免脊髓进一步损伤。对于大出血或可疑出血的严重创伤患者,应尽快行相关检查,明确出血部位。采用限制性红细胞输注策略,并尽早使用氨甲环酸避免凝血功能恶化。积极纠正酸中毒、低体温和低钙血症等(表 8-4)。

5.创伤患者需要进行的术前检查　因为创伤患者需紧急处理,术前的实验室和影像学检查常很有限,若患者的血流动力学不稳定,常不可能进行任何术前检查,但是如果患者情况平稳,在送入急诊室或手术室进行手术前的相对短时间内,有必要进行影像学及实验室等检查,对患者进行评估并做出适当处理。

表 8-4　创伤患者早期救治的干预措施

院前干预措施	住院期间干预措施	凝血功能干预措施
1.缩短院前时间 2.对四肢创伤大出血的患者应使用止血带 3.采用损伤控制复苏理念 4.将创伤患者直接送到创伤专科医院	1.入院后 15 min 内查:全血细胞计数、PT、纤维蛋白原、钙离子、血栓弹力图检测、乳酸值、BE、pH、PaO_2、$PaCO_2$ 2.除非院前复苏措施有效,否则应对失血性休克患者迅速开展抢救,识别出血部位 3.对腹腔内大出血或不明原因失血性休克患者应用 FAST、CT 或行剖腹探查行进一步评估 4.对休克患者或凝血病患者行损伤控制手术 5.出血部位发现前或出血得到有效控制前应持续采用损伤控制复苏策略 6.限制性红细胞输注标准:维持 Hb 70~90 g/L	1.尽早使用氨甲环酸 2.治疗酸中毒、低体温和低钙血症 3.维持纤维蛋白原浓度 1.5~2 g/L 4.维持血小板>$100×10^9$/L 5.对应用华法林或口服直接作用的抗凝剂的患者在应用拮抗药前给予凝血酶原复合物

注:BE,碱剩余;FAST,创伤的超声聚焦评估;Hb,血红蛋白;PT,凝血酶原时间。

6.创伤患者的术前用药　为减轻创伤患者的忧虑与疼痛,应适量给予镇静药和镇痛药,但这必须在病情基本诊断清楚,并对患者进行迅速而有效的呼吸循环复苏基础上。应从小剂量开始,并密切观察催眠镇痛的效果,以及对呼吸循环的影响,逐步增量至效果满意。切忌快速静脉内大剂量单次给药。

7.对创伤患者应该进行的监测　ASA 建议创伤患者麻醉过程至少需要持续监测血压、心率、心电图、血氧饱和度、体温和呼气末二氧化碳。这些基本的监测会提供一个创伤患者对损伤和治疗产生的生理反应的初级轮廓。

对已出现循环不稳定,提示有休克风险,属于严重创伤者,还应监测有创动脉血压,为反复频繁地评估血压创造机会,同时并可经血管通路采集血样,为检查休克的生化指标和细胞缺血缺氧提供方便。动脉的血气是评估患者的酸碱平衡和通气状态的最终监测项目。

对于存在或潜在休克状态的患者还可置入大管径的中心静脉导管。创伤复苏中,监测中心静脉压和肺楔压有一定必要性,尤其对那些心功能存在疑问的患者。如果因为之前存在的心力衰竭、心肌损害而出现心功能差的状态,监测心排血量和左室充盈压是有用的。但中心静脉压和肺楔压受多种因素影响,与心脏前负荷的相关性不够准确,目前的一些研究显示,通过监测收缩压变异率、每搏量变异率、脉压变异率、血管外肺水和胸腔内总血容量进行失血性休克时患者的液体管理,可能比传统方法更为可靠和有效。

三、术中管理

1.创伤休克的液体复苏　30%创伤患者会因严重创伤引起机体发生失血性休克而导致死亡。液体复苏为失血性休克患者的抢救争取了时机。

液体复苏倾向于个体化治疗,兼顾失血状态(控制或未控制)、创伤特点(贯通伤或钝器伤)、液体复苏的时机(院前或手术前后及 ICU 内)、合并症,以及患者对临床治疗的反应。

对于出血未控制的创伤性失血性休克液体复苏,多主张复苏早期阶段采取允许性低血压液体复苏(限制性补液),指以最小的容量维持所能耐受的最低血压,既可以提高机体的代偿能力,又可以维持内环境稳态,通过液体复苏适度地补充组织器官的血流灌注,从而减轻机体内出血,最终达到探寻一个复苏平衡点的目标。控制出血性休克的早期复苏中,复苏压力不可过高或过低,以平均动脉压维持在 50~60 mmHg 最为合适,血压过高(MAP>80 mmHg)则加大失血机会,降低生存概率,血压太低(MAP<40 mmHg)则会抑制心脏舒缩功能,加重肝功能损伤。目前研究结果建议,低压复苏最好将收缩压维持在 90 mmHg、平均动脉压维持在 50~60 mmHg,复苏时间不能过长,以低于 90 min 为宜,若大于 90 min,应采取相应措施保护脏器功能。对于脑损伤患者(GCS≤8),应维持平均动脉压≥80 mmHg。对于患有高血压的失血性休克患者,传统液体复苏的效果显著优于低血压性液体复苏。

在出血控制后液体复苏的目的是尽快恢复正常血流动力学指标,优化组织氧供和补充丢失的细胞外液。

液体复苏时究竟使用何种液体,应用晶体溶液还是选用胶体溶液始终存在着争议。对于因大出血而导致低血压的创伤患者,初始液体治疗应使用平衡盐溶液。对于严重颅脑损伤患者,应尽量避免使用林格液这样的低张溶液。由于存在凝血相关问题,因而需限制胶体液的使用。小容量高晶体、高胶体渗透压混合液(HHS,如 7.5%氯化钠-10%羟乙基淀粉或右旋糖酐)又被称作小容量复苏,不仅使用剂量少,以 3~4 mL/kg 为宜,还能够快速扩张血容量,提高心脏舒缩能力,降低颅内压力,消除组织肿胀,同时提高组织及器官的氧供,降低休克并发症的发生,故临床上越来越广泛地被采用。

2.创伤患者的输血方案及其监测方法　创伤出血引起休克的原因主要是有效循环血容量的丢失,因此首要处理在于给予液体(或)血液制品来恢复循环血容量,关键目标是恢复组织氧供应及组织灌注,阻止并逆转器官死亡。先可以根据初步评估的失血量,进而根据化验结果进行血制品输注。创伤患者成分输血的方案。目前没有特定准则规定大量输血时新鲜冰冻血浆和浓缩红细胞的输注比例。虽然还需要更多研究,但早期结果已经显示 1∶2 或者更高的比例可以提高生存率。血小板输注标准依然是每输注 5~7 单位的红细胞需要一袋从 4~6 单位中提取的血小板。研究显示提高血小板与浓缩红细胞的比例同样有助于患者预后。

2010 年严重创伤出血处理的欧洲指南推荐应用 TEG 诊断和监测失血程度,评估凝血病的特征和指导治疗;如果出血明显且血栓弹力图表现为功能性纤维蛋白原缺乏或血浆蛋白原低于 1.5~2.0 g/L,应输注纤维蛋白原或冷沉淀。如有可能,应根据 TEG 指导纤溶亢进。

3.创伤患者氨甲环酸的应用　氨甲环酸是作用于纤溶系统的止血药物,直接作用于纤维蛋白溶酶原上的赖氨酸结合位点,抑制纤维蛋白溶酶的形成,从而阻断纤维蛋白的降解过程。研究显示,氨甲环酸可以安全可靠地降低创伤出血患者的死亡率。CRASH-2 研究表明对非颅内出血的创伤患者在伤后 3 小时内应用氨甲环酸可以有效降低患者死亡率。颅内出血是脑损伤后常见的并发症,显著增加患者死亡率和致残率。虽然出血发生在损伤即刻,但可持续数小时。持续的颅内出血导致颅内压增高,脑疝,甚至死亡。在随后的一项随机、安慰剂对照的 CRASH-3 研究中,评价应用氨甲环素对急性脑损伤患者死亡率、致残率、血管闭塞事件及导致其他不良事件的影响。结果表明,急性脑损伤后 3 小时内应用氨甲环酸可以降低患者脑损伤相关死亡率,且无明显不良作用或并发症。研究发现氨甲环酸能显著降低轻中度脑损伤相关死亡率,但对于严重脑损伤效果不显著;对存活患者的致残率无明显增加。推荐对出血的创伤患者或有较高出血风险的患者尽快使用氨甲环酸。通常在受伤后 3 小时内应用氨甲环酸负荷剂量 1 g,持续时间 10 min 以上,继而静脉输注 1 g,持续时间 8 小时以上。

4.输血的并发症

(1)输血反应:发热反应发生率为 1%。输入同型交叉配型血发生过敏反应的临床表现为体温升高、瘙痒,以及荨麻疹。在麻醉的患者中这很难判断,治疗包括立即停止输血和给予抗组胺药物。

溶血反应发生于不同血型血液输入时,该反应有补体系统的激活引起且可能致命。清醒患者除低血压外,还可发生发热、寒战、呼吸困难、胸骨下或腰部疼痛等。治疗包括立即停止输血,给予补液和血管收缩剂,治疗低血压,必要时使用正性肌力药物。

(2)疾病传播:人类免疫缺陷病毒(HIV)、乙肝病毒、丙肝病毒,以及巨细胞病毒等均可通过输血传播,因疾病的传播风险。

5.大量输血及相关并发症　　大量输血的判定标准:①在 24 小时内输血量大于或等于患者循环血容量或输注的浓缩红细胞大于 10U;②在一次连续输血中,输血量超过患者血容量的 1.5 倍;③短时期内输入的库存血达循环血量的 3/4 或者 1 小时内输注浓缩红细胞大于 4U;④也有定义指在 6~8 小时内输入相当于患者全血容量的血。符合其中一项者为大量输血。

在输血过程中如果发生了溶血反应、发热反应等均为大量输血过程中的一般不良反应,此外,我们更应关注其相关的严重输血并发症,包括循环超负荷、出血倾向、低体温、酸中毒等并发症。

(1)循环超负荷:为迅速纠正患者失血状态,可能速度过快过量地输注血液,导致循环血量迅猛增加。加重了心脏负荷,可能导致急性肺水肿和心力衰竭。要迅速采取措施,包括:输血暂时停止、给患者氧气吸入、强心剂应用。

(2)出血倾向:过量失血可能导致血小板、凝血因子及血细胞等的减少,大量输血导致低体温,以及酸中毒会引起血小板和凝血因子功能的损害和酶活性下降,同时不稳定的凝血因子 V 和 VIII 在库存血内可能遭到破坏,上述因素都有可能致使凝血功能发生障碍。从而引起出血。因此,医务人员应及时对患者进行止血工作,防止患者因凝血障碍导致二次出血,监测凝血时间、凝血酶原时间、优球蛋白的溶解时间等。大量输血的患者应该搭配输注血小板和血浆。

(3)低体温:由于患者失血过多进行治疗时输入了大量液体,而在这过程中血液循环量减少,能量代谢减缓致使患者体内能量大量丢失,产热不足从而造成患者体温下降。应在短时间内将库存血温度升至与室内温度相当的温度来解决此类情况。为了最优化凝血功能,推荐早期应用保温措施减少体温散失,使低体温患者恢复和保持正常体温。

(4)代谢性酸中毒:各种原因导致的大量失血,有效循环血量减少,全身组织持续灌注不足,组织缺氧,细胞的无氧代谢增强,从而产生大量乳酸、酮体等酸性代谢产物,从而引起代谢性酸中毒。应及时检测血乳酸含量,进行动脉血气分析等。并及时有效地采取措施干预,改善缺氧,改善组织灌注,必要时输注碳酸氢钠等纠正酸中毒。

6.创伤患者麻醉诱导及维持

(1)麻醉诱导:如在充分恰当地纠正低血容量之后再开始麻醉,则麻醉常较平稳且安全性显著提高。除非特别紧急的情况,常在适当纠正失血性休克后才开始诱导麻醉。

所有外伤患者均被认为是饱胃,相关气管插管方案参见第八章第六节。

若患者严重休克,昏迷,或入急诊室前已心搏骤停,除氧气和可能使用肌肉松弛药外不需给予其他任何药物。当患者血压和心率充分恢复后才能开始少量使用麻醉药物。可能存在低血容量休克的清醒患者,首选依托咪酯进行麻醉诱导。

给药操作原则是无论选择哪种诱导药都要从小剂量开始,以滴定方式给药。近期证据表明,滴定给药方式可能比选择特殊药物更重要。

(2)麻醉维持:麻醉维持期间注意保持呼吸循环的稳定。对循环管理要到达以下目标:维持良好的血压;控制心律失常;支持心泵功能;改善微循环。保持呼吸道通畅和充分供氧是呼吸支持的根本措施。

创伤性休克患者可选用芬太尼和肌肉松弛药维持麻醉。芬太尼对心血管功能差的患者能提供良好镇痛作用,对血流动力学影响较小。但因有轻度扩张周围静脉作用,开始应用剂量宜小($2\sim10\ \mu g/kg$)。若能耐受上述剂量者,追加时可适当增量。

吸入麻醉剂一般用于全麻维持,N_2O有加重气胸或颅脑积气的危险,且其与阿片类药物合用时可降低心排血量,不宜常规应用于创伤患者,尤其不适用急性多发伤患者。七氟醚起效和苏醒迅速,对气道无刺激作用,可用于麻醉诱导与维持。

肌肉松弛药常选用非去极化肌肉松弛药,如维库溴铵对心血管影响甚微,罗库溴铵的起效时间(3倍ED_{95}剂量)接近琥珀胆碱,均可用于创伤(休克)患者。阿曲库铵有一定的组胺释放和降血压作用,严重创伤及休克患者应谨慎使用;已对于上运动神经元损伤和大面积烧伤患者,琥珀胆碱因可引起高钾血症而忌用。

7.创伤患者术中低体温的定义和不良反应 正常人核心体温为36.5~37.5℃,体表温度为33℃左右。核心体温是指机体深部重要脏器的温度与体表温度相对应二者之间温度梯度约为2~4℃。围术期由于各种原因导致机体核心体温低于36℃的现象称为围术期低体温,又称围术期意外低体温。

体温过低的不良反应包括:①心血管方面,围术期心血管不良事件在体温正常患者的发生率约为14%,而在低体温患者却高达63%,其中室性心律失常、心肌缺血、术后心肌梗死并发症在体温正常和低体温患者中的发生率均存在显著差异(24%比79%,13%比36%,15%比18%,均 P<0.05);②切口感染,外科伤口感染率在低体温患者中可高达19%,而在体温正常患者中仅为6%。伤口拆线时间延长1天,住院时间延长2.6天;③凝血,凝血/纤溶功能障碍,输血需求增加;④苏醒延迟,麻醉药物效能和代谢改变、术后苏醒推迟、留观时间延长;⑤寒战不适增加等并发症(表8-5)。

表 8-5 低体温不良结局

不良结局	具体描述
手术切口感染	体温下降 2℃时患者切口的感染发生率明显增高
心血管不良事件	低体温可抑制窦房结功能、引起心律失常、并可增加外周血管阻力、增加心肌做功和耗氧，引起心肌缺血
凝血功能下降	低体温可减弱血小板功能、降低凝血酶活性、通过调节测定温度后的血栓弹力图监测提示，低体温导致血栓形成过程受阻、血液凝集强度减弱
麻醉苏醒时间延长	低体温可延缓麻醉药物代谢，导致患者麻醉苏醒速度减慢、苏醒时间延长
住院时间延长	低体温导致患者在麻醉后监护治疗室滞留时间延长，进入重症监护室概率增加、术后恢复缓慢、住院时间延长

8.创伤患者围术期低体温的防治　防治低体温的方法有很多，大致可分为被动和主动预防两类，目标是围术期治疗的标准应保持患者核心温度 36℃左右。

被动保温包括覆盖棉毯、手术单、保温毯等可减少 30% 的热量散失，但不足以预防麻醉后患者体温降低，仍须实施主动保温措施。主动保温措施包括以下几种：①压力暖风毯是目前国内外文献及指南报道安全、有效和广泛使用的主动加温方法之一，其不仅适用于普通成人还可用于特殊人群如新生儿、婴幼儿、肥胖患者，不增加切口感染概率。手术时间 ≥ 30 min 即推荐使用压力暖风毯；②输液加温设备包含各类隔热静脉输液管道、水浴加温系统、金属板热交换器、对流加温系统等低流速或高流速加温设备，美国血液标准协会不建议红细胞采用水浴和微波加温方法，且温度不应超过 43℃；③其他保温措施包括体腔灌洗液加温至 38~40℃、提高手术室温度不低于 21℃等方式均可有效减少术中热量丢失。

四、术后管理

1.创伤患者术后镇痛的实施　疼痛是创伤患者最主要的并发症，剧烈疼痛可给伤员带来生理、精神双重伤害，直接影响救治效果，可能产生多种并发症。

创伤患者的疼痛治疗的目的是在安全和最低不良反应的前提下达到良好的镇痛并且患者的满意度高。应注意不少患者容易耐受中等以下疼痛，但难以耐受中度以上的恶心呕吐、头晕等可能和镇痛药物有关的不良反应。目前临床上推荐采用多模式镇痛，联合应用不同镇痛技术或作用机制不同的镇痛药，作用于疼痛传导通路的不同靶点，发挥镇痛的相加或协同作用，又由于每种药物的剂量减少，不良反应相应减轻。

常采用的方法包括：①超声引导下的外周神经阻滞与伤口局麻药浸润复合；②外周神经阻滞和/或伤口局麻药浸润+对乙酰氨基酚；③外周神经阻滞和/或伤口局麻药浸润+非甾体抗炎药（NSAID）或阿片类药物或其他药物；④全身使用（静脉或口服）对乙酰氨基酚和/或 NSAID 药物和阿片类药物及其他类药物的组合。这里需要注意的是，多发创伤的患者有潜在出血可能，应用非选择性 NSAID 需要格外谨慎，因为 COX-1 的抑制，会抑制血小板聚集，可能会增加出血。已经存在的急性肾损伤的患者禁用 NSAID，包括选择性 COX-2 抑制剂。患者自控镇痛（patient-controlled analgesia，PCA）。PCA 具有起效较快、无镇痛盲区、血药浓度相对稳定、通过冲击（弹丸）剂量及时控制爆发痛，并有用药个体化、患者满意度高等优点，是目前手术后镇痛最常用和最理想的方法，适用于手术后中到重度疼痛。

2.严重创伤患者术后常见并发症的识别与处理

（1）急性呼吸窘迫综合征（ARDS）：ARDS 是由多种病因导致的以呼吸困难、低氧血症、肺顺应性下降、透明膜形成等肺部病理改变为特点的一种急性呼吸衰竭，死亡率极高。术后发生 ARDS 是创伤患者的严重并发症之一。多发性创伤、严重创伤、低血压、误吸、脂肪栓塞和 DIC 等因素均可导致 ARDS。80% 以上的复合伤伴有胸部外伤，大多数严重外伤患者都有呼吸异常，呈现低氧血症和过度通气。

（2）术后急性肾衰竭：急性肾衰竭（ARF）是指肾小球滤过率突然或持续下降，引起氮质废物体内潴留，水、电解质和酸碱平衡紊乱，所导致各系统并发症的临床综合征。创伤出血造成血容量不足和低氧血症，挤压伤引起的肌红蛋白增高，伴有肾、膀胱、尿道外伤的复合伤、麻醉手术对肾灌注和肾小球滤过率的影响，抗利尿激素（antidiuretic hormone，ADH）和醛固酮分泌使肾小管再吸收增加及抗生素的使用，均可能引起急性肾衰竭。近期研究指出，创伤后所致的 ARF 是一种严重的并发症，研究发现最易发展为 ARF 的疾病分别为腹腔积血、颅脑损伤、挤压伤综合征、多发长骨骨折。主要病因以低血容量和横纹肌溶解症常见。

此外，急性肾损伤（AKI）常发生于严重创伤进行液体治疗过程中，液体输注正平衡可导致急性 AKI 发生和较差的长期肾脏结局。当前，对严重创伤患者复苏的最佳终点尚未确定，因而可能导致过度液体输注。在一项对 364 名患者的研究中，对严重创伤的患者进行过度容量治疗（48 小时液体输注大于 2 L）是 AKI 发生的独立且具有递增关系的危险因素。未来的研究应更加关注液体反应性，作为严重创伤患者液体复苏的终点，避免不必要的液体输注和并发 AKI。

第四节　关节置换手术的麻醉

一、疾病的基础知识

1.膝关节的神经支配　膝关节前部由股神经的肌支、闭孔神经前支，以及隐神经支配。其中隐神经支配膝关节的前内侧，股神经至股中间肌的肌支支配髌上部，股神经至股外侧肌的肌支支配前外侧，这些分支相互吻合并重叠分布。股神经前皮支支配膝关节前面 2/3 的皮肤，隐神经发出髌上支，支配关节内侧及内上侧。

后部由坐骨神经及其分支胫神经和腓总神经，以及闭孔神经后支支配。胫神经的一支分布于膝关节囊的后侧。腓总神经的支分布于膝关节囊的前外侧。闭孔神经的后支沿股动脉及腘动脉至膝关节，分布于膝关节囊的后内侧，这些关节分支在终止于关节后囊之前相互交叉形成一个密集的神经丛。

2.髋关节的主要神经支配　支配髋关节的神经前后各两条，前方包括股神经和闭孔神经，后方有坐骨神经和臀上神经。股神经发出的关节支，主要来自耻骨肌支，其次为股四头肌支，在关节囊前方支配近侧的内面及远侧的外面。股神经关节支主要分布于髂股韧带的下部，也分布于关节囊的后上部及耻股韧带。由闭孔神经发出的关节支分布于关节囊内侧，终于耻股韧带。由臀上神经发出的关节支分布于关节囊后方的上部及外部，至股方肌的支则稀疏分布于关节囊的后部。总体来说，髋关节大部分由闭孔神经支配，由于闭孔神经同时支配膝关节，因此有时临床上的髋关节疾病，可首先表现为膝关节疼痛。

3.肩关节的神经支配　肩关节复合体的主要肌肉受来自 C_5 至 C_8 的臂丛神经支配。肩关节和周围组织的感觉神经;胸锁关节接受从颈丛 C_3 和 C_4 发出的神经根支配。肩锁关节和盂肱关节接受 C5 和 C6 神经根,以及肩胛上神经和腋神经的支配。

4.踝关节的神经支配　踝关节的神经主要来自腓总神经、胫神经、隐神经及腓肠神经等。踝关节前面的内侧半由腓深神经或由腓深神经及隐神经的分支共同分布,有时只有隐神经分布,少数有胫神经的分支参与;外侧半多由腓深神经的分支分布。踝关节后方的内侧半多由胫神经的分支分布,少数由腓肠神经分布;外侧半多由腓肠神经分布,有半数,胫神经也同时分布。

5.关节置换患者常见合并疾患的主要病理生理变化对麻醉管理的影响　国人平均寿命的延长意味着越来越多的高龄患者接受各种医疗服务,骨关节置换手术是其中的一个重要组成部分。老年患者术前应当根据美国麻醉医师协会(ASA)分级、代谢当量水平、营养状况、是否存在可疑困难气道、视力状况、精神/认知状况、言语交流能力、肢体运动状况、是否急症手术、近期急性气道疾患、过敏史、脑卒中病史、心脏疾病病史、肺疾病病史、内分泌疾病病史、用药史(包括抗凝药物等)、头颈部放疗史、既往外科病史等对患者进行全面评估,以期全面掌握患者的身体状态。麻醉医师对此类手术高龄患者应实施精细化和个体化的麻醉,为患者提供最佳手术条件、尽量减少疼痛,保障患者的围术期安全。

尽管既往研究认为全身麻醉与椎管内麻醉对于患者的转归没有差别,但最近的国际共识认为,出于对老年患者脆弱脑功能的保护,推荐在能够满足外科麻醉水平的条件下,优选使用神经阻滞技术,包括椎管内麻醉、外周神经阻滞麻醉等方式,对于术前服用抗凝药物的患者,如果没有时间进行抗凝治疗替代转化,可以优选外周神经阻滞技术实施麻醉。

二、术前评估与准备

1.类风湿关节炎的发病和诊断　类风湿关节炎(theumatoid arthritis,RA)是一种慢性的、炎症性的自身免疫系统疾病,可引发关节部位的疼痛和肿胀,并导致关节破坏,最终导致关节畸形和功能丧失,可并发肺部疾病、心血管疾病、恶性肿瘤及抑郁症等。RA 的全球发病率为 0.5%~1%,中国大陆地区发病率为 0.42%,男女患病比率约为 1∶4。

目前国际上有两种分类标准协助诊断。

(1)美国风湿病学会 1987 年修订的 RA 分类标准:如下 ≥4 条并排除其他关节炎可以确诊 RA。①晨僵至少 1 小时(≥6 周);②3 个或 3 个以上的关节受累(≥6 周);③手关节(腕、MCP 或 PIP 关节)受累(≥6 周);④对称性关节炎(≥6 周);⑤有类风湿皮下结节;⑥X 线片改变;⑦血清类风湿因子阳性。

(2)2010 年美国风湿病学会/欧洲抗风湿病联盟的 RA 分类标准:有至少一个关节具有明确的临床滑膜炎(肿胀),或具有滑膜炎,用其他疾病不能得到更好的解释。

2.关节置换手术前访视需要重视的检查　术前访视需评估患者的麻醉手术风险,以制定适宜的麻醉计划,降低围术期并发症。患者多为老年人,合并症较多,除了血尿常规、凝血功能、免疫功能、胸片、心电图等常规检查外,还应特别重视心肺功能及脑血管功能的检查。对于长期的高血压病史的患者,需要评估靶器官功能的损害情况,超声心动可以评估是否存在左室肥厚、心肌梗死、心力衰竭等心脏损伤,尿常规、血清肌酐、尿素氮可以评估是否存在肾脏损伤,眼底视网膜病变及可以评估小动脉受损情况。对于既往慢性阻塞性肺疾病病史的患者,还需要行动脉血气分析、肺功能检查(包括对支气管扩张剂的反应)评估阻塞的严重程度。对于既往脑梗死病史的患者,需要检查血脂、血糖明确是否合并高脂血症、糖尿病等疾病,常用的脑血管病变检查手段包括颈动脉血管超声、经颅多普勒、磁共振脑血管造影、CT血管造影,以及数字减影血管造影等,可根据神经内科等专科会诊意见选择性实施。

3.关节置换患者平时服用药物对手术麻醉的影响及术前应用策略　络活喜和依那普利为常用口服降压药。络活喜即苯磺酸氨氯地平片,为Ⅰa类钙通道阻滞剂,能明显舒张动脉血管,对静脉影响较小。治疗剂量的钙离子通道拮抗剂对血流动力学无明显影响,而且能增加静脉麻醉药、吸入麻醉药、肌肉松弛药和镇痛药的作用,术前无须停药。依那普利属于血管紧张肽转化酶抑制剂(angio-tensin-converting-enzyme inhibitors,ACEI),通过抑制血管紧张素转化酶活性减少血管紧张素Ⅰ和血管紧张素Ⅱ的生成,扩张外周血管。术前持续口服ACEI药物的患者,围术期低血压的风险显著增高,建议在术前24小时停用。

RA常用治疗药物包括缓解病情抗风湿药(disease modifying antirheumatic drug,DMARD)、生物制剂和糖皮质激素等几类。甲氨蝶呤属于非生物制剂DMARD,围术期可安全应用,无须减量或停药。对于持续应用糖皮质激素的患者,合理适量补充糖皮质激素可预防肾上腺皮质危象发生,但可能增加术后感染的风险,因此需要根据患者的糖皮质激素应用史,以及手术类型和手术时间来决定围术期糖皮质激素的使用情况。对于术前长期使用糖皮质激素的RA患者,围术期可以继续使用常规每日剂量的激素,无须在围术期额外补充糖皮质激素。

4.RA患者术前是否可服用镇痛、抗焦虑药物　RA老年人通常有长期慢性疼痛,术前即应开始镇痛治疗,以减少术后疼痛,促进关节功能康复。术前可使用非甾体抗炎药(NSAID)、对乙酰氨基酚及α_2受体激动剂可代替阿片类药物,或者与阿片类药物联合应用进行预防性镇痛。NSAID和对乙酰氨基酚可显著减少阿片类药物的用量及相关的胃肠道不良反应。然而对于老年患者,需要评估上消化道、脑、肾、心血管疾病的风险后选择性使用NSAID。如果患者消化道溃疡或出血的危险性较高,可使用选择性COX-2抑制剂。如果患者心血管疾病危险性较高,应慎用NSAID类药物,可使用对乙酰氨基酚或阿片类作为替代镇痛药。

RA老年患者术前常伴有焦虑、紧张,可以给阿米替林、普瑞巴林等抗焦虑药物,不仅可以改善患者的抑郁焦虑状态,还可改善围术期睡眠。苯二氮䓬类药物可增加围术期神经认知紊乱的发生,术前用药应尽量避免。

三、术中管理

1.关节置换患者麻醉方式的选择　全膝关节置换手术(total knee arthroplasty,TKA)常用的麻醉方法有区域阻滞、全身麻醉和复合麻醉等。区域麻醉不仅能满足手术需要,还可提供良好的术后镇痛。相较于全身麻醉,区域麻醉还能够降低术后肺并发症、深静脉血栓、感染、输血率及总体并发症发生率,缩短住院时间。因此,区域麻醉更利于老年TKA患者术后康复。对采用区域麻醉的患者,术中持续输注$\alpha2$受体激动剂右美托咪定,有助于缓解患者焦虑紧张的情绪,减少术后认知功能紊乱的发生。老年人术中使用任何镇静催眠药物都应防止过度镇静,呼吸抑制,并注意防止心动过缓和低血压的发生。

区域阻滞包括椎管内麻醉和外周神经阻滞。椎管内麻醉包括硬膜外麻醉、蛛网膜下隙麻醉,以及蛛网膜下隙复合硬膜外麻醉。蛛网膜下隙阻滞起效快、肌肉松弛效果满意,效果确切,但无法提供长时间的麻醉效果;单纯硬膜外麻醉失败率较高,起效慢,但置入硬膜外导管后,可延长麻醉时间,适用于长时间手术,还可用于术后镇痛。腰硬联合麻醉则具有两者的优点,适用于难度大、时间长的手术。拟行双侧 TKA 术的患者,手术时间较长,如果无椎管内麻醉禁忌证,腰硬联合麻醉为最佳选择。

如果存在椎管内麻醉禁忌、穿刺困难或心肺贮备功能很差时,可选择外周神经阻滞技术。膝关节神经支配复杂,主要由股神经、闭孔神经,以及坐骨神经的分支支配。要达到手术麻醉效果,不仅应考虑手术部位的镇痛、肌肉松弛效果,还要解除止血带疼痛,需要多种神经阻滞联合技术,包括腰丛复合骶旁坐骨神经阻滞、股神经+闭孔神经+经臀/臀下/腘窝坐骨神经阻滞等。

随着心脑血管疾病发病率的升高,以及对静脉血栓的日益重视,使用抗血小板药物(如氯吡格雷、普拉格雷、替卡格雷或噻氯匹定等)或抗凝药物的患者也日益增多。对于使用抗凝、抗血栓药和其他因素导致凝血功能障碍的患者,应注意规避椎管内麻醉可能导致引起严重并发症的风险,此时可选择喉罩或气管插管全身麻醉复合浅表外周神经阻滞。如果选择全身麻醉,推荐使用短效镇静、镇痛、肌肉松弛药物,避免使用影响术后认知功能的东莨菪碱、长托宁等抗胆碱药物,以及咪达唑仑等苯二氮䓬类药物。

2.超声引导辅助定位对椎管内麻醉的影响 传统的椎管内麻醉是以手触摸骨性解剖标志进行定位,对于类风湿关节炎患者,尤其是已经伴有脊柱畸形的患者,徒手触摸骨性解剖标志定位存在一定的难度。穿刺前利用超声扫查,可准确定位穿刺间隙、预测硬膜外腔或者蛛网膜下隙的深度,并通过测量前后复合体(黄韧带、硬膜外腔、后部硬脊膜在超声图像上呈一条高回声线状结构,统称为"后复合体";前方的硬脊膜、后纵韧带、后部的椎体通常呈现一条高亮的线状结构,即"前复合体")的宽度,预测椎管内穿刺的难易程度,选择适当的穿刺间隙。

3.应用外周神经阻滞进行 TKA 手术麻醉的方法 应用外周神经阻滞进行 TKA 手术麻醉,不仅应考虑膝关节的镇痛、肌肉松弛,还应考虑止血带部位的麻醉效果,故外周神经阻滞组合方案包括腰丛阻滞联合坐骨神经阻滞骶旁入路或 Labat 点入路。常用局麻药为 0.375%～0.5%罗哌卡因、丁哌卡因或左旋丁哌卡因,腰丛 20～30 mL,骶丛阻滞 15～20 mL。对于老年患者实施多支神经阻滞应重视局麻药用量,避免总量过大造成局麻药中毒。

股神经、闭孔神经和/或坐骨神经阻滞,复合喉罩全麻,对生理影响小,苏醒迅速,术后镇痛满意,可用于高龄、心肺功能不全患者。

4.采用全身麻醉的注意事项 机体老龄化可引起一系列病生理改变,包括药物分布容积降低、代谢减慢,因此老年患者对麻醉药物的敏感性增加、药物效能增加。全身麻醉术中需要监测麻醉深度避免过度镇静。研究显示,以丙泊酚为基础的静脉麻醉对术后认知功能影响较小。辅以右美托咪定,可以抑制应激、减少 PONV 及术后谵妄。老年患者对阿片类药物的敏感性增加,药物半衰期将会延长,呼吸抑制及苏醒延迟的发生率也显著增加,因此需要谨慎使用中长效的阿片类。肌肉松弛药的药代动力学随年龄增加会有显著差异,如果合并肝肾功能不全显著延长其作用,术中最好进行肌肉松弛监测,推荐选择顺式阿曲库铵等以 Hofmann 消除为主要代谢途径的药物以减少肌肉松弛残余的风险。

术中采用肺保护性通气策略能够降低术中和术后肺不张、术后肺损伤和肺部感染的发生率。肺保护性通气策略的具体措施方案目前并不统一，主要包括以下几点：①在满足机体氧合与气体交换的前提下，吸入氧浓度 $FiO_2<60\%$；②采用小潮气量（$6\sim8$ mL/kg 理想体重），理想体重的计算方法为：男性 kg $=50.0+0.91\times$（身高 cm-152.4），女性 kg $=45.5+0.91\times$（身高 cm-152.4）进行机械通气；③中度呼气末正压（positiveendexpiratorypressure，PEEP）$5\sim8$ cmH$_2$O，PEEP 值从 5 cmH$_2$O 开始，采取个体化方案；④间断性肺复张性通气。

5.关节置换手术中应采用的监测方法　监测的选择基于患者既往身体状况。如果患者既往高血压、脑梗死病史、慢性阻塞性肺疾病、类风湿关节炎，预计手术持续时间较长，失血较多，需开放粗的静脉通路，心电图、脉搏氧饱和度、无创血压、桡动脉置管监测有创动脉血压、间断血气分析、出血量、尿量。如施行全身麻醉监测呼气末二氧化碳、如采用吸入性全麻药，监测呼气末麻醉气体浓度、气道压力、体温、脑电双频指数（BIS）等。

6.关节置换手术中氨甲环酸的应用　全膝关节置换手术围术期失血较多，从 $300\sim1000$ mL 不等，研究发现抗纤溶药物可以减少纤溶酶激活，从而稳定纤维血栓，减少出血。氨甲环酸（TXA）是临床上常见的抗纤溶药物。TKA 围术期应用 TX 可减少术中及术后失血量，减少输血率。TXA 的用法多样，可以口服、静脉、关节内注射或组合使用，目前 TKA 术中推荐的单次静脉给药方案为：切开皮肤前（不应用止血带者）或松止血带前 $5\sim10$ min，$20\sim60$ mg/kg 或 $1\sim5$ g 静脉滴注完毕。TXA 不会影响 PT 或者 APTT 时间，不增加围术期并发症发生率。即使对于合并深静脉血栓栓塞、脑卒中、冠心病等的高危患者，TXA 也不会增加动静脉血栓栓塞事件。对术前预期有较高输血风险、手术中预计失血量较大等患者，围术期推荐使用氨甲环酸。行双侧 TKA 的患者，围术期失血风险高，若术前评估无严重的心脑血管疾病，术中推荐使用 TXA。

7.TKA 术中应用止血带的收益、风险及注意事项　TKA 术中应用止血带可以有效止血、保证视野清晰、便于精确操作。然而止血带也可引发局部疼痛、神经肌肉损伤、缺血/再灌注损伤、静脉血栓形成等不良反应。因此，TKA 中使用止血带应该严格掌握使用指征，包括：①关节畸形严重，需要清除大量骨赘及广泛软组织松解；②手术时间长，出血多；③有轻度凝血功能障碍。如患者存在以下情况，则不建议使用：①手术时间<1.5 小时；②术中控制性降压稳定；③出血量<200 mL；④合并下肢动脉粥样硬化，尤其是狭窄、闭塞的患者。

为了减少止血带的不良反应，下肢应用止血带应该注意以下事项：选取适宜型号的止血带，止血带袖口宽度应大于肢体半径；下肢止血应在大腿中上 1/3 处；下肢的安全袖带压力为 350 mmHg 或收缩压+100 mmHg；加压时间应控制在 1.5 小时之内，若手术时间较长，术中应放松止血带，10 min 后再充气至原有压力。

止血带可引起严重的心血管反应，止血带加压驱血时会增加有效循环血量及外周血管阻力，引起高血压；松放止血带时血液瞬间涌入下肢，有效循环血量下降，大量有毒代谢产物入血，可引起急性循环功能障碍，严重可导致止血带休克。老年人对循环波动的调节能力和耐受力显著降低，为减轻止血带应用引起的心血管反应，应严格控制止血带加压时间，松止血带前应适当补液，减慢止血带放气速度或分段放松止血带，必要时可使用 α 肾上腺素受体激动剂纠正低血压。

8.TKA 术中使用骨水泥的收益、风险及注意事项　目前 TKA 的固定方式有骨水泥型、非骨水泥型和混合型。骨水泥型为 TKA 术的标准方式，技术成熟。非骨水泥型因其具有更长效的生物学固定、更有助于保存骨量、避免水泥残渣等优势日益受到关注，但非骨水泥 TKA

对截骨的精确度和下肢力线的排列要求更高,对手术器械和手术技术也提出了更高的要求,其后续效果仍有待研究,因此目前临床上仍以骨水泥为主要固定方式。但骨水泥也有其缺点,如填充可引起骨水泥植入综合征(bone cement implantation syndrome,BCIS),威胁患者生命安全。

骨水泥植入所引起的一系列临床症状包括低血压、心律失常、严重低氧血症、心肌梗死、肺动脉压增高等。BCIS 的严重程度差异很大,大部分患者表现为骨水泥植入后出现短暂的低血压、心动过缓及低氧血症,可自行恢复,或使用小剂量的麻黄素、多巴胺等血管活性药后恢复。小部分患者可出现恶性心律失常,甚至心搏骤停及休克,死亡率达 0.6% ~ 1%。

因 TKA 患者多为老年患者,心肺功能储备不足,不能耐受剧烈的血流动力学紊乱,因此加强术前评估和术前准备提高心肺功能,有利于预防 BCIS。在骨水泥和假体植入过程中,需要增加吸入氧浓度,维持合适的有效循环容量,密切监测动脉压力波形或增加无创血压测量频率。一旦发生 BICS,立刻进行积极复苏。首先应充分保证患者的氧供,可加压面罩给氧,必要时气管插管辅助呼吸。积极进行液体复苏,当收缩压下降幅度>20%基础值时,使用正性肌力药物增强心室收缩力,使用血管活性药(如去氧肾上腺素和去甲肾上腺素)改善心肌灌注。如发生心搏骤停则按心肺脑复苏进行救治。

9.膝关节置换手术中及术后的自体血回输措施及注意事项 近年人工全膝关节置换手术的手术率逐年增高,由于手术创面大、失血多,因此人工全膝关节置换手术有较高的输血率。由于血源紧张,医院用血矛盾日趋突出,为解决血源问题,并减少输血所致传染病,大力推广自体血回收以尽量减少异体血的输入具有积极意义。

通常认为出血量超过 500 mL 时有必要采用自体输血,失血量越大,收益越大。TKA 术中常采用止血带,通常术中失血量不大,自体血回输在膝关节置换手术中并未常规应用。而TKA 术后,因为手术创面大、失血多,是自体血回输的时机。有研究表明,术后使用自体血回输装置被证明是安全可靠的,与常规负压引流装置/不引流进行比较,在术后血红蛋白水平、住院时间、伤口感染等方面更有优势。近年来,也有相关研究认为避免止血带对下肢血管、神经的损伤,避免止血带对内环境和循环的影响,术中不宜应用止血带行膝关节置换手术,因此,术前应与术者充分沟通,如术中不应用止血带、行双膝置换或者稀有血型患者,应根据情况决定是否行术中回收式自体输血。

血液回收的缺点包括红细胞破坏、凝血功能障碍、微血栓和污染。为避免回收血液的红细胞破坏,甚至导致溶血、血红蛋白尿等并发症,要注意避免术中吸引器压力过大。

10.膝关节置换手术中发生肺栓塞的风险及其监测和防治措施 肺血栓栓塞的主要病因在于静脉内血栓脱落,随血流行至肺动脉并阻塞其主干或分支,这些血栓主要来自下肢深静脉。膝关节置换手术患者在围术期活动减少,甚至卧床和制动致静脉血流缓慢;手术局部操作、药物、其他化学物质及止血带的影响可致静脉血管壁损伤,膝关节置换手术经常会在术中使用止血带,在加压和释压过程中,也可能存在与下肢血管的向栓脱落,随血流上行,阻塞肺动脉形成肺血栓栓塞;创伤后组织因子释放,外源性凝血系统的激活等使得血液处于相对高凝状态。这些都成为膝关节置换手术发生肺栓塞的原因。

因关节置换手术有游离脂肪的释放、有破裂的血管允许脂肪进入、髓腔压力增加进一步促进脂肪进入血管,故除了肺血栓栓塞,人工关节置换手术中植入假体时也应警惕脂肪栓塞的发生。

膝关节置换手术患者合并心房颤动、心脏瓣膜置换手术或其他心脏疾病,既往应用华法林治疗的患者,术前 5 天停用华法林,使术前国际标准化比值(international normalized ratio, INR)降低至 1.5 以下;停用华法林期间推荐给予治疗剂量的低分子量肝素或普通肝素皮下或静脉注射进行桥接抗凝。接受桥接抗凝的患者,术后切口出血停止,可在 24~48 小时后重启华法林治疗;对于手术创伤大、出血风险高的大手术,术后给予肝素的时间可延后至术后 24~72 小时或患者凝血状态稳定后。

术前接受服用抗血小板单一种类药物的患者,心血管事件低危者,术前 5~7 天停阿司匹林、术前 7 天停氯吡格雷、替格瑞洛或普拉格雷。服用双联抗血小板药物的冠状动脉支架植入患者术前应停用氯吡格雷或普拉格雷 7 天以上、阿司匹林 5~7 天,并改用桥接抗凝。术后 24 小时后可恢复使用氯吡格雷和阿司匹林。

对于行区域阻滞的清醒患者,术中首先要注重患者主观症状的监测与及时响应,包括呼吸困难、呼吸急促、胸痛、咯血、烦躁、多汗、心悸、发热等;对于全身麻醉患者,监测方面应注意患者是否出现心动过速、低血压甚至休克、心电图改变(非特异性,最常见为窦性心动过速,当肺动脉及右心负荷增高时可出现 $S_I Q_{II} T_{III}$、肺型 P 波等改变)等;动脉血气分析也有助于诊断,急性肺栓塞患者多数存在低氧血症,且肺泡—动脉氧分压差比动脉氧分压对诊断更有意义。

肺栓塞治疗的目标是抢救生命、稳定病情,使肺血管再通,预防血栓再发,平衡出血风险。治疗手段包括呼吸循环支持,维持呼吸循环稳定,纠正低氧血症,抗休克治疗,保护重要脏器功能;抗凝治疗;溶栓治疗;肺动脉取栓、肺动脉导管溶栓;放置腔静脉滤器防止大块血栓再次脱落等。

11.除膝关节外其他部位的关节置换手术及麻醉方法选择　除膝关节置换之外,有髋关节置换、肩关节置换、肘关节置换、腕关节置换、踝关节置换,其中髋关节、膝关节置换是应用较广、比较成熟的关节置换。

下肢大关节置换,可采用全身麻醉、硬腰联合麻醉或区域神经阻滞。肩关节置换可采用全身麻醉或区域神经阻滞复合喉罩麻醉。

12.肩关节置换术中的循环监测和循环管理的注意事项　影响肩关节置换手术出血的危险因素包括男性、体重指数、手术持续时间、手术时机和维生素 K 抵抗。增加肩关节置换围术期输血率的因素包括年龄、术前血红蛋白水平、ASA 分级、维生素 K 抵抗、冠心病、外周血管疾病,以及肾脏疾病。

减少肩关节置换手术术中出血,首先在于手术操作技术,减少手术时间和选择合适手术时机。术中应早期适当扩容,适当的血液稀释。在预计手术难度大、持续时间长、行反肩置换时创面大等情况,可考虑术中使用回收式自体血回输技术,能减少异体输血率,必要时输血。注意长时间手术体温变化,加强保温;严密监测循环、呼吸变化;备好血管活性药物。

肩关节置换手术经常采用沙滩椅位的体位,沙滩椅位手术的注意事项如下。

(1)体位保护:头部不能过伸和扭曲,以防脊髓缺血损伤;健侧肢体处于功能位,减少健侧肩胛关节的摩擦力;臀下垫软垫可使髋、膝适当屈曲,保持生理弯曲;足跟用衬垫保护,以减小压力。

(2)行肩关节置换手术的通常为老年患者,老年患者循环代偿功能减弱,全身麻醉会引起血管扩张,如果突然改变为上身抬高的沙滩椅位可引起急性循环功能代偿不全,表现为血压骤然降低,心率明显减慢,因此改变体位应缓慢进行。如果角度超过 30°时,应加强呼吸与循环的监测。

(3)沙滩椅位时头高于心脏水平,脑灌注压下降,加之控制性降压,增加了脑缺血损伤的风险。研究发现沙滩椅位患者常伴有脑氧饱和度的下降。术中应使用有创动脉血压直接测压,以外耳道高度作为直接动脉测压的零点水平。有条件时进行脑血流灌注监测、脑氧代谢监测或脑功能监测,及时发现脑部低灌注,尽早纠正病因。

肩关节置换手术因创伤较大、无法应用止血带,术者常在术中要求控制性降压,目的是减少失血、改善术野环境。控制性低血压最大的危险在于脑血流不足造成脑缺氧性损害。肩关节手术的患者常为高龄、合并心脑血管疾病,且沙滩椅位患者的头高于心脏水平,脑灌注压下降,因此术中应谨慎行控制性降压技术,注意降压时机、持续时间和降压水平。术前全面仔细检查,严格掌握适应证。准确估计失血量并及时补充血容量。必须根据患者的情况、结合手术的具体要求,连续动脉血压监测、心电图、结合中心静脉压、血氧饱和度、尿量、BIS 等指标,在满足手术要求的前提下尽可能维持较高的血压。

肩关节置换手术的其他术中问题如骨水泥反应、肺栓塞的预防和处理原则同膝关节置换。

四、术后管理

1.膝关节置换手术后外周神经阻滞镇痛的组合方式   TKA 术后疼痛程度为中度至重度疼痛,做好 TKA 术后镇痛对术后康复与早期功能锻炼起着至关重要的作用。

目前 TKA 围术期临床常用的镇痛方法为外周神经为主的多模式镇痛。外周神经阻滞包括股神经阻滞、收肌管阻滞、坐骨神经阻滞、闭孔神经阻滞等。术后镇痛多使用低浓度长效局麻药 0.125%~0.375%罗哌卡因、丁哌卡因或左旋丁哌卡因。单次或连续股神经阻滞是 TKA 术后镇痛的经典方法,它可以提供较静脉镇痛更好并接近于硬膜外镇痛的镇痛效果,其恶心、呕吐发生率极低。股神经阻滞最大的缺点是股四头肌肌力减弱及其导致的摔倒风险增加,以及膝关节后侧镇痛不良。收肌管阻滞较股神经阻滞的优势在于选择性阻滞了远端的感觉神经,不影响股四头肌肌力,从而降低摔倒风险,并且可以提供与股神经阻滞相当的镇痛效果。

单一股神经或收肌管阻滞主要解决膝关节前方的疼痛问题,而术后腘窝处疼痛仍然明显。股神经或收肌管阻滞结合坐骨神经阻滞术后镇痛效果更佳。坐骨神经阻滞也存在下肢肌力减弱问题,还可能引起足下垂。多种神经阻滞联合应用时,应注意局麻药中毒问题。

另一种缓解膝关节后方疼痛的方式为腘动脉与关节后囊之间注射局麻药(interspace between the popliteal artery and posterior capsule of the knee,IPACK)。IPACK 阻滞的目标神经是坐骨神经的终末分支,它不仅可以为膝关节后方提供有效的镇痛,并且不影响下肢远端的运动。目前有关 IPACK 的临床研究尚比较缺乏,最适局麻药浓度及容量尚无定论,临床上应用较多的局部麻醉药配方是 0.2%~0.25%罗哌卡因 15~30 mL。近期研究显示,股神经阻滞联合 IPACK 阻滞,可降低 TKA 术后阿片类药物的用量;收肌管阻滞联合 IPACK 阻滞有利于患者进行物理治疗期间,并缩短住院时间。

对于术后数天剧烈疼痛并且要求行物理康复治疗的膝关节手术,连续外周可能比单次注射更有优势。连续外周神经阻滞要注意导管打折、脱出和对肌力的影响。

2.收肌管阻滞与股神经阻滞镇痛相比的优势及操作方法　收肌管主要阻滞股神经的终末分支隐神经,隐神经在股三角内伴股动脉外侧下行至收肌管,在收肌管下端穿大收肌腱板,行于缝匠肌和股薄肌之间,在膝关节内侧穿深筋膜,伴大隐静脉下行,支配髌骨下方、小腿内侧及足内侧缘的皮肤。

最新的几项 Meta 分析均显示收肌管阻滞可以提供和股神经阻滞一样的镇痛效果,并且同样可以降低阿片类药物的用量。同时较股神经阻滞,股四头肌肌力减弱不明显,患者可以早期运动,院内摔伤风险降低。

用于 TKA 术后镇痛的收肌管阻滞定位方法可以通过股骨长度或缝匠肌与股动脉相关位置定位。

(1)股骨长度定位:股骨中段水平或股骨中下段水平。股骨中段水平是将超声探头置于髂前上棘和髌骨上界的中间。超声扫描,可定位股浅动脉位于缝匠肌的深层,隐神经通常位于股浅动脉的前外侧方,呈高回声结构。当显示股浅动脉和隐神经时,可采用平面内技术,进行单次或连续置管阻滞。股骨中下段水平即收肌管内,将探头置于股骨下三分之一水平,通过超声扫描定位缝匠肌下的股浅动脉并向远端追踪,直至其分支处。阻滞点位于分支处近端 2~3 cm 处,此处隐神经与股浅动脉紧密相邻。

(2)通过股骨长度或缝匠肌与股动脉相关位置定位:超声下股动脉位于缝匠肌内侧为近端收肌管阻滞;股动脉位于缝匠肌下方为中段收肌管阻滞;股动脉位于缝匠肌外侧为远端收肌管阻滞。

3.延长单次神经阻滞持续时间的方法　选用长效局部麻醉药物进行单次神经阻滞是延长阻滞持续时间的常用方法。在安全范围内增加局麻药的剂量可以在一定程度上增加单次神经阻滞的持续时间,但是有增加局麻药物中毒和神经损伤的风险。除此之外,已经有研究将缩血管药(如肾上腺素)、阿片类药物、糖皮质激素、α2 受体激动剂(可乐定、右美托咪定)等药物与局部麻醉药物合用来延长阻滞时间,利用不同的作用机制,来达到延长单次神经阻滞持续时间的目的。肾上腺素有缩血管效应,减慢局麻药吸收,延长作用时间,使血药浓度上升平稳,降低局麻药中毒的风险。不良反应包括肾上腺素造成局部血管收缩,甚至导致神经缺血。合用阿片类药是通过阿片受体在中枢及外周结合发挥作用。地塞米松有抗炎作用、提高抑制性钾通道对伤害感受 C 纤维的抑制作用,以及收缩血管的作用。有研究显示静脉应用地塞米松与将地塞米松加入局麻药中能达到近似的延长局麻药作用时间的效果。地塞米松局部应用升高血糖、抑制肾上腺皮质功能的作用小于静脉给药。α2 受体激动剂,尤其是右美托咪定,联合局麻药物,抑制冲动传导、延长局麻药物作用时间、降低阿片类药物用量、降低术后视觉模拟量表(visual analogue score,VAS)分数,是近年来的研究热点。

大多数研究仍需进一步的临床证据以得出确切和一致的结论,另外,药物相关的不良反应和非说明书用药也限制了常规应用。对于有外周神经病变的患者,为避免药物对神经的毒性反应叠加,应尽量避免在局麻药中添加佐剂。

4.连续置管技术与使用长效局部麻醉药相比的优缺点　延长镇痛持续时间是连续置管技术的最明显优势。另外,连续置管持续镇痛,能保证患者快速、有效、简便地缓解疼痛,用药个体化。同时,持续输注达到的稳定血药浓度,能避免血药浓度的剧烈波动所致的爆发痛,并能通过冲击剂量及时控制爆发痛。采用连续股神经(或收肌管阻滞)或(和)坐骨神经阻滞用于术后早期持续镇痛,有利于康复锻炼。

连续阻滞相对于单次阻滞,理论上增加了出血、感染、神经损伤等发生的可能;持续置管技术的操作及管理更为复杂,技术方面需要更多的操作培训和理论支持,人员方面需要专人的随访和反馈。术后被阻滞部位肌肉无力、感觉麻木可能增加患者的不适主诉,甚至增加了患者因关节无力跌倒的风险。持续阻滞也需要相对更高的花费。另外,一些日间手术有患者早期出院的要求,而国内大多数医院家庭自控镇痛开展仍受到限制,因此连续置管持续镇痛达不到早期出院的目的。这些都是连续置管技术的劣势,并在一定程度上限制了持续输注镇痛的应用。

5.关节周围浸润镇痛的实施方法和常用药物组合　关节周围浸润麻醉(periarticular injection,PAI)是指术后在膝关节周围组织、关节囊、肌腱、滑膜处行局部注射。因通常使用多种不同药物,也被称为鸡尾酒疗法。

比较常见的药物配伍包括局麻药、肾上腺素、阿片类药物(常用吗啡)、非甾体抗炎药(如酮咯酸),有些配伍还包括类固醇激素(地塞米松)。如果存在禁忌,其中任何一种药物都可以取消。目前尚缺乏不同配伍方案之间有效性及安全性的比较研究。

对主要源自骨科医师的临床随机对照研究的 Meta 分析发现,与外周神经阻滞相比,PAI 可减少 TKA 术后阿片类药物的用量,提供类似的镇痛疗效,且有保留股四头肌肌力的优势。收肌管阻滞联合 PAI,可以提供更好的镇痛效果。

6.脂质体丁哌卡因　脂质体丁哌卡因是将丁哌卡因封存在载体分子中以延长其在作用部位的停留时间的一种丁哌卡因新剂型。2011 年 10 月美国食品药品管理局(FDA)已批准其用于痔切除及阻滞切除术局部浸润麻醉,并于 2015 年 12 月扩展了其应用范围,其中腹横肌平面(transversus abdominis plane,TAP)阻滞及 TKA 术后局部浸润麻醉包括在内。美国 FDA 批准的最大剂量为 266 mg。

脂质体是由一层或多层双分子磷脂膜包裹水相所组成的微型球状物,可以是单室、多室或多囊。多囊脂质体内部由许多水性腔室以非同心圆的形式紧密填充构成,各水性腔室之间以脂质双分子层相隔。当某个囊泡破裂时,药物只从破裂的囊泡释放出来,只有当多囊脂质体最外层的膜破裂,才会使包封的药物破裂到外部介质,这种特殊的结构使其具有良好的缓释效应。脂质体丁哌卡因是使用 DepoFoam 技术制成的,每一个微粒都是由许多封存了丁哌卡因的水性腔室及隔开腔室的脂质双分子层组成。该结构可以稳定而缓慢释放丁哌卡因,进而延长丁哌卡因的疗效至 72 小时。

自 2011 年脂质体丁哌卡因被批准用于伤口局部浸润麻醉开始,已有很多研究针对其安全及有效性进行了探索。虽然目前被批准的应用范围有限,但是现有的研究已经提示其具有更长时间的术后镇痛效果。

7.膝关节置换手术后多模式镇痛的方法　除区域麻醉镇痛和关节周围浸润麻醉外,膝关节置换手术术后多模式镇痛还包括:物理镇痛-冰敷、抬高患肢;传统 NSAID 类药物或选择性 COX-2 抑制剂药物镇痛,包括口服给药(双氯芬酸钠、塞来昔布、洛索洛芬钠等)、静脉或肌内注射(帕瑞昔布、氟比洛芬酯等)或贴剂;阿片类药物镇痛(包括曲马多、羟考酮、地佐辛、吗啡、芬太尼、舒芬太尼、可待因等),给药方式以口服、静脉或肌内注射为主。

8.肩关节置换手术外周神经阻滞镇痛的方法　外周神经阻滞作为一种有效的术后镇痛方式,已经在肩关节置换手术后应用越来越广泛。肩关节的全部运动及大部分感觉都由臂丛神经支配。临床常用的外周神经阻滞镇痛方法包括单次或持续肌间沟臂丛神经阻滞、肩胛上神经阻滞联合或不联合腋神经阻滞,以及关节周围局部浸润麻醉。

肌间沟入路臂丛神经阻滞是肩关节术后应用最广泛、镇痛效果最为完善的神经阻滞镇痛方式,可阻断肩关节和整个上肢的感觉。肌间沟臂丛神经阻滞,缺点是运动阻滞明显,影响术后手术医师对术后运动功能的评估。C5、C6 神经根选择性阻滞,阻滞仅局限于肩关节,对前臂和手部运动和肌力影响小,近年来其应用越来越多。

肌间沟臂丛神经阻滞的另一并发症为膈肌麻痹,对于术前有呼吸功能障碍的患者膈肌麻痹可能造成术后呼吸困难。对这部分患者可实施肩胛上神经阻滞或锁骨下臂丛神经阻滞。肩关节的大部分神经支配为肩胛上神经,一小部分为腋神经和胸外侧神经。通过体表定位联合神经刺激器或超声,可以在肩胛上窝阻滞肩胛上神经,联合或不联合腋神经阻滞,用于肩关节镜手术镇痛效果较好,但是对于开放性或广泛的肩部手术效果欠佳。随着超声在神经阻滞领域的应用,锁骨上臂丛神经阻滞的严重并发症气胸的发生率已经显著下降,有研究认为锁骨上臂丛神经阻滞能取得与肌间沟臂丛阻滞相似的对肩关节的镇痛效果,而对术后呼吸功能影响小。

肩关节周围局部浸润麻醉包括肩峰下或关节腔内局麻药注射或伤口周围局部浸润麻醉。肩峰下或关节腔内局麻药注射通常由外科医师手术结束时给予 20~50 mL 不等的局麻药。应用长效局麻药进行伤口局部浸润麻醉,操作简单,但是通常持续时间短,并且目前还没有推荐的有效剂量。近期也有将脂质体丁哌卡因用于肩关节伤口局部浸润麻醉的研究。

9.踝关节置换手术外周神经阻滞镇痛的方法 近 10 年,随着植入物及手术技术的进步,踝关节置换手术增长迅速。但是其术后疼痛管理却很棘手。踝关节置换手术术后疼痛是最严重的术后疼痛之一。其术后镇痛的管理也由静脉镇痛方式逐步转移到更有效的包含外周神经阻滞方式的多模式镇痛。有关踝关节置换手术术后镇痛的相关研究尚比较缺乏,有使用臀下坐骨神经阻滞、腘窝坐骨神经阻滞,以及分别阻断胫神经及腓总神经用于踝关节置换手术的报道。

第九章 日间手术的麻醉

目前我国开展日间手术的医院日益增多,日间手术种类也逐渐放宽。需要进行日间手术的外科患者,可能合并稳定或潜在不稳定的内科疾病或某些特殊情况,引起机体相应的病理生理改变,另外患者的精神状态如恐慌、焦虑等也会影响其内环境稳定。充分的麻醉前评估、完善的术前准备、合适的日间手术患者麻醉和围术期管理方案可降低麻醉和手术的风险,提高日间手术患者围术期安全性,优化资源利用,改善转归和提高患者满意度。

日间手术是入院、手术和出院在 24 小时内完成的手术(不包括急诊手术),患者住院时间短、周转快,日间手术麻醉术前访视/评估时间受限,部分地区医疗条件有限及医护人员对术前评估的重要性认识不足,日间手术患者术前评估不足或不完善是目前日间手术管理中最突出的问题之一。部分患者可能因术前评估不完善或准备不足导致当天手术取消,导致医疗资源浪费,因此充分的麻醉前评估和完善的术前准备是保障施行日间手术患者安全的重要措施。麻醉医师在日间手术前对患者履行筛查、评估及告知的义务,在保证患者理解和依从术前指导的过程中发挥着至关重要的作用。麻醉前评估和术前准备也可在麻醉门诊完成。

第一节 日间手术麻醉前评估

一、日间手术麻醉前评估的基本内容

麻醉前评估内容主要包括:获得有关病史、体格检查和化验结果,以及特殊检查的结果,拟施行的手术情况,处方药和非处方药的使用情况。根据所获资料,分析患者病理生理情况、对其进行术前评估。根据评估结果,与患者沟通,介绍合适的麻醉方式和麻醉注意事项。具体评估内容参照传统住院手术患者的麻醉前评估方法。对于日间手术麻醉前评估,尤其要注意辨别患者术中、术后可能出现的特殊麻醉问题,包括困难气道、心脏病、呼吸系统疾病、恶性高热易感者、过敏体质、病态肥胖、血液系统疾病,以及胃肠反流性疾病等。完成评估后麻醉医师向患者和患者家属交代病情、麻醉方式和麻醉风险及必要的术前准备措施,如术前禁饮禁食时间,签署麻醉同意书等。患者可以在行日间手术前对麻醉有初步了解,以减少对麻醉和手术的恐惧感和不必要的担心。

1.获取病史 麻醉前对病情的评估首要的是获得足够的病史,包括现病史、个人史、既往史、过敏史、手术麻醉史、吸烟饮酒史,以及药物应用史等,重点是外科疾病和手术情况,并存内科疾病及其治疗情况。外科情况要了解拟行外科手术的目的、部位、切口、难易程度、预计出血量和危险程度,是否适合行日间手术,有既往手术史者的手术间隔时间和有无相关后遗症,有助于判断再次手术难度。内科情况明确并存的内科疾病及严重程度,近期的检查结果,治疗情况及具体服药史,是否需要进一步做有关的实验室检查和特殊功能测定,必要时建议患者到相应专科门诊就诊,协助内科疾病的治疗和器官功能状态评估,商讨进一步手术

准备措施、最佳日间手术时机或改常规住院手术。

2.体格检查 体格检查仍不容忽视,基本的术前体格检查应包括全面的肺部和心血管系统体检,以及与患者病史相关的体格检查。麻醉医师应该考虑与围术期重大风险相关的诊断,掌握可能支持这些诊断的查体结果。可以考虑为特定患者做更为全面的术前体检项目(表9-1)。值得注意的是,所有的日间手术患者都应在麻醉门诊或术前即刻进行气道评估,可疑困难气道患者提示需要更多的麻醉前准备,防止困难气道患者进入日间手术流程。警惕提示相关疾病的查体证据,如心力衰竭、显著心脏瓣膜疾病、心律失常、严重肝病、肾上腺皮质功能不全等,必要时考虑延期日间手术或改常规住院手术。

表 9-1 术前体格检查

项目	内容
生命体征	血压、心率、氧饱和度、呼吸频率等
一般情况	整体表现
皮肤	色泽、弹性、异常表现
耳/鼻/喉/眼/口	瞳孔、黄疸、结膜苍白、口咽病变、牙列等,重点进行气道检查
心血管	心脏常规视、触、听诊,特别关注心尖冲动、心音、杂音、奔马律,评估外周水肿,颈静脉充盈
呼吸	异常的呼吸动作,常规听诊(湿啰音、干啰音、喘鸣音),发绀及杵状指
胃肠	常规视、触、听诊,特别关注既往手术瘢痕等
泌尿生殖	有明确病史或手术指征时考虑
肌肉骨骼	肌肉张力,对称性,萎缩,脊柱
血液/淋巴	苍白,瘀斑,瘀点,特定患者检查淋巴结
神经系统	定向力,关注老年患者的记忆和认知,卒中患者或颅内其他疾病
精神心理	患者行相关神经功能检查情绪,心理变化等

3.术前检查 目前日间手术的术前检查没有统一指南,所要求的常规检查内容沿用普通手术的基本标准,包括胸片、心电图、血常规、生化检测(血清钠、钾、氯、碳酸氢盐、葡萄糖和血尿素氮等)和凝血功能(凝血酶原时间、部分凝血活酶时间)。术前检查应该基于患者的并存病(身体状态)、手术类型(手术风险)和在病史/体格检查时所发现的变化问题进行部分有选择性的检查。适当的检查获益和医疗费用花费之间如何取得平衡也没有达成共识,但是已有很多研究表明日间手术的术前常规检查项目意义不大。研究显示近50%的患者所做的常规术前检查没有明确的适应证。在一项研究中,近 20 000 例择期行小手术的患者随机分为没有检查组和标准检查组,包括心电图、全血细胞检查、电解质、尿素氮、肌酐和葡萄糖,结果两组之间术中并发症无差异,不适当的术前检查可能会导致手术不必要的延误。术前检查可能会影响手术时机时,患者、外科医师、麻醉医师可能需要良好的沟通。

麻醉门诊前完成血/尿/大便三大常规化验、血生化检查(肝肾功能等)、凝血功能、心电图及感染性疾病方面的检查(病毒性肝炎、HIV 等);对合并内科疾病者,可根据病情进一步行胸部 X 线、肺功能测定、动脉血气分析、心脏的特殊检查等。这样有助于麻醉医师全面充分地了解患者的病情,以便做出正确的术前评估,增加手术和麻醉的安全性。若检查后患者病情发生变化,建议术前复查能反映病情变化的相关项目。对于有并存疾病的患者,在仔细评估病情的基础上安排合理的术前准备,必要时与相关学科医师共同制订术前准备方案并选择合适的手术时机,增加患者对麻醉手术的耐受性和安全性。

4.进行麻醉和手术风险评估 根据所获得的资料(病史、体格检查、化验结果、特殊检查等),分析患者病理生理情况,对其进行麻醉前评估:美国麻醉医师协会(ASA)将患者的健康状态分为六级,ASA Ⅰ~Ⅱ级患者行日间手术一般麻醉耐受良好,麻醉经过平稳;ASA Ⅲ级患者麻醉有一定的风险,但行日间手术并不是绝对禁忌,还需考虑并存疾病的控制情况、手术大小、麻醉方式等,如果其并存疾病稳定,且经过严格的术前评估及充分的术前准备仍可接受日间手术。美国麻醉医师协会健康状态分级如下。

Ⅰ级:体格健康,发育营养良好,各器官功能正常。围术期死亡率0.06%~0.08%。

Ⅱ级:除外科疾病外,有轻度并存病,功能代偿健全。围术期死亡率0.27%~0.40%。

Ⅲ级:并存病情严重,体力活动受限,但尚能应付日常活动。围术期死亡率1.82%~4.30%。

Ⅳ级:并存病严重,丧失日常活动能力,经常面临生命威胁。围术期死亡率7.80%~23.0%。

Ⅴ级:无论手术与否,生命难以维持24小时的濒死患者。围术期死亡率9.40%~50.7%。

Ⅵ级:确诊为脑死亡,其器官拟用于器官移植手术。

5.制订方案 根据评估结果,结合术式、患者意愿和快速康复理念,制订合适的麻醉方案。

二、麻醉前病情评估方法

经验丰富的麻醉医师能迅速抓住患者病情要点,做出基本的麻醉前评估判断,包括患者的全身情况、有无并发症及严重程度和治疗情况、重要的脏器功能状态及外科手术特点。

1.全身情况

(1)全身状态检查:是对患者全身健康状态的概括性观察,包括性别、年龄、生命体征、发育、营养、意识、面容表情、体位、姿势、步态、精神状态和器官功能综合评估。日间手术患者多数都是能合作的健康状况良好的患者,应注意观察其发育、营养、体重等。

(2)体重:体重指数(body mas index,BMI)是世界公认的一种评定肥胖程度的分级方法,与单纯体重评估相比,BMI用于评估因超重面临高血压、心脏病的风险准确性提高,并预示气道问题可能。BMI=体重(kg)÷身高^2(m^2)。中国人BMI正常值为18.5~23.9 kg/m^2,BMI=24~27.9 kg/m^{2}为超重,BMI≥28 kg/m^{2}为肥胖。

日间手术患者如为超重、肥胖甚至病态肥胖,要特别进一步评估气道问题,是否存在紧急气道可能,同时肥胖使肺-胸顺应性降低,肺活量、深吸气量和功能余气量减少,麻醉后易并发肺部感染和肺不张等,可能增加住院时间。超重和肥胖也是脑卒中和冠心病发病的独立危险因素,应认真予以对待。肥胖也并不是日间手术的禁忌证,还需考虑所行的手术大小,必要时考虑区域麻醉技术,减少麻醉对心肺功能的影响,加速康复。

体重过轻者麻醉药剂量需适当减少。营养不良者对麻醉和手术的耐受力降低。成人血红蛋白不宜低于80 g/L,血细胞比容以保持在30%~35%将有利于氧的释放。同时,基础代谢率(basal metabolic rate,BMR)异常可明显影响患者对麻醉的耐受性。BMR 可用 Gale 公式粗略计算,BMR(%)=(脉率+脉压)-111,正常值为-10%~10%。

（3）体能状态:以代谢当量(metabolic equivalent of energy,METs)评估体力活动能力。代谢当量是指运动时代谢率对安静时代谢率的倍数,1METs 是指每公斤体重,从事 1 min 活动消耗 3.5 mL 的氧,其活动强度称为 1METs,相当于健康成人坐位安静代谢的水平。代谢当量>10METs 为优秀体能状态;7~10METs 为体能状态良好;4~7METs 为体能状态中等;<4METs 为体能状态差。不同活动能量消耗估计列举如下。1METs:简单的生活自理,室内行走,平地上以 3.2~4.8 km/h 行走一两个街区。4~10METs:能做扫垃圾等轻度家务,能步行上一层楼或爬小山坡,平地上以 4~6.4 km/h 行走,跑一小段路,能做重体力活,如擦洗地板、抬挪较重家具,参加运动量适中的娱乐活动如滚木球、跳舞、双人网球、扔足球或棒球。>10METs:能参加游泳、网球单打、踢足球、打篮球、滑冰等大强度的运动。代谢当量的临床意义:METs>7 者体能良好,可耐受手术与麻醉;METs<4 者体能较差,手术与麻醉有一定危险性。

2.心血管风险的评估　心血管疾病因其高发病率、高致死率,成为世界范围内最大的疾病负担。心血管疾病患者行非心脏手术的年手术量逐年增加,随着日间手术模式日益成熟,心脏情况相对稳定的患者行日间手术的比例也会攀升。与麻醉风险相关的主要是心功能状态,以及某些特别的危险因素,如不稳定型心绞痛、近期心肌梗死(6 个月内)、致命性心律失常等。术前心功能好往往提示患者有较强的代偿能力和对手术麻醉的承受能力。

（1）心功能的测定　心脏功能的评定在同麻醉期具有重要的价值。测定心功能的方法很多,无创伤性检查使用较多。根据心脏对运动量的耐受程度而进行心功能分级简单实用。

纽约心脏病协会心功能分级(NYHA 心功能分级)简便易行,几十年来仍为临床医师所用,但其缺点在于仅凭患者主观陈述,有时症状与客观检查存在较大差距,同时患者个体间也有一定差异。NYHA 心功能分级将心功能分为四级,见表9-2。

表9-2　NYHA 心功能分级与麻醉风险

级别	功能状态	客观评价	麻醉耐受力
I	体力活动不受限制,一般的体力活动后无过度疲劳感,无心悸、呼吸困难或心绞痛	A 级:无心血管病的客观证据	心功能正常。麻醉耐受力好
II	体力活动稍受限制,休息时感觉舒适,一般的体力活动会引起疲劳、心悸、呼吸困难或心绞痛	B 级:有轻度心血管病的客观证据	心功能较差。处理恰当,麻醉耐受力仍好
III	体力活动明显受限,休息时觉舒适,但轻的体力活动就引起疲劳心悸、呼吸困难或心绞痛	C 级:有中度心血管病的客观证据	心功能不全。麻醉前准备充分,麻醉中避免增加任何心脏负担
IV	不能从事任何体力活动,休息时也有充血性心力衰竭或心绞痛症状,任何体力活动后均加重	D 级:有重度心血管病变的客观证据	心力衰竭。麻醉耐受力极差,择期手术必须推迟

心功能 II 级患者一般能耐受日间手术,心功能 II~III 级患者要结合其心血管病变的性

质、程度、治疗情况、要做的手术类型特点及可选的麻醉方式综合评估,尽可能稳定心功能,选用对其生理影响较小的麻醉方式及围术期处理措施。

多种心脏危险指数用于评估围术期心脏风险,包括基于病史、体格检查和实验室检查的Goldman 心脏危险指数、Detsky 心脏指数和改良的 Detsky 心脏指数,对围术期心脏风险具有一定的预见价值。戈德曼(Goldman)等提出的多因素心脏危险指数表(cardiac risk index,CRI)共计 9 项,累计 53 分,见表 9-3。Goldman 心脏危险指数已在临床应用 40 年,主要用于评估 40 岁以上患者围术期的危险性、心脏并发症和死亡率。

表 9-3　Goldman 心脏危险指数评估

评价项目	分值
病史	
年龄大于 70 岁	5
6 个月内发生过心肌梗死心电图	10
心电图	
室性期前收缩>5 次/分	7
非窦性心律或房性期前收缩心脏检查	7
心脏检查	
术前有充血性心力衰竭体征,如奔马律、颈静脉压增高	11
主动脉瓣显著狭窄实施手术	3
实施手术	
急诊手术	4
胸腹腔或主动脉手术全身情况差	3
全身情况差	3
$PaO_2<60$ mmHg,$PaCO_2>49$ mmHg	
血 $K^+<3$ mmol/L,$HCO_3^-<20$ mmol/L	
尿素>7.5 mmol/L,肌酐>270μmol/L	
SGOT 异常,慢性肝病	

Goldman 心脏危险指数评估累计 53 分,按积分多少分为 4 级,0~5 分为 Ⅰ 级,6~12 分为Ⅱ级,13~25 分为Ⅲ级,≥26 分为Ⅳ级,其中全身情况、心律失常、心力衰竭等经过积极的术前准备和治疗可以得到纠正,可使麻醉和手术的风险性降低。Goldman 心脏危险指数与上述心功能分级相关,见表 9-4。

表 9-4　Goldman 心脏危险指数与心功能分级、死亡率的关系

级别	Goldman 评分	心功能分级	死亡率/%	并发症发生率/%
Ⅰ	0~5	Ⅰ	0.2	0.7
Ⅱ	6~12	Ⅱ	2	5.0
Ⅲ	13~25	Ⅲ	2	11.0
Ⅳ	>26	Ⅳ	>56	22.0

（2）高血压：2017 年美国心脏病协会和美国心脏病学会发布了新版高血压防控指南，时隔 14 年对高血压的诊断治疗方式进行全面更新。正常血压（<120/80 mmHg）；血压升高（收缩压=120~129 mmHg，舒张压<80 mmHg）；高血压 1 级（收缩压=130~139 mmHg，舒张压=80~89 mmHg）；高血压 2 级（≥140/90 mmHg）；高血压危象［收缩压达到 180 mmHg 和（或）舒张压达到 120 mmHg］。既往明确高血压病史，现在规律服用抗高血压药物，虽然血压正常，仍诊断为高血压。高血压的病程、严重程度和靶器官损害是评估的重点。

术前评估应明确高血压的原因、其他心血管危险因素、终末器官损害。发作性高血压和青年高血压应及时查找病因，警惕甲状腺功能亢进、嗜铬细胞瘤、血管狭窄等。根据病史和查体决定进一步需要的检查。病程长且严重或血压控制不佳者，需行心电图和肾功能检查，服用利尿剂；甲亢患者检查电解质，有显著左心室肥厚或心肌劳损常提示慢性缺血，需详细评估有无冠心病的其他危险因素。

根据高血压患者的血压分级，结合危险因素、靶器官损害和并存的临床情况等影响预后的因素确定危险分层。高血压患者心血管风险水平分层见表 9-5。心血管危险因素：男性>55 岁，女性>65 岁；吸烟；血胆固醇>5.72 μmol/L；糖尿病；早发心血管疾病家族史；靶器官损伤：左心室肥厚；蛋白尿和（或）血肌酐轻度升高；动脉粥样斑块；视网膜病变；并发症：心脏疾病；脑血管疾病；肾脏疾病；血管疾病；重度高血压性视网膜病变。如果高血压患者其心、肝、肾等无受累表现、血压控制良好，则麻醉的风险与一般人无太大差异，重度高血压（≥180/110 mmHg）宜延迟择期日间手术，或建议专科干预控制血压。过快过低地降压会增加大脑和冠脉的缺血，应权衡利弊。

表 9-5　高血压患者心血管风险水平分层

其他危险因素和病史	血压/mmHg		
	1 级高血压	2 级高血压	3 级高血压
无	低危	中危	高危
1~2 个其他危险因素	中危	中危	很高危
≥3 个其他危险因素，或靶器官损害	高危	高危	很高危
临床并发症或合并糖尿病	很高危	很高危	很高危

（3）缺血性心脏病：已知冠心病的患者围术期主要不良心血管事件（major adverse cardiovascular events，MACE）发生率增加（MACE 包括心肌梗死、不稳定型心绞痛、充血性心力衰竭、严重心律失常及心源性死亡）。根据心血管危险性增加的临床预测因素、代谢当量（METs）和手术的危险性分级评估围术期风险。冠心病的危险因素比缺血的症状更为重要，传统的危险因素，如吸烟、高血压、年龄、男性、家族史和高胆固醇血症等对于评估胸痛、不正常的心电图有重要意义；根据患者症状、病史、体征和实验室检查确认心脏病的存在及其严重程度，决定是否需要术前干预治疗。冠状动脉造影是判断冠状动脉病变的金标准，欧洲 2013 ESC 稳定性冠状动脉疾病管理指南将明显的左主干病变、三支病变、前降支近端病变定义为高危冠心病。判断患者有无活动性心脏病，如不稳定型心绞痛（近期有发作、心电图有明显心肌缺血表现）、心力衰竭失代偿、急性心肌梗死、严重心脏瓣膜病（特别是主动脉瓣狭

窄)或显著心律失常,不适合近期行日间择期手术。无活动性心脏病的患者接受低风险的日间手术,麻醉风险一般,无症状、体能好的患者也可较安全地接受日间手术麻醉。患者有稳定型冠心病的危险因素,结合临床或外科风险估计围术期 MACE 的风险,可使用美国外科医师协会的 NSQIP 风险计算器结合 RCRI 估计外科风险。

已服用他汀类和 β 受体阻滞剂的患者,围术期可不停药;阿司匹林和其他抗凝药物是否停药要权衡停药所造成的心血管风险和不停药的外科手术出血风险。

(4)心律失常:心律失常在麻醉前评估中较常遇到,风险评估主要在于引起心律失常的原因和其对血流动力学的影响。心律失常的常见原因为心肺疾病、心肌缺血、药物毒性、电解质紊乱等。若心律失常未影响患者的血流动力学,常无须特殊治疗,可进行日间常规手术,术前应积极治疗影响血流动力学稳定的心律失常。窦性心律不齐是由于自主神经对窦房结的张力强弱不均所致,常见于迷走张力较强时,当心率增快时心律多转为匀齐,但老年人的窦性心律不齐可能与冠心病有关。窦性心动过缓应查找原因,一般多见于迷走张力高,如无症状多不需处理,如为病态窦房结所致,宜做好异丙肾上腺素和心脏起搏准备。

室上性心动过速多见于无器质性心脏病患者,也可见于器质性心脏病、甲状腺功能亢进等。如症状严重或有器质性心脏病,除病因治疗外宜控制其急性发作。偶发房性或室性期前收缩不一定是病理性的,但发生于年龄较大或与体力活动有关时,患者可能有器质性心脏病。无症状的室性心律失常并不增加非心脏手术后心脏并发症。有症状的频发室性期前收缩(>5 次/分)、二联律或三联律或成对出现、多源性或 R on T,易演变成室性心动过速或心室颤动,需术前进行治疗后再评估,择期日间手术需推迟。

未控制的心房颤动和室性心动过速常预示麻醉高风险,择期手术应待病情控制后再评估,能不能行日间手术需综合评价。一度房室传导阻滞一般不增加麻醉手术风险,高度房室传导阻滞也应明确原因后再评估。

3.呼吸系统风险评估　合并呼吸道疾病的患者,围术期呼吸系统并发症的风险显著增加,可能延长 PACU 停留时间,增加日间手术的花费,还存在再次入院的风险。对此类患者合理的围术期管理必将成为安全实施日间手术麻醉的保障。合并呼吸道疾病的患者,术前、术中、术后均是值得重视的。

(1)术前的重点评估:①评估全身状态,治疗可逆转的症状和体征。在辅助检查方面,肺功能检查不是常规,但可用于指导治疗,胸部 X 线因指南不同术前检查未达成共识,但对有肺部疾病的患者是有益的,动脉血气分析也是在必要时用于症状的评估;②使用支气管扩张剂、抗生素、类固醇等治疗任何可逆的肺部病变;③如果肺功能仍有改善空间,应考虑延期择期日间手术;④戒烟:任何时候开始戒烟对患者均有好处,均一定程度有助于呼吸功能的改善;⑤制订合理的麻醉和手术方案,尽可能选择对呼吸功能影响较小的麻醉方式;尽可能缩短手术时间;⑥围术期重视肺功能训练教育。

(2)气道评估:目的是判断有无困难气道,包括困难气管插管和困难面罩通气。气道评估一般包括了解相关病史,特别是有困难气道麻醉史和可能累及气道的疾病;注意提示气道困难的体征,如张口困难、颈椎活动受限、小颌畸形、舌体大、门齿突起、颈短、病态肥胖等。其中年龄大于 55 岁、打鼾病史、蓄络腮胡、无牙、肥胖是困难面罩通气的独立危险因素,尤其具备两项危险因素时需谨慎考虑。

(3)肺功能评估:日间手术患者可以采用简易的肺功能试验评估其肺功能。①屏气试验:正常人可以持续屏气 30 秒以上,能持续屏气 20~30 秒者麻醉危险性较小。不足 10 秒者,提示患者心肺代偿功能很差,麻醉手术风险很高;②吹火柴试验:深吸气后快速吹气,能将 15 cm 远的火柴吹熄者,提示肺储备功能良好。

(4)哮喘或慢性阻塞性肺疾病:此类患者术后肺部并发症的风险增加,如肺炎、肺不张等,需认真评估此类患者行日间手术的风险。40 岁以上的人群中 COPD 有着较高的患病率,COPD 是一种常见的以不完全可逆性气流阻塞为特征,气流受限进行性发展。而哮喘为一种部分或全部可逆的气道阻塞为特征的慢性气道炎症反应,包含随时间不断变化的呼吸道症状,但轻到中度的哮喘并没有显著增加术后并发症的风险,并不高于正常人。

对于已明确诊断的哮喘或 COPD 患者,通过详细的检查和询问病史可以评估严重程度。病史和体格检查需关注患者的基础活动量及近期有无改变,了解哮喘和 COPD 的诱发和加重因素,确认近期有无呼吸系统感染征象,有无激素治疗史。怀疑或未明确诊断的哮喘或 COPD 患者,应考虑行术前肺功能检查。对怀疑有 CO_2 潴留的患者加做动脉血气分析,严重 COPD 患者应评估其有心功能。

哮喘患者发生术后肺部并发症(postoperative pulmonary complications,PPCs)的危险因素包括近期有哮喘症状、近期使用过抗哮喘药物或住院治疗、曾因哮喘而行气管插管等。非发作期的哮喘患者围术期发生支气管痉挛的危险较低,即使发生通常也不会导致严重后果。未控制的哮喘或哮喘急性发作期的患者不应安排择期手术。急性发作期的哮喘和 COPD 患者,应推迟择期日间手术,待治疗好转稳定后再次评估。有吸烟史的腹部手术患者若存在阻塞性肺部疾患,则预示可能发生支气管痉挛。激素依赖者需特别注意,做好日间麻醉诊疗计划,必要时采用冲击剂量的激素治疗。雾化吸入,包括糖皮质激素可用至手术当天。

(5)OSAS 患者评估:OSAS 患者是否适合实施日间手术应综合评估。全世界范围内肥胖的发生率日益增高,而肥胖患者最主要的并发症之一是 OSAS。麻醉医师在实施日间手术时不可避免要面临已知或未预料的 OSAS 患者带来的严峻挑战。因可能存在困难气道、严重的心肺并发症、拔管后紧急气道、术后心肺并发症或更长的通气支持时间、再次入院等问题,在日间手术的术前、术中、术后甚至出院后,均需密切关注 OSAS 患者的情况。由于日间手术前,相当一部分患者可能未被诊断为 OSAS,ASA 推荐用 STOP-BANG 筛查工具进行常规筛查,该筛查对于呼吸暂停低通气指数>15 的患者预测敏感度为 93%,>30 的患者预测敏感度为 100%。

目前 ASA-OSAS 建议:并存疾病未得到适当治疗的 OSAS 患者不适合接受日间手术;存在 OSAS 可能的患者应强制进行术前评估;明确诊断的高风险 OSAS 患者,在并存疾病得到有效控制、术后有可供使用的通气支持设备、采用以非阿片类药物为主的术后镇痛的前提下,可以谨慎实施日间手术,局部麻醉或神经阻滞可能更合适;必须充分考虑麻醉医师是否具备管理 OSAS 患者的能力。

(6)急性呼吸道感染:近 2 周内有呼吸道感染病史者,麻醉前无任何症状和体征(即临床痊愈),患者呼吸道应激性增高,麻醉药物引起腺体分泌物增多,引发气道平滑肌收缩的自主神经的兴奋性阈值降低,气道敏感性增高且容易发生气道痉挛,围术期呼吸系统并发症显著增高。近期有呼吸道感染患者,择期的日间手术宜在临床症状痊愈 2~4 周后进行。特别是等待预约的日间手术期间新发的呼吸道感染,需谨慎对待,必要时延期手术。

(7)肺动脉高压:对肺动脉高压患者的评估应先明确诊断疾病的严重程度。肺动脉高压

（pulmonary hypertension,PH）可以增加非心脏手术围术期患者的死亡率。PH 患者围术期易出现低氧合和二氧化碳潴留，通气量改变可加重 PH，造成急性右心衰竭。麻醉门诊时应认真询问病史、查体及回顾既往的诊疗记录，可能发现一些隐藏的肺动脉高压征象：运动耐量降低，呼吸困难，有高危并发症如 COPD、肥胖、OSAS、结缔组织病、慢性血栓性疾病等，有颈静脉充盈、下肢水肿、P2 亢进、无法解释的低氧血症等体征，心电图提示电轴右偏和右束支传导阻滞，进一步检查胸片提示肺动脉增宽，肺功能提示 CO 弥散能力降低等；如果怀疑为 PH，建议加做超声心动图检查，必要时请专科医师联合诊治。

肺动脉高压患者接受麻醉和手术时，并发症的发生率和死亡率显著增高。一般不建议肺动脉高压患者选择日间手术。

4.其他系统功能的评估　日间手术由于其对手术种类有一定要求，多是对生理功能干扰小、手术时间短、术后并发症少的手术，手术对肝、肾功能的影响不会太大。一般情况下，肝病急性期和重度肝功能不全者（晚期肝硬化、严重营养不良、贫血、低蛋白血症、大量腹腔积液、凝血功能障碍、肝性脑病等病症者）不宜行日间择期手术。麻醉药、镇静药、镇痛药等多数在肝中降解，肝功能异常者需要酌减药物剂量。慢性肾衰竭或急性肾病患者，如能配合行血液净化措施，慢性肾衰竭不是择期手术的禁忌，但患者对麻醉和手术的耐受能力仍较低，故还需考虑所行日间手术的种类，以及患者能否快速康复。一般而言，区域阻滞较全麻对肾功能的影响小，此类患者在药物的选择和剂量上根据具体情况予以认真考虑，避免药效显著延长出现某些严重不良反应、增加住院时间和住院费用。

对甲状腺功能亢进患者，应了解其使用哪些药物控制甲亢，注意术前对甲亢的控制是否达到可以接受手术的水平。糖尿病是一种全身性疾病，其严重程度与病史的长短及血糖升高程度有关。术前应了解糖尿病的类型、病程的长短、现在血糖控制的方法及使用药物剂量，判断有无糖尿病的并发症及全身器官功能影响。血糖控制良好且有正常糖原储备的患者可行择期日间手术。

麻醉前评估还应了解患者的水、电解质和酸碱平衡状态，如有异常，需适当予以纠正，应特别注意有引起水、电解质酸碱平衡异常风险诱发因素的患者。

第二节　日间手术麻醉前准备

一、纠正或改善病理生理状态

麻醉前应尽量改善患者的全身状况，采取相应措施使各脏器功能处于最佳状态，如改善营养状况、纠正贫血和水电解质紊乱、戒烟、改善心肺储备功能。改善营养不良状态使血红蛋白高于 80 g/L，血浆白蛋白高于 30 g/L，血小板高于 80×10^9/L。麻醉科医师应充分认识并存内科疾病的病理生理改变，采取措施对并存疾病进行恰当的治疗，纠正或改善患者术前病理生理改变：合并心脏病者，应重视改善心脏功能。一般建议术前停止吸烟 2 周以上。有急性呼吸道感染的患者应暂缓择期手术。合并呼吸系统疾病者术前进行呼吸功能锻炼；行雾化吸入促进排痰；应用有效抗生素 3~5 天以控制急、慢性肺部感染。合并高血压者，应经内科系统治疗控制血压至稳定，血压显著升高[即收缩压大于 180 mmHg 和（或）舒张压大于 110 mmHg]患者应在术前控制血压，舒张压高于 110 mmHg 时，日间手术应推延。糖尿病患者择期手术控制血糖≤9 mmol/L,尿糖(-~+),尿酮体阴性。

二、心理方面的准备

患者的术前准备不仅包括生理指标符合标准,同时应进行适当的心理准备。手术前患者难免紧张和焦虑,甚至有恐惧感,对生理功能都有不同程度的扰乱,影响患者的恢复。麻醉前通过发放健康科普资料、日间手术宣传墙报及签署麻醉同意书等形式与患者进行沟通,应以关心和鼓励的方法做好心理疏导,消除患者思想顾虑和焦虑心情,就禁食时间、麻醉方法、手术概要和是否需要家属陪伴等相关事宜向患者作恰当的解释,耐心听取和解答患者提出的问题,消除患者对麻醉及手术的顾虑和恐惧。有心理障碍者不建议行日间手术。

三、胃肠道的准备

日间手术前应常规排空胃,以避免围术期发生胃内容的反流和误吸。胃排空时间通常为4~6小时,而在应激情况下,如焦虑、创伤、疼痛等,胃排空时间可明显延长。日间手术患者应遵循 ASA 术前禁食禁饮规定。成人术前 8 小时禁食固体食物,术前至少 2 小时禁饮清液体。儿童术前禁食时间的标准推荐为:术前 2 小时可饮清水,术前 4 小时可喂食母乳,非人乳和便餐禁食 6 小时。

四、麻醉前用药

原则上日间手术患者不需要麻醉前用药。对明显焦虑、迷走神经张力偏高等患者可酌情术前用药,麻醉前用药的主要目的是镇静,使患者情绪稳定,解除焦虑,产生必要的遗忘,抑制呼吸道腺体分泌,合适的镇痛,调整自主神经功能,减弱一些不利的神经反射。可选的种类有巴比妥类药物(如苯巴比妥)、苯二氮䓬类药物(如咪达唑仑、地西泮)、抗胆碱药(如阿托品、东莨菪碱)等。

五、麻醉机、监测仪、麻醉用具及药品的准备

日间手术患者的麻醉机、监测仪、麻醉用具及药品的准备要求与住院患者要求相同。麻醉前必须准备和检查麻醉和监测相关设备、麻醉用具及药品,以保障麻醉和手术能安全顺利进行,防止任何意外事件的发生。无论实施何种麻醉,都必须准备麻醉机、监护仪、急救设备和药品。麻醉期间必须监测患者的生命体征如血压、呼吸、ECG、脉搏、脉搏氧饱和度(SpO_2)、呼气末二氧化碳分压($ETCO_2$),必要时监测有创动脉压、中心静脉压等。麻醉实施前对已经准备好的设备用具和药品等,应再一次检查和核对。

第三节　日间手术术后疼痛管理

一、日间手术镇痛原则

日间手术患者术后早期回家,术后疼痛治疗是患者按照医护人员制订的镇痛方案在家完成,日间手术术后疼痛管理有其特殊性。日间手术镇痛应当遵循以下原则:①在确保安全的前提下,达到有效的镇痛;②无不良反应或不良反应发生率低且轻微,患者易于耐受;③镇痛不妨碍日常活动或功能锻炼的进行;④方法简单、实用。

二、日间手术疼痛管理策略

日间手术多为中小手术,推广日间手术的目的是减少平均住院日、加快床位周转、提高医疗资源使用效率。日间手术患者需要实施早期康复、早期出院策略,患者术后疼痛必须得到良好控制,良好的日间手术疼痛管理是保证日间手术平稳进行的必要条件。日间手术术后镇痛的方法应该具有以下特点:①在确保安全的前提下实现有效镇痛,无镇痛空白期,提高患者满意度;②方法便利,易于操作,不影响患者出院;③患者可耐受,感觉舒适,不良反应少;④患者安静清醒,或者处于易唤醒的镇静状态,减少出院后的顾虑;⑤镇痛应对生理功能的影响小,不影响术后功能锻炼和日常活动,尤其是对需要康复训练的患者,不仅安静时无痛,还要求做到运动时无痛。术后疼痛管理意识在提高,临床疼痛管理在进步,但术后疼痛治疗效果没有改善,因此日间手术疼痛管理需要做到预防性镇痛、术间镇痛和术后镇痛结合的全程镇痛。

1.术前宣教 良好的术前教育可告知患者术后疼痛的可能程度和持续时间,给予患者交流的机会和情绪的安抚,能帮助患者对手术创伤及术后疼痛做好充分的心理准备,尤其是术前就伴有疼痛和术前焦虑的患者;提高患者对疼痛的接受度,减少患者对疼痛的感知;有助于患者掌握术后急性疼痛评估方法,提高术后疼痛评分的准确性;让患者更好地理解术后镇痛的方法及注意事项,以积极的心态配合术后早期锻炼;甚至让患者参与讨论镇痛方案的制订。疼痛强度根据不同的手术类型而异,不同的患者对同类型手术术后疼痛的耐受程度也有很大差异。术前在麻醉科门诊早期识别术后疼痛可能难以控制的高风险的患者,避免此类患者进入日间手术流程。

2.早期制订镇痛方案 从麻醉前访视评估开始,与患者进行良好的沟通可以初步了解患者对疼痛的耐受程度,与患者对术后疼痛的可能程度和持续时间进行有效沟通,对患者术后疼痛程度有一个初步的预测,结合不同的疾病和手术类型、患者基本情况、患者主观要求,以及麻醉方法的选择,早期制订个体化术后镇痛的策略。镇痛可以多方面考虑患者的生理状态、心理状态及社会功能等,以期获得更好的患者满意度。居家患者不宜采用静脉镇痛。

3.预防性镇痛 预防性镇痛是指从术前一直延续到术后一段时期的镇痛治疗,其方法是采用持续的、多模式的镇痛方式,目的是消除手术应激创伤引起的疼痛,并防止和抑制中枢及外周的敏化。预防性镇痛注重整个围术期的持续、多模式预防性镇痛,减少术后镇痛药物的用量。推荐成人术前 30~60 min 口服塞来昔布(如无禁忌证)200~400 mg,降低术后疼痛评分,阿片类需求量未减少。

4.多模式镇痛 导致伤害性刺激和疼痛的发生机制是多因素的。没有一种单一的药物或给药方法能对所有导致疼痛的机制起作用,也没有一种药物或镇痛方法完全没有不良反应。即便某种单一的镇痛方法产生了一定的镇痛作用,也不能阻断伤害性刺激导致的所有不良影响。所以要针对导致伤害性刺激和疼痛发生的不同机制采用多模式联合镇痛。不同药物的镇痛作用可以协同起效,更好地实现镇痛效果;另一方面,也可降低每种单一药物的剂量以减轻药物带来的不良反应,使不良事件最小化。多模式镇痛是采用两种或两种以上不同作用机制的镇痛药物或镇痛方法,作用于疼痛感受器或传导的不同层面,减少单药用量,以达到镇痛相加,减少不良反应,提高患者生活质量和满意度的目的。日间手术多模式镇痛原则上以口服镇痛药和局部镇痛为主,包括切口局麻药浸润和区域阻滞,联合使用

NSAIDs 药物或其他口服镇痛药,中至重度疼痛患者可加用适量阿片类药物。尽量减少日间手术患者全身镇痛药物尤其是麻醉性镇痛药的应用,以避免或减轻全身用药的不良反应。多模式镇痛常用药物有局麻药、NSAIDs 药物、NMDA 受体拮抗剂、α_2 受体拮抗剂等。多模式镇痛有助于加速康复外科的实施。

5.个体化镇痛 因不同患者的生物学差异和手术差异,应提供个体化的镇痛方案,镇痛方法、用药方法、用药途径和治疗时间个体化,而不是同类手术就给予套餐式治疗方案。

6.出院后随访 日间手术患者住院时间相对较短,短期的院内术后恢复阶段,可能对术后镇痛的效果难以全面评估和完整记录。也有研究表明即使给予了良好的术后镇痛,仍有近 1/3 的患者出院回家后有持续性的中到重度的疼痛感受。所以对出院后的患者进行密切随访,评估出院后患者的疼痛情况和镇痛效果也是日间手术术后镇痛的重要内容。给有需要的患者出院带药,开具适当剂量按需使用的术后口服止痛药,也是减少患者出院后疼痛的简单有效方法。另外因个体间生物学差异可能导致不同患者对镇痛需求有巨大差别,所以更需要在日间手术患者出院回家后定期随访,评估记录疼痛变化情况,随时指导患者使用口服镇痛药,在保障安全的前提下实现有效的镇痛。出院后随访的病历资料,也可以为麻醉医师再次明确、证实或改进镇痛方案提供重要信息。

疼痛管理需要贯穿整个围术期,术后急性疼痛若未得到有效控制,则可能增加术后慢性疼痛的发生率和非计划再次入院率。

三、日间手术术后镇痛的方法

1.手术切口局麻药浸润 手术切口局麻药浸润是指沿手术切口分层注射局麻药,阻滞组织中的神经末梢。局麻药伤口浸润镇痛是一种简单、有效、价廉的术后镇痛方式,能够阻止外周伤害性刺激的传入,从而为许多手术操作提供良好的术后镇痛效果,同时无严重不良反应。无论全身麻醉或区域阻滞,都建议手术医师在切皮前给予手术切口处局麻药浸润。外科浅表手术时单次注射局麻药在短期内产生良好的麻醉效果。推荐使用作用时间较长的局麻药罗哌卡因(成人一次最大剂量 3 mg/kg)、左丁吡卡因(成人一次最大剂量 150 mg)或丁吡卡因(成人一次最大剂量 150 mg)。术中局麻药的有效时间可长达 6~12 小时,术后也有较长的镇痛时间,同时有助于减少静脉镇痛药物的用量。对一些创伤小的或术后疼痛轻的手术,切口局麻药浸润基本上可以覆盖手术后疼痛。伤口浸润镇痛的不良反应相对较少,感染、局麻药中毒的发生率均非常低。对于不同手术采用伤口浸润镇痛的药物及其浓度、给药方法等还需要更多的临床试验进行研究。

2.外周神经阻滞 外周神经阻滞日间手术的类型中,体表手术和骨科手术占有重要的组成部分,这类手术采用外周神经阻滞的麻醉方法有独特优势。即使是胸腹腔类手术,在全身麻醉的基础上复合外周神经阻滞,有助于减少全身麻醉药物的用量,提供有效的术后镇痛,减少患者术后恶心呕吐等不良反应的发生率,有利于患者快速康复、快速出院。超声可视化技术和神经刺激仪引导技术的应用提高了神经阻滞的准确性和成功率,外周神经阻滞在围术期应用重新受到重视。超声技术的迅速发展和局麻药物的研究进展,超声引导下的外周神经阻滞技术更是广泛地应用于四肢、躯干甚至内脏的手术。因此采用超声引导下精确定位行外周神经阻滞已成为日间手术重要的麻醉方式和镇痛方法。使用低浓度局麻药实现感觉运动分离阻滞,达到术后镇痛的目的,同时不影响患者的自主活动和功能锻炼。全面开展超声引导下外周神经阻滞技术也对麻醉医师超声技术的能力、超声设备的数量和品质，以及麻醉科和外科团队的密切合作提出了更高的要求。需要注意不恰当的外周神经阻滞可造成神经损伤、局麻药中毒、局部或全身感染、出血等并发症。

3.全身镇痛　全身镇痛主要通过口服、肌内注射或静脉使用对乙酰氨基酚、NSAIDs 和中枢性镇痛药(主要是阿片类药物)等药物来控制术后疼痛，日间手术患者原则上以口服为主。口服给药是简单、非侵入性、患者愿意接受和大多数场合有效的方法。除重度疼痛和有恶心呕吐、胃排空延迟、药物吸收不良等情况，口服禁忌证较少。采用口服镇痛药物需要掌握药物的吸收，药物剂型(片剂或控缓释)、生物利用度、药物起效和达到最大镇痛效果的时间等基本药代动力学和药效学特点。

口服或静脉全身给药既可单独也可联合其他类镇痛药用于日间手术镇痛，也可作为局麻药伤口浸润或外周神经阻滞镇痛不足的补充。若镇痛效果不佳时再给予静脉注射药物。静脉注射镇痛原则上不用于居家治疗，要求住院期间在医护人员监护下用于术后镇痛。若是出院前给予了一剂长效静脉镇痛药物，就应在患者离院前观察足够的时间，待药效达峰值后无明显不良反应再行出院，始终强调在保证患者安全前提下的镇痛。肌内注射用药因注射痛和药物吸收变异度大，不推荐使用。

4.局部用药　关节内镇痛一般用于膝关节镜检查、手术和肩关节镜检查。关节类手术可采用关节腔内注射药物镇痛的方法。1991 年国外学者首先报道膝关节镜术后关节内注射吗啡能有效镇痛，认为外周存在阿片受体，在有炎症反应时表达增多或功能增强，关节腔内注射小剂量的吗啡可能通过外周阿片受体产生有效镇痛作用。关节腔内注射糖皮质激素可抑制炎性反应从而减轻术后疼痛，但也有观点认为糖皮质激素会增加感染风险。关节腔注射低浓度局麻药(如 0.5% 罗哌卡因 10 mL)和小剂量阿片类药物(如芬太尼 10 μg/10 mL 或舒芬太尼 5 μg/10 mL)可以起到术后镇痛的作用，局麻药和阿片类药物既可单独使用也可复合使用。

5.非药物性镇痛方法　一些非药物镇痛方法也可用于日间手术后疼痛管理，非药物性镇痛方法简单、便捷、易操作、几乎无不良反应、成本低，也有助于优化患者整体疗效。常见的非药物性镇痛方法如下。

(1)催眠:催眠术是催眠师所运用的特殊的方法，使被催眠者进入并保持于催眠状态，并实现治疗疾患、开发潜能等预设目标。

(2)音乐疗法:有研究显示音乐疗法使手术患者在苏醒后 10 min 焦虑和疼痛水平明显下降，苏醒期到第一次使用镇痛药的时间显著延长。

(3)物理镇痛:使用冷、热疗法可以减轻局部疼痛，如采用局部冷敷。局部受到冷刺激时，神经末梢的敏感性降低，可增强交感神经作用，使皮肤小动脉收缩，有助于控制出血、减轻局部充血水肿与疼痛。扁桃体摘除术后可采用冷敷治疗。

(4)抬高手术肢体:四肢手术后的患者，手术时须抬高肢体。术后早期抬高有利于减轻肢体肿胀，减轻疼痛，利于早期康复功能锻炼。

(5)针刺疗法:不仅可以治疗疾病和缓解急慢性疼痛，对缓解急性术后疼痛也有一定效果。

(6)经皮电刺激疗法(transcutaneous electric nerve stimulation，TENS):TENS 可能通过调节脊髓伤害性冲动、激动内源性脑啡肽与 5-羟色胺的作用产生镇痛作用。TENS 的优点是操作简便、无创和无全身不良反应。

（7）心理治疗：疼痛的感受与人的心理因素有关，认知行为和行为学治疗能有效缓解疼痛，对手术患者应贯彻心理治疗，安慰和鼓励患者，消除患者恐惧心理和焦虑情绪。焦虑往往能降低痛阈及耐痛阈，术前焦虑评分越高，术后焦虑评分越高，术后疼痛评分增高。因此患者术前、术后的焦虑情绪都应尽力解除。

（8）营造舒适环境：为患者营造整洁、有序、像家庭一样温馨舒适的住院环境，能帮助患者改善心情、调节情绪，有助于减弱术后疼痛不适的主观感受。环境噪声是干扰睡眠的因素之一，使用耳塞有效减弱噪声干扰，调控灯光的昼夜变化，提高 REM 睡眠，改善患者术后睡眠，也可减轻焦虑，同时减轻术后疼痛。家人或父母的支持和陪伴更加重要，尤其是对老年患者和儿童患者而言，可帮助变换体位，减少压迫。

（9）其他：与家人交谈、深呼吸、放松、按摩等方法可减轻患者术后紧张的情绪，解除焦虑，改善患者的睡眠，减轻患者术后疼痛。

日间手术需要在确保患者安全的前提下开展术后镇痛，实施有效镇痛策略是保障术后镇痛安全和医疗质量的首要条件。日间手术的术后镇痛是日间手术快速康复的重要组成部分，理想的日间手术后疼痛治疗管理团队，需要由麻醉医师、外科医师、护理人员、药剂师，以及患者本人和家属共同参与。积极采用预防性镇痛策略，提前考虑到患者手术后早期下床活动或出院回家后可能出现的情况，在术前、术中和术后采取全程镇痛措施。因患者手术方式不同和对镇痛药物存在显著的个体差异，需要采用个体化的镇痛方案。要尽可能减少镇痛治疗导致的不良反应，尤其是恶心呕吐、呼吸抑制等，以提高患者舒适度和满意度，促进患者术后早期康复。日间手术术后镇痛需要涵盖手术前患者宣教、预防性镇痛、术中镇痛、术后多模式镇痛方案、术后镇痛随访和记录。

第四节 日间手术麻醉后恢复与随访

根据国际日间手术协会（International Association For Ambulatory Surgery，IAAS）推荐的《日间手术手册》（Ambulatory Surgery Handbook）和中华医学会麻醉学分会在 2016 年发布的《日间手术麻醉专家共识》，日间手术患者的麻醉后恢复包括三个阶段。第一阶段称为 I 期恢复（早期恢复），即从麻醉药物停止使用到保护性反射及运动功能恢复。第二阶段称为 II 期恢复（中期恢复），由麻醉后监护治疗室（post-anesthesia care unit，PACU）转入日间手术病房（ambulatory surgery unit，ASU）或普通病房进行手术后康复，至达到离院标准时结束。此阶段应继续观察患者各项生理功能恢复情况及外科情况。第三阶段称为社区康复（后期恢复），患者离院后，回到社区或家中完全恢复。根据世界卫生组织对健康的新定义，能回归社会、适应社会，并胜任社会角色是最终从疾病完成康复，达到健康标准的最高层次。

一、I 期恢复

根据中华医学会麻醉学分会在 2016 年发布的《日间手术麻醉专家共识》，从麻醉药物停止使用到保护性反射及运动功能恢复的阶段定义为早期恢复阶段，即 I 期恢复。此阶段通常在麻醉后监护治疗室（PACU）中进行。为保证患者安全，日间手术患者尤其是全身麻醉、椎管内麻醉，以及只使用了镇静剂的日间手术患者，术后均应送至 PACU 进行 I 期恢复。无特殊情况的局部麻醉和神经阻滞后的日间手术患者,可以绕过 PACU 直接进入 Ⅱ 期恢复。为了明确界定 Ⅰ 期恢复,本书中提到的 Ⅰ 期恢复是指从入 PACU 到出 PACU 这一期间。

1.概述 为了保证日间手术患者早期恢复阶段的安全,PACU 需要配备齐全的设备和合适的人员。国际日间手术协会(IAAS)推荐的《日间手术手册》中强调,日间手术麻醉后监护治疗室的设置应与住院部手术室相同,转出标准也应相同。这一阶段恢复应确保日间手术后的患者麻醉苏醒后无疼痛、恶心、呕吐等症状,且具有反应迅速的定向能力。在确保医疗安全的前提下,尽量缩短患者在 PACU 内停留的时间。

(1)环境与设施:PACU 应该位于手术室内部或紧邻手术室,以便紧急情况下患者能马上返回手术室,同时也方便患者在 Ⅰ 期恢复期间迅速联系到手术医师,医师也可及时赶到床边。参照《米勒麻醉学》第八版、中华医学会麻醉学分会《麻醉科质量控制专家共识》2014 年版及《麻醉后监测治疗专家共识》的要求,并结合本单位日间手术运行情况合理设置 PACU。PACU 的容量设定要足以满足预期的日间手术高峰负荷,PACU 与手术室配比至少应达到 1.5∶1。在很多医院,特别是没有设置独立日间手术中心的医疗机构,日间手术患者手术后是与其他非日间手术患者安排在同一个 PACU 中进行麻醉后早期阶段的恢复。由于日间手术周转快的特点,建议根据医院内日间手术的情况安排相对固定的日间手术 PACU 恢复床位。如果日间手术患者有单独的 Ⅰ 期恢复 PACU,其恢复时间可以大为缩短。

PACU 内不适合使用固定的床位,最好使用可以移动的手术室转运推车床,推车床应具备可升降功能,以及满足麻醉后坐位恢复的要求。每床/手推车的空间应至少为 $9m^2$,必须保证麻醉医师容易接近患者的头部。PACU 结构上应采取开放式的大房间结构,宽敞明亮,便于手术床的进出。床位的布局应集中在同一个房间,方便监护治疗室工作人员无阻拦的同时观察到数张恢复床位的患者情况。

每张 PACU 床位应配备如下设施:①两套氧气接口;②一套真空抽吸接口;配备有灭菌的吸痰管、导尿管、吸氧导管或面罩、口咽及鼻咽通气道等;③两至四套通用电源接口;④有合适的照明,同时配置合适的背景墙颜色,以利于观察皮肤颜色;同时应配备应急照明;⑤应配备呼吸机、监护仪和除颤器,呼吸机型号包括成人呼吸机和小儿呼吸机两种型号,应备有脉氧饱和度及呼气末二氧化碳分压、心电监测和无创血压监测仪器,各家医院可根据需要配备有创血压和肌松药监测仪等;⑥一定数量的静脉微量泵、输液泵;⑦保温设备。

(2)人员:PACU 主要由麻醉医师、专业护理人员、辅助人员及保洁人员组成。虽然麻醉医师是 PACU 的管理者,但是在麻醉恢复期间,患者的管理是在麻醉医师、外科医师、护士及其他专科医师全力合作下共同完成的。麻醉医师主要处理镇痛、气道、心肺功能,以及代谢等相关问题,而外科医师处理其他与手术本身直接相关的问题。

负责 PACU 的麻醉医师应具有对患者在苏醒期间出现的一切异常情况做出迅速而有效诊治的能力。可以在 PACU 内配置轮训麻醉住院医师,轮训时间可根据各医院具体情况而定,建议 2~3 个月为宜。

PACU 护士应具有麻醉学的基本知识,应该接受过针对护理成人和小儿麻醉苏醒患者的特殊训练,能够对麻醉苏醒期患者异常情况做出迅速的反应;具有相当全面的护理专业知识,不仅能够进行气道管理、心肺复苏技能和高级生命支持,而且能够处理手术患者经常遇到的诸如创伤护理、术后出血护理等问题。为保证在任何情况下都能完成相应的护理工作和保障患者安全,PACU 护理人员的配备应满足基本配置要求。在美国,独立的日间手术

PACU 护士与患者的比例通常为 1 : 3,低于住院手术患者 PACU 比例。如果儿科手术或者短小手术较多,则需要适当提高 PACU 护士配置比例。PACU 应任命一名护士长进行日常管理并合理排班以随时确保最佳的护理质量和保障患者安全,并负责协调处理紧急情况或危重患者的护理问题。

(3)基本要求:所有接受全身麻醉、区域性麻醉或麻醉性监护的日间手术患者术后都应接受适当的 PACU I 期恢复处理。日间手术患者麻醉后 PACU 管理内容包括定期评价与监测呼吸功能、心血管功能、神经肌肉功能、意识状态、体温、疼痛、恶心呕吐、液体量、尿量、引流量及出血量。

1)呼吸功能:对麻醉恢复早期患者应该定期评价和监测气道通畅程度、呼吸频率和脉搏血氧饱和度(SpO_2)。

2)心血管功能:麻醉恢复早期应常规监测脉搏、血压和 ECG,这样可发现心血管并发症,从而减少不良后果。

3)神经肌肉功能:神经肌肉功能的评估主要靠体格检查,有时可以用神经肌肉监测。接受非去极化类神经肌肉阻滞药或伴有神经肌肉功能障碍的患者在麻醉恢复早期应评价神经肌肉功能,发现可能的并发症,减少不良后果的发生。特别是对于日间手术患者,麻醉后神经肌肉功能的监测非常重要,神经肌肉功能恢复延迟常常导致日间手术患者不能正常早期出院。

4)意识状态:麻醉恢复早期应定期评价患者意识状态,包括麻醉后谵妄的评估,麻醉后认知功能的评估等。

5)体温:麻醉恢复早期应常规监测患者体温,防止麻醉后寒战。

6)疼痛:术后疼痛是致使日间手术患者术后延迟出院、非计划再入院的最常见原因。美国每年大约有 3500 万例日间手术,超过 80% 的患者术后会经历疼痛,有 21%~40% 的患者术后出现严重疼痛。为保障日间手术患者的顺利出院,必须建立良好的疼痛管理,疼痛治疗方案应在术前告知患者,需要应用新的多模式镇痛观念。疼痛管理团队需要手术医师、麻醉医师及护理团队的共同参与。

7)恶心和呕吐:术后恶心呕吐是影响日间手术患者就医体验,引起术后延迟出院、出院后非计划再就诊和非计划再入院的另一常见术后并发症。研究显示,接受日间手术的患者术后恶心呕吐的发生率为 20%~30%,而合并多个危险因素的高危人群高达 70%~80%。新的麻醉技术及药物,例如多模式麻醉镇痛技术、非阿片类镇痛药物及长效止吐药物等临床的应用,使得日间手术的术后恶心呕吐得到了良好控制。引起术后恶心呕吐的危险因素包括:女性、眩晕症、术后恶心呕吐病史、非吸烟人群和术后使用阿片类镇痛药物等。因此,对日间手术患者的术后恶心呕吐需要积极地进行预防控制,尤其是高危人群要采取预防措施。

8)液体量:围术期常规评估患者水化状态和加强液体管理可减少术后不良后果,并改善患者舒适度和满意度。

9)尿量:麻醉恢复早期患者尿量的评价没有必要作为常规,而应该用于某些特殊的患者。

10)引流量和出血量:一般情况下,因为日间手术出血量很小,术后很少放置引流管。但是对于特殊患者或加速康复外科手术后短期放置引流管的患者,麻醉恢复早期应特别注意评价和监测引流量和出血量,以便于早期判断和指导患者是否可以按照日间手术流程达到出院标准或需要转为普通住院。

2.常见问题及处理　即使在 PACU 内配备了齐全的设施和最有经验的工作人员,即使行日间手术的患者经过了严格的准入和术前准备,日间手术患者在 PACU Ⅰ 期恢复期间也会遇到种种问题。因此熟悉恢复期常见的并发症并熟练掌握其处理流程非常重要。

(1)呼吸系统并发症:在 PACU 麻醉苏醒早期,最常见的呼吸系统并发症是舌后坠和喉痉挛导致的急性上呼吸道梗阻。舌后坠处理的关键是迅速用手法将后坠的舌体抬离咽后壁或使用人工气道解除上呼吸道的梗阻。喉痉挛是由于在喉部局部或全身性的刺激作用下,使支配喉部的迷走神经张力增高,引起喉内肌群强烈收缩,导致真声带或真、假声带反射性关闭所致的急性上呼吸道梗阻。临床上多发生于麻醉较浅(麻醉过渡期)的状态下,此时迷走神经功能处于相对占优势的状态,使喉部迷走神经反射相对亢进,在局部或全身性刺激作用下即可诱发。因此,围术期喉痉挛的好发时间往往为全身麻醉诱导气管内插管时和全麻苏醒期拔管后的即刻,其中又以拔管后的喉痉挛更为多见。当患者存在缺氧和二氧化碳蓄积时,浅麻醉状态下更容易诱发喉痉挛。轻度喉痉挛患者在解除刺激后多可自行缓解,常仅以面罩高浓度吸氧或行适当的正压辅助通气即可,无须过多的特殊处理。中度喉痉挛患者应迅速行面罩正压通气,如梗阻或低氧血症不能迅速纠正,则应果断使用短效静脉麻醉药(多首选丙泊酚)加深麻醉。若仍不能纠正,即按重度喉痉挛处理,此时应立刻以短效静脉麻醉药加深麻醉,使用快速起效的肌松药以松弛声带,并行气管内插管。若插管困难,则需紧急行环甲膜穿刺喷射通气或气管切开术。

(2)循环系统并发症:循环系统并发症包括各种心律失常、低血压、高血压等,主要发生在患有心血管疾病的老年人中。急性术后高血压(acute postoperative hypertension, APH)是 PACU 常见的循环系统并发症之一,尤其在全身麻醉后早期发生,可能导致神经系统、心血管系统、肾脏和手术部位(如出血、血管吻合口破裂等)等发生严重并发症,需要迅速予以干预。有关 APH 的诊断阈值尚无定论,但根据美国预防、监测、评估和治疗高血压全国联合委员会第七次报告的高血压分类,APH 通常是指收缩压>160 mmHg、舒张压>100 mmHg,也可将 APH 定义为收缩压较基础值升高 20% 或以上,舒张压或平均动脉压高于基础水平。无论诱因为何,APH 的出现与交感神经系统的兴奋性绝对或相对增强最相关。临床上能诱发 APH 的原因较多,按患者人群分类,以原有高血压病史的患者发病率最高,主要与此类患者的交感神经系统活性较高有关。其他常见诱因包括疼痛、恶心呕吐、通气不足及其相关高碳酸血症、术后早期躁动、高龄、尿潴留及原有肾脏疾病等。一旦发生 APH 即应及时进行干预,治疗时应先设定一个目标血压值,在密切监护下逐步增加药物以达到目标值,避免急剧降压可能造成的更严重的后果。

(3)术后疼痛:术后疼痛是在 PACU 期间需要积极处理的并发症,因为疼痛可导致日间手术患者延迟出院。日间手术后患者必须在出院前达到疼痛控制良好。尽管强效速效阿片类镇痛药常用于治疗恢复早期的中、重度疼痛,但它们可增加术后恶心呕吐(post-operative nausea and vomiting, PONV)的发生率,导致日间手术患者出院延迟。非甾体抗炎药(NSAIDs,如双氯芬酸)的使用可有效减少日间手术后对口服阿片类镇痛药的需求,促进早日出院。由于 COX-2 抑制剂(如塞来昔布或伐地考昔)对血小板功能无潜在的负面影响,其使用也日益普遍。临床中,口服塞来昔布(400 mg)是改善术后疼痛、缩短日间手术后住院时间简单而有效的方法。多模式镇痛方式中常规使用局部麻醉药也是加快术后康复的关键措施。麻醉监护技术(MAC)中采用局麻药伤口周围浸润作为围术期镇痛或全身麻醉和区域阻滞的辅助,可为患者提供良好的镇痛。单纯的伤口浸润也可显著改善下腹部、肢体甚至腹腔镜操作后的术后疼痛,如可通过膈下给予局麻药来减轻腹腔镜手术后疼痛,关节镜下膝关节手术后在关节腔内注入局麻药可减少术后阿片类药物的需求,促进术后早期行走和早期离院。随着超声技术在区域麻醉中的不断发展,麻醉医师可以为更加复杂的日间手术提供良好的术后镇痛。

(4)术后恶心呕吐:术后恶心呕吐也是影响日间手术患者康复的关键因素,患者在PACU时也应该特别予以关注。预防和治疗 PONV 的药物包括 5-HT$_3$ 受体拮抗剂、丁酰苯类、地塞米松、神经激肽-1 受体拮抗剂等。女性、使用阿片类镇痛药、非吸烟者、有 PONV 史或晕动症是 PONV 发生的主要危险因素。2014 年美国门诊麻醉学会(SAMBA)《术后恶心呕吐管理指南》新增了年龄(<50 岁)为重要的 PONV 预测因素。对 PONV 高危患者联合用药(如昂丹司琼、地塞米松及氟哌利多)比单药治疗(如单用昂丹司琼)更有效。同时,镇痛方案应尽量减少阿片类药物用量,以减少术后恶心呕吐的发生。

(5)术后躁动:患者未完全清醒前,疼痛经常导致患者术后躁动。另外,严重的系统功能障碍(如低氧血症、呼吸性或代谢性酸中毒、低血压)、尿潴留或者手术并发症(如腹腔内隐性出血)都可能造成术后躁动,应在鉴别诊断中予以考虑。PACU 发生明显躁动时应对患者尤其是儿童的手臂和腿脚充分固定,以防患者自行损伤。儿童排除严重的生理紊乱后,护理人员或父母(如允许进入 PACU)对其抚抱及和蔼的言语安慰通常能使儿童患者安静下来。其他影响因素包括明显的术前焦虑和紧张,以及药物的不良反应(大剂量的中枢抗胆碱能药物、吩噻嗪类药物或氯胺酮等)。

(6)术后寒战:全身麻醉苏醒时或苏醒后常常会发生寒战,PACU 中的术后寒战可能是由术中的低体温或麻醉药物作用所致。剧烈的寒战导致氧耗量、CO_2 产量和心排血量急剧增加。低体温会导致发生心肌缺血、心律失常的概率增加,延长肌松作用。PACU 中针对低体温和术后寒战都应积极处理,避免出现并发症和影响康复。

(7)几种常见的日间手术恢复期并发症及其处理

1)声带息肉手术的术后复苏:声带息肉是临床常见的喉部良性疾病,目前声带息肉摘除术多在支撑喉镜下完成。由于支撑喉镜操作过程中对咽喉周围组织结构的多重刺激,在麻醉复苏期拔除气管导管后,易产生剧烈呛咳、咽痛及气道的阻塞,导致严重的不良反应。因此,全身麻醉支撑喉镜下声带息肉切除术后麻醉复苏期的管理十分重要。由于咽喉部手术部位的特殊性,全身麻醉术后早期气道梗阻的因素有:①患者麻醉清醒不足,咽反射弱,主动排出分泌物能力降低,易导致气道分泌物阻塞或误吸;②术中使用支撑喉镜造成咽部肌、舌肌、张口肌群的被动压迫或牵拉,特别是手术时间较长后,导致相关肌群疲劳,引起吞咽功能、排痰功能、张口伸舌能力下降;③术区出血、血凝块阻塞、血肿形成或术后黏膜水肿,气道容积减少;④对患者气道反应的术前评估不足。因此,对于声带息肉切除患者,不论手术大小,时间长短,麻醉复苏期间都应警惕急性上呼吸道梗阻的发生,特别是对于颈短肥胖者、伴打鼾者,主动防范胜过抢救治疗。

2)甲状腺手术的术后复苏:甲状腺手术是临床上常见的手术类型,甲状腺因其独特的生理位置,具有其独特的手术术后恢复的特点。PACU 中应严密监测生命体征、呼吸状况、动脉血气,伤口敷料是否干燥,各种引流管是否通畅及固定情况,引流物颜色、性质、量,颈部是否肿胀,口唇皮肤颜色等。由于出血、炎症、手术等诸因素,全身麻醉患者拔除气管导管后,可突发急性呼吸道梗阻。为预防此严重并发症,全身麻醉患者需等待其完全清醒,咽喉保护性反射已恢复后,方可考虑拔除气管导管。拔除气管导管后要继续观察是否出现呼吸道梗阻,一旦出现呼吸道梗阻,则应立即再施行气管插管术。如果双侧喉返神经损伤导致呼吸道梗阻,则应行紧急气管切开术。

3)乳腺手术的术后复苏:由于乳腺疾病的发病率逐年增加,因此乳腺手术治疗也在不断增加。患者若无特殊病情,一般恢复较好,但护理人员不应放松警惕,必须全面了解患者病情,特别要重点观察切口情况,伤口敷料是否干燥,有无皮下积液,患侧上肢有无水肿,肢端血液循环情况。做好评估与护理工作,及时处理好各种并发症,协助患者顺利度过麻醉恢复期。

3.转出标准　PACU 麻醉医师应及时动态地评估患者的病情,依照患者的病情演变,纳入不同的流程。

(1)病情稳定、恢复良好且达到离室标准的患者可送回普通病房:目前一般根据 Aldrete 评分(表 9-6)或者 Steward 评分(表 9-7)来判定患者是否可以离开 PACU。采用 Aldrete 评分时,离开 PACU 的患者评分至少要达到 9 分。

表 9-6　改良 Aldrete 评分标准

	离院标准	分数
运动	能够自主或根据指令移动四肢,肌力 4 级	2
	自主或根据指令移动两肢,肌力 2 级	1
	不能自主或根据指令移动肢体,肌力 0 级	0
呼吸	可深呼吸和随意咳嗽	2
	呼吸窘迫或呼吸受限	1
	无呼吸	0
循环	血压波动±20%以下	2
	血压波动±20%~49%	1
	血压波动±50%以上	0
意识	完全清醒	2
	嗜睡但可被叫醒	1
	对刺激无反应	0
氧饱和度	吸空气 $SpO_2 > 92\%$	2
	需吸氧才能维持 $SpO_2 > 90\%$	1
	吸氧条件下 SpO_2 仍 $< 90\%$	0

注:总分为 10 分,9 分以上可以离开 PACU。

表 9-7　全身麻醉患者术后 Steward 评分

	离院标准	分数
清醒程度	完全清醒	2
	对刺激有反应	1
	对刺激无反应	0
呼吸道通畅程度	可按医师吩咐咳嗽	2
	不用支持可以维持呼吸道通畅	1
	呼吸道需要予以支持	0
肢体活动度	肢体能做有意识的活动	2
	肢体无意识活动	1
	肢体无活动	0

注:综合评定≥4分的患者方可离开 PACU。

(2)日间手术患者离开 PACU 时需达到以下标准:①神志清楚,定向能力恢复,平卧时抬头超过 10 秒;②能辨认时间地点,能完成指令性动作;③肌肉张力恢复正常,无急性麻醉或手术并发症,如呼吸道水肿、神经损伤、恶心呕吐等;④血压、心率改变不超过术前静息值的 20%,且维持稳定 30 min 以上;心电图正常,无明显的心律失常和 ST-T 改变;⑤呼吸道通畅,保护性吞咽、咳嗽反射恢复,通气功能正常,呼吸频率在 12～30 次/min,能自行咳嗽、排除呼吸道分泌物,$PaCO_2$ 能保持在正常范围内。吸空气下 SpO_2 不低于 95%;⑥电解质及血细胞比容在正常范围内;⑦无术后疼痛、恶心呕吐,体温正常;⑧椎管内麻醉患者出现感觉和运动阻滞消退的征象,且感觉阻滞平面不高于 T_{10} 水平;⑨非腹部或者其他需要禁食患者,嘱患者饮小口慢饮温水且不出现呛咳反应。

(3)当出现下列情况时,日间手术患者需要转为普通住院继续治疗:①病情不稳定且有发生严重并发症的可能性;②发生了严重并发症,经过及时救治后病情恢复稳定,但需要继续监测的患者;③发生了严重并发症,经过救治后病情仍然不稳定,需要转入 ICU 继续治疗。

4.质量监控

(1)医疗质量监控指标:质量安全评估指标是全面改进医疗服务和医疗效果的重要组成部分。在 PACU 中监测和评估手术和麻醉不良事件的发生率是反映日间手术医疗质量的重要指标,具体指标有:①需要紧急处理的术后出血;②非计划输血;③心跳、呼吸骤停;④无法控制的恶心呕吐;⑤无法控制的疼痛;⑥麻醉苏醒延迟;⑦重返手术;⑧PACU 离室时间。

(2)PACU 医疗文书的质控:良好的医疗记录不仅是患者诊治过程的记载,也是医师的自我保护手段。一旦发生医疗方面的法律问题,医疗记录就是医师证明自己没有过失的法律手段。医疗记录不当将导致难以预料的后果。日间手术患者在医院内停留的时间短,为了保障日间手术患者的安全和正当权益,在离开 PACU 前,麻醉医师应填写有关患者麻醉恢复、所出现的麻醉并发症、术后即刻患者情况,以及患者去向的记录。对每一位日间手术患者离开 PACU 都应该有完善的评估和详细的记录。充分的记录可以为其他接诊这名患者的医师提供指导,也可以对医疗质量进行评价,并对预后进行风险调整。

二、Ⅱ期恢复

1.概述　Ⅱ期恢复是由 PACU 转入 ASU 或普通病房开始,至达到离院治疗标准结束。此阶段应继续观察患者各项生理功能恢复及外科情况。如果患者在手术结束及停止麻醉用药后,迅速达到改良 Aldrete 评分离开 PACU 的标准,可以直接进入Ⅱ期恢复,即为快通道恢复。随着加速术后康复(ERAS)这一新理念的推广及其在胃肠外科、骨科、妇科、乳腺外科、泌尿外科等领域的应用不断获得成功,将 ERAS 应用于日间手术患者,通过外科、麻醉、护理等多学科的合作,改变传统理念,不断优化围术期的处理,可以促进日间手术患者的早期康复。特别是 ERAS 强调的术后早期下床活动,术后早期恢复经口进食、饮水,避免过多或过少的静脉输液等重要的措施,可以为Ⅱ期恢复期的日间手术患者提供理论指导。

(1)环境与设施:目前国际上和国内最新的日间手术中心的Ⅱ期恢复区设计已不局限于传统病房的布局,更多的是集中的Ⅱ期监护治疗室。

根据国际日间手术发展的最新理念,为了让进入Ⅱ期恢复的日间手术患者尽快达到出院标准,日间手术Ⅱ期恢复区不推荐使用病床,因为使用病床会强化患者、陪护人员甚至医护人员心目中的"患者角色",而使用转运推床则会让所有人感觉到这只是对医院的一次短暂访问。日间手术Ⅱ期恢复区需要同时备有足够数量的躺椅,可让患者过渡到半卧位,这也有利于患者准备出院。当然,日间手术Ⅱ期恢复区还是需要配备必要的住院病房以满足过夜或延期出院的日间手术患者的需求。同时日间手术Ⅱ期恢复病房还应该注意满足以下要求:①足够的工作人员以便于患者监护和教育;②安静舒适的氛围;③隐私保护;④足够的盥洗室/卫生间设施;⑤方便提供饮料和食物。

选择合适的食物和饮料方便患者在复苏过程中饮用,将有助于提升日间手术患者的早期康复成功率,并让患者感受到优异的服务质量。在孕妇产房工作的人都知道烤面包香味会对味蕾产生影响,这同样适合日间手术患者,值得纳入考虑范围。麻醉后患者通常会感到口干,医护人员需要推荐合适的口服营养制剂。进饮进食的先决条件是患者清醒且有食欲,有明显术后恶心呕吐者不考虑进食。每次先以少量饮水作为先导,观察患者反应再决定是否继续进食。进食食物的类型可以按照清水—温盐水(或糖水)—稀果汁、清饮料(例如术能)—稀粥、米糊—牛奶、稀饭、烂面、蒸蛋、菜泥—普食的顺序,按照由少及多、少食多餐的原则。

其他有用的提示:对术后的儿童采用注意力转移的方法是有效的,电视/录像、适合儿童的电影或卡通漫画可以让哭闹的儿童(他们可能感到困惑、不舒服或是疼痛)变得安静而温顺。

(2)基本要求:Ⅱ期恢复是日间手术流程中非常重要的一个阶段,此阶段对患者及其陪护人员的管理和教育对日间手术的成功至关重要。与其他任何时候相比,该阶段是否做好决定了能否提供高质量的手术后康复,而不仅仅是"流水线"或"传送带"的一个过程。而且,该阶段的成功能够显著提高日间手术患者的早期康复率并促进日间手术的周转。必须牢记,给患者充分的恢复时间,不要让患者感到被迫过早出院是非常重要的。

2.常见问题及处理　在日间手术Ⅱ期恢复期可能出现疼痛、恶心呕吐、头晕、伤口情况、椎管内麻醉后腰背痛、头痛等问题。

术后疼痛是导致延迟出院的主要因素,有效的疼痛管理是促进患者尽早康复的重要措施。虽然多模式镇痛已应用到日间手术的各个阶段,但是在Ⅱ期恢复期疼痛仍然是患者最常抱怨的问题。并且与在恢复早期的疼痛感受不同的是,随着患者在Ⅱ期恢复期的早期活动,如何控制活动后疼痛是需要考虑的重要情况。最常使用的是 NSAIDs 药物,必要时辅助小剂量的阿片类药物。可参照中华医学会麻醉学分会 2014 版《成人术后疼痛处理专家共识》。

术后恶心呕吐(PONV)是延长日间手术患者住院时间的第二大因素,仅次于术后疼痛。严重的 PONV 将影响患者进食、伤口愈合,延迟术后出院。基于患者发生 PONV 的风险,应重视预防性治疗,预防效果不佳时需积极补救治疗,具体可参见中华医学会麻醉学分会 2014 版《术后恶心呕吐防治专家共识》及 2014 年美国 SAMBA《术后恶心呕吐管理指南》。

3.快通道恢复 随着短效药物应用的增加及技术的不断改进,特别是 ERAS 理念的引入和应用,使一部分日间手术患者术后无须进入 PACU,直接从手术室转移至日间手术病房或普通病房。这部分患者术后在手术室的 Aldrete 评分即≥9 分,患者术后疼痛、PONV 等并发症得到良好控制。在快通道恢复的日间手术患者评估中,由于 Aldrete 评分量表没有记录术后疼痛、PONV 等 PACU 常见的术后并发症,因此具有一定的局限性。1999 年 White 等对 Aldrete 评分量表的改进版加入了对术后疼痛、PONV 的评估,满分为 14 分,全麻术后患者总评分≥12 分,可以作为日间手术患者离开手术间直接转移到日间手术病房或普通病房的评估标准,也可以作为日间手术患者走快通道恢复的评估手段。日间手术患者术后在手术室使用 White 评分量表,若评分≥12 分且每个单项评分≥1 分则无须进入 PACU 而直接进入Ⅱ期恢复。

4.日间手术患者的出院标准和出院前评估 由于日间手术及麻醉的特殊性,应严格掌握日间手术及麻醉后的离院标准。一般认为日间手术患者须达到下列标准方可出院。

(1)麻醉后离院评分标准:按照麻醉后离院评分标准(post-anesthesia discharge score,PADS)判定患者能否离院,总分为 10 分,≥9 分者方可离院(建议评价患者早期恢复先用麻醉后恢复评分——改良 Aldrete 评分,当满足了改良 Aldrete 评分标准后,再采用改良 PADS 评分,评价患者是否达到离院标准)。

(2)责任陪护:患者必须有能负责任的成人陪护,并有确切的联系电话。

(3)共同评估:麻醉医师和手术医师共同评估患者是否可以出院,并告知术后回家期间注意事项,提供给患者日间手术中心联系电话以备急需。

(4)椎管内麻醉离院标准:椎管内麻醉的患者离院前必须确保感觉、运动和交感神经阻滞已经完全消退,下肢的感觉、运动功能、本体觉和反射,以及排便排尿功能恢复正常。判断的标准为肛周感觉、跖反射和大﹕趾本体感觉均恢复。

若患者达不到离院标准,可考虑转入普通住院病房。

5.质量监控

(1)日间手术病历质控要求:日间手术病历是医务人员在日间手术医疗活动过程中形成的文字、符号、图表、影像、切片等资料的总和。

1)基本要求:日间手术病历书写要求原则上依据原卫生部《住院病历书写规范》,为提高工作效率,可以用制式表单化病历代替完整病历。

2)病历内容:包括病案首页、日间手术出入院记录、授权委托书、知情同意书、手术安全核查表、手术风险评估表、手术记录、麻醉记录及评估表、出院评估表、实验室检查及特殊检查、医嘱单等。日间手术患者出院评估不符合出院标准,或有其他原因延迟出院者,于决定延长住院时起书写病程记录,将日间手术病历转为普通住院病历,并说明原因。

(2)医疗质量监控:质量监控对于日间手术的成功极其重要。反之,没有设立标准并实施有效的监控、审查和质量管理将会给患者、医师,以及日间手术医疗机构带来众多问题。随着医疗活动从住院部转移到日间手术中心,对这些医疗活动实施监控和审查,以确保患者和家庭医师所碰到的问题能够迅速发现并予以整改,这是非常重要的。向日间手术转型是医疗服务中最大的变革,必须实施有效的管理。一旦医疗质量受到损害,患者受到影响,不管程度如何,必须尽快识别并采取有效的应对措施。

三、出院与随访

无间断的离院后医疗照护是日间手术的主要安全保障之一。出院后来自社区或家庭的出院康复照护是日间手术医疗服务的重要环节。

1.出院前康复指导　根据华西医院一位教授编写的《日间手术》,出院前康复指导是日间手术流程中的重要一环。制订出院康复指导的内容应坚持科学的原则,以疾病为基础,保证教育内容的真实性、科学性、实用性。主要内容应包含提高自我护理能力、提高生活质量、加强社会适应能力、预防并发症,但内容不能冗长,对患者及家属确实有指导作用,语句通俗易懂,不能使用过多的或是患者无法理解的医学专业术语。

制订出院康复指导应保证医师、护士、麻醉医师统一认识,避免出现歧义,造成患者的误解,影响出院康复指导的效果。应重点针对出院后并发症的预防、饮食指导、康复活动、复诊时间、用药指导等健康教育内容进行指导。

(1)饮食指导:针对日间手术患者的病情制订个性化的出院后饮食计划,并以书面形式告知患者及其家属,方便在今后的随访中提高遵医率。

(2)伤口护理指导:指导日间手术患者及家属观察伤口的重要性及护理要点。教会患者及家属查看伤口情况,并告知当伤口存在感染或其他情况,应到附近社区或医院进行伤口处理。通过建立医院社区一体化医疗体系,社区医师及时反馈患者伤口信息到医院主刀医师,既能减少患者往返医院的奔波,也能保证伤口得到及时妥善地处理。

(3)用药指导:出院前护士要清楚地告诉患者出院所带药物的作用、服药方法、时间、剂量,使用药物的注意事项,药物不良反应的观察等,使患者能正确用药,充分发挥药物治疗的效果。

(4)日常活动指导:回家后的康复活动一定要遵循活动适量、循序渐进的原则,护士应根据个体情况为患者制订活动方式及运动量,鼓励患者早期活动,同时也要结合日间手术患者的手术类型、身体状况等因素,避免患者过度活动产生不良反应。如内镜下胃肠息肉切除术后,2周内禁忌跑跳运动等以预防手术部位出血;腹部手术后应早起下床活动,预防肠粘连和深静脉血栓。同时应告知患者及家属注意观察活动中和活动后的感觉,如出现头晕、面色苍白、呼吸困难等症状,应立即停止活动。

(5)复诊计划指导:指导日间手术患者做好手术后复诊的预约挂号,让患者了解手术后绿色就医流程,方便患者复诊,促进医患关系的和谐发展,提升患者满意度。

(6)心理康复指导:日间手术患者和家属对回家后病情的观察、照顾及护理往往缺乏信心,表现出焦虑、担忧与恐惧的情绪,心理护理在此时尤为重要。护士应用真诚和蔼的语言关心体贴患者及家属,倾听其陈述,疏导患者及家属的情绪,可以增加患者及家属对出院康复指导的认知,保证日间手术患者回家后护理的正确延续。

(7)家属教育指导:出院后的保健不仅要指导患者也要指导家属,出院后的康复需要家人和朋友创造一个健康、和谐的康复环境,特别是配偶和子女的积极参与、鼓励和支持,这样才能进一步提高日间手术患者的康复质量。

出院前康复指导的方式可以多种多样,除了口头教育、书面指导、培训指导等传统的模式外,充分利用互联网和新媒体的新型指导方式,建立日间手术中心的互联网和微信平台,不断强化和巩固患者及家属已经建立的健康行为。将出院后用药、饮食要求、复诊时间、并发症的观察等出院患者最关心的内容,以及特殊操作技术如伤口护理等的康复指导内容,制作为宣教视频和简单易懂的动画微视频,让患者和家属更容易接受,可以取得更好的效果。通过新媒体,可以做到同一信息反复加强的作用,加深患者及家属的记忆,更方便患者及家属查阅。

2.出院后管理

(1)出院后随访:日间手术患者出院后,并不意味着就脱离医疗、护理观察,为了保证患者的安全,日间手术部门须制订一整套专门、严谨和完善的随访制度。通过电话随访或社区医务人员对患者进行定期了解病情变化和康复指导,让患者在家里或社区内还能继续享受到无间断的医疗、护理服务,既解除了患者的后顾之忧,又促进了医疗护理服务质量的持续改进和提高,同时提升了患者的满意度。

患者出院后24小时内应常规进行术后随访,以电话随访为主,24小时后如患者病情需要,应延长术后随访时间。电话随访的内容包括常规随访内容和专科随访内容,及时了解患者是否出现麻醉和手术相关的并发症(如伤口疼痛、出血、感染、意识改变、恶心呕吐、头晕,全麻后声嘶、呛咳,椎管内麻醉后腰背痛、头痛、尿潴留等),并针对日间手术病种的不同,提供个性化的随访和简单处理意见,情况严重者建议尽快到医院就诊,以免延误病情。目前业内专家对电话随访频次有一个基本共识。出院后第1天务必随访,第1周内不少于2次,第2周内不少于1次,2周后根据患者情况确定。

随着互联网医疗和远程技术的发展,新的随访方式也日益开展起来。今后,随着医联体的逐步发展,患者出院后,将患者的相关资料通过信息系统发送到患者所在辖区的社区卫生服务中心,社区医师根据患者实际情况安排合适的时间对患者进行上门服务,是实现"手术在医院,康复在社区"分级诊疗的新模式。这就需要建立日间手术患者医院社区一体化服务模式。患者出院后的后续服务如果仅限于医院护士的随访电话,其服务内容局限、形式单一,无法满足患者回家后在镇痛护理、伤口护理等后续治疗方面的需要,一定程度上影响了日间手术的推广。因此,借助所在辖区共同建立区域卫生协作平台,创建日间手术医院社区一体化服务协作网,可以满足日间手术患者对连续性服务的要求,解除日间手术患者的后顾之忧,保障日间手术的医疗安全。建立医院与社区的连续性协调服务,将日间手术患者出院后的后续治疗护理包括维持治疗、康复指导等移交到社区,或者利用协作网内开通的绿色转诊通道,为有日间手术需求的患者提供快速预约服务,开展医院和社区双向转诊,实现医院和社区的无缝化链接。社区接收到来自日间手术中心的转诊患者,必须遵照日间手术中心制订的治疗方案及术后护理指导为患者提供治疗护理服务,并根据各种手术特点提供患者出院后的后续服务,例如伤口换药、拆线、复诊预约等,如果出现社区无法处理的疑难情况,社区可通过电话联系日间手术中心,在手术医师的指导下进行处理后转诊。

(2)出院后常见问题及其处理:日间手术后轻微的不良反应比较常见(86%)。嗜睡是最为常见的不良反应,可持续至离院后(62%)。疼痛和咽喉痛常见于气管插管患者(分别为47%和49%)。头痛(25%)和头晕(20%)也会发生,但离院后恶心、呕吐不常见(分别为17%和7%)。患者重新恢复正常活动需要2~3天。

术后疲乏是恢复期常见的症状。在早期恢复阶段就已出现,不过在离院后康复阶段更加受到人们的关注,因为离院后长期的疲乏状态是影响日间手术患者早期回归社会角色重要的因素。早期术后疲乏可能与细胞因子、阿片样物质导致的早期睡眠障碍有关,而持续长达数周的晚期恢复期疲乏可能取决于肌肉组织功能丧失,以及对运动耐力的心肺功能减退,同时术前的疲乏程度也会影响到术后晚期康复。为了促进日间手术患者的尽早康复,除了加强出院前的康复指导、出院随访和社区康复计划外,研究表明,早期的干预可以影响到后期的康复。常见的出院后问题处理如下。

1)一般问题:如伤口疼痛、饮食睡眠不好等,应仔细询问患者,了解清楚具体情况,排除其他原因后做好相应解释工作,安抚患者。

2)伤口感染:在随访过程中如遇到有伤口感染的患者,应请患者尽快回到日间手术病房,并同时联系好手术医师为其检查伤口,手术医师应根据伤口情况为患者制订治疗方案,比如伤口门诊换药、静脉或口服抗生素等。

3)伤口延迟愈合:手术医师应积极找出伤口不能愈合的原因,对患者进行康复指导或者将患者收入院再治疗,并向患者及家属做好解释工作。

4)术后并发症:随访人员一旦发现患者有伤口出血、寒战高热、呼吸困难、严重的恶心呕吐、腹痛腹胀、器官的功能损害等,应立即将患者召回医院,待手术医师检查确诊后,将患者收入专科病房进一步治疗。

3.出院后质量评价与满意度调查

(1)质量评价:不同阶段的评估关注恢复的不同方面。评估短期的恢复,如2小时和7天,主要评估生理和早期功能恢复,如疼痛、恶心、胃肠功能恢复,这些对于出院评估是很重要的。手术恢复期前几周的恢复,如术后第28天和第60天,着重于痛觉、情绪、功能和认知恢复。晚期恢复期评估,如3个月,着重于量化持续性疼痛、恶心、功能恢复不良和认知能力下降。测量恢复的时间间隔很重要,因为早期恢复受到生理症状(疼痛、恶心、焦虑)、围术期药物(麻醉和镇痛)和共存谵妄的影响。

1)评估麻醉后恢复的工具:有学者对麻醉后恢复的工具做了系统性回顾。1999年,Myles在麻醉与镇痛杂志上发表一项关于恢复质量评价的研究。他们着手开发一种患者评定的康复质量评分(QoR),可以作为评估围术期试验结果和临床审核的指标。他们首先对患者和工作人员进行了调查,以确定恢复的重要方面,然后开发了包含9项QoR评分,并与其他术后结果比较。该研究小组发现,在麻醉和手术后,QoR评分是一项有用的康复措施。

2000年,Myles在英国麻醉杂志上发表了第二种更广泛的量表,基于与9项评分的比较。他们制订了一份40项调查问卷作为衡量康复质量的标准(QoR-40,最大分200分),他们认为QoR-40是一种很好的客观衡量麻醉和手术后恢复质量的指标。

2002年,Eberhart研究了1999年Myles QoR评分的德语译本。他们发现,德语译本的QoR评分更适用于异种手术人群,因此可以作为一种有价值的方法来衡量麻醉的质量和患者的满意度。

2007 年, Herrera 发表了关于恢复量表的评论。他们发现只有一个工具即 QoR-40 评分满足了所有八项准则,可以较好评估麻醉恢复质量。

2009 年,有学者发表了《功能恢复指数》(Functional Recovery Index),以评估门诊手术患者的出院后功能恢复情况。问卷共有 14 项,分为三个因素。这三个因素包括疼痛和社会活动、下肢活动、一般体力活动。这些问题都是简单而实用的,例如,从第一个因素起,你的手术后是否经历过适度的运动,比如移动桌子或推动真空吸尘器等,每个项目的得分从 0 到 10,0 是没有难度,10 是极度困难。这三个因素累加为总成绩。完成问卷的时间为 250~275 秒。

2010 年一个多国小组创建了一个新的术后质量恢复量表(PQRS),旨在追踪不同年龄、不同语言和不同文化背景下的患者从即时到长期的多个康复领域。PQRS 是一种评估恢复的工具,它可以客观地衡量多个领域的患者恢复状况,并与手术前获得的基线值进行比较。这些领域包括生理、痛觉、情绪、认知、日常生活活动和患者的总体观点,每个领域包含一系列的问题。

2)影响恢复的因素:手术技术可以影响恢复,腹腔镜手术比开腹手术可以使患者尽早恢复基线水平。营养、高血糖、低血糖和胰岛素抵抗也与老年人全麻后延迟恢复有关。此外,不同年龄患者亚群之间的康复也不同,75 岁以上的患者恢复延迟。

认知恢复是整体恢复的一个不可分割的组成部分,具有可识别的风险因素,可以预测长期的并发症。一个星期的不完全认知恢复与年龄、麻醉时间、手术时间、术后感染和呼吸并发症有关。年龄增长、受教育程度降低、认知能力下降是 5 年认知恢复失败的风险因素。认知恢复和整体恢复也是相互关联的,在非认知领域的恢复受损,与术后认知功能障碍的风险增加有关。

3)质量监控:日间手术质量安全评估指标就是一种规范、一种标准或其他直接用于确定医疗服务质或量的标准,它用于反映对患者或人群的医疗服务效果。这些指标应该是易于定义和分析、有效可靠,能定期测量并能够反映服务质量的方方面面。

适合监控的指标包括:①因不适合做日间手术而当天取消的例数;②过夜患者的比例;③1 周内再次入院患者的比例;④患者失约率;⑤每位外科医师日间手术室的使用时间;⑥日间手术与住院择期手术的比例;⑦出院后有问题而联系医院的例数;⑧出院后需要全科医师处理的例数;⑨手术当天患者取消手术的例数。

手术当天取消手术的例数可以明确提示术前评估的有效性,过夜患者比例早期警示医师需要关注的问题,收住过夜患者的所有原因都要仔细分析,是没有正确评估患者、还是在日间手术中心做了不合适的手术? 同样,因手术并发症而再次入院的患者数量也很重要,是外科医师选择的患者不合适吗? 如有患者失约,就意味着丧失利用宝贵资源的机会,即为该患者预备的护理和医师时间;出院后有问题联系日间手术中心或者需要全科医师处理的病例数表明在患者选择、麻醉技术、外科技术、出院安排等方面存在问题。

这只是设立的部分监测指标,也可以根据需要对所在日间手术中心设定其他重要的监测指标。国际日间手术协会(IAAS)在欧洲启动了名为"日间手术数据计划"(Day surgery Data Project, DsDP)的项目。DsDP 确定了日间手术效能的不同要素,比如患者特点、入院、过程、结果、效果、安全、满意度、投入产出比等。

(2)满意度调查:患者满意度是一个很难定义的标准,某种程度上取决于患者对治疗的期望值。虽然如此,日间手术后患者的满意度通常很高。对一个日间手术中心 2013—2016 年四年的数据分析发现各方面的满意度得分都非常高,有 98% 的患者表示满意(其中 59.1% 非常满意,38.9% 满意),男性($P=0.000\ 3$)、知识分子($P<0.000\ 1$)和老年人($P<0.000\ 1$)表现为更加满意。

有多种因素可以影响到人们的满意度结果。比如患者术前的预期,患者接受的处理方式不同,患者获得的信息不同,与住院患者的区别对待,麻醉和外科手术的预后结果等。全身麻醉后导致的恶心呕吐、喉咙痛或嘶哑等一些围术期的投诉事件会降低满意度,区域性麻醉较全身麻醉有较高的满意度。术后两次以上的医师或护士访视会明显提高满意度,面对面的评估和电话随访也可以提高满意度。满意度的结果还受到调查时间点的影响。调查发现,75% 的出院患者完全满意,30 天后降至 62%。手术效果与后期的患者满意度密切相关。

虽然满意度调查数据可以反映整个服务流程中的问题,帮助持续改进医疗服务。但是也有研究结果表明,满意度指标不能很好地反映麻醉和手术后康复的质量。满意度毕竟只是主观评估,而不是客观测量。此外,满意度没有考虑手术前的一些指标。当与其他措施相结合时,满意度调查可以用来发现导致满意度不足的预测因子。

第十章　麻醉前护理准备

麻醉准备室是指对麻醉前后所用的物品进行各项准备,以及终末处理的场所,包含麻醉物品、药品、仪器的准备及使用后的处理,因此麻醉准备室应设在手术室的半限制区。麻醉准备室的工作具体由接受过麻醉学基础知识和基本操作技能培训的麻醉护士承担,其具体任务是负责麻醉药品、物品和仪器的准备、清理、消毒、管理、领取、维护和维修工作。准备室护士应在每天麻醉开始之前,根据每位麻醉医生的要求将每台手术麻醉所需的药品、物品和仪器准备齐全。麻醉结束后,麻醉医生应对所用的药品和物品开列收费单,交予准备室护士进行收费,并检查核对。

第一节　不同麻醉方式的药品、物品和仪器准备

不同的麻醉方式,所需的药品、物品、仪器均不同,麻醉护士需熟练掌握这些麻醉方式的相关准备工作。通常每个全麻手术间配备一台麻醉药车,根据各家医院的手术情况,在药车内放置普通药品与急救药品并设定基数,贴好药品标签与警示标识,常规放置一定基数的麻醉耗材和物品及每日补充的已用药品与物品。最后药车上锁,完成交接事宜。所有仪器均需每日检查性能处于完好状态并登记。

一、全身麻醉药品、物品和仪器准备

(一)全身麻醉药品的准备

1.静脉麻醉药　丙泊酚、氯胺酮、依托咪酯、巴比妥类药物。

2.肌松药及其拮抗药

(1)非去极化肌松药:阿曲库铵、维库溴铵、罗库溴铵、顺式阿曲库铵等。

(2)去极化肌松药:琥珀胆碱(氯琥珀胆碱)。

(3)肌松拮抗药:新斯的明。

3.镇静安定药及其拮抗药

(1)苯二氮䓬类:咪达唑仑。

(2)苯二氮䓬类拮抗药:氟马西尼。

(3)吩噻嗪类:氯丙嗪、异丙嗪。

4.中枢性镇痛药及其拮抗药

(1)阿片受体激动药:吗啡、芬太尼、瑞芬太尼、舒芬太尼、地佐辛等。

(2)阿片受体激动—拮抗药:布托啡诺等。

(3)阿片受体拮抗药:纳洛酮。

(4)非阿片类:曲马朵。

(5)非甾体类消炎止痛药:氟比洛芬酯。

5.吸入麻醉药　七氟醚、异氟醚等。

6.抗胆碱能药物　长托宁、阿托品、东莨菪碱等。

7.强心药　毛花苷C、米力农、多巴酚丁胺。

8.血管收缩药　麻黄碱、多巴胺、间羟胺、肾上腺素、去氧肾上腺素、去甲肾上腺素。

9.血管扩张药　硝酸甘油、硝普钠、酚妥拉明。

10.抗心律失常药　胺碘酮、利多卡因、普罗帕酮、艾司洛尔。

11.降压药　硝苯地平、尼卡地平、地尔硫䓬、维拉帕米、乌拉地尔。

12.利尿剂　呋塞米、螺内酯。

13.羧甲淀粉　羟乙基淀粉、琥珀酰明胶等。

14.高危药品　浓氯化钠注射液、硫酸镁注射液、10%氯化钾注射液、氯化钙注射液、葡萄糖酸钙注射液。

15.其他常用药物　异丙肾上腺素、盐酸右旋美托咪定、氨茶碱、氢化可的松、沙丁胺醇气雾剂、巴曲酶、缩宫素、金霉素眼膏、利多卡因乳膏等。

(二)全身麻醉物品的准备

1.呼吸道一次性耗材

(1)呼吸回路:一次性呼吸管路(成人/小儿、普通型/加长型)、一次性麻醉面罩、一次性储气囊。

(2)气管导管:普通气管导管、特殊气管导管(经口异型/经鼻异型)、增强型气管导管、新生儿气管导管、喉罩气管导管(普通型/加强型)、气管切开气管导管、双腔支气管导管、一次性可控单侧支气管封堵器、环甲膜穿刺套装等。

(3)其他:呼吸末二氧化碳采样管、一次性湿热交换器/过滤器(成人/小儿)、气管导管固定器、牙垫、通气道(经口咽/鼻咽)、气管插管引导钢丝、一次性吸痰管、一次性使用胃管、一次性使用温热毯、钙石灰二氧化碳吸收剂等。

2.动静脉穿刺物品

(1)一次性使用深静脉置管包(成人单腔/双腔/三腔、小儿单腔/双腔)。

(2)一次性压力传感器。

(3)动脉穿刺针。

(4)一次性三通和输液连接管。

(5)一次性无菌贴膜。

(6)导管固定器或有线缝针。

(7)肝素盐水。

(8)加压袋。

3.其他　呼吸管路固定架、手套、胶布、敷贴、听诊器等。

(三)全身麻醉仪器的准备

1.检测并正确设定多功能监护仪及麻醉机的参数。

2.检查中心吸氧及吸引器的压力是否处于正常使用状态。

3.麻醉喉镜。

4.准备困难气道麻醉用物:可视喉镜、纤维支气管镜、光棒等。

5.输液泵、输液输血加温仪。

6.吸入麻醉挥发罐。

7.有创血压监测装置。

8.中心静脉监测装置。

9.温度传感线。

10.温毯机。

11.麻醉深度监测仪、肌松强度监测仪。

12.除颤仪处于备用状态。

二、椎管内麻醉药品、物品和仪器的准备

(一)椎管内麻醉药品的准备

1.酯类局部麻醉药　普鲁卡因、氯普鲁卡因、丁卡因。

2.酰胺类局部麻醉药　利多卡因、丁哌卡因、罗哌卡因。

3.全麻插管药物和常规抢救药物　阿托品、麻黄碱、肾上腺素等。

(二)物品的准备

1.区域神经阻滞一次性耗材　腰麻包、硬膜外麻醉包、腰硬联合麻醉包。

2.普通耗材　呼吸管路、吸氧面罩、加压吸氧面罩、皮肤消毒液、无菌敷贴。

3.全麻插管用物(麻醉喉镜、气管插管、简易呼吸气囊、听诊器)处于备用状态。

(三)仪器的准备

1.检测并正确设定麻醉机、多功能监护仪的参数,并处于备用状态。

2.检查中心吸氧及吸引器的压力处于正常使用状态。

3.除颤仪处于备用状态。

三、神经阻滞麻醉药品、物品和仪器的准备

(一)药品的准备

1.利多卡因、罗哌卡因、丁卡因。

2.全麻插管药品和常用抢救药品　阿托品、麻黄碱、肾上腺素等。

(二)物品的准备

1.神经阻滞一次性耗材　外周神经刺激针。

2.普通耗材　呼吸回路、吸氧面罩、加压面罩、注射器、输液连接管、皮肤消毒液、敷贴、B超用导电胶。

3.全麻插管用物(如麻醉喉镜、气管插管、简易呼吸囊、听诊器),并处于备用状态。

(三)仪器的准备

1.检测并正确设定麻醉机、多功能监护仪的参数,并处于备用状态。

2.检查中心吸氧及吸引器的压力是否处于正常使用状态。

3.检查外周神经丛刺激器和B超是否处于正常工作状态。

4.除颤仪处于备用状态。

第二节　小儿麻醉的药品、物品和仪器准备

一、小儿麻醉药品的准备

1.基础麻醉药品　氯胺酮。

2.全身麻醉药品如下。

(1)吸入麻醉药:七氟烷。

(2)静脉麻醉药:丙泊酚、氯胺酮、咪达唑仑。

(3)阿片类药物:芬太尼、瑞芬太尼。

(4)肌松药:米库溴铵、维库溴铵、顺式阿曲库铵。

二、小儿物品的准备

1.小儿全麻包(普通型/加强型)　1岁以上小儿导管的选择及插入深度的计算,标准为导管内径(ID)=年龄(岁)/4+4;导管插入深度(cm)=年龄(岁)/2+12(cm)。

2.小儿喉罩(普通型/加强型)。

3.小儿呼吸回路。

4.小儿一次性麻醉面罩。

5.呼吸末二氧化碳采样管。

6.小儿储气囊应与患儿的肺活量相当　新生儿选用0.5 L,1~3岁选用0.75 L,3~6岁选用1.0 L,6~10岁选用1.5 L,10岁以上选用2.0 L的储气囊。

7.小儿一次性使用末梢氧饱和度探头。

8.小儿、新生儿呼吸囊。

9.小儿袖带　选择大小合适的袖带,宽度应为患儿上臂长度的2/3。

10.麻醉喉镜准备　应使用与患儿相匹配的喉镜片,对2岁以下的婴儿选用直型镜片,并配以细手柄。

11.一次性吸痰管(8#/10#)数根、一次性使用胃管(8#)数根。

12.其他　手术创伤大的患儿(如需进行心、脑手术等)备一次性压力传感器、小儿深静脉穿刺包、动脉穿刺针、温热毯,常规准备听诊器、温度计。

三、小儿仪器的准备

1.麻醉机选择小儿模式,根据患儿体重选择合适的参数,检测其气密性处于良好的工作状态。

2.吸入麻醉挥发罐。

3.微量注射泵。

4.检查并调整小儿中心供氧与中心负压吸引器的压力。

5.对于严重困难气道的小儿,需备好纤维支气管镜辅助插管。

6.肌松监测仪。

7.温毯机。

8.除颤仪处于备用状态(备小儿除极板)。

第三节　特殊技术的药品、物品和仪器准备

一、控制性降压

控制性降压,是指对于某部分手术,为减少手术中出血或降低血管壁张力,改善手术创造条件,减少失血,术中应用各种方法和药物,有目的地降低患者的血压水平。

1.适应证

(1)对血供丰富的组织和器官的手术,通过术中控制性降压,可使手术野渗血减少,术野清晰,方便手术操作。

(2)血管手术,通过术中控制性降压,降低血管壁张力,减少因手术操作而导致血管壁破裂的风险。

(3)围麻醉期高血压的控制,禁用于全身情况差或重要器官功能不全的患者。

2.药品准备

(1)准备常规全身麻醉用药和抢救用药。

(2)应用麻醉药控制性降压:如氟烷类、丙泊酚等。

(3)应用扩血管药控制性降压:如硝酸甘油、硝普钠、艾司洛尔、美托洛尔、尼卡地平等。

(4)抗凝药:如肝素。

3.物品准备

(1)准备全身麻醉常规用物。

(2)准备动脉穿刺针、压力传感器、加压袋、输液泵。

4.仪器准备

(1)常规全身麻醉用仪器的检测准备。

(2)动脉直接测压模块、压力传感线的准备。

(3)除颤仪处于备用状态。

二、心血管手术麻醉准备

心血管手术的麻醉护理配合是一项重要的工作,患者由于其疾病本身对重要脏器的影响,或者因需接受外科手术治疗的疾病而加重原有的心血管负担而使病情复杂化。因此,要求麻醉护理人员具有扎实的理论基础、熟悉各项操作步骤、评估及观察生命体征、发现问题进行预处理并及时汇报医生等能力,从而提高围手术期患者麻醉的安全。

1.药品准备

(1)常规全身麻醉药品和抢救药品的准备。

(2)洋地黄类药物:如去乙酰毛花苷。

(3)β受体阻滞药:如艾司洛尔等。

(4)钙离子通道阻滞药:如地尔硫草、尼卡地平等。

(5)抗心律失常药:如利多卡因、胺碘酮、美托洛尔、异丙肾上腺素等。

(6)利尿剂:如呋塞米、螺内酯等。

(7)其他:如氨甲环酸、巴曲酶、葡萄糖酸钙、肝素、鱼精蛋白等。

2.物品准备

(1)心率、脉搏血氧饱和度、心电图、体温、尿量及连续呼吸末二氧化碳分压监测设备的准备。

(2)有创动脉压用品的准备：一次性压力换能器、肝素稀释液、加压袋、成人与小儿相应的动脉穿刺套管针、消毒液、敷贴、胶布等。

(3)中心静脉压用品的准备：一次性使用成人单腔/双腔/三腔深静脉穿刺包、一次性使用小儿单腔/双腔/三腔深静脉穿刺包、压力换能器、三通、皮肤消毒液、局部麻醉药等。

(4)温热毯：根据手术部位及患者的情况准备相应的温热毯，分成人或小儿全身型及上半身型、下半身型。

(5)自体血回收机的一次性耗材的准备：血液收集滤过器、双腔吸管、分离腔和管路套件。

3.仪器准备

(1)全身麻醉常规用仪器。

(2)麻醉深度检测仪。

(3)肌松检测仪。

(4)B超、经食管心脏彩超及探头。

(5)纤维支气管镜。

(6)血气分析、ACT监测仪。

(7)输血输液加温器及温毯机。

(8)自体血回收机。

(9)除颤仪(处于备用状态,具备胸内、胸外除颤功能)。

三、嗜铬细胞瘤手术切除的麻醉准备

嗜铬细胞瘤患者大多表现为阵发性血压升高,病程较长者可持续性血压升高,并呈阵发性加剧,如超高血压。术中刺激、挤压肿瘤等均可诱发儿茶酚胺的释放入血,诱发高血压危象,甚至心力衰竭、脑出血等。而当瘤体血流完全被阻断后,又会出现完全相反的表现,这是由于血液中儿茶酚胺水平的急剧下降,导致出现严重的低血压等循环紊乱症状。

1.药品准备

(1)常规全身麻醉药品和抢救药品。

(2)α受体阻滞药：酚妥拉明。

(3)扩血管药：硝普钠、硝酸甘油。

(4)降压药：尼卡地平、地尔硫䓬、艾司洛尔。

(5)抗心律失常药：肾上腺素、去甲肾上腺素。

(6)其他：胰岛素。

2.物品准备

(1)心率、血压、血氧探头、心电图、体温及连续呼吸末二氧化碳分压监测设备的准备。

(2)有创动脉压用品的准备：压力换能器、肝素稀释液、加压袋、成人与小儿所相应的动脉穿刺套管针、血糖测试纸、皮肤消毒液、外用酒精消毒液、敷贴、胶布等。

3.仪器准备

(1)全身麻醉常用仪器。

（2）血糖仪。

（3）微量注射泵。

（4）麻醉深度监测仪。

（5）除颤仪（处于备用状态）。

四、气管异物手术麻醉准备

气管异物是常见的急症之一，多见于3岁以下的幼儿，常危及患儿生命。每家医院麻醉方案和通气技术都有差异。充分的表面麻醉、高频辅助自主呼吸下七氟烷吸入，复合瑞芬太尼静脉泵注，是小儿气管异物取出术安全并有效的麻醉方案。

1.药品准备

（1）术前用药：阿托品、地塞米松。

（2）表面麻醉混合药液：0.33%丁卡因、1%利多卡因。

（3）麻醉用药：七氟烷、瑞芬太尼。

（4）常规的全身麻醉药品和急救药品。

2.物品准备

（1）常规的心率、血压、血氧探头、心电图、体温及连续呼吸末二氧化碳分压监测设备。

（2）喉头喷雾器、各型号加压面罩、一次性吸痰管数根、吸氧面罩、简易呼吸囊（成人/小儿）、温热毯等。

（3）全身麻醉插管用物：喉镜（成人/小儿）、各型号气管导管。

3.仪器准备

（1）高频通气呼吸机。

（2）纤维支气管镜。

（3）麻醉机和多功能监护仪。

（4）温毯机。

（5）微量注射泵。

（6）除颤仪（处于备用状态）。

五、单侧肺通气手术麻醉准备

单侧肺通气主要用于胸外科手术，进行两肺隔离后的单侧肺通气。其中最常见的是使用双腔气管内插管（double-lumen endotracheal tube，DLT）。DLT能有效进行肺隔离，防止气道内血液及分泌物流入健侧肺，可控性强，可使手术野保持相对清晰，有利于手术操作。

1.药品准备

（1）常规准备全身麻醉药品和抢救药品。

（2）水溶性润滑剂、利多卡因乳膏。

（3）吸痰用灭菌注射用水2瓶，区分健侧和患侧，并贴好标签。

2.物品准备

（1）常规准备心率、血压、血氧探头、心电图、体温及连续呼吸末二氧化碳分压监测设备。

（2）麻醉喉镜、简易呼吸囊。

（3）根据患者情况选择合适的插管型号：成年男性一般选用37/39F、女性一般选用35/37F，无菌操作下检查导管有无外观破损、套囊漏气，协助组装双向转及"Y"形接口，确保牢固,置入导管芯。将双腔插管弯曲至适当角度,导管头端及纤维支气管镜镜身涂水溶性润滑剂后备用。多以插入健侧为首选。

(4)气管导管固定器、敷贴、听诊器、胶布等。

3.仪器准备

(1)协助麻醉医师检查麻醉机、监护仪、氧气、吸引器均处于完好状态。

(2)纤维支气管镜辅助插管定位,做好纤维支气管镜的防雾处理,检查光源亮度、准备水溶性润滑剂后备用。

(3)柯克钳夹管用于单肺通气。

(4)除颤仪(处于备用状态)。

第十一章　各种常见麻醉的护理

所有的麻醉药物和麻醉方法都可影响患者的生理状态稳定性。对麻醉患者实施有针对性的护理,能减轻患者生理、心理负担,提高手术麻醉安全性。临床麻醉方法包括全身麻醉、局部麻醉、神经阻滞麻醉和椎管内麻醉。无论采用何种麻醉方法,要求在围术期始终保持呼吸道通畅和气体交换良好(简称呼吸管理)。为达到这一目的,需要在气道内置入气管导管、支气管导管或喉罩通气管等,手术结束后的拔管,可能有发生意外的危险,所以拔管应严格掌握拔管适应证与禁忌证,做好麻醉患者的治疗与护理。神经阻滞麻醉或椎管内麻醉也可能因药物作用或技术操作给机体带来不良影响。麻醉专科护士必须熟练掌握不同麻醉方法的患者麻醉护理过程,及时发现并处理麻醉并发症。

第一节　气管、支气管内插管全身麻醉的护理

一、概述

气管和支气管内插管是麻醉气道管理的主要手段,气管内插管方法大致分为经口腔插管法、经鼻腔插管法、经气管造口插管法三大类,如把导管插入单侧支气管即称为支气管内插管。

二、护理常规

1.麻醉前准备

(1)患者准备

1)麻醉前评估患者劳动能力、吸烟与嗜酒史,有无长期服用催眠药史,有无怀孕,有无食物、药物过敏史。嘱患者清洁口腔、鼻腔,戒烟、酒。

2)术前禁食≥8小时,婴幼儿禁食≥4小时,禁饮(糖水、清果汁)≥2小时。

3)嘱患者取下活动义齿、首饰、手表、戒指等。按医嘱执行麻醉前用药。告知患者麻醉复苏期需要配合的内容:如应答、睁眼、伸舌等。

4)麻醉开始前测量和记录首次体温、心率、血氧饱和度、呼吸、血压。建立上肢静脉通道。

(2)麻醉器械、设备、耗材准备

1)多功能麻醉机、心电监护仪、听诊器、麻醉喉镜、注射泵、加温仪、简易呼吸囊。

2)检测氧气源和吸引装置压力、系统密闭程度,确认无漏气。

3)一次性耗材有气管导管(支气管内插管准备双腔支气管导管或支气管封堵管)或喉罩、导管芯、呼吸回路、麻醉面罩、吸痰管、吸附器、口咽通气管、过滤器、医用水溶性润滑剂。

4)困难气道麻醉用具如支气管纤维镜、可视喉镜。

(3)药物准备:按医嘱准备镇痛药、镇静药、肌肉松弛药、胶体和常规急救药品(包括阿托品、麻黄碱、肾上腺素、多巴胺、阿拉明),0.9%氯化钠注射液500 mL。

2.麻醉中的护理观察及记录

（1）连续动态监测心电图，每 10~15 min 记录麻醉机、监护仪上各参数，支气管内插管麻醉根据手术需要单肺通气时，尤其密切注意血氧饱和度的变化。

（2）协助填写麻醉记录单。

（3）妥善固定气管导管，防止脱管、阻塞。术中变换患者体位时注意观察导管置入的深度。

（4）记录用药时间点、用量。

（5）记录输注液体种类及麻醉手术期间的出入量。

（6）按需要给予液体加温、患者身体保温。

（7）根据医嘱采血进行各种检验。

3.麻醉复苏期护理

（1）气管导管拔管指征：在麻醉医生的指导下进行操作。没有单一的指征能保证可以成功地拔除气管导管，下列指征有助于评估术后患者不需要辅助通气。

1）PaO_2 或 SpO_2 正常（一般 $SpO_2 > 94\%$）。

2）呼吸方式正常，咳嗽、吞咽反射活跃。患者能自主呼吸，呼吸不费力，呼吸频率 $< 30/min$，潮气量 > 6 mL/kg。

3）意识恢复，可以合作和保护气道。肌力完全恢复。

4）气管导管内、口腔内和咽部无异物，无气道梗阻或通气不足现象。

（2）拔管时护理要点

1）拔管前无菌操作下吸干净气管内、咽喉、口鼻内分泌物。吸痰中观察患者脉搏氧饱和度，有口唇发绀、持续呛咳者应停止吸痰，给予吸氧，待症状改善后再吸痰。

2）将气管导管套囊放气，导管内插入输氧管供氧，肺充氧胀气。将吸引管留置在气管导管前端之外，一边吸引一边缓慢拔管。

3）拔出气管导管后继续面罩吸氧，流量 4~5 L/min。再次清理口鼻咽喉分泌物。

4）当患者未清醒或有舌根后坠时，放置口或鼻咽通气管继续面罩吸氧，流量 4~5 L/min。

（3）观察和记录

1）氧饱和度、血压、心率，每 10~15 min 记录 1 次。

2）自主呼吸频率、节律、潮气量，每 10~15 min 记录 1 次。

3）有无肺误吸、喉头水肿、气管塌陷等并发症表现。

4）神志恢复情况及对刺激的反应。

5）疼痛程度。

6）出入量：包括输血、输液量及尿量、引流量等。外科专科情况及皮肤情况。

（4）体位护理：患者未清醒时，平卧位头偏向一侧，清醒后可抬高头部 15°~20°。做好身体及四肢约束和固定，防止坠床或其他意外的发生。

（5）注意保暖，防止低温。

（6）转出麻醉后监护治疗室的标准

1）在监护治疗室停留 > 30 min，神志完全清醒，正确对答。婴幼儿能睁眼、哭声响亮。

2）生命体征等观察指标平稳。

3）停吸氧气 5~10 min，血氧饱和度>94%。当停氧后血氧饱和度持续 94%，请示麻醉医生，由医生评估患者情况后决定。

4）对镇痛剂的要求间隔>15 min。

5）转出 PACU 评分达到 8 分及以上。Steward 评分达 4 分以上。

6）疼痛视觉模拟评分法评分≤3 分。

（7）转回普通病房后的护理建议

1）持续监护脉搏氧饱和度，脉搏、血压≥8 小时。

2）持续鼻导管吸氧≥8 小时，流量 2~4 L/min。

3）观察呼吸频率和节律，每 15~30 min 记录 1 次，连续 2 小时。

4）及时清除呼吸道分泌物。

第二节　喉罩全身麻醉的护理

一、概述

喉罩（laryngeal mask airway，LMA）是由一位英国医生于 1981 年根据解剖成人咽喉结构所研制的一种人工气道，在其通气管的前端衔接一个用硅橡胶制成的扁长形套，其大小恰好能盖住喉头，故有喉罩通气管之称。已被广泛应用于临床全身麻醉施行呼吸管理。

二、护理常规

1.麻醉前准备

（1）患者准备

1）全面评估患者情况，包括年龄、体重、吸烟与嗜酒史、口腔张开程度，有无长期服用催眠药史，有无食物、药物过敏史，术前诊断和拟行手术方式等，重点了解患者有无喉罩插管禁忌证。

2）指导患者术前禁食≥8 小时，婴幼儿禁食≥4 小时，禁饮（糖水、清果汁）≥2 小时。

3）嘱患者取下活动义齿、首饰、手表、戒指等。按医嘱执行麻醉前用药。

4）告知患者麻醉复苏期需要配合内容：如应答、睁眼、伸舌等。

5）麻醉开始前测量和记录首次体温、心率、血氧饱和度、呼吸、血压。建立上肢静脉通道。

（2）麻醉器械、设备、耗材准备

1）多功能麻醉机、心电监护仪、听诊器、麻醉喉镜、注射泵、加温仪、简易呼吸囊。

2）检测氧气源和吸引装置压力。

3）根据患者体重准备选择合适的喉罩（表 11-1）及医用润滑剂、喉镜、注射器、吸痰管等。同时备好气管插管用品，便于喉罩置入不能满足需要时能及时更换为气管插管。

表 11-1　喉罩选择参考表

型号	患者的体重/kg	罩囊最大充气量/mL
1	<5	4
1.5	5~10	7
2	10~20	10

（续表）

型号	患者的体重/kg	罩囊最大充气量/mL
2.5	20~30	14
3	30~50	20
4	50~70	30
5	70~100	40
6	>100	50

4）困难气道麻醉用具如支气管纤维镜、可视喉镜。

（3）药物准备：按医嘱准备镇痛药、镇静药、肌肉松弛药、胶体和常规急救药品（包括阿托品、麻黄碱、肾上腺素、多巴胺、间羟胺等），0.9%氯化钠注射液 500 mL。

2.喉罩置入操作的配合

（1）LMA 使用前检查：漏气检查；轻度过度充气检查；弯曲度检查：弯曲 180°是否能恢复原状。

（2）通气罩的前端背面应涂抹医用润滑剂，润滑剂避免触及套囊的前缘。

（3）麻醉诱导后将患者头后仰，头部呈后仰伸位，口腔张开。

（4）按喉罩使用操作步骤（图 11-1）（A、以执笔式握持喉罩，将背尖部正对上切牙放置；B、用示指辅助，将喉罩沿硬、软腭放入；C、继续推进，越过舌根，有落空感即到位）配合麻醉医师置入喉罩。

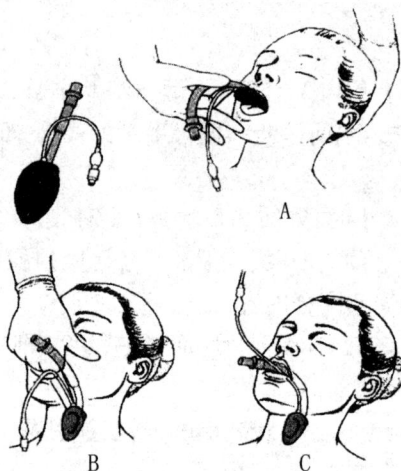

图 11-1　喉罩使用操作步骤

（5）检查喉罩位置是否正确（监测呼气末二氧化碳分压；听诊呼吸音；观察导管内气体的运动；观察胸廓的起伏），放置到位的 LMATM 喉罩。

（6）连接呼吸回路，喉罩套囊注气，固定。

3.术中护理

（1）若术中需要移动患者头部或麻醉变浅出现头部位置移动时，应及时提醒麻醉医师复查喉罩位置、麻醉机通气状态。

（2）术中漏气、反流的判断。

听：有无漏气声、捻发音。

看：口腔、鼻腔有无气雾溢出。

查：套囊位置有无改变致漏气，潮气量、压力改变。

（3）观察和记录连续动态监测心电图、血压、脉搏变化并记录；记录用药输血输液情况。

4.麻醉复苏期护理

（1）准备负压吸引装置，吸痰管及急救药品。手术结束后及时充分清除口腔内分泌物。

（2）拔除喉罩指征：患者完全清醒；自主呼吸恢复，通气良好；有保护反射出现。

（3）患者清醒前不宜将套囊放气，防止反流误吸。

（4）拔出喉罩后继续面罩吸氧，流量 4~5 L/min。再次清理口鼻咽喉内分泌物。

（5）观察和记录

1）氧饱和度、血压、心率，每 10~15 min 记录 1 次。

2）自主呼吸频率、节律、潮气量，每 10~15 min 记录 1 次。

3）有无肺误吸、喉头水肿、气管塌陷等并发症表现。神志恢复情况及对刺激的反应。

4）疼痛程度。

5）出入量：包括输血（液）量及尿量、引流量等。

6）外科专科情况及皮肤情况。

（6）体位护理：患者未清醒时，平卧位头偏一侧，清醒后可抬高头部 15°~20°。做好身体及四肢约束和固定，防止坠床或其他意外的发生。

（7）注意保暖，防止低温。

（8）转出麻醉后监护治疗室的标准

1）患者在监护治疗室停留 >30 min，神志完全清醒，正确对答。婴幼儿能睁眼、哭声响亮。

2）观察指标平稳。

3）停吸氧气 5~10 min，脉搏氧饱和度 ≥94%。当停氧后血氧饱和度持续 ≤94%，请示麻醉医生，由医生评估患者后决定是否转出监护治疗室。

4）对镇痛剂的要求间隔时间 ≥15 min。

5）转出 PACU 评分达到 8 分及以上。Steward 评分达 4 分以上。

6）疼痛视觉模拟评分法评分 ≤3 分。

（9）转回普通病房后的护理建议

1）持续监护脉搏氧饱和度、脉搏、血压 ≥8 小时。

2）持续鼻导管吸氧 ≥8 小时，流量 2~4 L/min。

3）观察呼吸频率和节律，每 15~30 min 记录 1 次，连续 2 小时。

4）及时清除呼吸道分泌物。

第三节　硬脊膜外腔阻滞麻醉的护理

一、概述

将局部麻醉药注入硬脊膜外间隙，阻滞脊神经根，使其支配的区域产生暂时性麻痹，称为硬膜外腔阻滞麻醉。

二、护理常规

1.麻醉前准备

（1）嘱患者麻醉前禁食≥8小时，术前一天行全身皮肤清洁。

（2）麻醉器械、设备准备：麻醉机、心电监护仪、氧气、吸引装置。

（3）物品、药品准备：成人或儿童硬膜外穿刺包（含穿插针、导管、无菌敷料）、2%利多卡因或其他局部麻醉药；急救药品包括麻黄碱、肾上腺素，阿托品等。

（4）急救插管用物：麻醉喉镜、气管导管、简易呼吸囊、听诊器。

（5）建立上肢静脉通道。

（6）麻醉开始前测量和记录首次体温、血氧饱和度、心率、呼吸、血压。

2.麻醉中的护理配合及观察记录

（1）向患者解释麻醉过程，指导患者配合麻醉穿刺。

（2）协助患者采取侧卧位，头部垫小枕，背部紧靠床沿，下颌尽量紧贴胸前，双手抱膝，膝部尽量紧贴腹壁。

（3）按外科手术切口要求行穿刺部位皮肤消毒。范围：上至肩胛下角，下至尾椎，两侧至腋后线。

（4）连续动态监测心电图、血压，心率、呼吸、血氧饱和度，每10~15 min记录1次。

（5）观察口唇黏膜、皮肤及术野血液颜色，面罩供氧。

（6）观察记录输血、输液量与尿量、出血量，根据血容量情况调整输液速度及输液种类。

（7）常见并发症的观察及对症护理

1）局部麻醉药全身中毒反应：其症状与处理详见局部麻醉的护理。

2）全脊髓麻：为最严重并发症。主要表现为低血压、呼吸抑制。应加快输液速度，按医嘱使用血管收缩药，同时做好急救插管准备。

3）头痛、神经损伤：头痛常出现于硬膜穿破后6~72小时，直立位时头痛加剧而平卧位后好转，此时嘱患者卧床休息，按医嘱对症处理；穿刺中患者出现触电感或痛感，警惕神经根损伤；下肢疼痛、麻木严重时按医嘱对症处理，2周内多数患者症状缓解。

3.麻醉复苏期护理

（1）拔除硬膜外导管后消毒穿刺部位周围皮肤，覆盖无菌纱布。

（2）观察下肢活动情况。

（3）监测血压、心率、呼吸、血氧饱和度，每10~15 min记录1次。

（4）面罩或鼻导管供氧。

（5）继续密切观察麻醉平面及患者主诉。

（6）外科专科情况及皮肤情况。

（7）转出麻醉后监护治疗室标准

1）距离最后1次使用局部麻醉药时间≥20 min。

2）其他参见气管内插管全身麻醉转出麻醉后监护治疗室标准。

第四节　蛛网膜下隙阻滞麻醉的护理

一、概述

蛛网膜下隙阻滞是指把局部麻醉药注入蛛网膜下隙,使脊神经根、脊根神经节及脊髓表面部分产生不同程度的阻滞,简称脊麻。

二、护理常规

1.麻醉前准备

(1)患者准备:麻醉前禁食≥8小时,术前1天行全身皮肤清洁。

(2)麻醉器械、设备准备:麻醉机、心电监护仪、氧气、吸引装置。

(3)物品、药品准备:腰麻包(含穿插针、无菌敷料)、2%利多卡因或其他局部麻醉药;急救药品包括麻黄碱、肾上腺素、阿托品等。

(4)急救气管插管用物:麻醉喉镜、气管导管、简易呼吸囊、听诊器。

(5)建立上肢静脉通道。

(6)麻醉开始前测量和记录首次体温、心率、血氧饱和度、呼吸、血压。

2.麻醉中的护理观察及记录

(1)向患者解释麻醉过程,指导患者配合麻醉穿刺。

(2)协助患者取侧卧位,头下垫小枕,背部紧靠床沿,下颌尽量紧贴胸前,双手抱膝,膝部尽量紧贴腹壁。

(3)按外科手术切口要求行穿刺部位皮肤消毒。穿刺部位:成人 L_2 以下,儿童 L_3 以下腰椎间隙。消毒范围:穿刺点上下15 cm以上,两侧腋后线。

(4)连续监测心电图、血压,心率,呼吸、血氧饱和度,每10~15 min记录1次。

(5)观察口唇黏膜、皮肤及术野血液颜色,面罩供氧。

(6)记录输液/血量与尿量、出血量,根据血容量情况调整输液速度及输液种类。

(7)停留导尿管。

(8)并发症的观察及对症护理

1)低血压:加快输液速度,成人15 min内输入液体200~300 mL,按医嘱予血管收缩药。

2)恶心呕吐:面罩吸氧,流量4~5 L/min,加快输液速度,按医嘱静脉使用麻黄碱、镇吐药如恩丹司琼。

3)头痛:去枕平卧轻度头痛卧床休息2~3天可自行缓解;中度头痛应增加晶体液补充。按医嘱使用镇痛药。

4)若麻醉平面在胸及以上,应警惕全脊麻,做好急救气管插管准备。

3.麻醉复苏期护理

(1)检查穿刺部位皮肤覆盖的无菌纱布有无潮湿,及时更换潮湿纱布。

(2)观察下肢活动情况,麻醉后去枕平卧≥6小时。

(3)连续监测血压、心率、呼吸、血氧饱和度,每10~15 min记录1次。

(4)面罩或鼻导管供氧。

(5)继续密切观察麻醉平面及患者主诉。

（6）转出麻醉后监护治疗室标准

1）距离最后1次使用局部麻醉药时间≥20 min。

2）其他参见气管内插管全身麻醉转出麻醉后监护治疗室标准。

第五节　蛛网膜下隙-硬膜外腔联合麻醉的护理

一、概述

蛛网膜下隙-硬膜外腔联合麻醉已广泛应用于下腹部、盆腔及下肢手术。但精神病、严重神经官能症，以及小儿等不合作患者、严重低血容量、凝血功能异常、穿刺部位感染、中枢神经系统疾病及脊椎外伤患者禁用。

二、护理常规

1.麻醉前准备

（1）患者准备：麻醉前禁食≥8小时，术前1天行全身皮肤清洁建立上肢静脉通道。麻醉开始前测量和记录首次体温、心率、血氧饱和度、呼吸、血压。

（2）麻醉器械、设备准备：麻醉机、心电监护仪、氧气、吸引装量。

（3）物品、药品准备：腰硬联合麻醉包（含穿插针、导管、无菌敷料）、2%利多卡因或其他局部麻醉药；急救药品包括麻黄碱、肾上腺素、阿托品等。

（4）急救气管插管用物：麻醉喉镜、气管导管、简易呼吸囊、听诊器。

2.麻醉中的护理观察及记录

（1）向患者解释麻醉过程，指导患者配合麻醉穿刺。

（2）协助患者取侧卧位，头下垫小枕，背部紧靠床沿，下颌尽量紧贴胸前，双手抱膝，膝部尽量紧贴腹壁，严重肥胖患者，可采用坐位。

（3）按外科手术切口要求行穿刺部位皮肤消毒。消毒范围：穿刺点上下15 cm以上，两侧腋后线。

（4）连续监测心电图、血压、心率、呼吸、血氧饱和度，每10~15 min记录1次。

（5）观察口唇黏膜、皮肤及术野血液颜色，面罩供氧。

（6）记录输液、输血量与尿量、出血量，根据血容量情况调整输液速度及输液种类。

（7）停留导尿管。

（8）并发症的观察及对症护理

1）蛛网膜下隙阻滞麻醉后，须严密监测血压、心率，每60~90 s测量1次，每10~15分钟测定呼吸功能。若出现低血压，可保持患者头低足高位，同时按医嘱补充血容量或给予血管活性药物（如麻黄碱、间羟胺等），直到血压回升为止。对心率缓慢者可考虑静脉注射阿托品0.2~0.5 mg以降低迷走神经张力。

2）当蛛网膜下隙阻滞麻醉作用开始减弱或消退（在用药60 min左右），需要经硬膜外腔追加药物时，注意观察硬膜外麻醉的并发症：详见第三节硬膜外腔阻滞麻醉。

3.麻醉复苏期护理

（1）检查穿刺部位皮肤覆盖的无菌纱布有无潮湿，及时更换潮湿纱布。

（2）观察下肢活动情况，麻醉后去枕平卧≥6小时。

（3）连续监测血压、心率、呼吸、血氧饱和度，每10~15 min 记录1次。

（4）面罩或鼻导管供氧。

（5）继续密切观察麻醉平面及患者主诉。

（6）外科专科情况及皮肤情况。

（7）转出麻醉后监护治疗室标准

1）距离最后1次使用局部麻醉药时间≥20 min。

2）其他参见气管内插管全身麻醉转出麻醉后监护治疗室标准。

第十二章 麻醉专科技术操作护理配合

第一节 气管内插管置入术、拔除术的护理配合

一、气管内插管置入术的护理配合

(一)目的

1.预防呼吸道阻塞,保证供给通畅安全的气管条件,保持呼吸道通畅,清除气管内异物或渗出物,减少气管阻力,增加肺泡有效通气量,防止被操作者出现缺氧或二氧化碳蓄积。

2.进行有效的人工或机械通气。

3.气管插管后便于吸入全身麻醉作用药品的应用。

4.气管湿化。

5.保证麻醉管理安全有效。

(二)适应证

1.静脉复合麻醉者或行各类全身麻醉的患者主要有以下几种。

(1)全麻药明显抑制/通换气或应用肌松药者。

(2)颅内手术、开胸手术、需俯卧位手术等。

(3)呼吸道难以保持通畅的患者,如肿瘤压迫气管。

2.危重患者 主要有呼吸衰竭需要行机械通气的患者,心肺复苏、药物中毒、误吸患者及新生儿严重窒息患者等。

(三)护理配合

1.评估

(1)患者的年龄、性别、体重、外貌及心理状况。

(2)患者的张口度、上呼吸道情况及头颈运动程度:如有无炎性肿物、喉部病变、先天性畸形等。根据患者情况决定经口还是经鼻插管,如拟经鼻插管应检查双侧鼻腔通气情况,即有无阻塞或不畅,有无鼻甲肥大、鼻中隔偏曲或鼻息肉等,以及有无鼻咽部手术史及鼻外伤等。

(3)口齿情况:如有固定义齿和松动牙齿,因易受喉镜片操作脱落,除应给予必要的解释外,还应用牙托或纱布保护牙齿。取下活动义齿,防止误入食管和气管。

(4)患者禁食时间。

(5)有无感染性疾病。

2.准备

(1)护士准备:着装整洁,洗手,戴帽子和口罩。

(2)物品准备:①气管导管:根据患者自身情况、手术体位要求选择合适的气管导管,保持无菌状态下检验套囊有无漏气,充分润滑导管前端6~8 cm,调整连接口松紧,按需置入导管芯;②辅助插管用具:喉镜,根据患者年龄选择合适的喉镜,准备喉镜时,要试好喉镜亮度。

牙垫、空注射器、管芯、利多卡因胶浆或乳膏、纤维支气管镜(插管困难或导管定位时用,镜下插管,光纤部分勿弯曲)、胶布(2条30 cm左右长的胶布)、口咽或鼻咽通气道、听诊器等,检验一次性物品有无过期,包装有无破损;③性能良好的监护仪、麻醉机、负压吸引器(根据年龄、体型选择不同粗细的吸痰管备用);④按医嘱准备药品:如静脉麻醉药、肌松药、麻醉性镇痛药、地塞米松、阿托品等,对其进行"三查七对"。

(3)环境准备:清洁、舒适,室温20~25℃,光线充足。

(4)患者准备:①气管插管前或术前,让患者及家属了解气管插管的目的,以及患者在插管及拔管时的配合要领和注意事项。②给予意识清醒的患者心理疏导,消除其恐惧、不安的情绪。③认真填写手术安全核查表,共同确认患者身份、手术方法、手术部位、知情同意等项内容。④患者取仰卧位,脱去上半身病员服,覆盖于胸前。⑤测量生命体征、SpO_2,并记录。⑥配合医生做好患者的插管准备:适当的插管前准备不仅可以消除患者的痛苦,还可为插管提供良好条件,减轻气管损伤和心血管反应,减轻患者术后咽喉部疼痛和瘙痒干咳的症状。首选气管内表面麻醉,包括喉头喷雾器喷雾,表面麻醉咽喉部,经口气管内局部麻醉药喷雾和环甲膜穿刺表面麻醉。

3.护理配合

(1)给予患者麻醉面罩高浓度(100%)供氧2~3 min,指导患者正常呼吸。

(2)将患者四肢进行固定,松紧适宜。

(3)麻醉护士应对麻醉诱导药进行2遍核对,遵医嘱给予试验剂量麻醉药,测试肺的顺应性、气道阻力。良好者给予全麻诱导药,并根据药理作用决定给药速度,注意关注患者的呼吸、心率、血压等。

(4)根据需求,麻醉护士对手术床的角度和高低位置进行调节。

(5)协助操作者将患者头部置于后仰位,用垫或枕将患者枕部抬高并使头部伸展,即所谓的"绣花位"。此时口、咽、喉三轴线成直线,使从唇到会厌的路径几乎在一条直线上。

(6)操作者置管时,麻醉护士可以按压患者的喉结节,完全暴露如肥胖、颈项比较短或粗的患者的声带。及时传递特殊的插管仪器,随时准备吸除分泌物或胃内反流物,麻醉医生临时需要替换导管型号或类型时,需快速配合其替换。当声门暴露之后,立即传递气管内导管给操作者,在套囊通过声门后协助操作者轻柔地抽出导管芯,牙垫在完成插管后将其及时传递,在操作者将喉镜退出的同时,配合其连接麻醉机。

(7)麻醉护士挤压呼吸囊辅助呼吸,观察患者胸廓有无起伏运动,两侧是否对称。操作者听诊双肺呼吸音是否对称,确定气管导管位置。

(8)确定插管成功后,将导管与口塞用胶布妥善固定,导管气囊内注入空气5~7 mL,并控制囊内压小于30 mmHg,套囊软硬度可与鼻尖软硬度相似,并立即遵医嘱加深麻醉,防止患者出现呛咳或屏气。

(9)用合适的吸痰管试吸气管导管内的分泌物,了解患者呼吸道的通畅情况。

(10)记录插管的日期、时间,导管置入的深度,气囊充气量及用药的情况。

(11)患者体位合适,妥善固定气管导管、螺纹管。

(12)插管后动态观察患者的生命体征、SpO_2,每隔5~10 min记录1次,及时进行麻醉药液的静脉推注,及时吸除呼吸道分泌物,管理患者呼吸。发现异常,及时报告并遵医嘱处理。

(13)用物:分类处理。

（14）护士：洗手。

4.注意事项

（1）有喉头水肿、喉头黏膜下血肿、急性喉炎、颈椎骨折的患者禁忌使用气管内插管。

（2）观察有无并发症：如牙齿松动、脱落，呼吸道损伤（如出血，杓状软骨脱臼,咽喉及气管黏膜损伤、缺血坏死,喉头水肿）。

（3）注意气囊的充气与放气：2~3 h 应放气 1 次,导管留置时间一般不超过 72 h。

（4）加强气管护理：气管湿化,可预防气管内分泌物黏稠而致的吸除困难所引起的呼吸困难、费力。随时吸引气管内分泌物,保持气管畅通。严格按无菌操作原则吸痰,吸引过口腔内的吸痰管不能再用于气管内吸引,每次吸痰时间控制在 15 s 之内。分泌物较多时或吸痰引起的持续性呛咳等因素所致血氧饱和度下降时,需吸氧后再行吸痰。

（5）严格执行"三查七对"制度。

（6）管芯插入导管内,前端勿超过导管的侧孔,后端在导管接头处顺势反折,防止前端滑出,造成气管黏膜损伤。

（7）套囊充气,以不漏气为宜。气压过大,易使套囊压迫气管内壁黏膜而致缺血;长时间留置气管导管,严重时可致局部坏死,气压过小可造成漏气。

（8）插管时注意关注患者生命体征,插管过程中如有异常,及时通知麻醉医生。

（9）导管须固定牢固,变换体位时应调整好呼吸管路,以免导管脱出。

（10）协助外科医生为患者取适当手术体位,防止压迫气管导管。

（11）加强安全护理,防止患者坠床。

（12）麻醉诱导给药时,必须与麻醉医生核对 2 遍后,才能执行口头医嘱。

二、拔除术的护理配合

(一)目的

结束机械通气。

(二)适应证

1.手术结束停止麻醉后,肌松药作用代谢完全。

2.生命体征稳定、无活动性出血、循环功能稳定、暂无再次手术指征。

3.咳嗽、吞咽反射恢复,呼吸道通畅,无喉头水肿、喉痉挛等气管狭窄的表现。

4.呼吸频率、节律、深度、潮气量恢复至术前水平,双肺呼吸音正常,脱离呼吸机吸空气 5~10 min,血氧饱和度>94%。

5.呼唤患者能应答,能睁眼、皱眉。

6.吸氧浓度<40%时,动脉氧分压（PaO_2）>60 mmHg。

(三)护理配合

1.评估

（1）患者的病情、意识、合作程度。

（2）符合拔管的指征。

2.准备

（1）护士准备：着装整洁,洗手,戴帽子和口罩。

（2）物品准备：①麻醉机贮气囊、呼吸回路、面罩；②吸引装置性能良好，根据患者年龄调节负压；③选择合适型号的吸痰管；④鼻咽或口咽通气管、10 mL 注射器、手套、生理盐水、纱布；⑤气管插管用品。

（3）患者准备：①检查监护导联有无脱落；②协助患者取仰卧位或半卧位，根据患者意识程度及配合程度适当约束四肢；③心理护理，对清醒患者可告知其手术已结束及操作的目的和配合要点。

（4）环境准备：避免噪声，保持安静，维持室温在 20~25℃，室内清洁、舒适、光线充足。

3.护理配合

（1）核对医嘱及患者。

（2）再次检查供氧装置及负压吸引装置性能良好。

（3）记录患者 BP、HR、R、SpO_2。

（4）吸纯氧 3 min。

（5）按患者呼吸节律辅助膨肺 3 次，使肺充分膨胀。

（6）吸净气管、口、鼻、气管导管气囊周围的分泌物。

（7）拔掉固定的胶布，保留牙垫，将气管导管气囊内气体用注射器缓慢抽出。

（8）将吸氧管伸入导管，边吸氧边拔管，协助麻醉医生边拔除气管导管，边吸引气道内分泌物。

（9）鼓励患者拔管后行深呼吸及有效咳嗽，保持患者头侧位，防止其误吸。

（10）利用保留牙垫防止牙关紧闭，予吸引口、鼻、咽腔分泌物。

（11）清洁患者面部，拔除气管导管后使用面罩继续吸氧。

（12）听诊双肺呼吸音，并与术前比较，观察患者呼吸、血氧饱和度的变化，以及有无喉痉挛、舌后坠等呼吸道梗阻现象的发生。

（13）记录拔管时间，拔管后患者的病情、呼吸情况及生命体征。

（14）患者取舒适卧位，整理床单位，将用物分类处理、消毒。

（15）护士洗手。

4.注意事项

（1）饱胃、肥胖、颈短、鼻咽喉面颈部手术，术前有困难气道、多次气管插管或分泌物较多的患者，宜在患者完全清醒后再行拔管，并在拔管前做好再次插管的准备。

（2）患者合并有脑梗死病史、严重的心律失常、心脏病、高血压病、哮喘等疾病时，宜行舒适拔管，防止诱发疾病或加重原发疾病。

（3）妥善固定好患者，保护患者安全，防止患者在未完全清醒的状态下，由于气管导管刺激而引起躁动或本能的拔管动作所致的坠床或非计划拔管。

（4）严格遵守无菌操作原则。拔管前必须依次吸净气管导管、鼻腔、口腔内分泌物，气管内操作每次不超过 15 s，动作轻柔，注意观察患者生命体征的变化。

（5）拔管前仔细检查套囊内气体是否已被放空，颌面口腔手术前固定导管的缝线有无剪断，患者肌张力是否很高而导致牙关紧闭咬管，防止引起拔管困难。

（6）传统的拔管方法是将吸痰管伸入导管内，边拔导管边吸引。现在认为这种方法会降低肺内氧浓度，可诱发喉痉挛。

（7）拔管后密切观察有无并发症发生，一旦发生应协助麻醉医生及时处理。

1)误吸:完全掌握拔管指征,吞咽呛咳反射尚未恢复前切勿拔管;拔管后密切观察患者,如口、鼻腔内有呕吐物或分泌物,将其头偏向一侧,吸引口、鼻腔内呕吐物和分泌物。

2)呼吸道梗阻,如舌后坠:病情允许侧卧位或改变头部位置,不能缓解放置口咽通气道。喉水肿:加压给氧,遵医嘱给予激素类药物,严重者气管内插管、气管切开。喉痉挛:拔管时,动作要轻柔;轻者加压给氧,不能缓解者遵医嘱予肌松药,必要时行气管插管。支气管痉挛:拔管前,吸尽气管分泌物;无法完全吸尽时可尝试使用纤维支气管镜吸痰。

3)声带麻痹:可能因气囊压力过高或麻醉插管位置欠妥,压迫外展肌的神经末梢而造成单侧声带麻痹。

4)咽喉痛:保持气管套囊内适当压力,压力不宜过高,告知患者症状一般在72 h内可自行缓解。

第二节 喉罩置入术、拔除术的护理配合

一、喉罩置入术的护理配合

(一)目的

快速建立紧急人工气道,有效保持呼吸道通畅,保持有效的气体交换,改善患者缺氧,从而挽救患者生命。

(二)适应证

1.各类因素引起的上呼吸道阻塞或呼吸、心脏停搏。

2.合并有高血压、冠心病等需要行全身麻醉的中心小手术者。

3.非预见性的困难插管或头颈活动受限不能进行气管插管者。

4.在使用纤维光束支气管镜激光烧灼肿瘤(气管或支气管内、声带处)时。

(三)护理配合

1.评估

(1)患者的病情、年龄、体重、清醒程度,有无活动性义齿。

(2)患者有无禁忌证。①饱胃,腹内压过高,有呕吐、反流、误吸的高危患者;②必须保持正压通气手术或通气压力需大于 25 cmH₂O 的慢性呼吸系统疾病患者;③呼吸道梗阻的患者,如气管受压、气管软化、咽喉部肿瘤者等肺顺应性下降或气道阻力增高者;④呼吸道出血的患者;⑤扁桃体异常肿大或舌头肥大、张口度小的患者。

(3)患者有无声门上部或下咽部的损伤、重度肥大的扁桃体,以及明显的喉或气管的偏移。

(4)口齿情况:如有固定义齿和松动牙齿,除给予必要的解释外,还应用牙托或纱布保护牙齿。取下活动义齿,防止误入食管或气管。

2.准备

(1)所有操作人员着装整洁,洗手,戴帽子和口罩。

(2)物品准备:①按照患者体型及医嘱准备合适型号的喉罩,体重<50 kg 者准备 3 号喉罩,体重 50~80 kg 者准备 4 号喉罩,体重>80 kg 者准备 5 号喉罩。为预防通气导管和通气

罩出现异物或发生堵塞,使用前须仔细查验。将通气罩充气,检验部分凸起或有无漏气损坏,尽可能地抽尽通气罩内的气体,充分润滑喉罩的罩囊背面;②30 mL 注射器、手套、麻醉喉镜、听诊器、医用水溶性润滑剂、面罩、胶布(2 条 30 cm 左右长的胶布)、过滤器;③性能良好的监护仪、麻醉机、负压吸引器(备用,根据年龄、体型选择不同粗细的吸痰管);④按医嘱准备药品:肌松药、需静脉麻醉者应备齐其需要的麻醉性镇痛药、地塞米松、阿托品等,对其进行"三查七对";⑤准备气管插管相关用物,便于突发情况及时更换。

(3)环境准备:室温调节在 20~25℃,环境清洁、舒适,光线充足。

(4)患者准备:①喉罩置入前或术前告知患者及家属喉罩置入的目的和风险,指导患者在操作时的配合方法,告知患者术前 8 h 禁食禁水,防止术中出现误吸或反流等;②给予意识清醒的患者以心理疏导,消除其恐惧、不安的情绪;③认真填写手术安全核查表,共同确认患者身份、手术方法、手术部位、知情同意等内容;④患者取仰卧位,脱去上半身病员服,覆盖胸前;⑤测量生命体征、SpO_2 并记录。

3.护理配合

(1)检查麻醉机、呼吸机的性能,准备氧源和负压吸引装置,检查各连接完整。

(2)吸除口腔、鼻腔分泌物,取下活动性义齿。

(3)为预防术中麻醉深度变浅时患者因变换体位、躁动而使喉罩移位导致窒息,可将患者四肢进行固定,松紧适宜。

(4)给予患者麻醉面罩高浓度(100%)供氧 2~3 min。

(5)按医嘱使用麻醉药物,达到足够的麻醉深度,使用前麻醉护士应对麻醉诱导药进行2 遍核对。

(6)协助麻醉医生将患者去枕仰卧位,头部后仰,递给麻醉医生涂好润滑剂的喉罩。

(7)配合麻醉医生完成喉罩置入操作,吸氧或连接麻醉机或呼吸机进行机械通气,检查有无漏气。

(8)喉罩位置确定正确,为防止喉罩移位,使用胶布固定,然后置入胃管。

(9)辅助将患者更改为舒适体位或手术体位,整理病床单位,术中随时观察喉罩有无移位或脱出,缺氧有无改善及胃肠有无胀气、误吸等。一旦发生上述情况,应立刻通知麻醉医生,并积极配合医生进行处理。

(10)用物:分类处理。

(11)护士洗手。

4.注意事项

(1)放置喉罩前,将气囊适当放空(剩余气体 3~5 mL),既利于置入又避免气囊形成锐角而损伤气管。

(2)喉罩的套囊充气量可按喉罩号码×5 mL 计算。

(3)误吸是留置喉罩后发生的严重并发症。

(4)患者体位改变后,检查喉罩有无移位。

(5)口咽部最容易出现黏膜缺血,建议使用最小充气量。原因是套囊充气过足时,很难适应咽部的形状,可能出现移位而漏气;当套囊产生的压力超过毛细血管压时,喉罩的背部会压迫咽后壁,喉罩前部会压迫舌底。

（6）开始充气 10~15 mL,确定喉罩周围漏气(气道压<15 cmH$_2$O)时,应再充入 5~10 mL 空气。

（7）误吸危险性较高时,保持气囊的囊内压应>15 cmH$_2$O。

（8）尽量不要长时间使用喉罩,当确需长时间使用时,需 2 h 放气 1 次,每次放气 2 min。在使用过程中注意检测气囊压力,并关注有无反流、误吸的发生。

二、喉罩拔除术的护理配合

（一）目的

1.结束机械通气。

2.更改其他通气方式。

（二）适应证

是指具备拔除喉罩指征的患者,具体有以下几种情形。

1.患者自主呼吸恢复,呼吸频率、节律、深度及潮气量正常。

2.患者神志清醒或保护性反射如吞咽呛咳反射恢复。

3.停止供氧 5~10 min,患者的 SpO$_2$>94%。

4.患者肌力完全恢复。

5.生命体征稳定,无活动性出血,循环系统功能稳定,暂无再次手术指征。

6.一旦出现反流、误吸,须立即拔除喉罩,并清理呼吸道。

（三）护理配合

1.评估

（1）患者的意识、肌张力、呼吸、血氧饱和度等是否达到拔除指征。

（2）患者的病情、合作程度。

2.准备

（1）护士准备:着装整洁,洗手,戴帽子和口罩。

（2）物品准备:①麻醉机储气囊、呼吸回路,面罩;②吸引装置性能良好,根据患者年龄选择合适的负压;③选择型号合适的吸痰管;④口咽或鼻咽通气管、10 mL 注射器、手套、生理盐水、纱布;⑤气管插管用品及急救药品。

（3）患者准备:①检查监护导联有无脱落;②协助患者取仰卧位或半卧位,根据患者意识程度及配合程度,适当约束患者四肢;③心理护理:告知清醒患者手术已结束及操作的目的和配合要点。

（4）环境准备:室温调节在 20~25℃,室内清洁、舒适,光线充足。

3.护理配合

（1）核对医嘱及患者。

（2）再次检查供氧装置及负压吸引装置性能良好。

（3）记录患者 BP、HR、R、SpO$_2$。

（4）拔除前吸痰:吸引前充分给纯氧吸入 2 min,吸痰管在无负压状态下进入通气管,吸痰管长度不应超过喉罩密封口或栅栏。

（5）吸纯氧 3 min。

（6）拔掉固定的胶布，将气管导管气囊内气体使用注射器缓慢抽出。

（7）将患者头偏向一侧，防止误吸并保持呼吸道通畅，协助医生拔出喉罩。

（8）面罩吸氧并清洁患者面部，告知患者手术结束，鼓励其深呼吸，进行有效咳嗽。

（9）观察呼吸时有无痰鸣音，有分泌物者鼓励其咳出分泌物或将分泌物吸除干净。

（10）观察患者呼吸、血氧饱和度的变化，确定有无喉痉挛、舌后坠等呼吸道梗阻现象的发生。

（11）记录拔除喉罩的时间、病情、呼吸情况及生命体征、SpO_2。

（12）患者取舒适卧位，符合病情需要，整理床单位，用品分类处理、消毒。

（13）护士洗手。

4.注意事项

（1）妥善固定好喉罩，预防患者未完全清醒时，因躁动而致喉罩移位或非计划拔管。

（2）严格遵守吸痰原则。吸痰时，动作轻柔，每次吸痰时间小于 15 s，喉罩内不超过 10 s/次，尽量降低吸痰次数，防止反复刺激咽喉而诱发喉痉挛。如分泌物较多时，应多次、短暂吸痰，吸痰前后均需备氧。

（3）拔除喉罩前，仔细检验气囊气体有无被放空。

（4）拔除时若发生咬管情况，应待患者不咬管时再拔出。防止强硬拔除可能造成的切牙损伤。

（5）拔除喉罩后密切关注有无并发症发生，一旦发生应协助麻醉医生及时处理。

1）喉痉挛：轻者加压给氧，不能缓解者遵医嘱予肌松药、激素（如地塞米松）等，必要时气管插管。

2）反流和误吸：严格掌握拔除喉罩的指征，吞咽呛咳反射尚未恢复前切勿拔除喉罩；拔除喉罩后密切观察患者，如口、鼻腔内有呕吐物或分泌物，应将其头部偏向一侧，吸引口、鼻腔内呕吐物和分泌物。

3）舌后坠：病情允许予患者侧卧位或改变头部位置，不能缓解者予放置口咽通气道。

4）咽喉痛：为减轻患者不安情绪，告诉患者暂时少说话，短期内症状可恢复。

第三节　双腔支气管插管置入术、拔除术的护理配合

一、双腔支气管插管置入术的护理配合

（一）目的

1.将双肺隔开分别通气，暂时隔离左右支气管系的呼吸，根据需要选择单侧或双侧行吸入性全身麻醉，便于及时吸引支气管内分泌物。

2.为易于自然引流患侧肺的分泌物，可只通过健侧管腔进行单肺通气，使患侧管腔暴露于空气中。

（二）适应证

1.肺脏手术　促使痰量>50 mL/t 的患者，如肺化脓、肺结核、支气管扩张、肺大疱等患者。手术可以预防有害物质向健侧播散及预防呼吸道梗阻。

2.支气管胸膜瘘手术　为防止因吸入麻醉药及氧气从瘘孔逸出而致麻醉无法加深。

3.肺部肿物、肺结核等引起大量咯血、咳痰的且需急症手术的患者,使用双腔导管一方面可保持呼吸道通畅,另一方面利于诊断出血、咳痰的位置。

4.其他胸腔内手术　如食管癌根治术,为确定套囊的裂隙位置,插完管后应立即使用纤维光束支气管镜检查。

(三)护理配合

1.评估

(1)了解手术方法,患者病史、身高、体重、性别等。

(2)有无高血压病、心脏病、呼吸系统疾病等并发症。

(3)判断气管插管的难易程度。

2.准备

(1)护士准备:着装整洁,洗手,戴帽子和口罩。

(2)患者准备:①认真填写手术安全核查表,共同确认患者身份、手术方法、手术部位、知情同意等内容;②协助患者取仰卧位,并做好安全保护;③心理护理:为了患者能更好地适应麻醉机,配合麻醉,告知患者手术方式、全身麻醉的特点及麻醉苏醒期可能出现的不适,减轻其紧张情绪,提高其对麻醉的耐受力和配合程度;④建立良好的静脉通道,为增加血容量,在诱导之前静脉快速补充适量液体;⑤连接心电监护并监测患者生命体征、SpO_2。

(3)用品准备:①提供型号合适的双腔支气管导管:评估患者手术部位、身高、性别,根据麻醉医生的要求选择。通常成年男性采用 37/39F 导管,女性采用 35/37F 导管,14 岁左右、体重 35 kg 左右的患者可选用 28～30F 导管。无论男性还是女性,如果患者身高 170 厘米,应将双腔管尖端与门齿间的距离控制在 29 厘米。每当身高增或减 10 厘米,双腔管即相应增或减 1 厘米。②纤维支气管镜:调好焦距,并调整光源亮度后备用。③检验导管有无破损、套囊是否破损漏气,配合麻醉医生将双向转接口与"Y"形接口进行连接,确保各接头处紧密、两腔通畅;将导管芯置入双腔管内,弯曲双腔管至所需角度,导管前端、纤维支气管镜镜干表层涂以水溶性润滑剂。④一般用物:性能良好的监护仪、麻醉机及负压吸引装置、气管内插管用物、双腔管专用吸痰管、止血钳(为了夹闭单侧气管导管)、牙垫、水溶性润滑剂、胶布等。⑤根据麻醉医生要求,遵医嘱备齐各类药物,如静脉麻醉药、肌松药、阿片类镇痛药、非阿片类镇痛药,以及急救药品等。

(4)环境准备:室温调节在 20～25℃,房间清洁、舒适,光线充足。

3.护理配合

(1)面罩高流量给氧 5 min。

(2)遵医嘱协助静脉诱导:推注药物时,严格控制用药剂量,在缓慢推注的同时,严密观察患者生命体征、肌肉及神志变化。

(3)气管插管时的护理:准备插管时,护士需先将患者头后仰,置其口、咽、喉轴位于同一直线;然后为充分暴露声门,需配合麻醉医生按压患者环状软骨;置入喉镜后,护士需将润滑过的双腔管递于麻醉医生;等导管顶端通过声门后,迅速配合麻醉医生退出管芯。插管过程中,需密切关注患者血压、心率的变化;如有异常,立刻通知麻醉医生并协助处理。

（4）配合麻醉医生使用吸痰管通畅法、呼吸音听诊法及纤维支气管镜检验法对双腔管位置进行准确定位：插管后先往气管套囊内注气，正压通气。若双侧呼吸音正常，气道无漏气提示位置放置正确，再将支气管套囊注气，双肺呼吸音同注气前；夹闭一侧导管后，同侧呼吸音消失，对侧呼吸音正常，提示达到良好的肺隔离效果。若是支气管套囊注气后单侧肺行通气时，左右肺均有呼吸音，说明导管置入的深度过浅；如气管套囊注气后双肺闻及单侧肺呼吸音，气道压高达 40 cmH$_2$O 以上，说明导管置入的深度过深，应适当调整。当双肺通气正常，气道压<35 cmH$_2$O，即配合麻醉医生放入牙垫，并用 35 cm 长的胶布妥善固定导管。

（5）安置手术体位前，记录导管于门齿处的刻度；移动患者身体、头部时，应和导管同步移动，防止头部后仰或过度扭曲；安置体位后，须即刻观察导管管道于门齿处的刻度。为防止导管移位，需配合麻醉医生再次使用纤维支气管镜检查、使用呼吸音听诊法行胸部听诊。

（6）配合麻醉医生将双腔管套囊充气，保持适当的囊内压，通常需在气管套囊内充 5～8 mL 空气，缓慢将套囊内按有效密封需要的最小气流量注气，支气管套囊充气不应超过 2～3 mL；安置体位时轻柔地移动患者头部；手术过程中为估计气囊有无漏气及漏气程度，须经常通过触摸套囊测试气囊压力。

（7）麻醉维持期护理

1）护士需严密观察 SpO$_2$，配合麻醉医生监测气管压力；为预防气管压增大、缺氧导致的低氧血症及代谢紊乱等并发症，保持呼吸道顺畅，需根据患者情况定期吸痰。

2）为避免术后肺不张，护士需密切关注手术进度，关胸后尽快连接胸腔闭式引流，配合麻醉医生及时膨肺排气。

3）护士需严密观察呼吸道有无分泌物并立即吸除干净，配合麻醉医生做正确处理；及时配合麻醉医生在进胸前、分离支气管前后、张肺排气前，清除导管内分泌物。

4.注意事项

（1）插管时，导管放入口腔后，避免近端的气管套囊被牙齿划破而漏气。

（2）对支气管壁异常的患者慎用双腔管。

（3）选择合适型号的双腔管。

（4）保证导管位置正确。

（5）防止支气管套囊过度充气，导管套囊内压>25 mmHg 可压迫气管黏膜致血流阻力增大而引起局部缺血。

（6）变换体位时，放松支气管套囊，重新听诊双肺呼吸音及单侧呼吸音。

（7）每次调整导管位置时，均应将套囊放气，再予动管，以免造成损伤。

（8）右侧双腔支气管置管时，必须确保右上肺通气良好。

（9）患者置于手术位后需再次确认导管位置无误。

（10）操作过程中避免暴力，防止支气管插管所引起的创伤。

（11）对于长时间留置导管的患者需定期吸痰，并且保持气管湿化，防止痰液过多或痰痂形成，吸痰压力设置为 40～53.3 kPa；吸痰前应先用水溶性润滑剂润滑吸痰管。

（12）麻醉机或呼吸机活瓣失灵，或管道脱落或呼吸机湿化水在管道内凝结过多而阻塞气管或其他机械因素均可引起气道阻塞。及时发现并给予处理，这一点非常重要。

二、双腔支气管插管拔除术的护理配合

(一)目的

结束机械通气。

(二)适应证

1.手术结束停止麻醉后,肌松药物作用完全代谢。

2.生命体征稳定,无活动性出血,循环系统功能稳定,暂无再次手术指征。

3.咳嗽、吞咽反射恢复,呼吸道通畅,无喉头水肿、喉痉挛等气道狭窄的表现。

4.呼吸频率、节律、深度、潮气量恢复至术前水平,双肺呼吸音正常,脱离呼吸机吸空气 5~10 min,血氧饱和度>94%。

5.呼唤患者 能应答,能皱眉、睁眼。

6.吸氧浓度<40%时,动脉氧分压(PaO_2)>60 mmHg。

(三)护理配合

1.评估

(1)符合拔管指征。

(2)患者的病情、意识、合作程度。

(3)听诊双肺呼吸音,有无哮鸣音,是否需要使用纤维支气管镜吸痰。

2.准备

(1)护士准备:着装整洁,洗手,戴帽子和口罩。

(2)物品准备:①麻醉机呼吸回路、储气囊密闭性均良好,面罩;②吸引装置性能良好,按照患者年龄调节负压;③挑选型号合适的吸痰管和双腔管专用吸痰管;④口咽通气管、10 mL注射器、手套、生理盐水、纱布;⑤急救药品、拮抗药及气管插管用品。

(3)患者准备:①检查监护导联有无脱落;②根据麻醉医生要求和患者情况,给予拮抗药;③协助患者取仰卧位或半卧位,根据患者意识程度及配合程度,适当约束四肢;④心理护理:对清醒患者,告知手术已结束及操作目的及配合要点。

(4)环境准备:避免噪声,保持安静,维持室温在20~25℃,室内清洁、舒适,光线充足。

3.护理配合

(1)核对医嘱及患者。

(2)再次检查供氧装置及负压吸引装置性能良好。

(3)记录患者 BP、HR、R、SpO_2。

(4)吸纯氧 3 min。

(5)按患者呼吸节律辅助膨肺 3 次,使肺充分膨胀。

(6)配合麻醉医生先将双腔管末端分泌物吸除干净,再吸除上呼吸道分泌物。

(7)拔掉固定的胶布,保留牙垫,用注射器将双腔气管导管的 2 个气囊内气体缓慢抽出。

(8)将吸氧管置入导管,保持吸氧的同时,在患者呼气时快速拔管。

(9)面罩吸氧,鼓励患者拔管后行深呼吸及有效咳嗽,保持头侧位,避免误吸。

(10)利用保留的牙垫,防止牙关紧闭,吸引口、鼻、咽腔分泌物。

（11）清洁患者面部，拔除气管导管后使用面罩继续吸氧。

（12）听诊双肺呼吸音，并与术前比较。观察患者呼吸、血氧饱和度、口唇颜色的变化，有无喉痉挛、舌后坠等呼吸道梗阻现象发生。

（13）记录拔管时间、拔管后患者的病情、呼吸情况及生命体征。

（14）患者取半卧位，有利于胸廓的自由扩张和引流，整理床单位，用物分类处理、消毒。

（15）护士洗手。

4.注意事项

（1）肥胖、颈短、术前有困难气管、多次气管插管或分泌物较多的患者，宜在患者完全清醒后再行拔管，并在拔管前做好再次插管的准备。

（2）患者合并有脑梗死、严重的心律失常、心脏病、高血压、哮喘等疾病时，宜行舒适拔管，防止诱发或加重原发病。

（3）妥善固定好患者，保证患者安全，防止患者未完全清醒下因不适引起躁动或本能的拔管动作所致的坠床。

（4）严格遵守无菌操作原则。拔管前，先使用水溶性润滑剂润滑双腔管吸痰管前端，吸净双腔管末端痰液后，再更换普通吸痰管吸出鼻腔、口腔内分泌物，尽量缩短吸痰时间，气管内操作时间每次不超过15s，动作轻柔，严密观察患者呼吸、血氧饱和度、心率、血压的变化；在吸痰前后予患者纯氧吸入1~2 min，或储气囊加压给氧3~4次。

（5）拔管前仔细检查两个套囊的气是否都已放空。双腔管刺激性大，易引起血压升高、心率加快，严重者还会引起心律失常。拔管前可遵医嘱使用瑞芬太尼、地佐辛等麻醉药减少刺激。

（6）传统的拔管方法是将吸痰管伸入导管内，边拔导管、边吸引。现在认为这种方法会降低肺内氧浓度，可诱发喉痉挛。

（7）拔管后密切观察有无并发症发生，一旦发生应协助麻醉医生及时处理。

1）误吸：严格掌握拔管指征，吞咽呛咳反射尚未恢复前切勿拔管；拔管后密切观察患者，如口、鼻腔内有呕吐物或分泌物，将头部偏向一侧，吸引口、鼻腔内呕吐物和分泌物。

2）呼吸道梗阻：如舌后坠，病情允许可予患者侧卧位或改变头部位置，不能缓解者予其放置口咽通气道。喉水肿：加压给氧，遵医嘱使用激素类药物，严重者须行气管内插管、气管切开。喉痉挛：拔管时动作轻柔；轻者加压给氧；不能缓解者遵医嘱予肌松药，必要时行气管插管。支气管痉挛：胸部手术支气管内分泌物较多，拔管前尽可能吸尽气管内分泌物，必要时使用纤维支气管镜吸痰。

3）声带麻痹：单侧声带麻痹可能是因为麻醉插管位置不妥或气囊过度充气，以至于外展肌的神经末梢被压迫而致。

4）咽喉痛：保持气管套囊内适当压力，不宜过大，告知患者一般72 h内症状可自行缓解，注意缓解其紧张情绪。

第四节 困难气道插管置入术、拔除术的护理配合

一、困难气道插管置入术的护理配合

(一)目的

同气管导管置入术。

(二)适应证

1.面罩通气困难 麻醉医生在使用面罩给予纯氧与正压通气的过程中发生缺氧、通气不足,使麻醉前 SpO_2 大于 90%的患者无法维持 SpO_2 在 90%以上。

2.直接喉镜插管困难 ①在一般普通喉镜直视下无法暴露声门的任一部分;②在一般普通喉镜直视下插管 3 次以上仍然失败或插管时间> 10 min。

3.逆行导管引导插管法 颈部或下颌关节僵硬、牙关紧闭的患者。

(三)护理配合

1.评估

(1)病史:手术麻醉史、气管附近手术外伤史及困难气管的病史,有无喉鸣、打鼾、鼻出血史;对患者体形、头颈部的全面观察,有无睡眠呼吸暂停综合征、头颈部放疗史。

(2)一般体检:①有无肥胖、门齿前突或松动、小下颌、颈短粗、颞颌关节强直;②有无舌、口腔、颌面、颈部病变及气管移位;③拟经鼻插管者,需检查鼻道通气情况及有无鼻部病变。

(3)特殊检查:气道的评估。①咽部结构分级:困难气道的分级与困难气道程度成正比;②张口度:牙齿间距<2 cm 无法置入喉镜,<1.5 cm 无法使用喉镜进行气管插管;③牙列:上门齿外露过多,上下齿列错位、小下颌、义齿都有插管困难的可能;④甲颏间距:<6 cm 或者小于三横指的宽度,意味着气管插管困难;⑤下颚前伸幅度:下颚前伸时上下门齿无法对齐,提示插管可能困难;⑥头颈活动度:头后仰不足 80°提示插管操作困难;⑦喉镜暴露分级:分级为Ⅲ级以上提示插管困难。

2.准备

(1)护士准备:着装整洁,洗手,戴帽子和口罩。

(2)患者准备:①心理护理:可预测的困难插管要求患者行清醒插管,术前与患者进行有效的交流,告知其气管插管可能导致的不适及处理方案,帮助患者做好心理准备;②术前为有利于局部麻醉药喷雾,可使用颠茄类药品,保证黏膜表面干燥;③接心电监护,监测患者呼吸、氧饱和度、心率和血压;④根据麻醉医生医嘱插管前 30 min 监测血气情况;⑤术前纯氧吸入 10 min,尽量维持较高的血氧饱和度,以保证插管的安全性;⑥建立有效的静脉通道,连接好 2 个三通管,提供快速有效的静脉通路。

(3)物品准备:①插管物品同气管内插管置入术物品;②气管切开包;③非急症气管工具:常规喉镜和各种型号镜片的可视喉镜、管芯类、喉罩、光棒、视可尼喉镜、纤维支气管镜辅助插管等;④急症气管工具:面罩,急救时必备物品。喉罩:可用于急症和非急症气管。食管—气管联合导管,可快速将导管置入咽喉下方。无论进入的是气管还是食管均可进行有效

通气的工具,不需要使用辅助工具;⑤药品:一般药品同气管内插管置入术药品。准备好各种急救药品,如地塞米松、阿托品、氨茶碱、盐酸肾上腺素肌松拮抗药等。

（4）环境准备:调节室温在 20~25℃,环境洁净、舒适,光线充足。

3.护理配合

（1）一般护理配合:同气管内插管置入术护理。

（2）准备完毕,麻醉医生将面罩取下,放置在口鼻下方,护士双手配合固定其头部。

（3）已知困难气管患者的处理。

1）对于预计困难气管的患者,一般主张在镇静和局麻下行气管插管,使患者保持清醒和自主呼吸,待插管完成后再行全麻诱导。配合重点:嘱患者深慢呼吸,全身肌肉放松,无恶心、憋气等。待患者面罩吸氧储备氧后,为使患者镇静及减少分泌物、减轻咽喉反射,遵医嘱静脉推注适量的麻醉诱导药。

2）配合麻醉医生做好咽喉、气管黏膜部位的表面麻醉。

3）气管插管的方法:经口直接喉镜下清醒插管、纤维支气管镜或纤维可曲喉镜插管、纤维可塑芯喉镜插管、逆行引导插管、喉罩、经鼻盲探插管和气管食管联合导管的应用等。

4）及时提供困难气道插管辅助工具(如 Magill 钳、管芯,插管探条、纤维光镜)给麻醉医生,配合其顺利插管,尽可能缩短插管时间。如声门暴露困难,可递给麻醉医生 Magill 钳。

5）对于气管插管困难的患者,护士在常规配合的基础上,还需站在麻醉医生的对侧。为了使声门高度降低,可用右手向下轻按患者颈部声门水平处皮肤下气管。为了易于盲探插管顺利进行,还可以将患者头部轻轻转动,协助麻醉医生找到最佳声门位置。

6）必要时,行环甲膜和气管切开术。

（4）已麻醉患者的困难气管处理:昏迷或麻醉后困难气管患者多数由于口咽喉部肌肉松弛、塌陷而影响气道通畅,应置入口咽或鼻咽通气道。协助患者采取头后仰、托下颌等措施后,大多能保持良好的面罩通气。只要面罩通气有效,上述清醒插管的技术一般都能用于已麻醉患者的气管插管困难处理。

1）应以纤维支气管镜插管或逆行引导气管插管:对术前未预知的插管困难患者,全麻下行多次常规普通插管均未成功,咽喉部多数有血性分泌物,喉头结构不清。

2）采用口咽或鼻咽通气管、头后仰、托下颌等措施面罩无法通气,气管插管又失败时,可选用以下快速方法之一处理。

置入喉罩通气。

置入气管食管联合导管:插入前用水溶性润滑油对导管前端进行润滑。联合导管可以盲插,操作者用左手提起下颌和舌,用右手握持联合导管的中部,将联合管的前端插入口腔内沿咽喉部自然弯曲向下推送,直至近端的环形标志位于牙齿之间,分别用注射器充气大小套囊。通气方法:先与食管腔相接进行通气实验,如联合导管在食管里,两肺可闻及清晰的呼吸音;反之,联合导管可能进入气管内,可将通气回路与气管端相接进行通气。

a.经气管喷射通气。

b.纤维支气管镜插管术。

c.环甲膜切开术:经皮穿刺环甲膜后,再经过扩张置入导管,连接麻醉机正压通气。

d.气管切开术:对于困难气管上述方法均告失败,需做紧急气管切开,以挽救生命。

（5）插管成功后妥善固定导管。

（6）协助患者取舒适体位或手术体位。

（7）根据医嘱插管后 30 min 复查血气分析。

4.注意事项

（1）麻醉前未发现气管问题的患者,在麻醉诱导时仍有可能出现困难气管。在没有充分准备的情况下,发生气管插管困难可引起严重的后果。麻醉前需认真对气管进行全面评估,并做好充分的准备。

（2）对术前已知的困难气管患者,宜在保留其自主呼吸的清醒状态下进行插管;对已全麻无自主呼吸的患者插管困难时,应在面罩有效通气的情况下,选择各种插管技术;对极端困难气管的患者,应及时采取应急措施。

（3）使用可视喉镜解决气管插管困难而无面罩通气困难的情况。插管时一定要借助管芯,以防止显露良好,却插管失败。借助管芯插管时,注意拔出管芯的同时,向下推送导管。

（4）插管过程中密切观察患者的面色、口唇颜色及呼吸情况,观察生命体征特别是血氧饱和度的变化,若血氧饱和度<85%时应马上告知操作麻醉医生,暂时停止插管,立即给予患者面罩吸氧。要特别重视对咯血、呼吸困难和发热的观察,警惕插管引起活动性出血、气胸或肺部感染。

（5）在麻醉药的作用或在患者昏迷状态下插管,对已发生误吸窒息者,处理重于预防。如遇紧急情况如患者呕吐、大量胃内容物反流等,应及时发现并迅速吸出反流进入上呼吸道的胃内容物。

（6）插管后认真管理患者呼吸情况,将导管与牙垫妥善固定,保证麻醉深度,预防因躁动等各种因素引起非计划拔管。

（7）纤维支气管镜引导下的插管护理

1）使用前,在纤维支气管镜管外表涂以水溶性润滑剂。

2）协助操作者,接电源、连接吸引器。

3）插入前,先将纤维支气管镜管的远端放入温水内 30s,有助于减少镜面雾气。结束后将纤维支气管镜吸引管路内血液及分泌物吸引干净。

4）用湿纱布擦净纤维支气管镜外表面,晾干。

5）存放纤维支气管镜时,应避免纤维支气管镜可屈伸部分有任何弯曲,防止纤维光束折断,用纱垫保护手柄部分,放入专用盒内。

6）2%戊二醛浸泡消毒或环氧乙烷灭菌。

二、困难气管插管拔除术的护理配合

（一）目的

结束机械通气。

（二）适应证

1.手术结束停止麻醉后,肌力完全恢复,能做握手、抬头等指令性动作。

2.患者意识完全清醒。

3.生命体征稳定、无活动性出血,循环系统功能稳定,暂无再次手术指征。

4.呼吸频率、节律、深度、潮气量恢复至术前水平,双肺呼吸音正常,脱离呼吸机吸入空气 5~10 min,血氧饱和度>94%。

5.咳嗽、吞咽反射恢复,呼吸道通畅,无喉头水肿、喉痉挛等气管狭窄表现。

6.吸氧浓度<40%时,动脉氧分压(PaO_2)>60 mmHg。

(三)护理配合

1.评估

(1)符合拔管指征。

(2)患者是否完全清醒,是否能够配合拔管。

(3)通过气囊漏气实验评估上呼吸道是否存在水肿,评估下呼吸道是否受到损伤或有水肿、感染或存在大量分泌物。

2.准备

(1)护士准备:着装整洁,洗手,戴帽子和口罩。

(2)物品准备:①麻醉机储气囊、呼吸回路密闭性良好,面罩;②吸引装置性能良好,按照患者年龄调节负压;③选择合适型号的吸痰管;④细导芯、口咽通气管、10 mL 注射器、手套、生理盐水、纱布;⑤气管插管用品及急救药品、拮抗药准备齐全;⑥气管切开包放至床旁。

(3)患者准备:①检查监护导联有无脱落;②按照麻醉医生要求和患者情况给予拮抗药,完全拮抗残余肌松作用;③纠正患者心血管不稳定因素,保证体液平衡,保证患者的体温、内环境稳定;④协助患者取头高位或半卧位,未禁食患者取左侧位或头低位;⑤心理护理:告知手术已结束、操作目的及配合要点。

(4)环境准备:室温维持在 20~25℃,环境清洁、舒适,光线充足。

3.护理配合

(1)核对医嘱及患者。

(2)再次评估患者是否达到拔管指征,有无活动性出血及再次手术的需要,检查供氧装置及负压吸引装置性能是否良好。

(3)记录患者 BP、HR、R、SpO_2。

(4)吸纯氧 3 min。

(5)按患者呼吸节律辅助膨肺 3 次,使肺充分膨胀。

(6)协助麻醉医生先利用可视喉镜吸痰,即先将气管导管末端分泌物吸除干净,再将口腔分泌物吸净。

(7)轻轻去除固定的胶布,保留牙垫,根据麻醉医生指令将细管芯沿气管导管留置气管内,用注射器将气管导管气囊内气体缓慢抽出。

(8)将吸痰管置入导管,吸痰的同时在患者呼气时快速拔管。

(9)予患者面罩吸氧,鼓励患者拔管后行深呼吸及有效咳嗽,保持头侧位,预防误吸。

(10)吸引口、鼻、咽腔分泌物。

(11)清洁患者面部,拔除气管导管后使用面罩继续吸氧。

(12)听诊双肺呼吸音,并与术前听诊结果比较。拔管后密切观察患者呼吸、血氧饱和度、口唇颜色有无变化,有无气管塌陷、喉痉挛、舌后坠等呼吸道梗阻现象发生。如无异常,拔除细管芯。

(13)记录拔管时间、拔管后患者的病情、呼吸情况及生命体征。

(14)患者取半卧位,有利于胸廓的自由扩张和引流,整理床单位,用物分类处理、消毒。

(15)护士洗手。

4.注意事项

(1)患者必须完全清醒后再行拔管,并在拔管前做好再次插管的准备。

(2)患者未清醒前妥善固定好患者,保证患者安全,防止患者在未完全清醒下因发生躁动或本能的拔管动作而致非计划拔管。

(3)认真做好拔管前评估,避免经验拔管,呼吸道梗阻者禁忌拔管。

(4)严格遵守无菌操作原则。先将气管导管内端痰液吸净,再将鼻腔、口腔内分泌物吸净,尽量缩短吸痰时间,气管内操作时间每次不超过15s,动作轻柔,密切关注患者面色、血氧饱和度等生命体征的变化。吸痰前后予麻醉机吸纯氧 1~2 min,或储气囊加压给氧 3~4 次。

(5)拔管前,检查套囊气是否已放空。

(6)传统的拔管方法是将吸痰管伸入导管内,边拔导管边吸引。目前认为无此必要,因为这种方法会降低肺内氧浓度,可诱发喉痉挛。

(7)拔管后密切观察患者有无并发症发生,一旦发生应协助麻醉医生及时处理。

1)呼吸道梗阻:如喉水肿,加压给氧,遵医嘱给予激素类药物,严重者沿留置的细管芯行气管内插管、气管切开。喉痉挛。拔管时动作要轻柔,对轻者予加压给氧,对不能缓解者遵医嘱予肌松药,必要时沿留置的细管芯行气管内插管。舌后坠:病情允许的情况下,予侧卧位或改变头部位置;对不能缓解者应放置口咽通气道。支气管痉挛:拔管前尽可能吸尽气管内分泌物,必要时可使用纤维支气管镜吸痰。

2)呼吸道的穿孔:拔管后密切观察患者有无疼痛(严重咽痛、深层颈椎痛、胸口疼痛、吞咽疼痛)、发热、捻发音特征,一旦发现应立即通知麻醉医生调整患者体位为头高位,并给予高流量的加湿吸氧,协助麻醉医生及时处理。

3)声带麻痹:单侧声带麻痹可能是因为麻醉插管位置不妥或气囊过度充气,以至于外展肌的神经末梢被压迫而致。

4)咽喉痛:保持气管套囊内适当压力,不宜过大,告知患者一般 72 h 内症状可自行缓解。

第十三章　麻醉后恢复室护理管理

第一节　麻醉后恢复室工作管理

麻醉后恢复室(简称 PACU)的工作,应该在麻醉科主任的领导下,由麻醉医师、麻醉专科护士共同管理。麻醉医师负责制订患者麻醉恢复期的监护治疗方案,麻醉专科护士负责观察病情与落实治疗措施。麻醉后恢复室应设护士长或护理组长,与科主任、麻醉医师组成质量与安全管理团队,负责制定护理制度、技术操作规程、质量管理评价指标等,落实恢复室护理工作与持续质量改进。同时,建立健全麻醉后恢复室护士的规范化培训,使麻醉专科护士能够掌握麻醉患者护理、监护治疗、术后疼痛管理等多方面综合技能,确保患者麻醉恢复期安全。

一、麻醉后恢复室收治标准

1.全身麻醉后的患者均须入 PACU 监护至安全状态再送回原病区,危重患者或病情需要的患者可在 PACU 监护至病情稳定再转送 ICU。

2.各种神经阻滞麻醉发生意外情况,手术后需要继续监测治疗者。

3.术后有氧合不佳及通气不足的症状和体征者均应送恢复室。

4.椎管内麻醉后平面过高或最后 1 次给药时间不足 30 min 者需送恢复室。

5.麻醉后入 PACU 患者是否戴气管导管或拔除气管导管,根据 PACU 的条件及现状决定。

二、麻醉后恢复室交接制度

1.麻醉后患者需要入 PACU,由麻醉医师与手术室护士护送并与 PACU 医师、护士交接班,双方认真核对病历姓名、性别、年龄、住院号与腕带是否一致,清醒患者可询问患者姓名与病历姓名是否一致。

2.PACU 患者复苏至安全状态,由麻醉医师诊视患者并下达转出医嘱后,PACU 护士与患者所在科室联系,由医师护士与运送中心工人一同将患者安全护送回病房。若患者需要转送 ICU,则由病区医师和麻醉医师及运送中心工人一起护送。

3.患者转出 PACU 由麻醉科医护人员与病区医护人员做好床边交接班。

4.患者入 PACU 交接内容　包括手术情况(如手术部位、手术名称、手术时间长度、各种留置管道、伤口包扎情况);麻醉情况(如气管插管、术中输液、输血及用药情况、生命体征、镇痛装置情况等);各种管道情况(是否有脱落、受压、扭曲),全身皮肤情况(特别是受压部位皮肤情况),保证静脉输液通道通畅。

5.患者转出 PACU 交接内容　生命体征、留置管道、伤口情况、皮肤、输血输液、镇痛装置、特殊情况、麻醉同意书、麻醉记录单、手术护理记录单、手术安全核查表等。

三、麻醉后恢复室患者安全转送

运送患者的车床必须有护栏、固定带,建议所有患者使用固定带适当固定,不合作患者适当约束四肢,防止发生坠床、自行拔管等意外发生,由一名医护人员和一名工人共同护送患者返回病室,转运中观察患者的生命体征、意识状态、静脉输液通道等。危重特殊患者转送过程配备供氧装置、简易呼吸囊和口咽通气管、便携式监测仪、按需配备简易呼吸机,转送过程给予患者持续供氧、持续监测生命体征、血氧情况等。建议转送患者车床悬挂"转送患者温馨提示",提示工作人员转送过程注意事项及应急抢救时麻醉科联系电话。

四、麻醉后恢复室患者监测治疗与护理

1.按医嘱认真执行各项治疗,口头医嘱应复述一遍方可执行,并嘱麻醉医师及时补充书面医嘱。

2.所有 PACU 患者接受面罩或鼻管氧疗,密切观察和护理,持续监测,每隔 15 min 记录各项生命体征监测结果。

3.麻醉复苏期间尽可能唤醒患者,并鼓励患者咳嗽、深呼吸等。

4.未清醒患者应处 Trendelenburg(即垂头仰卧)体位或头侧位或侧卧位,直至患者苏醒。

5.所有患者均使用固定带、加床栏,不合作的患者应约束四肢,必要时专人护理,防止撞伤、压伤、坠床、引流管脱落等。

6.带入 PACU 的血制品,应核对病历资料与交叉配血报告单、血型报告单资料是否一致,并与麻醉医师、手术室护士做好交接班,明确使用方法与使用时间。

7.患者有下列情况时必须给予特殊护理:无意识的患者、辅助气道通气的患者、呼吸系统功能不稳定、循环系统功能不稳定的患者、不合作的小儿及成人患者应给予一对一护理。

8.监测、观察项目 PACU 患者常规监测脉搏、血氧饱和度、血压、呼吸、心电图,严密观察全身麻醉术后患者的肌力、呼吸频率、节律,呼吸道通畅情况、意识状态、瞳孔。已拔除气管插管者,给予面罩或鼻导管吸氧,观察患者颜面与口唇颜色、鼾音,注意吸痰,保持呼吸道通畅;未拔除气管插管者,密切观察呼吸频率、分钟通气量、氧浓度、气道压,保证有效通气量。观察各引流液的性质与量,保证引流管道通畅。加强镇痛、镇吐、保温治疗,观察肌张力、四肢温度、末梢循环等,及时治疗寒战、疼痛、恶心呕吐。

五、麻醉患者转出恢复室标准

通常转出麻醉后恢复室要求患者神志清醒、定向正常、生命体征平稳、不需要吸氧的状况下 $SpO_2>94\%$,患者在麻醉后恢复室停留时间不应少于 30 min,且经过麻醉医师诊视、确认后下达医嘱方可转出恢复室。超过 12 岁的患者转出恢复室标准,可以参考表 13-1。

表 13-1 转出 PACU 评分标准(>12 岁)

项目	分值	标准
神志状况	0	不能唤醒:只对疼痛刺激有反应
	1	昏睡(困倦)的:但能服从口头命令
	2	灵敏:正确对答
氧合指标	0	$SpO_2<90\%$
	1	SpO_2 90%~94%
	2	$SpO_2>94\%$

（续表）

项目	分值	标准
呼吸系统	0	呼吸<8 次或>30 次/min
	1	呼吸<12 次/min 或 25 次/min
	2	呼吸 12~25 次/min
循环系统	0	收缩压<80 mmHg 或>200 mmHg
	1	收缩压<100 mmHg 或>180~200 mmHg
	2	收缩压在 100~180 mmHg
疼痛	0	重度疼痛（VAS 评分 6 分以上）
	1	中度疼痛（VAS 评分 4~5 分）
	2	轻微疼痛（VAS 评分 3 分以下）

以上五项评分≥8 分患者方能转出 PACU

2011 年，原卫生部《三级结合医院评审标准实施细则》中"麻醉管理与持续改进"评审要点要求：全身麻醉患者转出 PACU 评价标准采用 Steward 苏醒评分（表 13-2），患者清醒程度分级见表 13-3。

表 13-2　Steward 苏醒评分

项目	分值	标准
清醒程度	0	对刺激无反应
	1	对刺激有反应
	2	完全苏醒
呼吸道通畅程度	0	呼吸道需要予以支持
	1	不用支持可以维持呼吸道通畅
	2	可按医师吩咐咳嗽
肢体活动度	0	肢体无活动
	1	肢体无意识活动
	2	肢体能做有意识的活动

以上三项评分≥4 分患者方能转出 PACU

表 13-3　清醒程度分级

分级	表现
0 级	患者入睡，呼唤无任何反应
1 级	患者入睡，呼唤时有肢体运动或睁眼、头颈部移动
2 级	患者清醒，有 1 级表现同时能张口伸舌
3 级	患者清醒，有 2 级的表现并能说出自己的年龄或姓名
4 级	患者清醒，有 3 级的表现并能认识环境中的人或自己所处的位置

六、麻醉后恢复室小儿患者家属陪护管理

PACU 是麻醉手术患者在手术结束后,从麻醉中完全清醒,且呼吸稳定,安全回到病房的一个重要的中间环节。由 PACU 的医师、护士和工人共同完成,这期间,由于小儿患者的特殊性,需要家属的协助,使其恢复过程更平顺,更人性化,可以设置小儿患者家属陪护室。具体操作如下。

1.术前告知 小儿手术的麻醉医师在术前访视中,提前告知家属手术结束后患儿回到PACU 的重要性和家属陪伴的必要性,并让家属仔细阅读《小儿患者家属陪护须知》,取得家属的充分理解和配合。同时与相应手术科室医师沟通,取得支持和配合。要求手术当日至少留下一位家属在病房等待并留下联系方式,将联系方式记录于麻醉同意书上。

2.患儿进入 PACU 小儿手术结束前 30 min,由手术主管麻醉医师电话通知患儿家属到PACU 外等候。当患儿进入 PACU,一切监护、治疗措施处置妥当、患儿生命体征平稳后,请患儿家属进入 PACU 陪护。

3.患儿家属的管理 家属入 PACU 需要穿着隔离衣、室内鞋、戴帽子,了解《小儿患者家属陪护须知》,由医护人员告知患儿目前情况,服从工作人员安排与管理,陪伴患儿平静、安全度过麻醉复苏期。

4.患儿离开 PACU 当患儿完全苏醒并达到出室标准后,由 PACU 主管麻醉医生诊视确定,由医护人员和工人、家属护送患儿回病房。

七、麻醉后恢复室护理文件书写和管理

1.麻醉后恢复室护理文件书写要求 恢复室护理记录单书写应做到客观、真实、准确、及时、完整,除特殊说明外,应当使用蓝黑墨水或碳素墨水书写。护理文书书写应使用中文和医学术语,通用的外文(目前主要指英语)缩写,无正式义译名的症状、体征、疾病名称等可以使用外文。护理文书书写应做到书写工整、字迹清晰、表述准确、语句通顺、标点符号正确。书写过程中出现错误时,应用原色在错误字体上画双线或做出修改并签名,不得采用刮、粘、涂等方法掩盖或去除原来的字迹。护理文书应按照规定的格式和内容书写,避免重复,并由相应的护理人员签名。实习期或试用期护理人员书写的护理文书,必须经过本科室具有执业资格并经注册的护理人员审阅,双签名。具有执业资格并经注册的进修护士书写护理文书,要先经接收进修的医疗机构根据其胜任本专业工作的实际情况认定后方能单独签名。上级护理人员有审查、修改下级护理人员书写的护理文书的责任。修改和补充时需用红色水笔,修改人员须签名并注明修改日期。修改须保持原记录清晰、可辨。因抢救急、危重患者未能即时书写护理文书的,须在抢救结束后 6 h 内据实补记,并加以注明。护理文书书写须采用中华人民共和国法定计量单位及通用外文缩写。护理文书纸张规格与医疗记录纸张规格相一致,页码用阿拉伯数字表示。

2.护理文件管理要求 各项护理文件书写要及时、准确、真实。护理文件由护士长或护理组长管理。恢复室护理文件摆放有序,各种病历表格均应排列整齐,用后归还原处。患者不得自行携带住院病历出科室。医嘱本、交班记录本按规定要求书写并妥善保管保存 1 年。护士长定期(每周)检查各种护理记录单书写质量。

3.麻醉后恢复室护理文件修订规定与程序 科室依据各级卫生行政部门及护理部下发文件制定本科室护理管理制度、岗位职责、工作流程交护理部备案。修订护理管理制度、岗

位职责必须经过全体护士讨论,并公示修订内容,广泛征求护士意见及建议。护士长根据征求的意见及建议修订相关内容,注明修订时间,报请科主任、护理部审核同意。护士长定期组织护理人员培训学习相关护理管理制度、岗位职责、工作流程,督导护士执行,保证落实。

第二节　麻醉后恢复室日常工作

一、患者进入麻醉后恢复室的转运和交接

将患者从手术室转运至 PACU 时应有一名熟知其病情的麻醉组成员和一名手术医师陪同。转入时,麻醉科医师使用能够进行头高或头低位调节的推车或有轮病床将术后患者直接护送入 PACU。对血容量不足的患者可取头低位,呼吸功能或心功能不全患者可取头高位或半坐位,呕吐或上呼吸道出血危险的患者可取侧卧位。所有可能存在低氧血症的患者在转送时均应吸氧,病情不稳定的患者应带气管导管转送,并且转动途中均要求用便携式监护仪监护 ECG、SpO_2 和 BP,备好抢救药物。在运送过程中,监护患者生命体征,携带输液和继续使用的升压药或其他治疗性药物,严密监测患者上呼吸道通畅程度和呼吸运动的有效性,观察胸廓是否随呼吸运动适当起伏,听诊呼吸音,或简单地把手掌放在患者口鼻上方感觉呼出气流,确定患者通气是否充分;全身麻醉患者在转运过程中都应吸氧。

护送患者到达 PACU 时,麻醉科医师应与 PACU 医务人员进行当面交接,交接内容包括如下:

1.患者的姓名、年龄、术前简要相关病史(既往史、过敏史)麻醉方式及麻醉中情况、失血、手术方法及手术中的意外情况等。

2.麻醉期间所用的药物,包括麻醉前用药、抗生素、麻醉诱导和维持用药、肌肉松弛药和拮抗药、止吐药、静脉输注液体、术后镇痛药配方,以及血管活性药等。

3.麻醉与手术中生命体征(血压、心电图、脉搏氧饱和度、呼吸、尿量和体温等)情况,需氧量、呼吸速率、血气分析和化验结果等。手术或麻醉过程中任何有意义事件或并发症,如困难气道、血流动力学不稳定或心电图有异常变化等。

4.经过何时处理或治疗性药物处理,效果如何。

5.手术中液体平衡情况,包括输液量和种类、尿量、出血量与输血量等。

6.各种导管情况,如外周动静脉穿刺导管、中心静脉导管、气管导管、导尿管、胸腔或腹腔引流管、胃肠道减压管等。

7.估计手术麻醉后可能发生的并发症、疼痛处理情况,以及其他需要交接的内容。

PACU 医务人员立即接收患者,监测血压、ECG、脉搏及脉搏血氧饱和度、呼吸等,并向麻醉科医师和(或)手术医师询问相关病情。将患者妥善固定,以免摔伤、坠床或擅自拔除各种导管。

二、麻醉后恢复室患者的治疗及其评价

PACU 患者全身麻醉手术苏醒时可能伴有许多影响多脏器系统功能的生理紊乱,最常见的是术后恶心呕吐、低氧、低温、寒战、急性疼痛和循环不稳定。患者的治疗或药物干预是 PACU 日常工作的重点内容之一,尤为注意如下内容:

1.给氧　给予 PACU 患者吸氧可减少低氧血症发生率。转运过程中或在 PACU 的患者

是否应该都常规给氧尚有不同意见。目前认为转运期间或 PACU 中存在低氧血症风险的患者应给予吸氧,如肥胖患者、镇静评分增高患者、呼吸急促患者、通气不足患者等。对日间手术患者,尤其是高龄、超重(>100 kg)患者,在转运中呼吸空气时发生低氧风险明显增高,建议严密监测并吸氧。

2.维持患者正常体温 人类是恒温动物,这对维持机体正常功能至关重要;麻醉可使体温有一定程度下降,术中由于术野暴露、手术间温度较低等因素可使患者体温进一步下降,所以围手术期需采取措施维持患者体温正常(除外特殊手术如体外循环下心脏手术等)。保温措施包括:对患者暴露部位进行包裹、盖上暖被、尽量减少患者暴露在空气中的面积、适当提高手术间温度等;另外,随着科学技术的发展,越来越多的保温装置应用于临床,如:强力空气加温装置、加温输液器、加温毯等都可以预防和治疗患者低体温,减少寒战发生,减少因低体温给患者带来的不适和并发症,提高患者舒适度和满意度。

3.药物治疗减少寒战 低体温是患者寒战的常见原因。目前认为哌替啶治疗麻醉恢复早期及恢复期患者寒战的效果优于其他药物。当哌替啶禁忌或无效时,可考虑应用其他阿片受体激动剂或激动剂-拮抗剂。有研究表明,全身麻醉和区域麻醉前静脉给予小剂量氯胺酮(0.5 mg/kg i.v.)可有效预防寒战发生。需注意的是低体温所致寒战的根本治疗还是复温治疗,药物治疗只是对症治疗。

4.恶心呕吐的预防和治疗 手术操作刺激、麻醉药物、气腹、术后疼痛、致吐药物,以及性别因素等可通过乙酰胆碱、组胺、多巴胺、5-羟色胺等递质刺激外周感受器和呕吐中枢而诱发患者发生术后恶心呕吐(postoperative nausea and vomiting,PONV)。目前认为成人患者发生 PONV 的危险因素包括女性、既往有晕动史或 PONV 史、非吸烟者、应用阿片类药物,以及年龄<50 岁(表 13-4)。有证据提示手术类型与 PONV 有关,如妇科手术、腹腔镜手术、耳鼻喉手术、神经外科手术等。某些手术如内镜类手术中 PONV 发生率甚至高达 46%,致使术后患者焦虑不安、痛苦、伤口裂开等并发症;从患者角度来说,PONV 可能较术后疼痛更加不适。与麻醉相关的预测 PONV 因素,据强度依次为应用吸入麻醉药、术后应用阿片类药物、术中应用氧化亚氮和术中低血压。因此 PONV 的预防和治疗是 PACU 常规工作中的主要内容之一。

表 13-4　术后恶心呕吐的危险因素

危险因素	已确认风险因素
患者因素	女性患者、无吸烟史、晕车、晕船史、既往 PONV 史、胃胀气
外科因素	妇科手术、耳鼻喉手术、斜视手术、腹腔手术、神经外科
全身麻醉	吸入麻醉药、氧化亚氮、围手术期阿片类药物、新斯的明、术中低血压

药物预防 PONV 可提高患者舒适度和满意度,缩短出院时间,应选择性地用于 PONV 的中高危患者。目前预防 PONV 的药物包括抗组胺药、5-HT₃ 拮抗剂、镇静安定类、甲氧氯普胺、东莨菪碱和地塞米松。"麻醉后监护实践指南"对这六类药物预防 PONV 的循证评价如下。

(1)抗组胺药:新近一项随机对照试验证实了以前的结果,即异丙嗪可减少术后恶心呕吐。

(2)5-HT₃拮抗剂:目前仍然认为 5-HT₃ 拮抗剂可有效地预防 PONV,并减少治疗性止吐药的应用。这些特异性 5-HT₃ 拮抗剂包括多拉司琼(呕吐减少)格拉司琼(呕吐减少)昂丹司琼(呕吐及治疗性止吐药应用减少)和托烷司琼(呕吐及治疗性止吐药应用减少)。但是帕洛诺司琼对 PONV 的效果尚有争议。雷莫司琼可有效地预防 PONV，并减少治疗性止吐药的应用。

(3)强效镇静药:氟哌利多及氟哌啶醇均可有效地减少 PONV，以及治疗性止吐药的应用。羟嗪、奋乃静和氯吡嗪的效果不确切。

(4)甲氧氯普胺:甲氧氯普胺(10 mg)对麻醉手术恢复早期的恶心呕吐无明显效果，但可减少术后 24 小时内的呕吐。

(5)东莨菪碱:东莨菪碱透皮贴剂可减少 PONV，且无头昏、嗜睡、疲劳、视力模糊或口干等副作用。

(6)地塞米松:地塞米松可有效地预防术后呕吐，并减少治疗性止吐药的应用，而较大剂量下可预防恶心。

有文献显示，以下药物可用于 PONV 的防治，如下。

(1)部分全身麻醉药有止吐的作用。如丙泊酚仅用于诱导并不具有止吐效果，但用于全凭静脉麻醉时，可显著降低 PONV 的发生;在防治高危人群发生 PONV 时，可考虑使用全凭静脉麻醉，同时适当复合其他止吐剂。

(2)神经激肽-1(NK-1/P 物质)拮抗剂阿瑞匹坦，目前用于化疗患者。该类药物的有效性及显著疗效让它成为治疗 PONV 的一个选择。研究发现联合使用 5-HT₃ 和 NK-1 受体拮抗剂，显著降低了 PONV 的发生，持续作用时间最长达 48 小时。

(3)尽量使用胃肠道不良反应少的镇痛药。如加巴喷丁和喷他佐辛使用后 PONV 的发生率较其他阿片类药物低。

患者一旦出现 PONV，则应该使用药物治疗，这样可提高患者舒适度和满意度，并缩短患者出院时间。一般认为 5-HT₃ 拮抗剂，如昂丹司琼、多拉司琼和托烷司琼可有效地治疗患者麻醉恢复期出现的 PONV。

但有些麻醉科医师以预防胜于治疗为理由，对所有术后患者都应用止吐药预防恶心呕吐，这可能导致过度治疗，增加患者费用甚至给患者带来副作用或伤害。目前有许多计分系统都试图预测恶心呕吐发生率，一个理想的记分系统应该能正确地识别 PONV 危险患者并给出建议和治疗方案。最近的一项研究表明，用 Apfel 评分预测和治疗 PONV，可显著减少患者术后恶心呕吐的发生;对于 PONV 风险较低的患者(得分为 0)，不需要预防性使用止吐药，在恶心呕吐发生时给予治疗才是合适的;对于高风险(评分高)的患者，可使用一种、两种甚至多种止吐药和方法来减少恶心呕吐的发生。

有些患者患 PONV 的风险很低，但呕吐后可能导致严重不良后果，应适当采取预防措施。比如:下颌骨骨折切开复位术、食管手术和可能增加颅/眼内压风险的手术。

非药物治疗，如用针刺穴位、经皮电神经刺激器穴位按摩刺激等，这可能对部分 PONV 患者有效;同时，对术前焦虑和 PONV 高风险患者，应给予其安慰，与其进行良好的沟通和解释，这些对预防和治疗 PONV 的作用不应被忽视。

总之，有指征的情况下应该使用止吐药物来预防和治疗 PONV，联合使用两种药物合比单一药物防治 PONV 更有效。对于有中度至重度 PONV 风险的患者，联合使用两种不同种类的止吐药可更有效地预防 PONV，而头痛、头晕、嗜睡、焦虑、烦躁不安的副作用与使用一种药物无显著差异。

5.镇静药、麻醉性镇痛药和肌松药的拮抗　对麻醉药物进行及时有效的拮抗,有助于减少麻醉相关并发症并能够提高患者的舒适度和满意度。

(1)苯二氮䓬类药物的拮抗:PACU应备有苯二氮䓬类药物的特异性拮抗剂。氟马西尼是拮抗苯二氮䓬类药物的最有效药物,可以用于拮抗某些患者的呼吸抑制与镇静,但不应常规使用。使用氟马西尼后,应延长监护时间,以确保患者不会再次出现呼吸循环抑制。

(2)阿片类药物的拮抗:PACU应备有阿片类药物拮抗剂。阿片类药物拮抗剂(即纳洛酮),可用于拮抗某些患者的呼吸抑制,但不应常规使用。使用药物拮抗后,应延长监护时间,以确保患者不会再次出现呼吸循环抑制。同时应高度警惕快速拮抗阿片类药物的作用可能引起患者出现疼痛、高血压、心动过速或者肺水肿。

(3)肌松药的拮抗:PACU应备肌松药拮抗剂。有指征的情况下,应该给予特异性拮抗剂来逆转残余神经肌肉阻滞作用。

6.采用多模式镇痛给予患者最佳的疼痛管理　随着舒适化医疗的要求,提高患者舒适度和麻醉质量,术后急性疼痛需及时有效地处理。给予适量镇痛药,减少术后躁动,稳定患者情绪;及时连接术后自控镇痛泵,并根据患者的需要追加负荷量;也可进行神经阻滞减少手术部位的疼痛,减少静脉镇痛药的用量和不良反应,如胸腔镜手术后采用前锯肌阻滞、椎旁阻滞与肋间阻滞,腹腔镜手术采用腹横肌平面阻滞,关节镜手术后髂筋膜阻滞与腰丛阻滞等。

7.苏醒期兴奋　苏醒期兴奋是全身麻醉苏醒过程中的一过性意识模糊状态,不能与术后持续谵妄相混淆。苏醒期兴奋在儿童较常见,约30%以上的儿童在PACU期间会发生躁动和谵妄。苏醒期兴奋常发生在全身麻醉苏醒后的10 min内,入睡后送到PACU的患儿也会有发作。儿童高发年龄为2~4岁。与谵妄不同,这种苏醒期兴奋迅速消失,患者很快恢复正常意识。

在儿童中,全身麻醉苏醒期兴奋最常见于吸入麻醉快速"苏醒"期,主要见于术中吸入难溶解的七氟烷和地氟烷的患者。一些研究提示,苏醒期兴奋发生主要与使用的麻醉药种类有关,与苏醒快慢无关。七氟烷与丙泊酚的对照研究显示,尽管丙泊酚苏醒迅速,但其麻醉苏醒远较七氟烷平稳。通过逐渐降低七氟烷吸入浓度来延长苏醒,也不能降低苏醒期兴奋的发生率。除苏醒迅速原因外,文献支持的其他病因包括,如麻醉药内在特性、术后疼痛、手术种类、年龄、术前焦虑、潜在疾病和辅助用药等。

对全身麻醉苏醒期兴奋高危儿童应采取简单的预防措施,如减轻术前焦虑、治疗术后疼痛、提供一个宽松的恢复环境等。预防和治疗儿童苏醒期兴奋的药物包括咪达唑仑、芬太尼等;尽管咪达唑仑常常可降低术后谵妄发生率和持续时间,但并非所有的研究都支持此观点。

成人全身麻醉苏醒期兴奋的发生率显著低于儿童,发生率3%~4.7%。有研究发现,与全身麻醉苏醒期兴奋的手术和麻醉因素包括:术前给予咪达唑仑、乳腺手术、腹部手术,而手术持续时间与之相关性小。

8.苏醒期延迟　即使患者经历了长时间手术与麻醉,患者也应在停药60~90 min内对刺激出现反应。如患者发生苏醒延迟,应评估生命体征(血压、动脉氧合、心电图和体温),并进行神经系统检查。监测脉搏氧饱和度和动脉血气分析,有助于及时发现氧合与通气方面的问题。必要时加做其他血液学检查,监测可能存在的电解质紊乱和代谢异常。

麻醉药物的残余镇静作用是 PACU 患者苏醒延迟的最常见原因。如延迟原因可能是阿片类药物的残余作用,可静脉注射纳洛酮,并逐渐增加剂量(成人每次增量 20~40 μg);同时注意该治疗将会同时拮抗阿片类药物的镇痛作用。氟马西尼是苯二氮䓬类药物残余中枢抑制效应的特效拮抗剂。在无法用药物效应来解释苏醒延迟时,应考虑其他引起苏醒延迟的原因,如低体温(<35℃)低血糖和颅内压升高等。当考虑苏醒延迟可能原因是中枢神经系统原因所致时,有可能需行 CT 检查。已知 1 糖尿病患者可能存在低血糖时,则需测定血糖浓度。残余肌松作用也可能引起苏醒延迟,可通过外周神经刺激仪证实并给予拮抗剂来纠正。

9.危重患者处理　在处理危重患者时,PACU 医师应该随时与患者主诊医师和麻醉科医师保持联系;危重患者出现病情恶化、难以控制时,主管 PACU 医师应该及时请示上级医师如麻醉科副主任或主任等到场处理患者;必要时及时邀请相应专科住院总医师或高年资医师会诊,必要时请全院多学科会诊。

三、气管拔管

气管拔管前,PACU 医师应了解患者气道情况,并做好再次气管内插管的准备。拔管前给予充分吸氧,吸引气管导管内、口腔内和咽部分泌物;拔管后面罩给氧,监测 SpO_2,评估是否存在气道梗阻或通气不足的征象。普通患者满足下述标准可进行拔管。

成人常规拔管的标准:

1.吸空气情况下 PaO_2>65 mmHg,SpO_2>92%。

2.呼吸方式正常 T 形管通气 10 min 试验表明,患者能自主呼吸,呼吸不费力,呼吸频率<30 次/min,潮气量>300 mL。

3.意识恢复,可以合作。

4.保护性吞咽、咳嗽反射恢复。

5.肌力恢复,持续握拳有力,抬头试验阳性(无支撑下抬头坚持 10 秒以上)。

对于某些患者如重度高血压患者、严重哮喘患者(可降低喉痉挛和支气管痉挛的风险)、手术、眼内手术的患者,可以考虑深麻醉状态拔管或者进行咽喉部表面麻醉后拔管;但需注意其常见的不良反应,并做好应对措施。拔管之前准备好口咽通气道,避免呼吸抑制和舌后坠;患者自主呼吸和吞咽反射必须恢复,气管内分泌物应尽量吸引干净,以防止拔管后下呼吸道梗阻的发生,如若拔管后出现严重的呼吸道梗阻可考虑再次插管。

四、麻醉后恢复室患者的离室及去向

PACU 麻醉科医师应及时动态地评估患者的病情,依据患者的病情演变,纳入不同的流程(图 13-1)。

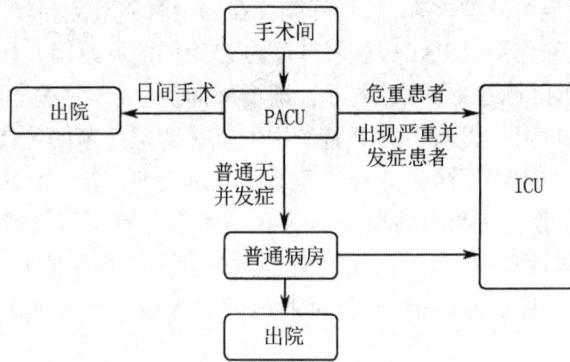

图 13-1　手术患者在 PACU 中恢复后的离室流程

1.病情稳定、恢复良好且达到离室标准的患者可送回普通病房。目前一般根据 Aldrete 评分或者 Steward 评分来判定患者是否可以离开 PACU 回普通病房。临床多采用 Aldrete 评分，离开 PACU 的患者评分至少要达到 9 分。

建议的具体标准包括：①神志清楚，定向能力恢复，平卧时抬头>10 秒，或达到术前水平；②能辨认时间地点，能完成指令性动作；③肌肉张力恢复正常，无急性麻醉或手术并发症，如呼吸道水肿、神经损伤、恶心呕吐等；④血压、心率改变不超过术前静息值 20%，且维持稳定 30 min 以上；心电图正常，无明显的心律失常和 ST-T 改变，没有无法解释或无法控制的心律失常；⑤呼吸道通畅，保护性吞咽、咳嗽反射恢复，通气功能正常，呼吸频率在 12~30 次/min，能自行咳嗽，排出呼吸道分泌物，$PaCO_2$ 能保持在手术前正常范围内。吸空气下 SpO_2 不低于 95% 或等于术前水平；⑥电解质及血细胞容积在正常范围内；⑦无术后疼痛、恶心呕吐，或较好地得到控制和治疗；⑧体温正常；⑨椎管内麻醉患者出现感觉和运动阻滞消退的征象，且感觉阻滞平面不高于 T_{10} 水平或低于麻醉科医师指定的水平；⑩非腹部或者其他需要禁食患者，嘱患者饮用少量清水且不出现呛咳反应。伤口引流管或敷料完好无损，无伤口部位或引流管中大量失血。药物或静脉输液标签明确。

2.病情不稳定且有发生严重并发症的可能性，或者发生了严重并发症经过及时救治后病情恢复稳定但需要继续监测的患者，需转入 ICU 进一步观察治疗。

3.发生了严重并发症，经过救治后病情仍然不稳定，需要进一步诊治的患者，需要转入 ICU。

五、患者转出麻醉后恢复室的转运与交接

普通患者从 PACU 转运至普通病房时，需由 1 名麻醉科医务人员与 1 名手术医师共同护送。危重患者转运至病房监护室或 ICU，应采用标准化流程转运，由麻醉科医师和手术医师共同护送，并且转送途中要求需用便携式监护仪监测 ECG、SpO_2 和 BP，必要时监测 $ETCO_2$ 和直接动脉压，备好抢救药物。由麻醉科医师和外科医师一起向病房值班护士或 ICU 医师与护士详细交代病情，并移交病历，包括监护与治疗记录。

在转运途中应该注意观察病情，防止患者躁动、恶心呕吐、呼吸抑制、患者坠床，防止各种导管脱出等；另外护送人员还应考虑到电梯停电或故障、转运车损坏等意外情况，并针对意外情况及时处理，安慰患者，使患者保持安静状态。

六、日间手术和门诊手术患者的麻醉恢复

随着外科医疗技术的进步和医疗环境的改善,日间手术(day surgery)的运行作为一种典型医疗绿色通道、医疗效率提高的标志,以及能够显著节约医疗资源等优势逐渐受到重视,也是未来医疗资源争夺的焦点之一。目前日间手术在国内占所有手术的30%左右,而在欧美发达地区可达到80%。中国日间手术合作联盟推荐的中国版日间手术定义:患者入院、手术和出院在1个工作日中完成的手术,除外在医师诊所或医院开展的门诊手术。日间手术患者在术前一天完成术前检查及手术签字,手术当日直接到手术室接受手术,术后依据情况进入PACU,充分恢复后出院回家,ERAS可很好地应用于PACU麻醉恢复期。相对于住院患者,日间手术患者的术后恢复有如下特殊性:

1.无明显心肺肾等基础疾病的日间手术患者,接受的是局部阻滞/浸润麻醉,手术结束后恢复良好且无外科观察项目,同时主刀外科医师判断保证安全前提下,患者可以直接从手术间离开,不必进入PACU恢复。如局部浸润麻醉下健康患者的拔牙手术、皮肤脂肪瘤切除、星源激光除斑手术等。如果外科角度有需要观察的项目,外科主诊医师可与PACU医师进行协商判断后决定是否进入PACU。

2.日间手术患者存在影响围手术期安全的基础疾病时,无论接受何种手术,原则上需进入PACU进行风险评估。日间手术患者无论接受何种手术,只要实施全身麻醉,原则上需要进入PACU监护和恢复。

3.日间手术患者在PACU恢复时,需要依据情况适当延长恢复时间。在完全清醒、生命体征平稳、能自行安全活动的前提下,建议等待患者能够自行正常排尿、自行饮水无不适等后方可离开。

4.随着日间手术数量和复杂程度增加,有学者对转出标准及术后直接回家的标准进行了修改。麻醉后出院评分系统(PADSS)仍在不断改进。最新的PADSS根据以下5项标准制定:生命体征、活动度和精神状态,疼痛和恶心呕吐、手术出血及液体出入量。现行标准将疼痛和恶心呕吐分开,并删除出院前要求排尿的标准。术后疼痛是造成日间手术患者出院延迟和非预期住院的重要原因,为增加患者满意度和保证患者按时出院,建议对术后疼痛高危的患者进行预防性镇痛治疗。

5.日间手术患者离院时,应该有一名具备民事行为能力的家属陪伴回家,并且PACU医师和患者家属进行书面交接并签字,依据患者具体情况向至少一名患者家属交代术后注意事项(最好是书面指导,包括术后饮食、用药、活动和紧急情况下呼叫的电话号码等),建议强调24小时内不得进行开车或机械操作等存在危险性的工作或行为。

七、监护期间的探视和陪伴

基于类似于ICU封闭式管理理念,PACU最初禁止患者家属探视,认为探视会影响PACU的日常工作,以及对患者恢复不利。随着研究的深入和观念的更新,PACU对患者家属探视和陪伴的认识逐渐发生改变。首先是"患者家属被认为是患者的延伸"这一医疗护理理念的重大更新,强调同时关注患者和家属的医疗和护理;其次多项临床研究显示家属探视和陪伴对患者的恢复有益,尤其是对小儿患者;并认为可以减少患者和家属的焦虑,增进医患之间的交流,提供家属参与术后医疗护理的机会;即探视既是患者的权利,也是促进患者在PACU恢复的有益手段。在PACU探视中仍需注意以下几点:

1.PACU 负责医师制定患者家属陪伴麻醉恢复须知,并挂贴在 PACU 入口处。负责医师应该就统一理念、学习交流技巧和介绍措施等对 PACU 所有医务人员进行培训。

2.患者家属入 PACU 陪伴时,需按手术室规定更换衣帽、鞋;同时不得携带相机、拍照手机等私人物品。

3.麻醉科护士或医师向患者家属交代陪伴注意事项;如叮嘱患者家属不得干扰其他患者的恢复。

4.除非病情严重,小儿清醒拔管后,原则上请家属陪伴后续恢复过程。PACU 应该常备不同年龄阶段小儿感兴趣的玩具。

5.PACU 医师应从有益于成年患者的病情,以及心理健康的角度判断是否允许其家属陪伴恢复。

危重患者不需要医疗处置时,PACU 医师从患者最大受益角度判断是否让患者家属陪伴恢复,或仅进行探视。危重患者需要进行医疗处置时,原则上不宜安排家属陪伴恢复;如果患者家属十分担心或者焦虑,同时单靠病情交代也无法缓解家属焦虑状态,以及外科主诊医师也判断探视不会对患者的诊治造成影响时,PACU 医师可以陪同患者家属进入 PACU 进行较短时间的探视。

第三节　麻醉后恢复室中针对患者实施人性化管理的措施

全身麻醉苏醒期,面对陌生的环境和未知的手术结果,手术患者更多地表现出人性脆弱的一面;同时苏醒期的各种不适和并发症也会给患者心理上造成极大的恐惧与刺激。为了更好地帮助患者度过手术及麻醉后的不稳定期,减少患者心理创伤,在 PACU 中应该倡导人文关怀思想下的个性化管理,加强对患者生命与健康、权利与需求、人格与尊严的关注;也是现代医学倡导的"以患者为中心"的理念。

1.在 PACU 中应保护患者隐私,尊重患者信仰对手术完毕、无法穿衣裤者,用干净的病服覆盖患者身体,在患者清醒之后做好解释工作。在进行一些暴露性操作时,做好适当的遮拦,避免多人围观,接受乳腺手术、妇产科手术的女性患者尤需注意隐私保护。交接班时,对涉及患者明显或重大隐私(如患有淋病、梅毒、乙肝等传染性疾病)者,采取私下或事先汇报的形式。尊重患者的知情权,在进行任何操作前做好解释工作;禁止愚弄、嘲笑或歧视患者。尊重患者的信仰,患者携带具有特殊意义的用物,应注意保护其不受破坏,清醒之后及时告知患者用物完好、置于患者能看到或者能触及的地方。对于清醒合作的患者,应及时松解约束带,并做好解释工作。

2.患者在 PACU 无疼痛、舒适自然地清醒在患者未清醒前清除呼吸道分泌物,以避免剧烈咳嗽所致疼痛与不适。通过改善患者的呼吸状态、补充液体量、纠正水电解质酸碱平衡紊乱、稳定循环系统等使其全身情况得到改善直至自然苏醒。当患者意识逐渐恢复后,发现自己身处陌生的环境,特别是气管插管患者突然发现自己无法发声时,会产生紧张、恐惧,甚至窒息感。此时患者如有躁动、挣扎,则应用亲切和蔼的话语主动介绍所处环境,告知其手术已结束、有医护人员严密监护和切勿紧张,指导患者平静呼吸,配合好呼吸支持,并告知达到拔管指征时,医生将会拔除导管。

3.对患者及家属实施心理护理良好的印象是建立信任的基础,相对于手术间,PACU 医务人员应更加注重仪态,穿戴整齐、举止得体、以诚相待。对患者进行细致的观察和分析,根据每个患者的不同心理状态,采取灵活多样的心理护理措施。安慰哭泣的患者,注重目光的交流,谈话尽量从患者熟悉的方面开始。患者为小儿时,可轻轻抚摸患者的头、肩等,会收到很好的效果;不宜采取恐吓、大声斥骂等方式。老年人自尊心强、敏感性强,手术对老年人来说是一种生与死的考验,因此会变得脆弱。应注意倾听他们的需要,不与之争论,保护他们的自尊。中年人大多是家庭的支柱,面对疾病可能忧心忡忡,有较多顾虑,应该教导患者如何面对疾病、如何适应患者角色。对于恶性肿瘤患者,应鼓励他们增强信心,接受治疗。对于不孕者可能害怕家属的指责、抛弃,应注意谈话环境,以患者的角度换位思考,可向患者介绍一些术后成功妊娠的病例增加其信心。加强非语言交流,用手势或比划形象做好指导工作,或递给患者纸笔让其表达需要。认真回答家属提出的问题,了解家属的需求,尽量满足其合理要求,向家属交代注意事项非常重要;并根据具体情况决定是否让家属陪伴。

4.PACU 基础护理之中强化个性化护理对于麻醉后眼睑不能完全闭合者,给予外涂眼膏以保护结膜,并用医用透气胶布轻轻贴合。转运患者时头发可能散落,应将患者头发塞进帽缘,避免口水污染头发。当患者有便意时,应仔细查看是否插有导尿管、引流是否通畅、膀胱是否充盈、是否由于疾病或者灌注药物后需要暂时夹闭等。未插导尿管者应及时提供尿壶或便盆,协助患者在床上大小便。依据病情给患者取合适的体位,对于腹部手术者适当抬高上身可以减轻腹部皮肤张力,减轻疼痛与不适。保持皮肤清洁干燥,使用清洁纱布擦净其头面部及肢体等部位血渍。

第四节　麻醉后恢复室中感染控制

由于空间、人员和时间等方面的限制,使感染微生物在 PACU 容易传播。PACU 一般是开放式的,病床间无屏障隔离,麻醉科医师和护士常同时管理几名患者,而患者在 PACU 停留时间以小时计。常规监测不能发现 PACU 因感控疏忽导致的感染,通常数日后在外科病房才被发现。考虑到上述问题,人们一直将 PACU 看作手术室消毒“最薄弱”环节,因此需采取措施降低 PACU 中的感染。

1.手卫生制度　经手接触传播是导致病原微生物在医患之间交叉感染的主要传播途径。医护人员手污染是引起医院感染的主要危险因素之一,通过正确的洗手可以显著地减少手上携带的潜在病原菌,有效地切断接触传播。原卫生部 2009 年 12 月颁布施行的《医务人员手卫生规范》中指出:接触患者前、接触患者后、进行清洁或侵入性操作前、接触患者体液或分泌物后、接触患者使用过的物品后,均应洗手或手消毒;随着现代医学的发展和控制医院感染理念的提高,手卫生已成为控制医院感染的最重要的措施之一;通过医院洗手可以降低 30.0%的医院感染。最近一项关于 PACU 人员洗手研究结果表明,目前 PACU 人员遵守感染控制标准的依从性很差,在面对已知污染或已知有感染伤口的患者时,工作人员对洗手的依从性最好。PACU 床旁安装酒精洗手液装置,可提高医务人员对保持手部卫生规定的依从性。疾病控制和预防中心发布的《医疗保健机构手部卫生指南》建议:“在病房入口、床旁及其他方便的地点安装含酒精洗手液容器,以及医务人员携带个人便携式洗手液容器”。尽管安装酒精洗手液装置有望提高医务人员对手部清洁规定的依从度,但在 PACU 未进行过有关随访性研究。

2.感染的预防控制 医护人员要严格执行无菌操作,对各种消毒措施熟练掌握,在治疗操作中使用无菌手套,避免病原菌通过医护人员的手进行传播;医护人员在进行侵入性操作时应格外小心,尽量避免锐利器械对患者皮肤或黏膜的损伤。

3.加强呼吸机治疗患者的管理 术后转入PACU仍需呼吸机支持治疗的患者,预防呼吸机相关肺炎(VAP),应用无菌操作技术吸痰,并记录痰液的性质和量;按需吸痰;条件允许时,尽可能使用封闭式吸痰管;呼吸机连接管道用品必须一人一用一消毒,湿化瓶和蒸馏水也须每人更换,并用含氯消毒剂消毒,消毒时湿化瓶接头等可拆卸部分应充分拆开;吸痰负压瓶及外连接管每日更换消毒,这些都是切断呼吸道污染途径的重要措施。

4.重视空气消毒及环境卫生 加强PACU室内环境的卫生清洁和空气消毒工作尤为重要,根据术后患者的生理需要和细菌的生长特性,室内温度保持在18~24℃,相对湿度保持在50%~60%之间为宜。使用含氯制剂擦拭床旁桌面。

第五节 麻醉科特殊突发事件护理应急程序

一、环境安全应急程序

(一)停电应急程序

病区固定位置备有手电筒、电池,应急灯处于应急备用状态。

1.突发停电时→启动应急灯或手电筒→电话通知电工班→夜间应即时通知后勤值班处理并向医院行政总值班人员报告。

2.查看与用电有关治疗的患者→贵重仪器断开电源→对无蓄电设施的心电监护仪及呼吸机换为人工监测和人工辅助呼吸→加强危重患者的病情观察→检查相关安全措施以防意外→通知二线值班护士及医师随时处理病情变化。

(二)停水应急程序

电话通知总务科维修→用聚维酮碘等消毒液直接洗手进行各项操作→有需要时通知工人到友科取水→夜间应即时通知后勤值班人员处理,并向医院行政总值班人员报告。

(三)火灾应急程序

病区固定位置备有灭火器与防烟雾面罩,处于应急备用状态。

1.火势较小时→视情况拉下电闸→启用灭火器→同时报告保卫科→报告医师、二线值班护士、三线值班护士、护士长→夜间应即时向保卫科值班人员及医院行政总值班人员报告。

2.火势较大→拉下电闸→启用灭火器与防烟雾面罩→可能的话紧急移开易燃易爆物品→同时报告保卫科及"119"→报告医师、二线值班护士、三线值班护士、护士长→快速有计划、有组织疏散患者。

3.患者到达安全地方后→做好患者人数的清点→稳定患者情绪→做好危重患者抢救准备→注意保护医疗文件及贵重仪器。

4.做好善后工作→人员安全情况记录→配合保卫科做好各项上报工作。

疏散患者原则:优先疏散离火源最近及老、少、重患者,同时指挥能行走、病情稳定的患者及时离开现场,指挥患者禁止使用电梯及电器。

(四)病区财物失窃应急程序

发现病区仪器设备等公共财物失窃时→报告科主任、护士长→确认失窃→保护好现场→报告保卫部门(夜间报保卫值班人员)→做好事件记录。

(五)医疗废物失窃应急程序

病区必须做好医疗废物交接登记。病区内发现医疗废物丢失时→报告二线值班护士、三线值班护士、护士长→报告护理部→医院感染管理科、后勤处、保卫科→共同协助查找→填写意外事故报告表→按程序各层上报。

二、仪器设备故障应急程序

1.心电监护仪故障应急程序 病区备用监护仪定位定人保管,处于应急备用状态。

当使用中的监护仪发生故障时→改用人工监测因检查发生故障的原因→及时排除,不能排除→换上备用监护仪→无备用监护仪时即派人到友科借用→报告设备管理负责人、医师、护士长。必要时请医务科协调(夜间请行政总值班员协调解决)。

2.呼吸机故障应急程序 病区备用呼吸机定位、定人保管,处于应急备用状态。

当使用中的呼吸机发生故障时→改用简易呼吸器→检查发生故障的原因→及时排除,不能排除→换上备用呼吸机→无备用呼吸机时即派人到友科借用→报告设备管理负责人、医师、护士长。必要时请医务科协调(夜间请行政总值班员协调解决)。

3.吸痰机故障应急程序 病区备用吸痰机定位、定人保管,处于应急状态。

当使用中的吸痰机发生故障时→改用 50 mL 或 30 mL 注射器抽吸→检查发生故障的原因→及时排除,不能排除→换上备用吸痰机→无备用吸痰机时即派人到友科借用→报告设备管理负责人、护士长。

4.中心供氧故障应急程序 病区备用流动氧定位、定人保管,处于应急备用状态。

当中心供氧发生故障时→改用备用流动氧→呼吸机改用备用转换接头→检查故障原因→不明原因故障→关闭小开关→总开关→报警开关→通知供氧中心维修部→报告医师、上级护士、护士长。必要时请后勤值班人员协调解决。

5.呼叫系统故障应急程序 当呼叫系统发生故障时→检查故障原因(关闭总开关,15 min 后重新启动)→向医护人员说明呼叫系统故障→加强巡视→通知供应科派人维修→报告上级护士、护士长。

6.电话故障应急程序 当电话发生故障时→检查故障原因→及时排除,不能排除原因→紧急工作改用私人移动通信联系,通知电话总机班上门维修→报告上级护士、护士长。必要时向行政总值班人员报告。

7.电脑故障应急程序 当电脑发生故障时→新开医嘱改为手写医嘱→常规核对、总核对后→凭手抄本到药房配药→通知信息科维修→电脑故障排除后补录医嘱→发送医嘱→报告上级护士、护士长。

三、患者安全应急程序

患者坠床应急程序:所有转送车床配置护栏及固定带,做好患者病情评估,落实安全措施。

当发生患者坠床时→评估患者情况→测生命体征→检查患者有无骨折或其他损伤→通

知值班医师检查→评估患者当时情况→协助处理骨折或伤口→必要时给予床栏或适当约束患者→加强巡视→通知家属留陪人看管→做好护理记录→填写意外事故报告表→按程序及时向各级报告。

四、职业暴露应急程序

1.针刺伤应急程序　护士发生针刺伤时→尽快挤出血液→肥皂水或清水冲洗→伤口用70%乙醇或0.2%~0.5%过氧乙酸、0.5%聚维酮碘浸泡或涂搽消毒→包扎伤口→被暴露的黏膜应用生理盐水或清水冲洗干净→报告护士长、护理部、医院感染管理科→按医院感染管理科的指导进行进一步的处理(如确定暴露级别、指导预防性用药等)→填写事件报告表。

2.接触患者血液、体液的应急程序

(1)血液或体液溅到皮肤、脸部时→立即用清水冲洗→消毒液消毒局部。

(2)血液或体液溅到眼睛→立即用清水冲洗→尽可能用眼睛消毒水冲洗。

(3)血液或体液溅入口鼻→立即吐出并漱口→尽可能用口腔消毒液漱口、洗鼻。

(4)血液性传播性疾病职业暴露执行医院《血液性传播性疾病职业暴露预防和暴露后处理指导原则》。

第十四章　术后镇痛的护理

第一节　术后镇痛管理规范

一、术后镇痛申请的签署及实施

由麻醉医师术前访视患者、介绍术后镇痛服务的必要性及可能存在的风险和并发症,由患者或家属签署术后镇痛服务申请单。麻醉医生根据患者病情、年龄、麻醉、手术方式、手术创伤大小等,确定镇痛方案,手术开始后由麻醉医生或麻醉护士按无菌操作要求配置镇痛泵。实施术后镇痛患者,必须建立镇痛评估记录单,详细记录整个过程,包括记录患者生命体征变化、评估镇痛、处理镇痛并发症等。

二、术后镇痛实施注意事项

1.静脉镇痛首量一般在手术结束前30 min 前给予,硬膜外镇痛首量须提前至少60 min给予,并推荐在置管后尽早给予。

2.一般在手术结束前病情稳定时连接镇痛泵,静脉镇痛泵通常连接于患者静脉通道的第一个三通开关上。若有中心静脉通路的可单独直接连接于副管通路上,妥善固定并保持通畅位置。

3.镇痛首量和镇痛泵开始使用时间应记录在麻醉记录单上,同时详细观察和记录患者生命体征。患者转送恢复室(病房)时做好床边交接班。

4.镇痛泵配置必须严格执行无菌操作及二人核对制度。

5.老年或体弱患者静脉镇痛推荐使用 PCA 镇痛泵。

6.硬膜外镇痛要做好硬膜外导管的保护,采用透明薄膜贴及防水胶布双重固定,有效防止导管扭曲、受压、脱落,避免影响术后镇痛效果。硬膜外导管与镇痛泵之间的连接必须紧密,并设置缓冲环,以降低硬膜外导管脱落的发生率。

7.硬膜外镇痛需严格排除包括凝血功能下降等禁忌证的患者。硬膜外操作过程中出现神经根刺激征和穿破硬脊膜的患者严禁采用硬膜外镇痛。连续硬膜外镇痛的患者推荐使用钢丝硬膜外导管置管。

三、术后镇痛工作管理模式

(一)术后镇痛管理目标

术后镇痛管理是完善术后镇痛至关重要的环节,重在巡视和评估。术后急性疼痛管理的目标如下。

1.完善术后镇痛,达到最大限度的镇痛　包括术后即刻镇痛,无镇痛空白期;持续镇痛;避免或迅速制止突发性疼痛;防止转为慢性痛。

2.最小的不良反应　即无难以耐受的不良反应。

3.最佳的躯体和心理功能　不但安静时无痛,还应达到活动时无痛。

4.其他　最好的生活质量和患者满意度。

(二)术后镇痛管理流程

术后镇痛管理模式,推荐由麻醉医生、麻醉护士、病区护士共同组成疼痛管理小组,三者分别负责不同的工作。

1.麻醉医生工作职责　评估患者病情、制定镇痛方案、选择合适的镇痛设备、根据病情及镇痛效果及时调整镇痛方案、处理并发症。

2.麻醉护士工作职责　落实麻醉医生医嘱、巡查及评估镇痛效果、完善各项记录、指导病区护士实施对镇痛患者的观察与监测、完成镇痛结束后处置工作。

3.病区护士工作职责　按医嘱对患者的观察与监测,及时发现并发症,反馈及汇报病情变化。

麻醉医生对患者的巡查诊治每天至少 1 次,麻醉护士跟随麻醉医生巡查,记录医嘱,落实治疗与评估记录。麻醉护士在巡查与落实治疗过程中,应与病区护士密切沟通,及时掌握患者镇痛情况。

术后镇痛管理流程:麻醉医生评估患者→确定镇痛方案→开具镇痛治疗医嘱→选择镇痛泵型号→麻醉护士/麻醉医生配置镇痛泵→双人核对→麻醉医生完成给药→麻醉医生与护士共同巡查诊治→麻醉护士执行医嘱与治疗,完成记录→麻醉护士指导病区护士观察与监测→反馈镇痛效果。

(三)术后镇痛管理内容

术后镇痛管理内容是:患者生命体征、镇痛效果、不良反应及处理方法和结果。包括VAS 评分、镇静评分、脉搏氧饱和度、脉率、不良反应情况及评分、镇痛泵内剩余药量、镇痛装置连接情况、硬膜外穿刺口情况等。术后镇痛管理中常用设备有便携式血氧饱和度仪、血压监测仪,以及各种无菌敷料、药物。出现不良反应和镇痛不全应按相关指引及时处理,严重不良反应在处理同时应向上级麻醉医生汇报。撤除镇痛泵时机需依据患者的具体情况决定。麻醉医生或护士每天 2~3 次或按需巡视、评估和记录。

(四)术后镇痛不全的处理

静息位 VAS>3 分或活动时 VAS>5 分为镇痛不全,需要给予处理。若原镇痛方案中没有合用非甾体感染药者,成人可选用凯纷 50 mg 或特耐 40 mg 单次静脉注射。如出现内脏疼痛或已正在使用非甾体抗感染药者,可选用曲马朵 01 mg/kg 静脉注射。硬膜外镇痛者可单次追加长效非运动阻滞浓度的局部麻醉药 3~6 mL。单次追加硬膜外用药后需加强血压监测 30 min 以上,追加阿片类镇痛药物需在药物达峰时间后(一般 20~30 min)再次床边观察评估镇痛效果和不良反应。以上处理后镇痛效果仍不满意,应请示主麻医生或上级麻醉医生后进行处理。

静息位 VAS<3 分的患者,可采用解释、安慰剂等方式处理。对年龄>60 岁或体弱的患者 VAS<2 分时,每天至少 2 次监测血氧饱和度和呼吸频率,以预防呼吸抑制的发生。对镇静评分>1 分者,需减少每日镇痛药物总量的 1/3 剂量。

(五)术后镇痛不良反应和处理

1.呼吸抑制　成人呼吸频率大于等于每分钟 8 次或 SpO_2<90% 为呼吸抑制,立即给予治

疗。治疗方法包括:①立即停止给予阿片类药物,强疼痛刺激,呼唤他人协助并通知上级医生;②吸氧,必要时建立人工气道或机械通气;③静脉注射纳洛酮,根据呼吸抑制的程度,每次纳洛酮 0.1~0.2 mg(或 2~6 μg/kg,首选小剂量)生理盐水稀释后缓慢推注,直至呼吸频率大于每分钟 8 次或 SpO_2>90%,维持用量 5~10 μg/(kg·h)(依据使用阿片类药物种类和总量维持至少一个药物半衰期,如吗啡 2 h,芬太尼 4 h),维持剂量停用后 1 h 内需持续监测呼吸情况,无再次呼吸抑制发生方可停用。所有使用了阿片类药物镇痛的患者都必须注意呼吸抑制的发生。

2.过度镇静　如出现不能唤醒或昏迷应视为过度镇静并警惕呼吸抑制的发生,需停药或减低药物剂量 20%~50%。也可使用中枢兴奋药物如咖啡因 100~200 μg/6 h 或哌甲酯(利他林)5~10 μg/6 h。

3.低血压　收缩压低于 90 mmHg 或收缩压/平均动脉压的下降幅度超过基础值的 30% 为低血压。处理:①减少镇痛药物 1/3 量;②无禁忌证可适当加快输液速度或加用血浆代用品,纠正低血容量;③单次使用麻黄碱 5~10 mg 静脉注射。对于胸段硬膜外镇痛患者尤其需要加强血压监测,建议每 6 小时测量 1 次血压至少 24 h。

4.硬膜外腔血肿　所有硬膜外镇痛患者均需要警惕硬膜外血肿的发生。硬膜外血肿贵在早期发现。对硬膜外镇痛患者,需要每日询问是否有原因不明的新发生或持续进展的腰背痛、感觉或运动缺失、大小便失禁。有任何疑似病例需立即汇报并尽快地进行影像学检查,最好为核磁共振成像(MRI),同时尽快地请神经外科医师会诊,以决定是否需要行急诊椎板切除减压术。对于关节外科等可能使用抗凝治疗的患者需核实抗凝药物的种类及给药时间后,在窗口期撤除,避免增加硬膜外腔血肿发生率。静脉注射普通肝素至少停药 4 h、凝血指标恢复正常之后,方可行椎管内穿刺、置管或拔管;椎管内穿刺、置管或拔管 1 h 后方可静脉应用肝素;皮下应用肝素 5 d 以上者,应于椎管内阻滞和导管拔除之前进行血小板测定,保证血小板计数正常;术前应用血栓预防剂量低分子量肝素给药后 12 h 或治疗剂量低分子量肝素给药后 24 h,方可施行椎管内阻滞穿刺、置管或拔管;术后需用低分子量肝素预防血栓形成的患者,应于椎管内穿刺 24 h 以后,且导管拔除 2 h 以上,方可开始应用低分子量肝素;口服抗凝药患者,拔除椎管内留置导管前,应确认凝血酶原时间(PT)和国际标准化比值(INR)恢复正常。

5.恶心呕吐　术后镇痛药物引起的恶心呕吐贵在预防。对恶心呕吐的高危患者可采取二联或三联药物预防,如地塞米松 5 mg 或氟哌利多 1 mg 或 $5-HT_3$ 受体阻断药(如恩丹西酮 4 mg)静脉注射。静脉注射小剂量(<0.05 mg)纳洛酮或口服纳曲酮也有一定减少恶心呕吐作用。顽固性恶心呕吐患者可暂停或减少阿片类药物的使用。

6.瘙痒　轻度瘙痒一般 1~2 d 自动消失,无须处理;严重者可选用抗组胺药苯海拉明 20 mg 或异丙嗪 25 mg 肌内注射。顽固性瘙痒患者可试用小剂量纳洛酮(<0.05 ng)或布托菲诺 0.5 mg 治疗。

7.尿潴留　轻症患者先用膀胱区按摩热敷及变换体位等方法处理,若无效则采用停留尿管导尿处理。

8.硬膜外导管脱落或脱出　一旦发现硬膜外导管脱落或脱出,应停止硬膜外镇痛治疗,改用其他镇痛方法。局部穿刺口消毒后覆盖无菌纱布。

9.单一下肢麻木或乏力　调整硬膜外导管置管深度,将硬膜外导管往外拔出 1~2 cm,

1 h后随访,观察镇痛效果。

　　10.硬膜外导管折断、穿刺口感染　临床上硬膜外置管严格执行无菌操作,留置导管持续镇痛期间保持穿刺口干燥无菌,一旦疑有感染立即终止硬膜外镇痛。拔除硬膜外管需紧贴患者皮肤拔管,避免粗暴用力,拔管后检查硬膜外导管的完整性,并对穿刺口进行消毒和覆盖无菌敷料。拔管后2d方可去除穿刺口敷料。若发现硬膜外管折断于组织内,应立即报告麻醉医生,必要时切开取出。

(六)术后镇痛记录单

　　术后镇痛记录单见表14-1。

表14-1　术后镇痛记录单

姓名:	性别:	年龄:	住院号:	床号:

临床诊断:　　　　　　　　麻醉方式:　　　术后诊断:

镇痛方法:静脉/硬膜外　　　镇痛方案:

开始时间:　　　　　　　　结束时间:　　　镇痛泵参数:

时间点	术后当天	术后第一天	术后第二天
一　生命体征			
血压			
呼吸			
脉搏			
SpO$_2$			
二　VAS评分(0-10)			
静息			
运动			
三　镇静评分(0-3)			
四　副作用			
恶心			
呕吐			
瘙痒			
尿潴留			
运动障碍			
感觉障碍			
其他			

镇静评分:　0分=清醒　1分=呼之睁眼　2分=摇能睁眼　3分=不能唤醒

VAS评分:　1~3分为轻度　4~6分为中度　7~10分为重度

运动障碍评分:　0=无,可抬腿　1=可屈膝、轻度抬腿　2=可弯脚趾

（续表）

感觉障碍评分： 0=感觉消失　　1=感觉减退　　2=痛觉高敏　　3=痛觉异常

VAS评分

无痛 ······································ 剧痛

| 0 | 1 | 2 | 3 | 4 | 5 | 6 | 7 | 8 | 9 | 10 |

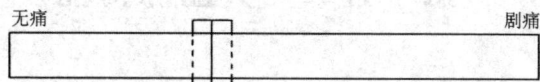

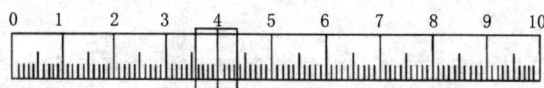

面部表情量表评分

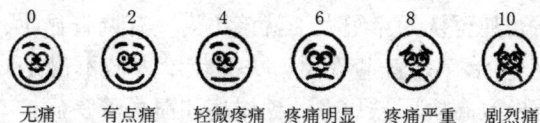

| 0 | 2 | 4 | 6 | 8 | 10 |

无痛　有点痛　轻微疼痛　疼痛明显　疼痛严重　剧烈痛

第二节　术后镇痛的护理

一、做好患者疼痛的评估和记录

在与患者交流中，通过语言沟通或观察患者的面部表情、体位，以及生命体征等客观表现，判断疼痛是否存在，以及疼痛的部位、性质、程度，有无不良反应，根据实际情况做好记录并及时报告医生。

二、协助术后镇痛治疗方案的落实

护士除了遵医嘱给予镇痛药外，应在职权范围内运用非药物镇痛方法为患者减轻疼痛。常用的方法有：冷敷、热敷、简单按摩、改变体位、活动体位、呼吸调整、分散注意力等。

三、配合处理术后镇痛不良反应和并发症

在操作过程中和给镇痛药之后需定时观察病情，及时发现不良反应和并发症并妥善处理。

四、做好术后镇痛患者心理护理及健康教育

运用各种沟通的技巧，做好患者的心理护理，让不愿意主动报告疼痛、害怕药物成瘾、担心出现难以治疗的不良反应的患者了解疼痛知识，配合治疗。及时解答患者的各种疑问，解除其忧虑，帮助患者树立康复的信心。同时指导患者进行疼痛自我管理，如对自控镇痛患者及家属讲授有关疼痛评估、给药时机、仪器的操作方法、药物镇痛作用的特点、不良反应评价等方面的知识。

第十五章　头面部疼痛

第一节　概述

头痛(headache)是最常见的疾病,也是多种疾病的常见症状之一。在我国有近90%的男性和95%的女性一生中有过头痛的经历。各年龄段头痛发生比例都超过半数。长期以来人们总认为头痛不是病,甚至认为年纪大了就该头痛。有调查显示,我国居民把头痛当成暂时的生理现象,不重视、不治疗是普遍现象。头痛带给人的不仅是疼痛、失眠、坏情绪,还会使免疫功能下降,甚至导致高血压、冠心病、糖尿病和溃疡等疾病。

国际头痛学会(HIS)于1988年制定了头痛的分类和诊断标准,将头痛归纳为原发性头痛和继发性头痛两大类。原发性头痛也称功能性头痛、慢性头痛等,包括偏头痛、紧张性头痛、丛集性头痛等,多为功能障碍而无结构损害,是最常见的头痛类型。继发性头痛也称症状性头痛,是由于局部器质性损害或全身性疾病所致的一种症状,包括颅内肿瘤、感染、脑血管疾病等,临床工作中应鉴别原发性头痛和继发性头痛。

2004年HIS推出了第2版头痛疾病的国际分类(ICHD-2)。在ICHD-2中,头痛主要分为原发性头痛、继发性头痛和颜面神经痛三大类。本章仅阐述常见原发性头痛、继发性头痛,如颈源性头痛、部分常见颜面神经痛,如三叉神经痛和舌咽神经痛。

一、头痛的发生机制

头面部疼痛敏感组织包括头皮、面部、口腔及咽喉等,其含有丰富的神经纤维,对疼痛较为敏感,当这些头痛的敏感组织发生病变或受到刺激时,可引起各种头痛。颅骨、脑组织本身缺乏疼痛敏感纤维,一般不引起头痛。

头痛的发生机制尚未完全清楚,目前基本形成的共识是头痛的发生与多种因素有关。这些因素主要包括:血管的收缩与扩张和由此引起的脑血流的变化;大脑功能的障碍;脑膜受到炎症、出血和水肿的刺激和牵张;脑神经痛觉纤维的活化;神经组织中致痛物质增加;颅周和颈项部肌肉异常收缩等。现概括头痛的机制如下。

(一)血管病变

血管的收缩与扩张、血管炎症;其他因素引起的小血管收缩或痉挛,血管活性多肽及血小板释放的5-羟色胺等可加重头痛,如偏头痛患者头痛发作前颅内动脉收缩,随之颈外动脉扩张,产生头痛发作。

(二)脑膜刺激

炎症、出血等直接刺激脑膜,引起头痛。此外,脑水肿、颅内高压等牵拉脑膜可以引起头痛。

(三)肌肉异常收缩

炎症、外伤等各种因素导致头颈、肩部肌肉异常收缩,可引起紧张性头痛。

(四)神经病变

含有痛觉纤维的脑神经、颈神经受刺激、压迫、牵引时产生神经痛。

(五)血中致痛物质作用

5-羟色胺、缓激肽、前列腺素等可刺激血管或末梢感受器而致头痛。

二、头痛的分类

2004 年 HIS 推出了第 2 版头痛疾病的国际分类(ICHD-2)。

在 ICHD-2 中,头痛主要分为原发性头痛、继发性头痛和颜面神经痛三大类。并进一步细分为 14 组疾病(表 15-1)。头痛可以符合一个以上的头痛诊断标准,某个症状也可以随时间的推移而发生变化。头痛本身在发作期可以由一个类型转变为其他类型。

表 15-1 头痛的新国际分类(ICHD-2)

1.原发性头痛
(1)偏头痛
(2)紧张性头痛
(3)丛集性头痛和其他三叉神经、自主神经性头痛
(4)其他原发性头痛
2.继发性头痛
(1)因头颈部外伤的头痛
(2)因头颈部血管病变的头痛
(3)因非血管性颅内病变的头痛
(4)因物质或其戒断的头痛
(5)因感染的头痛
(6)因内环境稳态失衡的头痛
(7)因颅、颈、眼、耳、鼻、鼻窦、齿、口,以及其他面、颅组织病变的头痛及面痛
(8)因精神疾病引起的头痛
3.脑神经痛、中枢性原发面痛,以及其他头痛
(1)脑神经痛、中枢性面痛
(2)其他头痛、脑神经痛、中枢性或原发性面痛

第二节 偏头痛

偏头痛是一种常见和慢性发作的神经血管性头痛疾患,患病率为 5%~10%,儿童期和青春期起病,中青年期达发病高峰,女性多见,常有遗传背景。

一、病因及病理生理

偏头痛的确切病因及病理生理尚不太清楚,多数学者认为,主要是血管和中枢神经系统功能紊乱,遗传因素也起重要作用。

(一)血管及神经功能异常

早期对偏头痛的研究表明头痛似乎与血管功能有关,然而新近研究显示偏头痛和丛集性头痛的脑血流变化与三叉神经(眼支)疼痛的结果一样,提示脑血流变化不是偏头痛综合征的原因。

(二)大脑功能障碍

动物实验模型中观察到人脑皮质广泛抑制可产生和偏头痛先兆症状相似的表现,而当时脑血流无改变,故推测偏头痛的发生与大脑功能障碍有关。新近功能神经影像学研究显示偏头痛时同侧脑桥背外侧活性变化,提示偏头痛不是血管疾病而是一种脑功能障碍,是一种位于脑部的疾病。

(三)遗传因素

偏头痛的发生与遗传因素有重要关系的观点已被大多数学者认可。据调查90%的偏头痛患者有家族遗传病史。关于偏头痛的遗传方式,目前尚未确定,但多数为常染色体显性遗传,少数为常染色体隐性遗传或基因遗传。

二、临床特点

1.头痛大多为一侧性,也有两侧头痛同时出现,疼痛常局限于额部、颞部及枕部,也可放射至颈部、肩部。

2.疼痛多为中重度。

3.疼痛开始时或严重头痛者多呈搏动性剧烈疼痛,然后可转为持续性钝痛。

4.头痛为发作性,间歇期无症状,发作一般持续 4~72 h。

5.可伴恶心、呕吐。

6.光、声或活动可加重头痛,安静环境中休息则可缓解头痛。

7.有先兆症状的偏头痛在头痛出现前可有先兆症状,如视野缺损、闪烁暗点、躯体感觉减退、乏力、眼肌麻痹、面瘫、眩晕、出汗、恶心、呕吐、心率增快等。

三、偏头痛的分类和诊断

(一)偏头痛的分类

2004 年 HIS"头痛疾患的国际分类"第 2 版(ICHD-2)将偏头痛归为原发性头痛,包括 6 个亚型,以无先兆偏头痛和有先兆偏头痛为常见。

(二)偏头痛的诊断

偏头痛的诊断主要依据临床表现,在询问病史时应注意头痛的部位、性质、程度、持续时间、伴随症状、先兆表现,以及活动对头痛的影响,患者头痛日记有助于诊断。在临床实践中,首先要排除继发性头痛,然后,再考虑是否伴有其他类型的原发性头痛。出现以下情况要进行神经影像学检查:①异常的神经系统检查发现;②头痛频率或程度的急性加重;③头痛性质变化;④50 岁后新发的头痛或突然发生的剧烈头痛;⑤多种治疗无效的头痛;⑥有头晕、麻木等其他症状。脑电图、经颅多普勒超声等检查不推荐作为常规诊断检查。

HIS 于 2004 年公布的 ICHD-2 中的偏头痛的诊断标准是在 1988 年第 1 版的基础上进

行了一些修改。无先兆偏头痛的诊断标准见表15-2。有先兆偏头痛的诊断标准见表15-3。

表15-2 无先兆偏头痛诊断标准(ICHD-2)

A.至少有5次发作符合B~D项标准

B.头痛发作持续时间为4~72 h(指未经治疗或治疗无效者)

C.头痛至少具有下列特点中的两项

1.单侧性

2.搏动性

3.中度或重度疼痛

4.头痛因爬楼梯或其他类似日常体力活动而加重

D.头痛间期至少具有下列中的一项

1.恶心和(或)呕吐

2.畏光和怕声

E.不能归因于其他疾病

表15-3 有先兆偏头痛诊断标准(ICHD-2)

A.至少有两次符合B~D项标准的发作

B.先兆至少有下列各项的一种表现,但没有运动无力症状

1.完全可逆转的视觉症状,包括阳性症状(如闪烁的光、点、线)和(或)阴性症状(如视觉丧失)

2.完全可逆的感觉症状,包括阳性症状(如针刺感)和(或)阴性症状(如麻木感)

3.完全可逆的功能障碍

C.至少有下列各项中的两项

1.同向视觉症状和(或)单侧感觉症状

2.至少一个先兆症状逐渐发展的过程>5 min,和(或)不同先兆症状接连发生,其过程≥5 min

3.每个症状持续5~60 min

D.在先兆症状的同时或在先兆症状发生后60 min内出现头痛,头痛符合无先兆偏头痛诊断标准的B~D项

E.不能归因于其他疾病

不同性质的头痛只要满足偏头痛分型中的诊断标准均可诊断为偏头痛,如单侧搏动性头痛,伴有恶心、呕吐,可诊断为无先兆偏头痛;而双侧性、压迫性头痛,没有恶心、呕吐,如果头痛程度较重,日常活动时头痛加剧,伴有畏光及畏声症状,也可诊断为无先兆偏头痛。如果每月偏头痛发作超过15d并持续3个月以上,则诊断为慢性偏头痛。

如头痛不符合无先兆偏头痛特点,则诊断为伴典型先兆的非偏头痛性头痛;先兆也可以不伴有头痛,为不伴头痛的典型先兆。

一旦先兆中出现肢体无力,称偏瘫型偏头痛,如果某一级亲属中有类似发作,则诊断为家族性偏瘫型偏头痛,否则诊断为散发性偏瘫型偏头痛。

当先兆中有两项以上症状提示后颅窝受累且同时没有肢体无力表现时,诊断为基底型偏头痛。

偏头痛应与紧张性头痛、颈动脉痛、颞动脉炎等鉴别。

四、偏头痛的治疗与预防

首先应加强宣教,使患者对头痛的发病机制、临床表现及治疗过程有所了解,解除不必要的忧虑,提高治疗的依从性。鼓励患者做头痛日记。

偏头痛防治的基本原则帮助患者确立科学的正确的防治观念和目标,保持健康的生活方式,寻找并避免各种偏头痛的诱因,充分利用非药物干预手段,包括按摩、理疗、生物反馈治疗、认知行为治疗和针灸等。药物治疗包括急性发作期治疗和预防性治疗两大类,中药被广泛应用,但尚需更多的循证医学证据。

(一)一般治疗

1.发作期和急性期患者应避免过度疲劳和精神紧张,保持安静,充分卧床休息。

2.避免声光刺激。

3.节制饮食,不吃刺激性食物。

(二)药物治疗

1.急性发作期治疗　急性发作期治疗的目的是迅速缓解疼痛,消除伴随症状并恢复日常功能。分为非特异性治疗和偏头痛特异性治疗两种。

(1)非特异性治疗药物包括:①非甾体抗感染药,如对乙酰氨基酚、阿司匹林、布洛芬、萘普生钠等及其复合制剂;②巴比妥类等镇静药;③阿片类药物。后两类药物易成瘾,应慎用,仅适用于其他治疗无效的严重病例。

(2)特异性治疗药物包括:①麦角碱药物;②曲坦类药物。药物选择需要根据头痛严重程度、伴随症状、既往用药情况及其他因素综合考虑。可采用阶梯法选药,首选 NSAIDs,效果不佳,再改用偏头痛特异性药物。也可分层选药,轻中度头痛、严重头痛但以往发作对 NSAIDs 反应好者,选择 NSAIDs;中重度头痛、对 NSAIDs 反应差者直接选用偏头痛特异性药物,有严重的恶心和呕吐时,选用胃肠外给药更佳。甲氧氯普胺、多潘立酮等止吐和促进胃动力药物不仅能治疗伴随症状,还有利于其他药物的吸收和头痛的治疗,急性期治疗应尽早使用,但不宜多用,以避免造成药物滥用性头痛。

2.预防性治疗　目的是降低发作频率,减轻发作程度,减少功能损害,增加急性发作期治疗的疗效。预防性治疗的原则:①排除止痛药物的滥用;②循证选择疗效确切且不良反应少的药物;③从小剂量开始,逐渐加量;④在 4~8 周内综合评估疗效;⑤应坚持足够的疗程,一般为 3~6 个月;⑥确立正确的预防期望,有助于提高治疗顺应性。

适应证:①近 3 个月平均每月发作至少 2 次或头痛日超过 4 日;②急性期治疗无效,或因不良反应和禁忌证无法进行急性期治疗;③每周至少使用 2 次镇痛药物;④特殊类型的偏头痛,如偏瘫型偏头痛、先兆期过长的偏头痛或偏头痛性梗死;⑤患者的倾向;⑥月经性偏头痛。

常用药物包括:①钙离子通道阻断剂:其中盐酸氟桂利嗪循证医学证据较多;②肾上腺素能受体阻滞药:其中普萘洛尔、噻吗洛尔有较多的循证医学证据;③抗癫痫药:如丙戊酸和托吡酯;④三环类抗抑郁药:如阿米替林;⑤5-HT 拮抗剂:如苯噻啶;⑥其他:大剂量维生素 B_2、镁剂、肉毒毒素 A 局部注射及中药。选择药物应综合考虑患者的个体情况和药物的药理作用及不良反应。

(三)神经阻滞疗法

神经阻滞疗法用于偏头痛急性发作期有良好效果,配合药物治疗往往能迅速缓解头痛。

1.星状神经节阻滞 星状神经节阻滞治疗偏头痛的作用机制可能是阻滞所致的双相作用,即当血压升高时有降压作用,而当血压低时有升压的作用。因此当偏头痛时,一般行患侧星状神经节阻滞,传统盲法进行星状神经节阻滞可使用 0.15%或 0.2%丁哌卡因(bupivacaine)6~8 mL,0.15%或 0.2%罗哌卡因(ropivacaine)6~8 mL,每 2~3d1 次,一般 6~10d 为 1 个疗程,也可左右两侧星状神经节交替进行阻滞,常用配方为每次 1%利多卡因 6~8 mL。现疼痛治疗中已普遍采用超声引导。超声引导下星状神经节阻滞时,成功率更高,并发症更少,选择性更强,治疗容量明显减少,研究表明 2%罗哌卡因的 ED50 为 2.2 mL,ED95 为 3.2 mL。也可用超激光疼痛治疗仪(super lizer)行直线偏振光近红外线星状神经节照射。

2.眶上神经和枕大/小神经联合阻滞 对于前头痛和后头痛,可采用眶上神经阻滞和枕大/小神经阻滞进行治疗,效果也很理想。用药配方、疗程与星状神经节阻滞相同,每次用量眶上神经阻滞为 0.5 mL,枕大/小神经阻滞各为 2 mL 眶上神经、枕大/小神经阻滞可与星状神经节阻滞同时或交替进行。

3.颞浅动脉旁痛点阻滞 对于颞侧的偏头痛,采用颞浅动脉旁痛点阻滞,方法是在耳前颞浅动脉搏动最明显处旁开 2~5 mm,注入局部麻醉药 2~3 mL。

皮质类固醇有抗感染、消肿作用,第 1 周治疗时,在局麻药液中加入地塞米松(dexamethasone)2.5~5 mg,或甲泼尼龙(methylprednisolone)10~20 mg,或得宝松 1.5~3 mg。

第三节 紧张性头痛

紧张性头痛(tension-type headache,TTH)是临床上最常见的慢性疼痛,其发病率约为 4.1%。以前又称紧张性头痛、肌紧张性头痛、精神肌源性头痛、应激性头痛、普通头痛、特发性头痛、精神性头痛等。

一、病因与病理生理

紧张性头痛的真正病因目前尚不清楚,一般认为与以下因素有关。

(一)肌肉因素

长时间的骨骼肌持续性收缩,压迫了肌肉内的小动脉,使之发生继发性缺血,致痛物质产生增多,从而引发疼痛。在很多情况下,头痛的发生与头颅和颈部肌肉收缩有关。在头痛发作期间,肌电图的研究表明颈部肌肉收缩较颞部肌肉收缩更强,也有研究认为肌肉收缩是头痛的结果,而不是头痛的原因。但目前多数学者仍然认为头颅肌肉和颈部肌肉阵发性收缩是产生紧张性头痛的原因之一。

(二)血管因素

紧张性头痛发作时,由于肌肉的收缩,压迫了肌肉的小动脉,并使之收缩,导致肌肉缺血和疼痛,说明了血管运动调节异常是产生头痛的一个原因。在这类患者发作期间,给予血管扩张剂,能明显减轻头痛的症状,也说明了紧张性头痛与肌肉内血管收缩有关。但是,也有人发现,血管扩张剂能使 40% 的紧张性头痛患者症状加重。因此认为,血管因素也并非是紧张性头痛的主要原因。

(三)精神因素

统计学资料表明,几乎所有的紧张性头痛患者都有明显的焦虑,74% 的患者有显著的情绪紧张,35% 的患者表现为忧郁,部分患者尚有疑病症、忧郁症及癔症,因而认为精神因素,尤其是应激和焦虑在发病机制中占重要的地位,并认为紧张性头痛患者处于慢性焦虑状态。但是精神疗法在紧张性头痛的治疗上尚无满意的结果,因此认为精神紧张不是主要的因素。

二、临床特点

紧张性头痛好发于青年人,一般 20 岁左右发病,女性多见,没有明显家族史。其临床特征是慢性起病,头部呈现双侧非搏动性疼痛,常为持续性钝痛,部位在顶、颞、额及枕部,有时几个部位都可出现疼痛。头痛的程度属轻度或中度,不因体力活动而加重,常主诉头顶重压发紧感或头部紧箍感。有的患者伴有精神紧张、抑郁或焦虑不安。

体格检查一般无阳性体征,有时患者可有斜方肌或后颈肌肉的压痛。

三、诊断标准

根据疼痛的特征和病史并排除其他头痛性疾病即可做出诊断。紧张性头痛的诊断标准见表 15-4 和表 15-5。

表 15-4　发作性紧张性头痛的诊断标准(ICHD-2)

A.头痛发作至少有 10 次符合下述 B~D 标准。具体分型根据此类头痛的发作频率分为:

　偶发性紧张性头痛:平均每月头痛发作不到 1 d(每年头痛<12 d)

　频发性紧张性头痛:至少 3 个月,每个月头痛发作 1~14 d(每年头痛≥12 d)

B.头痛持续 30 min 到 7 d

C.至少有下列两项疼痛特点

　1.压迫感或紧箍感(非搏动性)

　2.有中度抑郁,但不影响活动质量

　3.双侧性

　4.不因爬楼梯或日常活动加重疼痛

D.具有以下两项

　1.无恶心或呕吐

　2.不存在畏光和声响恐怖,或仅有一项

E.不归因于其他疾患

表 15-5　慢性紧张性头痛的诊断标准(ICHD-2)

A.头痛平均每个月为 15 d 以上,持续 3 个月以上(每年 180 d),且符合下述 B~D 标准

B.头痛可能持续数小时

C.至少符合下列疼痛特点中的两项

（续表）

1.疼痛位于两侧

2.疼痛性质为压迫性或紧箍性

3.疼痛程度为轻度或中度

4.头痛不因上楼梯或类似日常躯体活动而加重

D.具有下列两项

1.仅有下列症状之一：恶心、畏光、怕声

2.无呕吐

E.不归因于其他疾患

四、治疗

（一）药物治疗

治疗偏头痛的大部分药物均可用于紧张性头痛的治疗，但麦角碱类药物治疗本病的效果不理想。常用的药物如下。

1.非甾体抗感染药布洛芬、萘普生等。

2.三环类抗抑郁药阿米替林作为首选。阿米替林 25 mg，睡前服，每 3～4 晚可增加 12.5～25 mg，直至每天 100～250 mg。

3.抗焦虑药地西泮、氯氮䓬及巴比妥类药物。

（二）神经阻滞疗法

1.星状神经节阻滞对发作性头痛有较好的疗效。

2.可根据最剧烈的头痛部位做痛点阻滞或枕大/小神经阻滞。

（三）物理治疗

物理治疗能松弛紧张的骨骼肌，缓解紧张性头痛，效果肯定。常用的方法有按摩、经皮电刺激、热疗、生物信息波及离子导入等。根据中医理论可施行针灸治疗，也有一定的疗效。

（四）心理疗法

紧张性头痛患者常处于一种精神紧张和焦虑状态，部分患者还有精神异常，因此，心理治疗应采取不同的方法，解除患者的焦虑和忧郁情绪，让患者知道本病的长期性和可逆性，增强战胜疾病的信心。

另外，让患者尽量保持稳定的心理状态，规律生活，积极参加有兴趣的活动，鼓励患者进行体育锻炼，注意预防生活中的各种应激和诱因。

第四节　丛集性头痛

丛集性头痛（cluster headache，CH）是一种比较罕见但发作起来疼痛剧烈，具有丛集性和慢性特点的原发性头痛。其发病率约为 0.04%～0.08%。

一、病因与病理生理

丛集性头痛的病因尚不清楚,目前还没有一种理论可解释丛集性头痛的各种现象。一般认为与生物钟调节失控和组胺释放有关。

丛集性头痛发作期常有一些病理生理改变,表现为角膜凹陷性搏动、眼压及角膜湿度升高、出汗、流泪、唾液分泌和瞳孔改变。在发作期头痛剧烈时,可出现颈内动脉缩窄,心率改变,甚至心律失常。神经内分泌检查显示褪黑色素、β-内啡肽和β-促脂素24 h分泌周期的节律紊乱。丛集性头痛发作时所表现的自主神经功能障碍和神经内分泌的变化被认为是丘脑生物钟功能异常的结果。

二、临床特点

丛集性头痛可于任何年龄发病,男性多见。最主要的特点是在发作期间存在特征性的生理节律和周期性节律(distinctive circadian and circannual periodicity in the episodic forms),中间可有数月甚至数年无症状期。头痛基本固定于头部一侧,常位于眼后方及眼周,发作时呈爆炸样,程度一般比较剧烈,疼痛性质为烧灼样、刀割样或针刺样锐痛。患者常表现为烦躁、坐卧不安,疼痛难以忍受。但一般发作持续时间不长,在数分钟至数小时。常伴有自主神经症状,如结膜充血和流泪,鼻黏膜肿胀致鼻腔狭窄或堵塞或流涕,可出现不全性的Homer征,但恶心、呕吐少见。

体格检查一般无阳性体征,偶尔见患侧展神经麻痹。

三、诊断标准

丛集性头痛的诊断标准见表15-6。

表15-6 丛集性头痛的诊断标准(ICHD-2)

A.至少有5次B~D标准的头痛发作

B.剧烈的单侧眼眶、眶上和(或)颞部疼痛,未经治疗持续15~180 min

C.头痛伴有疼痛侧的至少下列一项体征

1.同侧结膜充血和(或)流泪

2.同侧鼻塞和(或)流涕

3.同侧眼睑水肿

4.同侧前额和面部出汗

5.同侧瞳孔缩小和(或)眼睑下垂

6.躁动或不安宁

D.发作频率:从隔日1次到每天8次

四、治疗

丛集性头痛发作时疼痛剧烈,常难以迅速止痛,所以治疗以预防为主。常用的预防用药为维拉帕米,如维拉帕米效果不佳时也可选用锂剂、麦角新碱、托吡酯或加巴喷丁等。在急性发作期可采用以下方法缓解疼痛。

(一)氧气疗法

以面罩吸入100%的氧气,流量为7~10 L/min,吸入10~15 min后,60%~70%的患者疼痛症状可明显好转和缓解。吸氧能使脑血管产生明显的收缩,对抗丛集性头痛发作时的血管扩张,但氧气对中枢神经系统的作用是直接的还是间接的,目前尚不清楚。

(二)药物治疗

一般来讲治疗偏头痛的药物均可用于丛集性头痛的治疗。目前5-HT激动剂舒马曲坦(sumatriptan,英明格)是治疗丛集性头痛的最有效药物。常用的药物如下:

1.舒马曲坦(sumatriptan,英明格)　6 mg,皮下注射,用于急性发作期。

2.阿米替林　25 mg,每3~4晚可增加12.5~25 mg,直至每天100~250 mg。

3.碳酸锂(lithium carbonate)　每天600~900 mg,连服1周为1个疗程。

4.美西麦角(methysergide)　每天3~4 mg,连服5~6个月,间歇1个月。用于慢性丛集性头痛的预防和治疗。

5.维拉帕米(isoptin)　40 mg,每天4次,连服4周为1个疗程。

6.尼莫地平(nimodipine)　20~40 mg,每天3次,连服4周为1个疗程,用于慢性丛集性头痛的预防和治疗。

苯噻啶、丙戊酸钠、NSAIDs对部分丛集性头痛有效。

(三)神经阻滞疗法

在丛集性头痛发作期,神经阻滞对缓解剧烈头痛有较好疗效。可采用泼尼松龙(codelcortone)10~50 mg,近年来常采用得宝松3~7 mg或地塞米松(desamethasone)5~10 mg,加局麻药,行枕下注射,或枕大神经、枕小神经、眶上神经阻滞,颞浅动脉旁阻滞,痛点阻滞和星状神经节阻滞。

第十六章 颈、肩、腰、脊柱疼痛

第一节 颈椎病

颈椎病是指颈椎骨关节、韧带或颈椎间盘的退行性变，压迫或刺激了邻近的神经根、脊髓、血管及软组织，并因此而导致颈、肩，即上肢的一系列临床症状，称为颈椎病。

一、病因与病理

颈椎病的病因及病理改变主要有以下几方面：

1.头颈部外伤及劳损 在人类脊柱中，颈椎的体积最小、强度最差，而其活动度大、活动频率高，单位面积承重大，因此容易发生意外创伤和劳损。

2.颈椎间盘退行性改变 随着年龄的增长及慢性劳损，逐渐导致颈椎间盘髓核脱水、退变，纤维环膨出、破裂，颈椎间隙变窄，椎间韧带损伤、松弛，引起椎体不稳。

3.颈椎骨赘形成 增生的骨赘与突出的颈椎间盘可能刺激或压迫邻近的脊神经根、椎动脉或脊髓，造成损伤、无菌性炎症。

4.椎管狭窄 由于退行性变化，可导致韧带、骨膜与椎骨分离，进而产生微血管撕裂、出血、血肿，血肿机化、钙化，最后形成骨赘，颈椎管的先天性狭窄（前后径<12 mm）与畸形也为颈椎病的发病基础。颈椎病常常是多种原因和病理改变综合作用所致的结果。

二、颈椎病的分型与诊断

根据颈椎病病变部位和累及组织的不同，其产生的临床症状也不尽相同。据此，一般将颈椎病分为4种类型，即神经根型、脊髓型、椎动脉型、交感型。也有分为5型，即在以上4型之外，临床症状较轻者称为颈型颈椎病。或分为6型，即同时具有上述两种或两种以上类型临床表现者称为混合型颈椎病。

(一)神经根型

主要由于椎间盘向侧后方突出，刺激或者压迫神经根所致。临床表现分为颈丛和臂丛神经分布区两部分，其主要表现为放射性的根性神经痛、麻木和肌力减退，甚至肌肉萎缩。

1.症状 很多患者发病时可以没有明显的诱因，典型的症状为发自颈部、通过肩部向上臂、前臂和手指的放射痛，根据疼痛的放射区域可以初步判断椎间盘的病变突出节段。神经根受压明显的还可出现疼痛区域的麻木。很多颈丛神经分布在上胸和后背（肩胛背神经痛），疼痛区域的症状可能误诊为"心绞痛"，经过冠状动脉造影和颈椎 MRI 检查可以确诊。

2.体征 由于支配上肢的神经受压迫，患者可以出现肩关节上举受限。痛刺激传入引起的反射性传出增加，使得颈项部肌肉、肩部等部位的肌肉痉挛性收缩。有麻木感的区域可以出现感觉减退。受累神经支配区域的肌力也可出现减退。早期腱反射亢进，后期则减弱或消失。

3.特殊检查

（1）臂丛牵拉试验阳性：患者坐位，头微屈，检查者立于患者被检查侧，一手推头部向对侧，另一手握该侧腕部做相对牵引，此时臂丛神经受牵拉，若患肢出现放射痛、麻木，则为阳性。

（2）压头试验（Spurling 征）阳性：患者端坐，头后仰并偏向患侧，术者用手掌在其头项加压。出现颈痛并向患手放射，称为压头试验阳性。

4.X 线检查　X 线片检查常可以显示生理曲度变直或者消失、椎间盘变小、椎间隙变窄、椎体边缘变尖、前纵韧带钙化等表现。磁共振显示椎间盘退变、椎间盘膨隆或者突出、黄韧带增厚、硬膜囊受压、椎管狭窄、小关节退行性变等一系列改变。

5.肌电图　可表现为根性神经受损。

（二）脊髓型

重度椎间盘突出可以压迫颈段脊髓，出现髓性感觉、运动障碍，这是椎间盘突出症的主要病因。突出的椎间盘也可以压迫支配脊髓的血管，造成脊髓缺血引起症状。交感神经受刺激也可以引起反射性脊髓血管痉挛，造成供血不足。

1.症状　患者往往先从下肢双侧或单侧发沉、发麻开始，随之出现行走困难，下肢肌肉发紧，抬步慢，不能快走，更不能跑。双下肢协调能力差，不能跨越障碍物，双足有"踩棉花"样感觉，也可伴有头晕的症状。自述颈部发硬，颈后伸时易引起四肢麻木，有时上肢症状可先于下肢症状出现，但一般略迟于下肢。上肢多一侧或两侧先后出现麻木、疼痛。早期晨起拧毛巾时感双手无力，拿小件物体常落地，不能扣衣服纽扣。严重者写字困难、饮食起居不能自理，部分患者有括约肌功能障碍、尿潴留。除四肢症状外，往往有 T_1 以下的皮肤感觉减退、胸腹部发紧，即束带感。

2.体征　脊髓型最明显的体征是四肢肌张力升高。严重者稍一活动肢体，即可诱发肌肉痉挛，下肢往往较上肢明显，下肢的症状多为双侧，但严重程度可有不同。上肢肌张力也升高。但有时上肢的突出症状是肌无力和肌萎缩，并有根性感觉减退，而下肢肌萎缩不明显。主要表现为肌痉挛、反射亢进，出现踝阵挛和髌阵挛。

3.特殊检查　X 线侧位片多能显示颈椎生理曲度变直或前弧消失，大多数椎体有退变，表现为前后缘骨刺形成，椎间隙变窄。伸屈侧位片可显示受累节段有不稳，相应平面的项韧带有时可有骨化。

MRI 检查常表现为脊髓前方呈弧形压迫，多平面的退变可使脊髓前缘呈波浪状。病程长者，椎管后缘也压迫硬膜囊，从而使脊髓呈串珠状。脊髓有空洞形成者往往病情严重，即使彻底减压也无法恢复正常。值得注意的是，X 线片显现退变最严重的部位有时不一定是脊髓压迫最严重的部位。MRI 反映脊髓受压的情况较 X 线片更准确、可靠。

（三）椎动脉型

颈椎间盘突出、退变引起椎间隙不稳，椎体周边及钩椎关节出现骨质增生，进而使椎间孔变小，在颈部活动时，侧方突出的椎间盘、增生的骨刺可能刺激或压迫同侧的椎动脉及其壁上的交感神经纤维，使椎动脉痉挛，血管腔变小，血流发生障碍；若颈向右侧弯或向右后旋转，可使左侧椎动脉紧张，出现两侧椎动脉供血不足。若有椎基底动脉供血严重不足或脊髓受压，病者可出现头痛、头晕等症状。若双侧均有骨刺及突出的椎间盘，在颈部活动时，可使双侧椎动脉发生完全性一时性阻塞，患者即出现突然晕倒。当患者倒地后由于颈部位置发生改变,其血供又会立即恢复。若为血管硬化的老年人,加上颈椎有前述病变,则更易出现椎动脉型颈椎病。

1.症状

(1)眩晕:眩晕是椎动脉型颈椎病患者的常见症状。患者改变头颈部体位,如颈部做伸展或旋转动作时可出现眩晕症状。

(2)头痛:头痛和眩晕可同时并见。枕大神经病变或 $C_2 \sim C_4$ 神经根受压是引起头痛的常见原因。椎动脉分支枕动脉,支配枕大神经,临床上可见椎动脉痉挛引起枕大神经缺血,可出现枕大神经支配区头痛,疼痛性质为间歇性跳痛,从一侧后颈部向枕部及半侧头部放射,可伴有灼热感,少数患者患部呈现痛觉过敏,触及患部头皮时,疼痛难忍,甚至触动头发即感剧痛。

(3)视觉障碍:轻型患者视物不清或有复视症状,少数重症患者可出现视力减退或视野缺损。这是由于颈椎病变引起椎基底动脉痉挛,继发大脑枕叶视觉中枢缺血性损伤所致。

(4)突然摔倒:当患者转动颈部时突感下肢发软而摔倒。发病时患者意识清楚,在短时间内患者能自己起来行走。

2.体征 除存在其他类型颈椎病的相应体征外,可能有颈动脉压痛点,该点位于乳突尖端与枢椎棘突连线中外 1/3 交界处的下方及胸锁乳突肌后缘的后方。

3.特殊检查

(1)引颈试验:又称椎间孔分离试验。术者托住患者双下颏及枕部,然后渐用力向上做颈部牵引,患者症状减轻则为阳性。

(2)旋颈试验:患者头略后仰,左右旋颈,若出现头晕、眼花等脑供血不足表现则为阳性。也可做前屈旋颈,但在诊断明确的患者没必要做此试验,以免猝倒。

4.X 线检查 X 线片显示小关节失稳、椎间孔变小或钩椎关节骨质增生。椎动脉造影可以显示椎动脉狭小、扭曲。除外椎动脉 I 段(进入 C_6 横突孔以前的椎动脉段)和椎动脉Ⅲ段(出颈椎进入颅内以前的椎动脉段)受压所致的基底动脉供血不足。颈椎 MRI 检查阳性率高。

5.诊断 诊断依据如下:

(1)除外耳源性或眼源性眩晕。

(2)除外神经症、颅内肿瘤等。

(3)确诊本病,尤其是手术前定位,应根据椎动脉造影检查。

(4)椎动脉血流图及脑电图只有参考价值。

(5)如果上述检查未能确诊,建议患者做颈椎 MRI 检查。

(四)交感型

由于椎间盘退变和节段性不稳定等因素,对颈椎周围的交感神经末梢造成刺激,产生交感神经功能紊乱。由于椎动脉表面富含交感神经纤维,当交感神经功能紊乱时常常累及椎动脉,导致椎动脉的舒缩功能异常。因此交感型颈椎病在出现全身多个系统症状的同时,还常常伴有椎基底动脉系统供血不足的表现。

1.症状

(1)头部症状:如头晕或眩晕、头痛或偏头痛、头沉、枕部痛,睡眠欠佳、记忆力减退、注意力不易集中等。偶有因头晕而跌倒者。

(2)眼耳鼻喉部症状:眼胀、干涩或多泪、视力变化、视物不清、眼前好像有雾等;耳鸣、耳堵、听力下降；鼻塞、过敏性鼻炎；咽部异物感、口干、声带疲劳等；味觉改变。

（3）胃肠道症状：恶心，甚至呕吐、腹胀、腹泻、消化不良、嗳气，以及咽部异物感等。

（4）心血管症状：心悸、胸闷、心率变化、心律失常、血压变化等。

（5）面部或某一肢体多汗、无汗、畏寒或发热，有时感觉疼痛、麻木，但是又不按神经节段或走行分布。

以上症状往往与颈部活动有明显关系，坐位或站立时加重，卧位时减轻或消失。颈部活动多、长时间低头、在电脑前工作时间过长或劳累时明显，休息后好转。

2.体征　颈部活动多正常、颈椎棘突间或椎旁小关节周围的软组织压痛。有时还可伴有心率、心律、血压等的变化。

3.诊断　诊断较难，目前尚缺乏客观的诊断指标。出现交感神经功能紊乱的临床表现、影像学显示颈椎节段性不稳定。对部分症状不典型的患者，如果行星状神经节结阻滞或颈椎高位硬膜外封闭后症状有所减轻，则有助于诊断其他原因除外所致的眩晕。

三、治疗

各类型颈椎病均以非手术疗法为主，其中神经根型、交感型和椎动脉型颈椎病，80%以上的患者通过规范、系统的非手术治疗可以获得较好的疗效。但经系统的非手术治疗而症状无明显改善或疗效不巩固，反复发作者和病情严重的脊髓型颈椎病患者应选择手术治疗。

（一）一般治疗

改变工作和生活中的不良姿态，长时间低头屈颈工作者应注意适时调整姿势和做颈部活动。睡眠时选用软硬和高度适中的枕头。平时经常做颈部和上肢的锻炼，以增强颈部肌肉力量，有助于增强颈椎的稳定性。急性期需卧床休息，必要时用颈托固定。

（二）药物治疗

内服非甾体抗感染药对缓解急性期疼痛有一定效果。常用如布洛芬、双氯芬酸和塞来昔布等。

（三）颈椎牵引疗法

颈椎牵引疗法的作用为颈部制动，使颈部肌肉松弛，增宽颈椎间隙，使椎间孔增大，缓解扭曲的颈动脉等，达到缓解疼痛的目的。

（四）物理治疗

采用热敷、超声波、电疗、直线偏振光、红外线照射等物理疗法，以缓解肌肉痉挛，改善病变关节状态，促进局部血液循环，达到解痉、抗感染和止痛目的。也可采用局部按摩和适当的颈肩部体育疗法。

（五）注射疗法

1.局部注射　也称痛点注射，采用局麻药和类固醇皮质激素于颈肩部压痛最明显处肌筋膜下行局部注射。

2.椎旁阻滞疗法　在病变或压痛最明显的椎旁注射局麻药或加用类固醇皮质激素。

3.硬膜外腔阻滞疗法　经 $C_6 \sim C_7$ 或 $C_7 \sim T_1$ 椎间隙行硬膜外腔穿刺，注入低浓度局麻药及类固醇皮质激素或行硬膜外置管注入药物治疗。

(六)介入治疗

经以上方法治疗无效或效果不满意者可选择介入治疗或联合应用介入治疗,可采用的介入治疗有臭氧消融术、射频治疗、激光和胶原酶溶核术等。

(七)手术治疗

手术治疗的主要目的是解除由于椎间盘突出骨化、椎体骨赘形成或黄韧带骨化对脊髓、神经根的压迫,消除椎间盘突出和病变颈椎不稳定对脊髓、神经根、交感神经和椎动脉的压迫,恢复和重建颈椎的稳定性。

第二节 颈椎间盘突出症

颈椎间盘突出症是由于颈椎韧带松弛、椎体失稳、颈部软组织劳损等因素导致颈椎间盘变性、压缩、纤维环断裂或髓核脱出,刺激或压迫颈椎动脉、颈交感神经、脊神经、脊髓等,引起头痛、眩晕、心悸、胸闷、颈部酸胀、活动受限、肩背部疼痛、上肢麻木胀痛、步态失稳、四肢无力等症状和体征,严重时发生高位截瘫,危及生命。

一、病因与病理

颈椎间盘是连接相邻两个颈椎椎体的纤维软骨盘,是由软骨板、纤维环和髓核组成的一个密封体,起到允许颈椎活动和一定的缓冲作用。纤维环的前侧及两侧较厚,而后侧较薄,因此,髓核容易向后方突出,压迫神经根或脊髓,造成颈椎间盘突出症。

髓核是一种弹性胶状物质,为纤维环和软骨板所包绕。髓核中含有糖胺聚糖蛋白复合体、硫酸软骨素和大量水分,髓核突出后,可以激活磷脂酶 A_2,引起一系列的炎性反应,并可机械性的压迫神经根,引起一系列的症状,$C_5 \sim C_6$ 和 $C_6 \sim C_7$ 是活动度比较大的节段,因此也是最容易遭受伤害、出现颈椎间盘突出症的部位。如果患者出现颈丛神经分布区域疼痛,应该考虑 $C_2 \sim C_4$ 突出可能,可以不出现上肢疼痛症状。

外伤或者长期颈部前屈导致颈椎病、椎间盘退行性改变,引起髓核、纤维环脱水、老化,是发生颈椎间盘突出症的基础。

二、临床分型

根据椎间盘突出的部位可以将颈椎间盘突出分为侧方突出型、旁中央突出型和中央突出型。

(一)侧方突出型

突出部位在后纵韧带的外侧,钩椎关节的内侧。该处是颈脊神经经过的地方,因此突出的椎间盘可以压迫脊神经而产生根性症状。

(二)旁中央突出型(或者称为混合型)

突出部位偏向一侧而在脊髓与脊神经之间,因此可以压迫两者而产生单侧脊髓及神经根的症状。

(三)中央突出型

突出部位在椎管中央,因此可以压迫脊髓双侧的腹面而产生脊髓双侧的症状。

三、治疗

(一)一般治疗

去除诱因是防止和治疗颈椎间盘突出症的重要措施,如改变生活、工作中的不良姿势和习惯,发作时,使用颈托可以限制颈部的运动以免颈部损伤加重,又可起到一定的保暖作用。疼痛缓解后方可适当、缓慢地增加颈部的运动,以免复发。

(二)药物治疗

急性期可以选择非甾体抗感染药、皮质激素、解痉药和抗癫痫药(加巴喷丁)治疗。

(三)物理治疗

1.牵引　通过颈部的牵拉增宽椎间隙,降低椎间盘对神经组织的压力,使颈部肌肉松弛,椎间孔增大,缓解扭曲的椎动脉等。脊髓型患者不适用。

2.理疗　如离子透入疗法、高频电疗、远红外治疗等各种理疗,具有促进血液循环、解痉、抗感染、消肿的作用。

3.按摩及体育疗法　按摩可以有效放松痉挛的肌肉,但是不适当的按摩或者推拿反而会加重损伤,使疼痛加剧。体育疗法也应该在有经验的治疗师的指导下进行。

(四)手术治疗

对采用上述治疗方法无效的患者,经明确诊断可行外科手术治疗。

第三节　颈源性神经痛

自1991年国际著名头痛专家首次提出颈源性头痛理念以后,颈椎的病变引起的各种神经痛,即颈椎源性神经痛也日益受到人们的重视。

一、枕大神经痛

枕大神经痛是指枕大神经分布范围内(后枕部)阵发性或持续性疼痛,也可在持续痛基础上阵发性加剧。

(一)病因

1.感冒等病毒引起。

2.枕大神经来自C_2神经后支的内侧支,颈椎外伤后或者退行性变都会影响脊神经后支内侧支,引起枕大神经痛。

(二)症状

临床表现为一侧或两侧后枕部或兼含颈部的针刺样、刀割样或烧灼样疼痛。

(三)体征

颈肌紧张,强迫头位,痛时患者不敢转头,头颈部有时处于伸直状态。乳突与枢椎棘突间连线的中点(相当于风池穴处)有压痛,上位颈椎棘突或棘突旁有压痛并放射至头顶及前额部;枕大神经分布区($C_2 \sim C_3$),即耳顶线以下至发际处痛觉过敏或减退。

(四)特殊检查

1.脑脊液检查基本正常。

2.头、颈 MRI 可正常。

3.肌电图和脑电图都没有明显异常。

二、小关节源性颈肩背牵涉痛

随着颈椎小关节的退行性变,小关节、钩椎关节,以及其他结构的正常关系也发生改变,颈脊神经后支内侧支绕过颈椎小关节柱,因此小关节的退行性改变会影响脊神经后支的内侧支,引起颈肩背部的牵涉痛。

(一)症状

颈椎小关节源性神经牵涉痛可以波及颈肩背部,疼痛以胀痛或者酸痛为主,有的患者会出现疼痛部位的麻木。

(二)体征

疼痛区域的感觉大部分无明显异常,肩胛区如冈上、冈下、肩胛骨内侧第 5 胸椎旁可以出现压痛点,有的患者可以出现肩背部肌肉萎缩。

(三)特殊检查

X 线检查、颈椎磁共振检查表现为颈椎、椎间盘的退行性改变。

三、颈源性神经痛的治疗

除病毒等因素引起的神经器质性病变外,大部分颈源性神经痛都是颈椎的退行性改变引起的。

(一)药物治疗

早期可以使用一些非甾体抗感染药,如双氯芬酸钠、塞来昔布等,症状缓解后停药。疼痛程度比较严重或者慢性疼痛需要长期服药者,可以使用曲马多等弱阿片类药物。

(二)康复理疗

对于疼痛引起的局部肌肉酸痛,可以采用理疗。

(三)神经阻滞疗法

根据疼痛区域的神经支配,采用神经阻滞疗法,神经局部使用低浓度局麻药和糖皮质激素悬液,可以使受刺激、受损的神经消炎、消肿,达到缓解神经痛的目的。近年来使用超声引导下在头下斜肌和头半棘肌之间进行枕大神经阻滞,疗效确切且并发症明显减少。

第四节　肩周炎

肩周炎是肩关节周围炎的简称,是一种肩关节周围软组织与关节囊发生慢性退行性病理变化的疾病。

一、病因

肩周炎常常起因于创伤或是腱鞘炎、滑囊炎,有时很难确定其起因。

　　肩关节是人体全身各关节中活动范围最大的关节,其关节囊松弛,球窝关节的结构只有1/4~1/3的关节接触面,因此肩关节的稳定性较差。肩关节的稳定性大部分靠关节周围的肌肉、肌腱和韧带的力量来维持。由于肌腱本身的血液供应较差,而且随着年龄的增长,发生退行性改变,加之肩关节在生活中活动比较频繁,周围软组织经常受到来自各方面的摩擦、挤压,故而易发生慢性劳损并逐渐形成原发性肩周炎。

　　肩部外伤也是肩周炎的常见病因,如肩部或上肢急性创伤,肩部创伤包括肩部骨折,如锁骨骨折、肩胛骨骨折、肱骨近端骨折等;肩袖撕裂、韧带断裂等均需要对肩关节进行较长时间的固定。上肢创伤,特别是肱骨骨折也需要对肩关节进行长时间的固定。肩关节长期的固定会造成肩关节囊粘连、挛缩而发生肩周炎。

二、症状

(一)肩部疼痛

　　起初阵发性疼痛,多数为慢性发作,以后疼痛逐渐加剧或钝痛或刀割样痛。气候变化、劳累后或者偶然受到撞击也使疼痛加重。昼轻夜重为本病的一大特点。

(二)肩关节活动受限

　　肩关节向各个方向活动受限,随着病情进展,甚至梳头、穿衣、洗脸、叉腰等动作均难以完成。特别是严重时肘关节功能也可受影响,屈肘时手不能摸到同侧肩部,尤其在手臂后伸时不能完成屈肘动作。

(三)怕冷

　　息肩怕冷,即使在暑天肩部也不敢直接吹风。

三、体征

(一)压痛

　　多数患者在肩关节周围可触到明显的压痛点。冈上肌腱、肱二头肌长/短头肌腱及三角肌前后缘均可有明显压痛。

(二)活动受限

　　肩关节以外展、外旋、后伸受限最明显,少数人内收、内旋也受限,但前屈受限较少。

(三)肌肉痉挛与萎缩

　　三角肌、冈上肌等肩周围肌肉早期可出现痉挛,晚期可发生失用性肌萎缩,出现肩峰突起、上举不便、后弯不利等典型症状。此时疼痛症状反而减轻。

四、影像学检查

　　年龄较大或病程较长者,X线片可见到肩部骨质疏松,或冈上肌腱、肩峰下滑囊钙化征。外伤的患者MRI检查可以发现肩袖、肩关节周围肌腱撕裂等损伤。

五、治疗

(一)锻炼和理疗

　　锻炼和理疗是肩周炎的重要治疗方法。

(二)药物

口服非甾体抗感染药可以缓解局部疼痛。

(三)局部注射

局部痛点注射糖皮质激素可以帮助消除局部炎性反应。超声引导下肩关节肱二头肌腱鞘内抽液、肩峰–三角肌下滑囊抽液、肩胛上神经阻滞等效果明确。借助超声引导能提高肩关节腔穿刺的成功率，超声引导下肩关节腔玻璃酸钠注射能明显改善肩关节的活动度。

(四)肩关节松解

对于肩关节活动明显受限的患者，可以在静脉麻醉或者臂丛神经阻滞的情况下行肩关节松解。

(五)手术

对于肩关节肩袖、肌腱有损伤的患者可以在关节镜下行微创手术。

第五节 腰椎间盘突出症

腰椎间盘突出症(lumbar intervertebral disc herniation)是因椎间盘退变和损伤造成纤维环破裂，髓核突出，刺激或压迫神经根、马尾神经所表现的一种综合征，腰椎间盘突出症中以$L_4 \sim L_5$、$L_5 \sim S_1$间隙发病率较高，高位腰椎间盘突出症及多个椎间隙同时发病者较少。

一、病因及病理生理

椎间盘由髓核、纤维环和软骨终板构成，腰椎间盘在脊柱的负荷与运动中承受强大的应力，因此极易退变和损伤，腰椎间盘突出与下列因素有关。

(一)腰椎间盘退变

导致腰椎间盘退变的因素有年龄、力学、生物化学、自身免疫和遗传易感等因素，又因椎间盘仅有少量血液供应，营养依靠软骨终板渗透液，但也甚为有限，所以很早就出现退变。MRI证实，15岁的青少年已发生椎间盘退行性变，随年龄增长，纤维环和髓核含水量逐渐减少，使髓核张力下降，同时，透明质酸及角化硫酸盐减少，低分子量糖蛋白增加，胶原纤维变性及胶原纤维沉积增加，髓核失去弹性，椎间盘变薄，椎间隙变窄，椎间盘结构松弛，脊柱的稳定性下降。在没有后纵韧带支持的纤维环后外侧，这些变化更明显，也是最容易突出的部位。

(二)损伤及慢性积累损伤

椎间盘退变后其抗损伤能力减低，反复弯腰、扭转动作最易引起椎间盘损伤，损伤与退变相互关联，互为因果，故本症与某些职业、工种有密切关系。一次性暴力(高处坠落或重物击中背部)多引起椎骨骨折，甚至压碎椎间盘，但很少见到单纯纤维环破裂髓核突出现象。

(三)遗传易感因素

腰椎间盘突出症有家族发病的报道，也可有Ⅸ型胶原基因变异。有色人种本症发病率较其他种族的发病率明显为低。

(四)妊娠

妊娠期盆腔、下腰部组织充血明显,各种结构相对松弛,而腰骶部又承受较平时更大的重力,这样就增加了椎间盘损害的机会。

(五)腰骶先天结构异常

腰椎骶化、骶椎腰化和关节突关节不对称,使下腰椎承受异常应力,是构成椎间盘旋转性损伤的因素之一。

二、分型

腰椎间盘突出症的分型方法较多,从病理变化及 CT、MRI 的影像学表现,结合术中所见可进行如下分型。

(一)膨出型

纤维环膨出,附着于相邻椎体骺环之间,纤维环呈环状凸起,纤维环完整,由于均匀性膨出至椎管内,可引起硬膜囊或神经根受压的临床表现。

(二)突出型

纤维环部分破裂,仅有一层纤维膜或后纵韧带覆盖,髓核突向椎管,表面高低不平或呈菜花状,可产生明显的临床表现。突出的髓核仅有很薄的外膜约束,切开外膜后髓核自行脱出。该型可进行微创治疗。

(三)脱垂型

纤维环破裂,突出物与母体间盘虽然相连,但从影像学矢状位观察,突出物低于病变间隙上缘。该型原则上应手术治疗。

(四)游离型

纤维环完全破裂,突出物穿过完全破裂的纤维环和后纵韧带,与母体间盘脱离关系,游离于椎管内。该型为手术适应证。

(五)Schmorl 结节及经骨突出型

前者是指髓核经上下软骨板的发育性或后天性裂隙突入椎体松质骨内;后者是髓核沿椎体软骨终板和椎体之间的血管通道方向突出,形成椎体前缘的游离骨块。这两型在临床上可以没有症状或仅出现腰痛,而无神经根症状。

三、临床表现

(一)症状

1.腰痛　大多数患者先有腰痛,且具有慢性和反复发作的特点,劳累后症状加重,休息后症状减轻。产生疼痛的原因主要是突出的髓核刺激分布于纤维环外层及后纵韧带的窦椎神经纤维,有时也可影响到臀部。

2.坐骨神经痛　典型坐骨神经痛是从下腰部向臀部、大腿后方、小腿外侧直到足部的放射痛。患者在打喷嚏或咳嗽时由于增加腹压而使疼痛加剧。早期为痛觉过敏,病情较重、病程较长者可出现感觉迟钝或麻木。少数患者可有双侧坐骨神经痛。引起坐骨神经痛的机

制有:

(1)机械受压学说:机械压迫神经根是引起坐骨神经痛的主要原因,正常的神经根轻度受压时并无疼痛发生,而是受压迫的神经根处于牵张状态,使其静脉回流受阻,继而发生神经根炎症与水肿,导致神经内张力增高,使受损的神经对疼痛的敏感性增高,突出的髓核压迫或牵张已有炎症的神经根而引起坐骨神经痛。

(2)化学性神经根炎学说:纤维环破裂后,髓核组织从破口突出,沿椎间盘和神经根之间的通道扩散,髓核的蛋白多糖对神经根有强烈的化学刺激,同时大量致痛物质(组胺)的释放,刺激神经根和窦椎神经,引起此神经支配区的疼痛。

(3)自身免疫学说:椎间盘髓核组织是人体内最大的无血管封闭结构组织,它与周围循环毫无接触,其营养主要来自软骨终板的弥散作用,故人体髓核组织被排除在机体免疫机制之外。当椎间盘损伤后,髓核突破纤维环或后纵韧带的包围,在修复过程中新生毛细血管长入髓核组织,髓核与机体免疫机制发生密切接触,髓核基质里的蛋白多糖成为抗原,机体因这种持续的抗原刺激而产生免疫反应。

上述三种机制相互关联,互为因果,难以截然分开。神经根的炎症是引起坐骨神经痛的根本原因。

3.股神经痛　高位腰椎间盘突出,$L_1 \sim L_4$ 神经根受累,可引起股神经痛,出现下腹部、腹股沟区或大腿前内侧疼痛。

4.骶神经痛(马尾综合征)　中央型腰椎间盘突出症,马尾神经受压可出现鞍区的感觉异常,会阴部疼痛甚至大、小便功能障碍,男性可出现阳痿,女性出现尿潴留和假性尿失禁。

(二)体征

1.腰椎侧突畸形　是一种为减轻疼痛的姿势性代偿畸形,具有辅助诊断价值。如髓核突出在神经根外侧,上身向健侧弯曲,腰椎凸向患侧可松弛受压的神经根;当突出髓核在神经根内侧时,上身向患侧弯曲,腰椎凸向健侧可缓解疼痛。

2.腰部活动受限　大多数患者都有不同程度的腰部活动受限,其中以前屈受限最明显,因畏痛而不动。因前屈位时可进一步促使髓核向后移位而增加对受压神经根的牵张。急性发作时可出现骶棘肌痉挛,使腰部固定于强迫体位。

3.直腿抬高试验及加强试验　患者仰卧,伸膝,被动抬高患肢。正常人神经根有 4 mm 滑动度,下肢抬高到 70°以上可出现腘窝不适,属于正常表现。腰椎间盘突出症患者神经根受压或粘连,使滑动度减少或消失,抬高 70°以下即可出现坐骨神经痛,称为直腿抬高试验阳性。在直腿抬高试验阳性时,缓慢降低患肢高度,待放射痛消失,这时再被动背屈患肢踝关节以牵拉坐骨神经,如又出现放射痛称为加强试验阳性。有时因突出髓核较大,抬高健侧下肢也可因牵拉硬脊膜而累及患侧诱发患侧坐骨神经产生放射痛,称为交叉试验阳性。

4.神经系统表现

(1)感觉异常:多数患者出现不同程度的感觉异常,如触觉、痛觉减退,麻木等。感觉障碍按受累神经根支配区分布,如 $L_1 \sim L_4$ 神经根受累,影响大腿内侧和膝内侧;L_5 神经根受累,影响小腿前外侧和足背前,以及踇趾和第 2 趾间;S_1 神经根受累,影响小腿后侧和足外侧及足底,神经受损初期可出现其支配区皮肤痛觉过敏。

(2)肌力下降:受累神经根所支配的肌肉皆可有不同程度的肌力减退,甚至肌萎缩。

$L_4 \sim L_5$ 椎间盘突出症者,踇趾背伸肌力减弱,严重时胫骨前肌瘫痪,表现为踝关节背屈无力,出现足下垂。$L_5 \sim S_1$ 椎间盘突出,可见小腿三头肌萎缩或松弛,踝及趾屈力减弱。

（3）反射异常：膝腱反射减弱表示高位腰椎间盘突出,$L_1 \sim L_4$ 神经根受压,跟腱反射减弱或消失表示 S_1 神经根受压；如马尾神经受压,则肛门反射减弱或消失及肛门括约肌张力下降。

（三）特殊检查

1.X 线片　单纯 X 线片不能直接反映是否存在椎间盘突出,片上所见脊柱侧弯,椎间隙变窄及椎体边缘增生等可提示脊柱有退行性改变,对诊断腰椎间盘突出症有一定参考价值。

2.CT　CT 诊断椎间盘突出,主要是观察椎管不同组织密度的变化,表现为椎间盘组织突向椎管内前方压迫硬膜囊或突向前外侧压迫神经根,大的椎间盘突出硬膜囊,受压变扁,神经根被突出椎间盘影所覆盖。用水溶性造影剂作脊髓造影与 CT 检查结合（CTM）,能提高诊断的准确性。CT 除观察椎间盘对神经的影响外,也可观察到骨性结构及韧带的变化。如腰椎管的容积,关节突退变、内聚、侧隐窝狭窄,以及黄韧带肥厚、后纵韧带骨化等。

3.磁共振成像（MRI）　MRI 可全面地观察各腰椎间盘是否存在病变,也可在矢状面上了解髓核突出的程度和位置,并鉴别是否存在椎管内其他占位性病变。从 MRI 上所表现的信号,大体上分为高、中和低强度。通常在 T_1 图像条件下,骨皮质、韧带、软骨终板和纤维环为低信号强度,椎体、棘突的松质骨因含骨髓组织,故表现为中等信号,正常椎间盘在 T_1 图像上显示为较均匀的低信号,T_2 图像对椎间盘组织病变显示更明显,在 T_2 图像上正常椎间盘呈高信号,退变椎间盘呈中等信号,严重退变椎间盘呈低信号,为椎间盘脱水所致。由于 T_2 图像脑脊液信号强而发亮,椎间盘突出压迫硬膜囊显示更加清楚。

4.电生理检查（肌电图）　通过神经传导速度及诱发电位,可协助确定神经损害的范围及程度,也可用来观察治疗效果。

四、诊断与鉴别诊断

（一）诊断

典型腰椎间盘突出症患者,根据病史、症状、体征,以及 X 线片上相应节段有椎体退行性表现即可做出初步诊断。结合 X 线、CT、MRI 等方法,能准确地做出病变间隙、突出方向、突出物大小、神经受压情况及主要引起症状的病损部位的诊断。如仅有 CT、MRI 表现而无临床表现,不应诊断本病。

（二）鉴别诊断

由于腰椎间盘突出症与一些可引起腰痛、腿痛的其他疾病极易混淆,因此鉴别诊断既重要,又复杂。

1.与腰部慢性软组织损伤鉴别　腰部软组织包括筋膜、腱鞘、肌膜、韧带、肌腱、骨膜和皮下组织等。腰肌劳损、腰部肌筋膜炎、棘上/棘间韧带损伤、腰骶韧带损伤、第三腰椎横突综合征等都是最常见的腰部慢性软组织损伤。这类疾病主要病因大多与退变、超负荷运动,以及长时间的不良姿势有关,退变使软组织的抗损伤能力下降,长期超负荷运动使组织代偿性增生、肥大,甚至出现纤维样增生。长时间的不良姿势使小血管受压,造成组织缺血、缺氧,代谢产物堆积,形成无菌性炎症。腰痛是这类疾病共有的症状,疼痛可以放射到腹壁、臀部或下肢,出现牵涉痛或感应痛,腰部慢性软组织损伤大多有固定的明显压痛点,患者在俯卧位,放松肌肉后较容易找准压痛点,不同部位的损伤都有其特定的部位,用利多卡因做压痛点局部阻滞后疼痛可立刻减轻或消失。

2.与椎管狭窄症鉴别　椎管狭窄症是指多种原因所致椎管、神经根管、椎间孔的狭窄,并使相应部位的脊髓、马尾神经或脊神经根受压的病变。腰椎椎管狭窄症临床特点是主诉的症状多,查到的体征少,间歇性跛行为主要特点。过去认为有无间歇性跛行是椎管狭窄症与椎间盘突出症的重要区别,实际有少数椎间盘突出症患者也可发生间歇性跛行,两者的鉴别主要依靠 X 线摄片、造影、CT、MRI 检查。

3.与椎弓根峡部不连脊椎滑脱症鉴别　椎弓根先天性发育薄弱易发生疲劳骨折,此外创伤造成该部位的骨折,这两者均可发生脊椎向前滑脱。下腰痛是其主要症状,脊椎滑脱程度较重时可诱发椎间盘退变和突出,出现神经根压迫症状。腰部 X 线斜位片可证实椎弓根骨折,侧位片可了解有无椎体向前滑脱及其程度。

4.与腰椎结核鉴别　腰椎结核患者多数伴有全身结核中毒症状,腰腿痛的特点是有较长期持续的腰部钝痛,休息能有所好转,但无完全缓解的间歇期。下肢痛通常较腰痛症状为晚,因腰椎病灶部位而异,表现为一侧或两侧下肢痛。检查可见腰部保护性强直,活动受限,活动时疼痛加重。腰椎可出现后凸畸形。髂窝部或腰三角处能扪及寒性脓肿。有区域感觉运动障碍,腱反射改变,肌萎缩。实验室检查血沉增快。X 线片示两椎体相邻缘破坏,椎间隙变窄,腰大肌影增宽或边缘不清,腰椎向后成角畸形。CT 和 MRI 显示椎体破坏,腰大肌增宽和异常信号。

5.与腰椎肿瘤鉴别　腰椎或腰骶椎的原发或继发性肿瘤,以及椎管内肿瘤均可出现腰痛和下肢痛,此种疼痛呈持续性逐渐加重,很少会因活动和体位改变而变化,并可出现括约肌功能障碍,影像学检查可见椎骨有骨质破坏,椎管内肿瘤经椎管造影或 MRI 检查可见椎管内有占位性病变。

五、治疗

根据腰椎间盘突出症的病因、病理生理特点,其治疗需围绕如下几个方面进行:限制活动有利于炎症及水肿的消退及促进纤维环修复;抗感染镇痛消除神经根的炎症及水肿缓解疼痛;椎间盘减压,促进突出髓核回缩或摘除破碎游离脱垂的髓核解除对神经的压迫;恢复、加强脊柱的稳定性,保护椎间盘。具体治疗方法很多,通常可归纳为保守治疗、微创治疗和手术治疗三大类。各种治疗方法的作用机制、治疗效果不尽相同,采用任何一种单一的方法治疗,很难达到理想的治疗效果,通常需要根据患者椎间盘突出的类型、病程长短、病情轻重及年龄和身体状况,采用多种方法进行综合治疗。

(一)保守治疗(非手术治疗)

绝大多数腰椎间盘突出症患者经非手术治疗都可使病情好转或治愈。尤其对年轻、初次发病或病程较短者,以及休息后症状可自行缓解,影像学检查无髓核破碎游离脱垂、无椎管狭窄者,应作为首选。保守治疗主要采取以下方法:

1.限期绝对卧床　脊柱动力学研究表明,站立、坐位、卧位时椎间盘所承受的负荷是截然不同的,平卧状态椎间盘承受压力最低,故卧床有利于破裂纤维环的修复,患部处于静止状态,有利于局部炎症及神经根水肿的消退。因此卧床休息是非手术疗法的基础,是保护椎间盘,促进纤维环修复的最好方法。绝对卧床是指大、小便均不应下床或坐起,保持脊柱水平位,可在床上随意翻身滚动。卧床2~3周后开始进行腰背肌锻炼,锻炼1周以后如果患者腰及腿部无明显不适感,可以佩戴腰围下地行走,逐渐增加下床次数,延长下床活动时间,3个月内不做弯腰持物动作。此方法简单有效,但难以坚持。

2.骨盆牵引 这是一个沿用很久的治疗方法,牵引状态下,可使脊柱肌肉达到最大松弛,使韧带在无肌肉张力的保护下得到拉长,椎间盘的纤维环也得到拉长,椎间隙增大,髓核所承受的压力从正压变成负压,有利于突出髓核的回缩,从而减轻对神经根的刺激或压迫。牵引与限期绝对卧床有机的结合治疗效果更为显著。牵引重量根据个体差异在20~40 kg之间,每天2次,每次20~30 min。孕妇、高血压和心脏病患者慎用。目前有多种电脑控制的牵引床问世,可控制牵引重量、改变力线、操作简便,适应不同情况的患者。

3.糖皮质激素硬膜外注射 可运用X线引导,将低浓度利多卡因和少量糖皮质激素混合液通过骶管裂孔或棘突间隙或患侧关节突内缘注入硬膜外腔。糖皮质激素有良好的抗感染作用,可消除神经根的炎症和水肿,利多卡因可以阻断疼痛传导通路,减轻疼痛,缓解肌肉痉挛。通常用0.25%利多卡因20~30 mL加复方倍他米松2.5~7 mg行硬膜外缓慢注射,每14~21 d1次,3次为1疗程。注射次数不宜过多,否则会造成硬膜外粘连,也不要无根据任意加入其他药物共同注射,以免产生不良反应。

4.传统中医治疗 主要是手法治疗,通过擦、按、揉、推、点压、腰部斜扳等手法,有理筋整复、舒筋通络、活血化瘀、松解粘连、缓解肌肉痉挛等功效,能促进突出髓核归位,松解神经根周围粘连,同时对椎管外软组织损伤的修复也有一定的效果。

5.腰围固定保护和腰背肌锻炼 是指在急性期或治疗后的康复期佩戴腰围保护,进行腰背肌锻炼,目的是稳定脊柱,保护椎间盘,用腰围固定可减少椎间盘承受的负荷以防再受损,但长期使用腰围被动保护可造成失用性肌萎缩,肌力下降,又不利于脊柱稳定,因此佩戴腰围只限于急性期或治疗后的康复期,一般不能超过2个月,佩戴腰围的同时,以及撤掉腰围以后必须加强腰背肌锻炼,腰背肌锻炼可恢复和增强肌力,加固脊柱的稳定性,是巩固疗效、预防复发的有效方法。同时还要注意在弯腰取物时,最好采用屈髋屈膝下蹲方式,减少对椎间盘后方的压力。

(二)微创治疗

在影像介入引导下,精确穿刺导入,以最小的创伤将器具或药物置入到病变的椎间盘内,用物理方法、机械方法或化学方法进行治疗,常用的技术包括射频热凝、等离子消融减压、激光汽化减压、经皮旋切减压、臭氧注射消融、胶原酶注射溶解及经皮椎间孔镜椎间盘切除术等。这些方法可将髓核组织切除、氧化分解、汽化、消融等,使椎间盘的体积迅速有效减少,椎间盘内的压力降低,使突出的髓核部分回缩还纳或使突出于盘外的髓核萎缩以解除对脊髓或神经根的压迫,达到治疗目的。

(三)手术治疗

是指传统的后路开放手术,摘除髓核。主要适宜纤维环完全破裂、髓核脱垂、游离型椎间盘突出或马尾神经受压较重,以及出现明显的肌力下降者,经严格保守治疗无效也可考虑施行髓核摘除术。近年实施髓核摘除术后考虑会增加脊柱的不稳定因素,往往在髓核摘除的同时施行脊柱内固定。

第十七章　胸腹部疼痛

人体内脏器官、血管、神经主要位于人体的胸腹部。引起胸腹部疼痛的原因很多,常见的原因有内脏疾病、骨骼疾病、脊柱源性疾病、软组织疾病和内分泌失调等。因此熟知相关领域的知识和疾病情况,做出正确的诊断是胸腹部疼痛处理的关键,此外,许多胸腹部疼痛,特别是内脏性疼痛,常常是由于内科、外科或妇科疾病所致,主要由所属临床学科进行治疗。

第一节　概述

胸腹部疼痛的病因复杂,疾病种类繁多,很难用一种简单的方法进行归类。本节仅以病因分类,列举可能出现疼痛的常见疾病。

一、病因与常见疾病

(一)炎症性疼痛与疾病

1.胸部　主要包括:①食管炎;②肺炎;③胸膜炎;④乳腺炎;⑤肋软骨炎等。

2.腹部　主要包括:①胃炎;②消化性溃疡;③胰腺炎;④胆囊炎;⑤盆腔炎等。

(二)恶性肿瘤与疾病

1.胸部　主要包括:①肺癌;②食管癌;③乳腺癌等。

2.腹部　主要包括:①胃癌;②肝癌;③胰腺癌;④胆管癌;⑤大肠癌;⑥肾癌;⑦膀胱癌;⑧前列腺癌等。

(三)神经病理性疼痛与疾病

胸腹部神经病理性疼痛的疾病主要有:①急性带状疱疹;②带状疱疹后神经痛;③胸腹手术后慢性疼痛;④胸腹部区域性疼痛综合征等。

(四)其他

胸腹部疼痛还包括因缺血、创伤、出血、结石或多种原因引起的疼痛,如冠心病、心绞痛、胸主动脉瘤、腹主动脉瘤、马方综合征、胆结石、肾输尿管结石、胃穿孔、肠穿孔、卵巢囊肿、异位妊娠破裂和肋间神经痛等。

二、急性腹痛

急性腹痛是腹部内脏性疼痛常见的急症,正确诊断和鉴别诊断十分重要。常见急性腹痛的临床特点、诊断和处理原则见表17-1。

表 17-1　常见急性腹痛的临床特点及处理原则

疾病	临床特点	诊断要点	治疗原则
急性胃炎	暴饮暴食、不洁食物史,上腹部不适、饱胀,伴嗳气、恶心、呕吐	诱发因素、临床表现	去除病因;进清淡流质饮食或禁食 1~2 餐
急性胃扩张	常见原因:胃扭转、手术、创伤、短期内进食过多。腹胀、腹痛、呕吐大量的咖啡色胃内容物,脱水、电解质及酸碱失衡	病因、临床表现	禁食、持续胃肠减压、纠正脱水与电解质及酸碱失衡
急性胃、十二指肠溃疡穿孔	既往有反复上腹部疼痛及消化性溃疡病史;突发剑突下、上腹部剧烈疼痛伴恶心、呕吐,疼痛很快涉及全腹部。体征:屈曲体位,板状腹,有压痛、反跳痛	病史、临床表现,X 线示膈下游离气体	非手术治疗、手术治疗
胆石症和胆道感染	右上腹部剧烈绞痛,有恶心、呕吐,有感染时有寒战、高热,黄疸,严重时发生感染性休克	病史、临床表现、B 超或 CT 检查	胆绞痛的疼痛处理:解除胆道痉挛和使用阿片类镇痛药;抗感染利胆和手术治疗
急性胰腺炎	上腹部剧烈疼痛并涉及腰背部,可扩散到全腹部,恶心,呕吐物为胃内容物或胆汁样物,可有感染中毒症状或休克表现	临床表现、血淀粉酶检查、腹部平片、腹腔穿刺	非手术治疗。禁食、禁饮、胃肠减压、支持治疗、纠正内环境失衡、抗感染、抗休克、镇静镇痛等,手术治疗
肾绞痛	发作时一侧季肋部及下腹部,向腹股沟放射的剧烈绞痛或刀割样疼痛,为阵发性	临床表现、血尿、B 超等	解痉、镇痛等治疗

三、治疗原则

(一)病因治疗

胸腹部疼痛多数因内科、外科、妇产科、肿瘤科、皮肤科等临床学科的疾病所致。其中某些疾病,尤其是胸腹脏器疾病,病情复杂,风险性高,如冠心病、心绞痛、马方综合征、急性胰腺炎;某些疾病可能需要手术治疗,如胃、肠穿孔,肝癌破裂、异位妊娠破裂等。因此不能贸然给予止痛措施,首先必须对原发病及其病因进行治疗,而且,患者的管理和总体治疗应由疾病所属的临床科室负责。对于有剧烈疼痛者,在明确诊断和决定治疗措施后可适当给予止痛药。

(二)疼痛治疗

胸腹部疼痛根据其病因和病理变化不同,采取不同的疼痛治疗措施。

1.胸腹壁表浅疼痛　胸腹部表浅疼痛一般以躯体性疼痛为主,临床不难诊断,如带状疱疹后神经痛、肋间神经痛和肋软骨炎。这类疾病,缓解或消除疼痛是主要的治疗手段。

2.癌性疼痛　癌性疼痛常常剧烈难忍,缓解癌性疼痛对提高患者的生活质量有重要意义。癌性疼痛治疗首先采用 WHO 三阶梯治疗方法,对顽固性癌痛可采用神经阻滞、化学性神经毁损或微创介入手术。

3.急性胸腹痛　急性胸腹内脏痛往往是胸腹脏器急性炎症、破裂、穿孔或出血等疾病伴随的重要症状。这类疾病病情复杂、危重,甚至可危及生命,常需要紧急手术治疗。在明确诊断之前,禁忌使用止痛药物或任何止痛措施。如患者伴有剧烈疼痛,在明确诊断和决定治疗方案后可适当使用镇痛药物。

第二节　肋间神经痛

肋间神经痛(intercostal neuralgia)是指一个或几个肋间神经支配区域阵发性或持续性疼痛。临床多见的是继发性肋间神经痛。分为根性、干性肋间神经痛两类,根性神经痛是由于病变累及脊神经根处,而干性神经痛是病变累及肋间神经所致。

一、病因

1.炎症　感染性与非感染性炎症,如带状疱疹、胸膜炎、结核病、风湿病、强直性脊柱炎。

2.创伤　如肋骨骨折、胸肋关节错位、胸部手术后、心脏或胸部大动脉开胸手术后、胸椎损伤或手术后、胸椎侧弯畸形等。

3.肿瘤　椎管内外原发性或转移性肿瘤。

4.代谢性疾病　糖尿病末梢神经炎、骨质疏松、乙醇中毒。

5.其他　老年性脊柱骨性关节炎、退行性疾病、胸椎骨质增生、胸椎间盘突出症等。

二、症状、体征

1.症状　疼痛沿肋间神经走行方向,从背部胸椎至前胸或腹部,呈半环形,放射性剧痛。疼痛一般为持续性、浅表刀割样,时有发作性加剧,在深呼吸、咳嗽、打喷嚏时疼痛可加重,常有束带感。病变一般为单侧单支。

2.体征　病变的肋间神经支配区域皮肤感觉过敏或减退,相应肋骨下缘压痛,患部棘突叩击时可诱发电击样疼痛。继发性肋间神经痛可同时合并原发疾病的体征。

三、诊断

肋间神经痛的致病原因很多,应根据病史、体征、影像学资料进行诊断与鉴别诊断,确定原发病,根据疼痛发生在沿肋间神经分布区,局部有压痛及刀割样痛,持续性,时轻时重等特征可以诊断。但应与心绞痛、胸膜炎、心肌炎及肝、胰疾病等相鉴别。

四、治疗

1.病因治疗。

2.肋间神经阻滞治疗　对肋间神经痛十分有效,同时也可作为诊断性阻滞方法,以鉴别脊髓或内脏疾病引起的疼痛。

3.痛点阻滞治疗　对局部明显压痛,如陈旧性骨折痛点、手术后瘢痕痛点效果良好。

4.药物治疗　根据疼痛程度选用非甾体抗感染药、抗癫痫药和阿片类镇痛药。

5.经皮肋间神经热凝术。

6.物理治疗　可采用激光、红外线、超声波、经皮电刺激等。

第三节　肋骨软骨炎

肋骨软骨炎(costal chondritis)，又称泰齐病(Tietze disease)，是由于肋骨的病变引起的以局部疼痛为主的一种常见病，以青年为多见。

一、病因

病因未完全明确，与病毒感染、肋软骨局部营养不良、外伤、受惊及劳累等有关。

二、症状、体征

1.症状　一般好发于一侧的第2、3、4肋骨骨部，双侧罕见，疼痛部位常常局限于胸骨旁，性质多为钝痛、胀痛、胸重闷感，一般为持续性，时轻时重，咳嗽、转体、患侧上肢活动时疼痛加重，一般病程较长。

2.体征　局部肋软骨呈梭形肿胀，有压痛，局部皮肤无异常表现，患者可有低热，胸部 X 线检查无明显异常。

三、治疗

常用的治疗方法如下。

1.受累肋软骨上下缘及软骨表面行局部注射治疗。

2.肋间神经阻滞。

3.局部物理治疗，如激光、红外线、超声波、磁疗等。

4.口服非甾体抗感染药。

5.急性期有病毒感染者可行抗病毒治疗。

6.适当休息。

第十八章　术后镇痛

第一节　术后镇痛原则

术后镇痛不仅能减轻患者的痛苦,更重要的是能预防或减少患者手术后疼痛引起的并发症。例如胸科术后患者,良好的镇痛可促进术后深呼吸及咳痰,防止肺不张和肺内感染。心脏病患者的非心脏手术后镇痛,可防止心动过速,减少心肌做功和氧耗量,这对心脏病患者是非常重要的。总之,手术后疼痛治疗可减轻或防止机体的一系列应激反应,有利于患者的恢复,减少各种并发症,对提高患者的围术期安全十分重要。

一、治疗方法的选择

术后镇痛的方式很多,其选择应根据手术的大小、部位等决定。包括全身用药,口服、静脉、肌内、皮下注射给药,硬膜外给药等和物理疗法及电刺激、心理治疗等技术。

(一)口服

适用于表浅、小手术的轻度、中度疼痛,术前口服,对患有消化性溃疡或肾脏疾病的患者相对禁忌。

(二)肌内注射

与口服相比,起效快,易于产生峰值而迅速达到镇痛目的。但存在注射部位疼痛、药物吸收不可靠、持续时间短等缺点。

(三)静脉给药

手术后的常用镇痛给药方法之一,可分次静脉注射或患者自控持续输注(PCA),起效迅速,血浆药物浓度稳定,但需要严密监测,防止出现呼吸抑制。

(四)硬膜外或鞘内给药

可使用局麻药联合阿片类药物,镇痛效果较好。但可能出现低血压、全身无力、麻木的不良反应,应予重视。

二、患者自控镇痛技术

(一)患者自控镇痛

患者自控镇痛(PCA)是利用一种机械微量泵装置,在患者感到疼痛时,自行按压 PCA 装置的给药键,按设定的剂量注入镇痛药,从而达到镇痛效果。其优点是:能维持稳定的血药浓度;避免镇痛药的滥用;可不用电源,而是通过特制的机械泵给药;体积小,便于携带。

(二)PCA 分类

依其给药途径和参数设定的不同,可分为静脉 PCA、硬膜外 PCA、蛛网膜下隙 PCA、皮下 PCA 和区域神经 PCA 等。

(三)PCA 技术参数

PCA 的技术参数包括单次给药剂量、锁定时间、负荷剂量、最大给药剂量、连续背景输注给药、单位时间的最大限量及注药速率等。

1.负荷剂量　在开始 PCA 治疗时,由于受单次剂量和锁定时间的限制,短时间内难以达到镇痛所需的血药浓度,即最低有效镇痛浓度(MEAC)。给予负荷剂量的目的就是迅速达到镇痛所需要的血药浓度,即 MEAC,使患者迅速达到无痛状态。

2.单次给药剂量　患者每次按压 PCA 泵所给的镇痛药剂量。由于不同患者对镇痛药的需求及不良反应的敏感性不同,应根据个体差异对单次给药剂量进行调整,剂量过小可能导致整个 PCA 过程镇痛效果欠佳,剂量过大有可能导致过度镇静甚至呼吸抑制。如果在足够的 PCA 次数后仍存在镇痛不全,可将剂量增加 25%~50%,如果出现过度镇静,则应将剂量减少 25%~50%。

3.锁定时间　锁定时间是指间断给药之间的最短间隔时间,该时间内 PCA 装置对患者再次给药的指令不做反应,可以防止用药过量。静脉 PCA 锁定时间一般为 8~15 min。

4.最大给药剂量　最大给药剂量是 PCA 装置的另一安全保护措施,有 1 h 或 4 h 最大给药剂量限定。其目的在于对超过平均使用量的用药引起注意并加以限制。

5.连续背景输注　大部分 PCA 泵除了 PCA 单次给药方式外,还有其他功能可供选择,包括:①持续给药,难以做到个体化用药;②持续给药加 PCA,持续小剂量给药的目的在于减少镇痛药血药浓度波动,改善镇痛效果;③PCA 基础上的持续给药,常使用速度可调节的给药方案。

(四)PCA 常用药物

1.PCIA　静脉 PAC(PCIA)常用药物有吗啡、芬太尼、曲马多、舒芬太尼等,一般与止吐药物氟哌利多、5-HT3 拮抗剂恩丹西酮、格拉司琼、雷莫司琼等合用。中国医科大学附属盛京医院目前用的配方为曲马多 600~800 mg,加止吐药,稀释至 100 mL,负荷量为曲马多 50~100 mg;芬太尼 0.8~1 mg,加止吐药,稀释至 100 mL,负荷量为芬太尼 0.03~0.05 mg;吗啡 30~40 mg,加止吐药,稀释至 100 mL,负荷量为吗啡 2~3 mg,舒芬太尼 100~130 μg,加止吐药,稀释至 100 mL,负荷量为舒芬太尼 5 μg。均 2 mL/h 静脉泵入,使用负荷量前单次给予止吐药,如格拉司琼 3 mg。

2.PCEA　术前先行硬膜外隙穿刺置管,术毕予以硬膜外 PCA(PCEA)持续镇痛,一般常用局麻药联合阿片类药。常用吗啡或芬太尼加用 0.125%~0.25%的丁哌卡因或 0.1%~0.2%罗哌卡因。中国医科大学附属盛京医院目前常用的配方:芬太尼 0.2~0.5 mg 或盐酸吗啡 4~6 mg 加 0.125%丁哌卡因溶液,生理盐水稀释至 250 mL。持续剂量为 5 mL/h,PCA 剂量为每次 2 mL,锁定时间为 8 min;吗啡 4~6 mg 加氟哌利多 5 mg 和丁哌卡因 100~150 mg,生理盐水稀释至 100 mL,持续剂量为 2 mL/h,PCA 剂量为每次 0.5 mL,锁定时间 15 min。PCEA 使用药物剂量和浓度要根据镇痛装置的特点、持续剂量进行调整,还应考虑患者手术大小、年龄、体重、性别等因素。

第二节　术后疼痛对生理功能的影响

一、中枢神经系统

术后疼痛对中枢神经系统产生兴奋或抑制作用,表现为精神紧张、烦躁不安,严重者可发生虚脱、神志消失等。而交感神经兴奋与心理障碍如神经质、焦虑、过分担心、恐惧等可加重术后疼痛。

二、心血管系统

疼痛刺激可引起患者体内的内源性递质和活性物质释放,从而影响心血管的功能。术后急性疼痛引起机体释放的内源性物质包括。

1.交感神经末梢和肾上腺髓质释放儿茶酚胺。

2.肾上腺皮质释放的醛固酮和皮质醇。

3.下丘脑释放的抗利尿激素及启动肾素-血管紧张素系统。这些激素将直接作用于心肌和血管平滑肌,并且通过体内水钠潴留间接地增加心血管系统的负担。

4.血管紧张素能引起全身血管收缩,而内源性儿茶酚胺可使心率加快,心肌耗氧量增多及外周阻力增加,因此,可导致术后患者血压升高、心动过速,伴有心血管疾患患者甚至可能引起心肌缺血和心律失常。

5.过多的醛固酮、皮质醇和抗利尿激素可导致患者体内水钠潴留,患者心脏储备功能差时可引起充血性心力衰竭。

三、呼吸系统

水钠潴留能促使血管外肺水增多,而后者又可导致患者通气/血流比值异常。胸、腹部手术患者,疼痛所致的肌张力增加,可造成患者的肺顺应性下降,同时通气功能降低,这些改变又可能促使患者术后发生肺不张,结果使得患者缺氧和二氧化碳蓄积。在大手术或高危患者,术后疼痛可能导致功能残气量明显减少(仅为术前的25%~50%),早期缺氧和二氧化碳蓄积可刺激每分通气量代偿性增加,但长时间的呼吸功能增加可能导致呼吸衰竭。可见,术后疼痛可延缓术后患者呼吸功能的恢复,某些患者由于低通气状态而发生肺实变和肺炎等呼吸系统并发症。

四、胃肠道和泌尿系统

研究表明,疼痛引起的交感神经系统兴奋,可能反射性地抑制胃肠道功能,平滑肌张力降低,而括约肌张力增高,临床上患者表现为术后胃肠刀割样痛、腹胀、恶心、呕吐等不良反应。膀胱平滑肌张力下降导致术后患者尿潴留,增加了相应的并发症(如与导尿有关的泌尿系感染等)的发生率。

五、其他影响

疼痛尚可使手术部位的肌张力增加,能耗增多,不利于术后患者早期下床活动,因而可能影响机体的恢复过程。同时疼痛刺激能使患者出现失眠、焦虑,甚至一种无助的感觉,这种心理因素加之上述疼痛的不利影响,无疑延缓了患者术后的康复过程。

第三节　术后疼痛评估

疼痛的评估途径包括：①详细了解病史及手术情况，包括疼痛的部位、程度、时间、性质，以及与疼痛加剧和缓解有关的因素等；②细致的体检及生化检查，全面的体检在疼痛评估中同样重要，包括一般的物理检查，以及对神经系统、肌肉骨骼和精神状态的评估等；③患者对疼痛的体验和描述，目前已有许多有关的疼痛测定方法，但应强调的是，如果只对疼痛强度或其他单一因素进行评价，往往会忽略疼痛的许多其他方面及体验；④疼痛对患者主要的影响等。

一、患者对疼痛的主观感受

根据患者自己对疼痛体验的主观描述来评估疼痛的质与量，这是已沿用多年的较原始和简单的疼痛测定方法，缺点是较为粗糙，对疼痛程度和性质的评估不可避免地带有偏见。

(一)口述描绘评分法(verbal descriptor scales, VDS)

采用形容词描述疼痛的强度，让患者从所提供的形容疼痛强度级别的词汇中，选择出适当词汇对自身疼痛强度进行描述。一般使用 3~5 个形容词，如 Keele 1948 年提出将疼痛强度分为无痛、轻度痛、中度痛和剧痛，Melzack 和 Torgerson 的 5 级评分法包括轻微痛、不适痛、痛苦痛、严重痛和剧烈痛。这种评分法的缺点是测量的敏感性差，患者的选择受到限制。

(二)数字分级评分法(numeric rating scale, NRS)

NRS 为临床上更为简单和常用的评分方法。患者可选择 0~10 的任何一个数字来描述疼痛，0 分为无痛，10 分为想象的最严重的疼痛。这种方法的优点是简单易懂可以重复，可以反映较小的疼痛变化。缺点是不能反映某种疼痛特有的心理和生理改变。

以上两种评分方法常用来评估临床镇痛用药或治疗效果，可以对疗效及患者的满意度有一定了解，不足之处是测定较为粗糙，难以准确定量。

(三)视觉模拟评分法(visual analogue scale, VAS)

VAS 具有使用简单方便、敏感性高、可复制性强等特点，患者可以用数值表示疼痛强度。除了用于测量疼痛水平外，它还可以用于测量其他主观性指标，例如恶心程度、疼痛缓解程度、患者对治疗满意度等，其主要优缺点与数字分级评分相似。

VAS 评分做法通常是用一条长度为 10 cm 的直线(也可按 100 mm 计算)，直线的两端表示所测量的某种感觉或反应的两个极限。例如，短语"无痛"一般标记在直线的最左端，而"最剧之疼痛"标在最右边。让患者在此直线上选择能描述其某一特定时刻所感受疼痛水平的一点，以此点作标记，可以得到一个以厘米或毫米为单位的具体测量数据并进行分析。所用标尺有垂直的和水平的两种，一般通过前者得到的评分稍高于后者。

二、疼痛引起的行为举止改变与生理变化及评估

(一)疼痛引起的行为举止改变及行为评估

疼痛所伴随的行为举止改变虽然不是疼痛特有的表现，但对疼痛强度的评估具有很大价值。评估疼痛有关行为举止的出现频率、特点及细微变化，需仔细观察并贯穿疼痛治疗的

始终。疼痛引起的反应性行为举止主要有以下几方面。

1.应答反应或称为反射性痛行为,如惊恐、呻吟、叹气等。

2.自发反应为了躲避或减轻疼痛而产生的主动行为,如跛行、抚摸疼痛部位、护卫身体某些部位或区域,或将身体固定于某种特殊姿势等。

3.功能限制和障碍,如静止不动、过多的躺卧等被动行为。

4.患者服药的态度和频率。

5.希望引起别人注意的举动。

6.睡眠习惯的改变。

(二)行为评估法

由医师根据患者的面部表情、语言反应、体位姿势等临床疼痛表现和行为,对疼痛程度进行客观评估,也是目前临床较为广泛使用的评估方法。最具有代表性的方法如下。

1.机械刺激法 即骨面压迫法,由医师对患者的前额或小腿胫骨前的骨组织进行施压,借以判定疼痛的程度。当患者刚感到疼痛时的压力,即为阈值;当患者对压迫疼痛不能耐受时的压力,即为疼痛耐受阈值。压力以克(g)为单位表示。

2.温热刺激法 用凸透镜将光聚焦于皮肤 3 s,借以测定疼痛感觉的方法。将聚焦热线从远逐渐移近皮肤,当患者开始从热感转变为痛感时,此时的热量即为疼痛阈值。这是临床较为简便实用的测痛方法。

3.冷水刺激法 将被测试者的双上肢前臂浸入低于 5℃ 的冷水中,记录疼痛出现的时间。

4.电刺激法 用电气牙髓诊断仪进行疼痛测定。检查器电极与被检查者的牙髓接触,记录通电引发疼痛时的电流,即为疼痛阈值。

5.化学刺激法(斑蝥素疱疹法) 将直径为 1.0 cm 的 0.3% 斑蝥素膏药贴在前臂,使局部表皮产生疱疹,然后揭去表皮,用致痛性物质(组胺、乙酰胆碱、5-羟色胺等)作用于疱疹底部(真皮表面),借以测定疼痛。本法只适用于实验室研究。

6.驱血带疼痛测定法 在前臂用驱血带驱血,随着时间的延长而疼痛增强,以患者能耐受的时间为疼痛阈值。

在观察疼痛行为时,性别、性格、环境、以往经验等因素对评价疼痛程度都有影响,也应受到重视。

(三)疼痛的客观生理指标

疼痛虽然是主观的精神活动,临床上很少采用生理生化参数作为疼痛评估的手段,但因疼痛对自主神经有影响,所以可引起一系列生理变化,如心率、血压、呼吸的变化及出汗和 β-内啡肽含量变化等,尤其在急性疼痛较为明显。慢性疼痛或心因性疼痛对自主神经的影响通常并不明显,此类患者更易受到情绪的影响。在慢性疼痛患者,已发现皮质醇增多。血浆 α_1-酸性糖蛋白增多,血胆固醇和 β-脂蛋白减少,血浆及脑脊液中的 β-内啡肽减少。

(四)观察者疼痛评分

评价疼痛治疗的效果时,对疼痛的准确测量格外重要。通过对患者的观察可以找出各种外科刺激的疼痛强度和镇痛需要的一般规律,这些规律可以为镇痛治疗初期提供一些治疗依据,在治疗过程中还需根据患者对治疗的反应不断调整治疗方案。

近来有人提出在疼痛强度评价上,患者自控镇痛(PCA)可能比观察者评价更为准确,因为患者有能力根据自身感受的疼痛刺激的大小来决定镇痛药的用量。

第四节 术后镇痛方法

一、术后镇痛的作用

在围术期积极开展以麻醉医师为主导的镇痛治疗,提供快速且有效的镇痛,可以使患者从术后的痛苦中解脱出来,这已成为人们的普遍共识。

(一)改善心肌缺血

术前心动过速及心肌缺血与围术期心肌梗死发生率增高相关,术后镇痛可使这些事件的发生率降低。连续静脉输注阿片类药物并给予呼吸支持,能够降低冠状动脉旁路移植术患者心肌缺血的发生,同样,硬膜外阿片类药物镇痛可有效治疗心肌缺血和心绞痛。在高危人群中,硬膜外镇痛可有效降低心血管疾病的发生率。术后连续硬膜外镇痛可使术后心血管并发症、机械通气、肺部感染、ICU 停留时间及住院费用等大为降低。硬膜外镇痛与静脉PCA 相比较,前者能更为有效地使心动过速和心肌缺血发生率下降,并有使心肌梗死发生率下降的趋势。其机制不完全明了,可能与镇痛治疗使疼痛刺激所致的高儿茶酚胺状态的缓解有关,也可能是胸段给药直接阻断了支配心肌的自主神经和 B 纤维。充分的区域阻滞也能减少由手术应激引起的其他激素的分泌,同时也可减少由于术后液体潴留带给心血管和肾脏的负担。

(二)减少肺部并发症

充分的术后镇痛能降低肺部并发症的发生,特别是高危人群硬膜外应用阿片类药物镇痛。与静脉应用吗啡相比,硬膜外镇痛减低肺部并发症更为有效,并且硬膜外镇痛可使患者的肺功能改善,能够早期离床活动。

(三)改善凝血功能状态

正常情况下术后患者处于高凝状态,硬膜外阻滞能纠正这种情况。在髋部、膝部和前列腺切除手术中,硬膜外阻滞使术后深静脉血栓形成的发生率降低。术后区域阻滞镇痛也使血管移植后再栓塞率下降。同理,可以用此方法减少冠脉血栓的发生。

(四)促进胃肠功能的恢复

术后一般将胃肠功能恢复放在次要地位,但其功能情况经常是患者术后恢复的限速环节。硬膜外阻滞由于交感神经阻滞,迷走神经相对亢进,增加了肠蠕动并减少了肠梗阻的发生。研究证实硬膜外注入丁哌卡因,分别使子宫切除和结肠外科患者胃肠功能恢复加快1~2 d。无论单独应用硬膜外阻滞后局麻药镇痛或和阿片类药物合用,均可产生同样效果。

(五)缩短住院时间

接受术后镇痛患者在 ICU 停留时间和住院时间均有所缩短。开胸手术的一般状况较好的患者,在胸段硬膜外镇痛后住院时间缩短;同样,接受结肠切除术的低危患者在术后镇痛,早期离床活动及早进食并用的情况下,住院时间可缩短 24 h;下腹部手术,如骨后前列腺切除,术后镇痛后住院时间也明显缩短。

总之,术后镇痛对患者多方面有着良好的影响,尤其是胸、腹部手术后硬膜外镇痛更具有明显的优点。

二、术后镇痛的应用及方法

术后疼痛的治疗是症状治疗,主要方法是阻断伤害性刺激传导通路,提高机体痛阈,减少其他加重伤害性刺激因素。根据疼痛传导通路,阻断刺激的方法及部位可以在伤口的局部、传导路径、中枢神经系统中的各个传导水平上。目前术后镇痛的方法很多,既要根据手术部位来选择,又要注意个体差异和特异性,采用综合或联合的方法。其镇痛原则包括以下几点。

(一)术前教育

术前镇痛教育能改善术后镇痛效果,向患者解释术后可能出现的疼痛类型和程度,指导患者术后咳嗽、深呼吸、活动和术后康复锻炼等。

(二)超前镇痛

超前镇痛是指在手术切割之前就利用镇痛药对伤害性感受刺激予以阻断,从而增强术后镇痛或减轻术后疼痛。它较损伤后应用同样的药物和措施能产生更好的镇痛效果。其理论基础是机体可对急性组织损伤产生的超痛现象(即对刺激产生过高的疼痛反应),在组织损伤前应用镇痛药可以预防或减轻超痛反应。术前使用抗感染类镇痛药、局部伤口渗透性或神经阻滞镇痛、小剂量阿片类镇痛药,可产生预先镇痛效果。

(三)平衡镇痛

平衡镇痛也称联合镇痛,是指并用多种药物或方法以充分镇痛和减少不良反应。临床上常见的阿片类药和非甾体类消炎镇痛药(NSAIDs)合用,硬膜外注入局麻药和阿片类合剂均属平衡镇痛。

(四)新型给药途径

随着对镇痛药疗效、药动学研究的深入,以及电子计算机技术和医学生物技术在医学领域中的应用,在镇痛方法学研究中,探索出了许多新型有效的给药途径。术后急性疼痛的治疗中,患者自控镇痛技术及简便、无创、有效的经皮肤、鼻腔黏膜给药的途径和方法,目前已在临床上广泛应用。

在实际工作中,对于每一个患者来说,镇痛治疗应达到以下要求:用最经济、最有效的镇痛药物和(或)方法,提供最好的镇痛,而不良反应和并发症最少,以改善患者的术后情况。

三、术后镇痛的方法

(一)肌内注射镇痛药

这是最为传统的镇痛方法,通常于术后患者疼痛发生后,给予镇痛药,最常用的为阿片类镇痛药肌内注射,具有一定的镇痛作用,优点是简便易行,安全性高,但镇痛效果较差。

(二)局部镇痛

手术结束时将长效局麻药注射到切口周围,犹如局部浸润麻醉,可使疼痛减轻或消失数小时。

(三)椎管内镇痛

硬膜外腔内有丰富的血管、脂肪、结缔组织、淋巴网和脊髓神经根等,为亲脂药物的储存提供了场所。局麻药注入硬膜外腔后,可通过硬脊膜抵达脊髓,从而达到镇痛作用。鞘内或硬膜外腔注射镇痛药,药物进入或渗入脑脊液,直接作用于脊髓后角胶状质中的阿片受体,可以达到镇痛目的;硬膜外腔注射也是药物通过蛛网膜下隙达镇痛目的。因此,若单用阿片类药物,对穿刺点的选择并不严格,腰部穿刺也可使胸段脊神经支配的切口疼痛获得解除,镇痛范围的大小与药物剂量有密切关系。椎管内注射镇痛药,对术后镇痛效果比较满意。鞘内注射易发生感染,不良反应大,多采用硬膜外给药。具体方法如下。

1.术终单次给药法 缝皮前,经硬膜外阻滞导管一次注入术后镇痛药,观察 15~30 min,术终拔出导管后回病房。各种局麻药、阿片类药、NSAID、α_2肾上腺素受体激动药(可乐定)、高渗盐水、甲氧氯普胺、咪达唑仑等,均可用于硬膜外镇痛。效果最佳、时间最长的仍是小剂量吗啡(1~2 mg),或小剂量吗啡与低浓度局麻药(0.125%丁哌卡因或罗哌卡因)联合镇痛。

2.术后间断给药法 硬膜外阻滞术终可带硬膜外导管回病房,当患者疼痛时可经导管给上述药物。导管可留置 1~3 d,间断给药。

3.术后持续给药法 术后通过持续静脉滴注、微量泵或持续输注器等方法,将药物经硬膜外导管持续注入硬膜外腔镇痛。本法可保持血药浓度稳定,保证镇痛作用的连续性,其关键是必须预先计算出总的药量及单位时间用量。

该方法最为常用,其优点是:①可保持清醒;②血流动力学稳定;③一般无须特殊监测;④减少了围术期对阿片类药物的需求及相关的不良反应;⑤患者更多地参与医疗活动;⑥部分药物感觉和运动神经分离阻滞;⑦住院时间缩短等。

理想的局麻药首选长效局麻药丁哌卡因、左旋丁哌卡因、罗哌卡因,在防止因过量而导致意外方面,左旋丁哌卡因或罗哌卡因均优于丁哌卡因;与丁哌卡因相比,罗哌卡因具有感觉、运动分离阻滞程度更大,心脏毒性更低,内在的缩血管活性,无须再加入肾上腺素,因而罗哌卡因用于硬膜外神经阻滞镇痛方法更具有优越性。复合阿片类药物效果更佳。可选择芬太尼或吗啡。

吗啡是用于硬膜外术后镇痛最常见的阿片类药物之一,吗啡药液的容积对镇痛作用影响不明显。小剂量吗啡注入硬膜外腔能发挥广泛的镇痛作用,是由于低脂溶性的吗啡分子穿透硬膜的速率较低,即使增加吗啡的剂量,也不能增加其对硬膜的穿透。相反,在镇痛质量并不随容量的增加而提高的同时,药物不良反应却有增多的趋势。硬膜外应用吗啡进行术后镇痛的确有效,然而吗啡可同时作用于中枢呕吐化学受体敏感区,使其恶心、呕吐的不良反应发生率也增高。预防性的静脉注射地塞米松可以降低术后硬膜外吗啡镇痛引起的恶心、呕吐的发生率。硬膜外吗啡术后镇痛对临床急性疼痛有较好抑制作用。苯环己哌啶类的非特异性 NMDA 受体拮抗药氯胺酮,与鸦片类药物具有较好的协同作用,联合运用于临床术后镇痛效果较好。N-甲基-D-天冬氨酸(NMDA)受体在急性痛觉信息传导过程中起重要作用,因而小剂量氯胺酮硬膜外给药对辅助镇痛有较好的临床效果。氯胺酮增强鸦片类药物镇痛作用和它能作用于 U_2 阿片受体也有关。小剂量应用氯胺酮不会产生明显的心血管和呼吸系统反应,对肝、肾功能及肠蠕动的影响不大。联合用药可减少阿片类药物的剂量,从而降低其恶心、呕吐、皮肤瘙痒和尿潴留等不良反应,还可以增加其镇痛效果。

硬膜外术后镇痛,除上述不良反应外,有时出现局麻药引起的低血压、尿潴留、感觉和运动阻滞等并发症。选用药物时应小剂量、低浓度,对不同年龄及病情的患者区别对待。若有并发症及时对症处理。

(四)神经阻滞

切口周围神经干、神经丛阻滞等区域麻醉方法,既可以降低创伤内分泌效应,还可以扩张血管,阻滞骨骼肌等,促使切口早期愈合,有利于术后恢复。

常用的神经阻滞为肋间神经阻滞,对胸部切口为最佳选择,镇痛效果确切。可行术前肋间神经阻滞或关胸前肋间神经阻滞,也可于肋间切口或其上下各一肋间隙留置导管,术后间断或持续注入低浓度局麻药。主要问题是需间断注药,费人费事。无水乙醇肋间神经阻滞,每一神经注射 $1 \sim 2$ mL,能使神经变性而获得较长时间的镇痛,但术后可有相当时期神经支配区的麻木,限用于晚期癌症患者等。胸膜间镇痛,手术关胸时在胸膜内放置 1 根细导管,术后间断或持续经导管向胸膜腔注入长效局麻药($0.125\% \sim 0.250\%$ 丁哌卡因或罗哌卡因),可产生单侧镇痛而很少或几乎没有感觉和运动阻滞,适用于单侧胸部或上腹部手术。其作用机制主要是局麻药经胸膜扩张产生多数肋间神经阻滞。其他部位的神经阻滞如臂丛神经阻滞对上肢的术后疼痛、下肢神经阻滞对其支配区域的术后镇痛也颇有效,除单次给药外,有时也可置管分次或连续注射,尤其在断肢再植中应用,既可镇痛又可解除血管痉挛,效果比较满意,也很方便。随着神经刺激定位技术的广泛应用,这种术后镇痛方法的应用会越来越广。在交感链、神经节处注射局麻药镇痛,由于技术比较复杂,有待推广。

(五)静脉镇痛

静脉输注阿片类药物是 ICU 患者镇痛镇静治疗常用的方法,广泛应用于危重患者,尤其须行控制呼吸者,药物的呼吸抑制反而有利于呼吸治疗。静脉持续输注可减少血药浓度的波动,镇痛效果满意。这种方法与 PCA 相比,患者不能随疼痛的消长而灵活变动治疗方案,无法参与疼痛的治疗过程,如在睡觉时因焦虑情绪缓解对镇痛的要求降低,此时患者无法自行减少药物摄入,容易造成镇静镇痛过度,可以采用患者可控的静脉持续输注镇痛方法解决这一弊端。

(六)口服药物镇痛

非阿片类镇痛药如对乙酰氨基酚(acetaminophen)和非甾体类消炎镇痛药(NSAIDs)是小的外科手术后常规镇痛用药。大手术后联合镇痛时利用其非阿片类镇痛机制,可以减少阿片类药物的用量及不良反应。NSAIDs 可影响血小板功能,导致潜在的围术期出血并发症,诱发胃、十二指肠溃疡,不宜在围术期的常规应用。

(七)经皮肤给药

某些药物经皮肤吸收后,能够达到与静脉用药的相同效果。目前能用于麻醉期间经皮输送的药物有:硝酸甘油、可乐定、东莨菪碱、芬太尼、局麻药等。芬太尼有分子量小、脂溶性高、镇痛效力强、不在皮肤内代谢的特点,作为第一个经皮肤输送的阿片类药物,可用于疼痛治疗及术后镇痛。该方法简便、安全、无创,镇痛效果显著,并发症少。临床上常用的是芬太尼透皮贴剂(多瑞吉),规格有:2.5 mg、5.0 mg,可以提供有效的背景输注镇痛。由于放置贴片后,药物需在皮肤内存在一段时间,才能摄入循环,因此,若在术后放置芬太尼贴片,镇痛早期应酌情复合应用其他镇痛药,以弥补不足。使用芬太尼透皮贴剂,部分患者可出现呼吸抑制、嗜睡、恶心、呕吐、尿潴留、瘙痒、皮疹等不良反应,特别是全麻术后应用,呼吸抑制发生率可达4%,应注意严密观察及对症处理。

(八)经黏膜给药

包括经口腔黏膜、鼻腔黏膜、眼球结膜、直肠黏膜及阴道黏膜等途径给药,现以经鼻黏膜给药为例介绍如下:

经鼻腔黏膜给药,以往只作为局部用药治疗鼻炎、鼻塞等鼻腔疾病,近年来发现经鼻腔给药同样能够发挥全身治疗作用。经鼻腔黏膜给药吸收迅速、生物利用度高,是一种无创、简便、安全、有效的阿片类药物给药途径,可用于术后镇痛。人工合成的阿片部分受体激动药布托啡诺(主要激动 K 受体,对 U 受体有弱阻滞作用),经鼻腔黏膜给药镇痛效价为哌替啶的 30~40 倍、吗啡的 4~8 倍,生物利用度达 48%~70%,15 min 起效,30~60 min 达峰值浓度,作用时间持续 3~5 h;主要用于术后中至重度疼痛的治疗,剂量 1~2 mg,以喷雾法每一个鼻孔给 0.5~1 mg,每 6 h 1 次,一般临床应用不超过 3d。哌替啶、芬太尼和舒芬太尼也可经鼻腔给药。经鼻腔滴注哌替啶,生物利用度高,镇痛效果与静脉给药相似,起效时间 12 min,峰值浓度时间 32 min,稍短于静脉给药。经鼻腔给予 15 μg 舒芬太尼,10 min 血浆浓度达 0.08±0.03 μg/L,30 min 血浆浓度与静脉给药相似,生物利用度可达 78% 以上,特别适用于术后急性疼痛治疗。因经鼻给药吸收迅速,全麻术后可能会出现呼吸抑制和低氧血症,所以术后早期应用时应严密观察。

(九)非药物替代治疗方法

很多非药物治疗法能减轻术后疼痛,减少术后镇痛药用量,缓解围术期焦虑,或改善患者的整体感觉。包括冷、热的应用,按摩、运动、经皮电刺激及术后放松、想象、催眠和生物回馈技巧。

术前皮内针灸,麻醉过程中给予鼓励性建议及音乐,均能减轻患者焦虑,缓解疼痛。作为多模式镇痛的组成部分,只要患者有兴趣或愿意接受,均可予以采用。

第十九章　分娩镇痛

第一节　概述

　　自然分娩是指在有安全保障的前提下,通常不加以人工干预手段,让胎儿经阴道娩出的分娩方式。而分娩镇痛是指用各种方法来消除或缓解分娩时的产痛,不同程度地减轻产妇在整个分娩过程中的精神、情绪的紧张和焦虑,更利于顺利分娩和胎儿的安全。其方法很多,包括产前教育、呼吸镇痛、电磁仪刺激、穴位注射、笑气吸入、局部阻滞和椎管内镇痛及硬膜外自控镇痛(PCEA)等。

　　"分娩镇痛"起源于国外,至今有100多年的历史,分娩镇痛伴随着人类文明的进步和医学的发展而日臻完善。早在远古时代,人们为了减轻分娩时的疼痛,采取念咒挂符等方法;在1660年Wecker首次在分娩期间使用乙醇以减轻分娩疼痛;1853年英国的Snow首先用氯仿实施分娩镇痛,1857年38岁的英国女王Victoria接受氯仿分娩镇痛,生下了王子Beatrice;1880年Klikovicz将笑气用于分娩镇痛;1885年苏联学者首次在教科书中阐述分娩镇痛;1901年德国人第一次将腰麻用于分娩;1906年在奥地利吗啡用于产科分娩镇痛;1909年在德国骶麻用于分娩镇痛;1920年低位硬外麻用于分娩镇痛;1933年英国的妇产科医生Dick-Read提倡"自然分娩法"或称"生理分娩法",反对使用药物,他指出分娩痛是恐惧、紧张、疼痛综合征,是可以靠产妇自身控制的,他强调教育、运动和放松,通过解释工作解除产妇的恐惧心理,从产前开始要有一定的心理准备,并应有适当正面的影响性资料,预备所要去的医院,训练肌肉放松的方法,加强分娩期的护理,使产妇在分娩过程中精神及肌肉松弛;1939年哌替啶在德国合成,次年用于分娩镇痛;1979年欧洲Revil提出硬膜外镇痛是分娩镇痛最有效的方法;1988年首次报道将硬膜外患者自控镇痛技术用于分娩镇痛;1992年美国妇产学院分娩镇痛委员会提出:"分娩导致许多妇女剧烈的痛苦,而这种痛楚往往被人们视为'正常的过程'而被忽略,产妇剧烈的痛苦理应引起人们对分娩镇痛的重视。关于分娩镇痛方法的选择,理应尽可能避免对胎儿的影响并不影响产程"。1999年美国麻醉医师协会制定了"产科麻醉实践指导",其中对分娩镇痛相当重视,强调指出,选用分娩镇痛技术应考虑产妇的需求,以及操作者的处理经验。至此,分娩镇痛在全世界范围内开展和推广,如在美国85%的产妇分娩时做到分娩镇痛,而剖宫产率为10%~20%;英国于1970年后分娩镇痛率达98%,1999年剖宫产率仅为18.5%。而我国的分娩镇痛率不足1%,而剖宫产率却高达50%,甚至更高,但世界卫生组织倡导的剖宫产率为15%。因此,减轻产妇痛苦,提高分娩的安全性,进行规范、系统、合理、正确的分娩镇痛的推广和实施任重而道远。

第二节 分娩镇痛的解剖和生理学基础

一、解剖学基础

(一)女性内生殖器官的神经支配

女性内生殖器官主要由交感和副交感神经支配。交感神经纤维自腹腔主动脉前神经丛分出，下行入盆腔分为 2 部分：①卵巢神经丛，经卵巢门入卵巢，并有分支分布于输卵管；②沿腹主动脉下降，形成骶前神经丛而入盆腔，在直肠壶腹部后面分成左、右两束腹下神经丛，除少数神经纤维分布于子宫外，大部分在阔韧带骶部的子宫颈旁形成骨盆神经丛，分布于子宫、子宫颈和膀胱上部。骨盆神经丛中有来自第 2、第 3、第 4 骶神经的副交感纤维，并含有向心传导的感觉神经纤维。骨盆神经丛分出的神经支配子宫的肌肉活动，又从子宫传导向心的感觉冲动到中枢，从而引起子宫反射性收缩。但子宫平滑肌有自律活动，完全切断其神经后仍能有节律地收缩，还能完成分娩活动。临床上可见到下半身截瘫的产妇能顺利自然分娩。

(二)女性外生殖器官的神经支配

女性外生殖器官的神经主要为阴部神经，是躯体神经(包括运动神经和感觉神经)，由第 2、第 3、第 4 骶神经的分支所组成，经坐骨大孔的梨状肌下孔穿出骨盆腔，绕过坐骨棘的背面，在坐骨结节的内侧下方分成 3 支，即痔下神经、阴蒂背神经及会阴神经，分布于肛门、阴蒂、阴唇和会阴。

(三)椎管解剖及其在妊娠期的变异

成人脊柱有 4 个生理弯曲，平卧时 L_2 最高，T_5 和 S_3。最低，其次是 C_4；但是在产妇中，随着子宫变大，脊柱的形状引起变异，腰椎代偿性前凸，脑脊液也易向头部逆流。因此腰穿更加困难，重比重药液的流动也有变化。左右髂嵴连成 Jaeoby 线恰好通过 b 棘突上缘或者 $L_{4,5}$ 棘突间隙。左右肩胛下端连线经过 T_7 棘突。髂后上棘约 1 cm 内下方为第 2 骶孔。脊髓下端终止于 $L_{1,2}$ 高度(新生儿为 L_3)，从该处向下形成马尾神经，硬膜下端在 S_2 终止。另外，孕妇的呼吸道黏膜肿胀易致闭塞，面罩吸氧时注意尽可能经口吸入，尽量避免鼻咽导管、气管导管的插入。随子宫增大，膈肌上升 3~4 cm，胸廓处于扩张状态。

二、生理学基础

(一)呼吸系统

妊娠期由于上下呼吸道血管扩张，黏膜充血、水肿，使局部抵抗力减低，鼻咽通气不良，呼吸道易受感染。

由于胎儿发育，子宫的体积和重量逐渐增大，膈肌被推挤上移 4 cm 左右，下胸部肋骨外展，肋骨下角可增大约 50%，胸廓的前后左右直径各增加约 2 cm。加之腹肌松弛，膈肌运动幅度增大，孕妇的潮气量及肺活量并不减少，妊娠后期潮气量可达 800 mL，静息通气量可上升至 11 L/min，由于妊娠存在着生理性的过度通气，可引起动脉血气值的变化：肺泡氧张力升高 0.9 ~ 1.33 kPa, PaO_2 为 14 ~ 14.36 kPa, $PaCO_2$ 为 4.26 ~ 4.39 kPa, 动脉血氧饱和度为 80% ~ 96%。

随着妊娠月份的增加,孕妇的氧耗量也不断增加,至分娩时均超过孕前值的 20%。强烈的宫缩和情绪紧张,可使产妇每分通气量高达 20 ~ 25 L, 而 $PaCO_2$ 显著下降 1.33 ~ 2 kPa, pH 值在 7.5 以上,这种极度的过度通气和呼吸性碱中毒,可引起子宫血流和胎儿血供减少,对胎儿和产妇均不利。

(二)循环系统

由于胎儿发育,子宫增大,代谢增高及内分泌改变,从妊娠第 8 周开始,心排血量开始逐渐增加,至 28 周达到高峰,超过正常值的 30% ~ 40%。同时总循环血量也增加 30% ~ 50%。由于水、钠潴留,孕妇可出现水肿。从妊娠 8 ~ 10 周开始,心率逐渐加快,一般可增加 10 ~ 15 次/min。由于心率增快,心搏量加大,心脏做功增加,心肌可呈轻度肥厚。妊娠期血压呈轻度下降,但部分孕妇也可出现高血压。妊娠末期,有 5% ~ 10% 的孕妇于仰卧位时,由于增大的子宫压迫下腔静脉,回心血量锐减,而发生仰卧位低血压综合征。当孕妇由仰卧位改为左倾卧位或将子宫推向左侧,下腔静脉的压迫即可解除,低血压便得以纠正。随妊娠月数增大,子宫压迫下腔静脉而影响静脉回流,下肢静脉压可比正常增高 0.98 ~ 1.47 kPa(10 ~ 15 cmH$_2$O)。孕妇临产时,每次宫缩有 250 ~ 300 mL 血液由子宫排出进入静脉系统,因此心排血量、平均动脉压、中心静脉压均升高,心脏负荷明显加重。

(三)消化系统

由于孕期激素的影响,唾液的 pH 发生改变,可使口腔内牙龈充血、水肿、增生,致使部分孕妇出现牙龈出血、牙齿松动及龋齿。

随妊娠进展,胃肠道受增大子宫的推挤,胃被上举并向右旋转 45°,形成水平位,加之胃肠道张力降低,蠕动减弱,胃排空时间及肠运输时间延长,胃及贲门括约肌松弛,胃内压增加。因此,胃内容物反流的机会增加。在镇痛治疗中,尤其是使用药物镇痛法时,应重视呕吐、反流及误吸的预防工作。

分娩中的疼痛与恐惧,镇痛与镇痛药的应用,以及卧床等都可延缓胃内容物的排空,有时可达 24 h 之久。因此,每个临产孕妇在分娩镇痛中,都应按"饱腹"对待,以免放松警惕发生意外。

(四)内分泌系统

妊娠期间,催乳素升高,生长激素浓度下降,促性腺激素浓度也较低。40% ~ 70% 的孕妇甲状腺增大,甲状腺激素升高,约为非孕期的 2 倍。故认为孕妇处于甲状腺功能亢进状态。孕妇胰腺对葡萄糖的清除率下降,并存糖尿病的孕妇症状可能加重。另外,孕期雌激素水平上升,血清皮质醇浓度增加。由于肾素-血管紧张素-醛固酮系统功能增加,可使血流动力学维持稳定。

(五)血液系统

妊娠期总血容量增加,血浆及红细胞容积也相应增加,但增加的血容量中,血浆成分占 50% ~ 60%, 而血细胞仅占 10% ~ 20%, 因此造成相对的血液稀释,红细胞计数、血球压积容积和血浆蛋白浓度均低于妊娠前水平,血液黏稠度下降,孕妇可出现妊娠期生理性贫血。血小板计数与功能一般没有显著变化,白细胞计数有轻度上升。各种凝血因子(Ⅶ、Ⅷ、Ⅹ和Ⅺ)的活性可增高,故血凝加快。这对分娩出血是一种保护性作用,但由此也增加了栓塞的机会。

(六)代谢

妊娠期孕妇基础代谢增加 10%~20%,耗氧量增加 20%~30%。妊娠晚期能量总需要量约为 2175 kJ(2 500 kcal/d),临产时所需要的能量等于轻度或中等度的劳动量。孕期糖代谢变化显著,孕妇可有糖尿病的临床表现。由于母体血糖增加及餐后高血糖维持时间长,因此透过胎盘进入胎儿的糖量也增加。糖尿病者的胎儿体重增加,胰岛素分泌增加,易出现新生儿低血糖,且围生期病死率及畸形发生率也较高。

妊娠期血脂增高,如产程过长,体力消耗过大,需动用脂肪提供能量,则血中酸性代谢产物增加,易出现酸中毒。

(七)脊柱及椎管

妊娠期间,为了维持体位的平衡,孕妇腰椎发生代偿性前屈,脊柱的胸曲度增加。增大的子宫使腹内压增加,脑脊液的压力也剧增。随着妊娠的进展,硬膜外隙内组织水分潴留;又由于下半身静脉压增高,硬膜外静脉丛扩张,腔隙也相应变小。在这种情况下,椎管内给药时,药液易于扩散;穿刺置管时,易损伤静脉丛而致出血。

第三节　分娩疼痛机制

一、分娩疼痛的发生率

分娩疼痛的过程是从开始出现规律宫缩至胎儿、胎盘娩出为止。大部分产妇正常的分娩过程伴随较剧烈疼痛。长期以来,由于传统或历史的原因被人们认为是人类一生中必然经历的一种自然现象,所以一直处于被忽视的状态。即使在医学技术日新月异的今天,不论发达国家或发展中国家仍有相当比例的产妇在遭受分娩时剧烈疼痛的折磨。调查表明,大约 10%初产妇、24%经产妇有轻中度的疼痛,约有 30%重度疼痛;38%初产妇、35%经产妇感到剧烈疼痛;22%初产妇、11%经产妇感到非常剧烈的疼痛。这些疼痛的性质为:锐痛、痉挛性痛、跳痛或刺痛。所以,如何为产妇提供无痛苦、对母婴生理功能影响小、安全而清醒的分娩镇痛技术作为现代人类文明和发展的趋势或标志之一,也必然会在全世界范围内逐渐实现。近 10 年随着患者自控镇痛(PCA)技术的成熟和新药的不断出现,会使分娩镇痛过程中对产妇、胎儿及产力的影响逐渐降低到最低程度,使分娩镇痛的安全系数保持在最佳范围。

二、分娩疼痛起因及疼痛生理改变

(一)分娩疼痛的直接因素

1.子宫有丰富的感受器,能够接受压力和机械性刺激,所以在宫口骤然扩张时,这些感受器受到刺激,可能发生疼痛。

2.扩大的子宫发生强烈收缩、牵拉子宫韧带及腹膜,这些结构对于疼痛的刺激感觉非常敏锐。

3.子宫剧烈收缩驱使胎儿下降,但遇到阻碍时,如子宫尚未完全扩张或因骨盆底的阻力,也构成了疼痛发生的原因。

4.子宫持续阵缩、压迫子宫壁血管,因而导致暂时缺血,由于血管有丰富而敏感的神经末梢和感受器,所以也可引起疼痛。

5.组织发生化学性变化引起局部或全身酸中毒,提高了外周和中枢神经系统的感应性而感觉疼痛。

6.子宫下段神经和耻骨联合上部的皮肤神经都进入脊椎神经,所以子宫下段发生疼痛后即可在耻骨联合上部皮肤引起牵涉性疼痛。

(二)分娩疼痛的神经传导途径

1.分娩第一期痛　第一期痛始于宫颈和子宫下段的扩张,以及子宫体部的收缩,疼痛强度与子宫收缩的力量、宫内压力的强度有关。从宫颈、子宫而来的不寻常的冲动,通过骨盆神经丛,下、中及上腹神经丛、腰交感神经链、$T_{10\sim11}$、L_1,神经的白交通支,以及伴同的交感神经转入背跟后索。在分娩的初期只有 $T_{11\sim12}$、L_1。神经根介入传导,但在收缩强烈时,T_{10}、L_1,也介入传递。

分娩第一期的腰痛大多数是牵涉痛,来自 $T_{10}\sim L_1$ 下行的背侧支和外侧支,在离骶管 10 cm 处向腰段体表分布。此外,宫缩痛发生在第一期后期胎头入盆时,是由于盆底肌肉的扩张和腰骶丛受压所致,也属于牵涉痛,此时的疼痛经 L_2 节段及其以下部位的神经所传递,临床上疼痛出现的部位在 L_2 以下的背部、大腿和小腿($L_2\sim S_1$)。

2.分娩第二期痛　指下腹软产道、外阴部、会阴伸展时,通过感觉神经传递而发生的疼痛。该神经来自 $S_{2\sim4}$,绕行于后面,向坐骨棘接合部和骶棘韧带绕行至坐骨结节韧带,坐骨棘是阴部神经阻滞的骨性标志。分娩第二期的完善镇痛,关键在于进行成功的阴部神经阻滞,而成功的阴部神经阻滞有赖于搞清会阴部的解剖关系。如果在临床上进行满意的阴部神经阻滞,则阴唇、会阴、肛门区均可得到良好的松弛和休息。由此达到分娩第二期的镇痛。阴部神经的延伸径路是与阴部内动静脉一起抵达坐骨大孔,绕行于梨状肌之下,然后出离骨盆腔,继而绕行坐骨棘,经坐骨小孔到达坐骨肛门窝,进入阴部神经管分为直肠下神经、会阴神经、阴蒂背神经,阴唇的一部分也涉及股后皮神经、髂腹股沟神经、阴部股神经。

3.分娩第三期痛　为胎盘娩出时宫颈扩张和子宫收缩所致的疼痛,阴部则没有疼痛。

三、分娩疼痛对产妇和胎儿的影响

分娩时的剧烈疼痛对产妇和胎儿无任何益处,其所产生的一系列体内的神经内分泌反应可引起胎儿和母体的一系列病理生理变化(表 19-1)。

表 19-1　分娩疼痛对产妇和胎儿的影响

生理作用	对产妇的影响	对胎儿的影响
基础代谢率增加	氧需增加	胎儿氧合减少
氧需增加过度通气	呼吸性碱中毒、脱水、间歇性呼吸停顿和低氧血症	胎儿氧合减少

生理作用	对产妇的影响	对胎儿的影响
心跳过速血压升高	有严重心血管疾病者可致心血管失代偿	胎盘血流减少,胎儿酸中毒
高糖血症、学脂肪酸增加	酮体增加、酸中毒	胎儿酸中毒
儿茶酚胺增加	血管收缩和心血管压力过大、氧耗增加、子宫收缩受影响	胎盘血流减少胎儿酸中毒
代谢性酸中毒加剧	代谢性酸中毒	胎儿酸中毒
儿茶酚胺引起胃泌素增加、恶心、呕吐心理影响	胃滞留、胃内酸性增加	
心理影响	焦虑、恐惧、不合作	

　　根据上述生理改变,分娩镇痛法的条件如下:①能确切、完善地解除产妇的疼痛;②对分娩过程不应有不良影响,对 Fergusion 反射无抑制作用。Fergusion 反射是指妊娠末期子宫下段伸展可使脑垂体分泌的催产素反射性的亢进。分娩开始时,子宫收缩很快增强,称为第一号 Fergusion 反射。子宫收缩增强后,宫颈扩张,反射性增加催产素分泌,称为第二号 Fergusion 反射;③对母体的呼吸、循环、代谢没有影响;④对胎儿无抑制,对分娩后的生长发育没有影响;⑤妇产科医师易掌握。需要提及的是骶管阻滞、腰部硬膜外阻滞、蛛网膜下隙阻滞、宫颈旁阻滞均可抑制 Fergusion 反射,所以内源性催产素分泌减少,但 $T_{10} \sim L_2$ 段的硬膜外阻滞麻醉并不抑制此反射。如果这个反射被抑制时可给予外源性催产素,则很快恢复子宫收缩。

第四节　分娩镇痛的选择

一、分娩镇痛的特殊性

　　1.分娩疼痛随宫缩的启动而出现,新生儿的娩出而终止,并不像其他类型的急慢性疼痛在体内存在病灶。

　　2.新生儿在一段时间内即将离开母体,势必决定了镇痛所使用的药物不能在体内滞留时间过长,以免产生新生儿呼吸循环抑制和对母体的影响。

　　3.应尽量减少疼痛治疗对宫缩、腹壁肌肉收缩的抑制,以及对胎盘血流和胎儿的影响,以免延长产程、危及胎儿。

　　4.分娩镇痛还不应改变产妇的意识,使其在产程中更好的配合;必要时还可满足手术需要(如硬膜外置管)。

二、分娩镇痛疗法的选择原则

　　应尽可能避免对胎儿的影响,同时不影响产程。理想的分娩镇痛必须具备下列要求:

　　1.对母婴无影响。

　　2.易于给药,起效快,作用可靠,满足整个产程镇痛的要求。

　　3.避免运动神经阻滞,不影响宫缩和产程。

4.产妇保持清醒,配合助产师完成分娩。

5.必要时可满足手术的需要,达到理想的麻醉。

三、分娩镇痛的指征

在美国,产科麻醉界已有了新的共识:只要母亲有止痛的要求就可以开始实施生产止痛,而不是像以前认为的那样要等到宫口张开到一定的大小时才开始实施分娩止痛。但止痛的方法应依据患者的病史、产程进展及医疗条件而定。而根据目前我国的现状,临床上多在正常分娩的产妇宫口开至2~3 cm时实施分娩镇痛,过早可影响分娩的启动机制,过晚影响镇痛效果。

四、分娩镇痛的益处

分娩疼痛是临产的信号且有助于医护人员判断产程进展状况。但剧烈疼痛为应激源引起一系列内分泌反应,体内肾上腺素、儿茶酚胺分泌增加,可使子宫胎盘血流量减少,胎儿缺氧。另外,剧烈的疼痛使产妇过度紧张,导致换气过度,致呼吸性碱中毒,使母体血红蛋白释氧量下降,影响胎盘供氧。再有紧张、焦虑综合征使神经递质分泌增多,影响子宫有效收缩,使产程延长和副交感神经反射致产妇大量出汗、恶心、呕吐,使产妇脱水、酸中毒,胎儿酸中毒。因此,采取合理有效的分娩镇痛措施可减轻产妇的痛苦,利于顺利分娩和保障胎儿安全。

1.分娩的发生、发展及完成由胎盘—胎儿分泌的一系列激素所决定。"胎盘—胎儿"是一个相对独立的"系统",对外界环境的变化有一定抵御能力。研究证明,分娩镇痛没有影响"胎盘—胎儿系统"中各种激素的分泌。

2.分娩镇痛可阻断伤害刺激的传入和交感神经的传出,可减少儿茶酚胺、β-内啡肽、ACTH和皮质醇的释放,降低产妇的应激反应。

3.减少产妇不必要的耗氧量和能量消耗,防止母婴代谢性酸中毒的发生。

4.避免子宫胎盘的血流量减少。改善胎儿的氧合状态。

五、椎管内分娩镇痛的适应证和禁忌证

(一)椎管内分娩镇痛的禁忌证

除了产科禁忌证和硬膜外麻醉禁忌证外,椎管内分娩镇痛无特殊禁忌证。但如果产妇有产道异常(如骨盆狭窄)、头盆不称、宫缩异常、多胎、凝血功能异常、局部或全身感染、低血容量、营养不良、精神有异常或产妇自己不愿意选用镇痛者均不得实施分娩镇痛。

(二)椎管内镇痛的不良反应

硬膜外分娩镇痛的一般并发症如低血压、头痛比较轻微,而与阿片类药有关的并发症为瘙痒、恶心、呕吐等,但严重的、持续的和威胁生命的并发症比较少见。常见不良反应表现在对产程的影响、对胎盘血供的影响、对胎儿循环的影响和对新生儿的影响。

1.硬膜外镇痛对子宫收缩和产程的影响 由于用药种类、药物浓度及用药时间的不同,椎管内分娩镇痛对宫缩的影响各不相同。一般局麻药浓度降低、用药时间不要过早,镇痛过程中辅以一定量的催产素,都可以减轻宫缩抑制作用。

2.硬膜外镇痛对胎盘血流的影响 低血压是局部镇痛包括硬膜外镇痛、蛛网膜下镇痛

或联合镇痛公认的不良反应,也是影响胎盘血流的主要因素。但在局麻药浓度降低至一定水平(即常规浓度)时,对血流动力学的影响并不明显。但对胎盘血流的影响有时并不和血压相平行,甚至在低血压未出现的情况下,硬膜外镇痛便可影响子宫血流的重新分布。胎盘血供可以通过胎儿心率监测、脐静脉血气监测和 Apgar 评分间接反映。

3.对胎心的影响 硬膜外分娩镇痛时,可以出现胎儿心率加快或减慢。引起胎儿心率改变的可能因素很多,芬太尼等麻醉性镇痛药对心率的抑制作用是一个因素,芬太尼引起子宫收缩过度活跃影响胎盘血液循环又是另一个因素。局部分娩镇痛时,一旦出现任何不能改善的胎盘血流下降、胎儿心率改变,应当机立断,终止自然分娩,以确保母婴安全。

(三)在实施区域阻滞和麻醉时,对麻醉医师的要求

1.对产妇的疼痛产生机制和麻醉药理学有全面的了解,必须具有熟练的操作技术和丰富的临床经验。

2.了解可能发生的并发症的预防和抢救措施。

3.操作前必须确保通畅的静脉通路和完善的抢救设备。

4.应用前须取得产妇同意,否则无特殊情况不可擅自应用。

5.有禁忌证时绝对不用。

6.实施镇痛期间必须连续监测血压、脉搏、呼吸和血氧饱和度。分娩镇痛应注意产妇、胎儿两方面的安全,选择能准确、完全解除疼痛的方法;所用的方法对 Fergusion 反射无抑制作用,对胎儿无抑制作用;在分娩镇痛全产程中,应密切注意观察产妇的呼吸、循环、代谢的变化情况;硬膜外阻滞镇痛有第二产程延长、助产率增加的可能性,对此,助产人员应指导产妇有规律地屏气及运用腹压,用药时使用低浓度,小剂量局麻药,预防第二产程延长。

第五节　分娩镇痛方法

分娩镇痛方法众多,有非药物性镇痛(产妇催眠、针灸及经皮电刺激等)、有局部阻滞镇痛(宫颈旁阻滞、阴部神经阻滞)、区域阻滞镇痛(椎管内阻滞)或者吸入镇痛(氧化亚氮、氟烷、异氟烷吸入),每种方法均有其优点。目前公认蛛网膜下隙(SAS)阻滞和硬膜外隙(EPS)给药的镇痛效果最好,或者两者联合应用效果更为理想。分娩镇痛选择的原则是在没有绝对禁忌证的情况下,选择自己最熟悉的方法,以保证安全有效。对胎儿来说,各种麻醉镇痛方法的优缺点不是绝对的,关键是医生应选择自己熟悉的方法,同时要充分理解和评估每种方法对胎儿和产妇的影响,并且对可能发生的并发症预备好各种处理措施和方法,既要保证镇痛效果,又要保证母婴安全。现在目前常用的分娩镇痛方法介绍如下。

一、经皮(穴位)神经电刺激(TENS)

神经刺激早在古代已成为一种有效的镇痛方法,神经刺激用于疼痛治疗出现在 20 世纪 60 年代闸门学说提出以后。刺激较粗的传入神经可激活脊髓后角或中枢下行性的抑制系统,但其确切的镇痛机制尚不清楚,可能与突触前和突触后抑制有关。由于纳洛酮不能阻断高频 TENS 的作用,因此内阿片肽在 TENS 中的作用也不清楚。其方法为:第一对电极通常置于 $T_{10} \sim L_1$ 脊神经支配区域的皮肤,其中一对电极置于脊柱中线旁。第二对电极置于 $S_{2 \sim 4}$ 神经支配区域的皮肤两侧。韩氏穴位神经刺激仪(HANS)采用疏密波(DD 波)变频穴位电刺激用于分娩镇痛,穴位分别是一对电极置于两侧的合谷穴,另一对电极置于脊柱正中线的至阳穴($T_{7\sim8}$棘突间)和脊中穴($T_{11\sim12}$间)。刺激强度合谷穴一般为 $8\sim12$ mA;背部穴位为 $15\sim25$ mA。以产妇能耐受最大强度为宜。结果表明:HANS 可降低 VAS 评分。另外 HANS 若复合 PCEA,分娩镇痛效果明显增强。与单用 PCEA 相比,可使得局麻药用量减少,PCEA 需求次数降低,尽管确切的镇痛强度尚未证实,但 TENS 可推迟其他镇痛措施的使用时间,这些方法仍有待于深入研究。

二、吸入镇痛

分娩镇痛中,笑气(N_2O)是目前使用最广的吸入性镇痛药物。常用 50% N_2O 和 500% O_2 的混合气体,通过抑制中枢神经系统兴奋性神经递质的释放和神经冲动的传导及改变离子通道的通透性而产生药理作用,是毒性最小的吸入性镇痛麻醉药,对呼吸道无刺激,孕妇吸入 $30\sim50$ s 即产生镇痛作用,停止吸入后数分钟作用消失,产妇始终保持清醒,能主动配合至完全分娩。吸入装置可用面罩,由产妇掌握吸入装置,一旦出现过度镇静,即可自动松开面罩,防止进一步持续吸入。据统计,如果 N_2O 使用得当,约有 50% 的产妇可取得满意的镇痛效果,17% 产妇疼痛轻微缓解,1/3 无效。

其优点主要为以下几点:①操作简单,使用安全,如同普通吸氧,可由产妇自己实施,无创伤,效果较可靠,约 75% 的产妇感觉镇痛有效;②显效迅速,代谢快,效果在停止吸入数秒后可消失,无色,微甜,不刺激呼吸道;③产妇在宫缩间歇可入睡,但意识清醒,并能主动配合;④能明显令产妇身体放松,促进宫口的松弛,明显缩短产程;⑤用于分娩镇痛的笑气中含有 50% 的氧气,可提高产妇及胎儿的血氧浓度,不抑制胎儿呼吸和循环功能,不增加产后出血量;⑥禁忌证极少,适用范围广泛。

其缺点如下:①镇痛效果因人而异,有部分人使用后出现轻微的头晕、烦躁不安、不合作和恶心,吸入时由于过度通气还可引起口干和呼吸性碱中毒;②由于笑气吸入体内至产生镇痛作用需 $30\sim40$ s 的潜伏期,故必须抢先在宫缩出现之前 30s 开始吸入,容易错过时机;③不能用于会阴伤口的止痛。

安氟醚和异氟醚临床上已很少应用。在第二产程时,将 0.5% 安氟醚和 0.2%~0.7% 异氟醚混于氧气中,产妇通过面罩吸入,可取得满意的效果,一般均由有经验的麻醉医师实施,也有用甲氧氟烷或七氟烷吸入,两药无气道刺激,患者舒适。

注意事项:①进行规律和完善的产前检查,且有阴道分娩条件的产妇,无痛分娩的风险性较低;②疼痛是个人的主观感受,分娩镇痛只能减轻痛感而并不是完全无痛,应对分娩过程有正确的认识,建立良好的心理状态;③孕妇使用分娩镇痛前应先与家人达成共识,在麻醉师和产科医师或助产师的指导下,权衡利弊后选择合适的方法;④实施分娩镇痛需要选择适当时机,应在产程进展稳定,宫口开至 2 cm 后使用效果最显著,过早使用则有可能延长产程。

三、全身使用阿片类及镇静药物用于分娩镇痛

阿片类药物在 21 世纪之初便用于分娩镇痛,目前仍被广泛使用,主要不良反应有胃滞留、恶心、呕吐、镇静和新生儿呼吸抑制。

肌内注射起效缓慢,作用也较弱,同一部位反复注射还可影响生物利用度。静脉注射起

效快,而且不存在生物利用度问题,一般每 2~5 min 给计划量的 20%,直至取得满意效果。镇痛维持可由助产师控制或患者自控镇痛(PCA)。

(一)二氢埃托啡

临产后 2 h,舌下含服 40 μg,据临床应用观察,总有效率为 85%,可缩短产程,减少产后出血,且用法简便易被孕妇接受。

(二)哌替啶

适用于第一产程,用量 50~100 mg,肌内注射,10~20 min 后出现镇痛作用,1~1.5 h 达高峰,2 h 后消退,有的产妇出现头晕、恶心、呕吐、烦躁不安等不良反应,用药不宜超过 2 次,最后一次应在估计分娩前 4 h 用药,以免发生新生儿呼吸抑制或窒息,约 50% 产妇可获止痛效果。

(三)安定

不能达到完全无痛,主要用于先兆子痫或子痫,精神紧张的孕妇,可与镇痛药并用,以提高效果,用量为每千克体重 0.2~0.3 mg 肌内注射,总量不宜超过 30 mg,需重复用药时应间隔 4~6 h。

(四)氯胺酮

临床上一般用氯胺酮亚麻醉剂量间歇静脉滴注进行分娩镇痛,氯胺酮 100~300 mg 加于 5% 葡萄糖或生理盐水 100 mL 中,静脉滴注,根据产妇镇痛情况调节滴速,若同时给予安定,则可减轻躁动、幻觉、恶心,呕吐等不良反应。

(五)静脉镇痛法

静脉镇痛(PCIA)法适用于不愿接受或不适宜硬膜外镇痛者,可达到中度镇痛及舒适。常用方法:芬太尼 50~100 μg,静脉注射,负荷量,配制成 10~25 μg/mL,PCA 一次为 1 mL,镇定时间 6~10 min。

四、局部阻滞镇痛

用于分娩镇痛的局部镇痛技术较多。硬膜外镇痛被认为是最有效的分娩镇痛方法,不仅镇痛效果理想,万一自然分娩失败,还可继续用于剖宫产的麻醉,对胎盘功能不全的胎儿也有益处。可能的不良反应包括:对宫缩的感觉消失、下腹部以下镇痛区域麻木、低血压、尿潴留、寒战(局麻药的中枢毒性反应)、腹肌收缩无力、还可能影响宫缩。但值得注意的是,上述这些不良反应都是在药物选择和剂量不当的情况下才有可能发生。

1992 年美国妇产学院(AGOG)分娩镇痛委员会指出:分娩剧烈阵痛的经历应引起人们对分娩镇痛的重视。AGOG 指南指出:腰段硬膜外阻滞最为有效,且不良反应较少,但应使产妇保持活动自如,参与分娩过程。在过去的 20 年里,硬膜外镇痛是分娩镇痛最为常用的方法。然而,采用相对高浓度的局麻药在产生良好镇痛的同时,也导致了明显的运动阻滞,从而延缓了产程。此外,硬膜外分娩镇痛有其潜在的缺点:①镇痛起效慢,有时需 30 min;②由于硬膜外导管位置的关系,有时镇痛效果欠佳;③采用的硬膜外局麻药液可能引起不必要的运动阻滞从而影响产程。随着新的麻醉镇痛技术如腰麻硬膜外联合阻滞(CSE)和新的药物如罗哌卡因及脂溶性阿片类药如舒芬太尼的应用,提高了分娩镇痛水平。近年来出现了多种椎管内分娩镇痛方法和给药方式,现将目前较为常用的方法予以介绍。

(一)蛛网膜下隙镇痛

1.作用机制和特点 宫缩痛冲动经子宫纤维传至脊髓背角,该处密布阿片受体。经蛛网膜下隙(SAS)注入的麻醉性镇痛药,直接与背角的阿片受体结合,由此产生镇痛功效,同时无任何感觉和运动阻滞,也无低血压和非经口阿片类药易产生的负效应(如嗜睡、新生儿抑制等)。与经 SAS 局麻药镇痛相比较显然具有较大区别和较大优点。蛛网膜下隙阻滞穿刺点为 $L_{3\sim 4}$。

2.实施方法

(1)吗啡:早年介绍用 0.5~2 mg,对第一产程可提供持续 6~8 h 的良好镇痛,对第二产程则往往无效。此外镇痛潜伏期约需 30 min,瘙痒和恶心、呕吐的不良反应较多。20 世纪80 年代后期改用小剂量(0.25 mg)吗啡与芬太尼(25pg)混合作 SAS 注射,镇痛起效明显加快,对初产妇分娩潜伏期的剧痛特别有效,但不良反应依然存在。目前,一般先 SAS 注射小剂量吗啡后,随即硬膜外隙置管备用,产妇可下床自由活动:待进入分娩活跃期,即开始 EPS注射极低浓度(0.0625%~0.125%)丁哌卡因或(0.0825%~0.296)罗哌卡因,以加强镇痛力度。

(2)芬太尼:适用于第一产程早期,芬太尼 10~25 μg 或舒芬太尼 10 μg,可提供快速、持续 1.5 h 的有效镇痛。舒芬太尼的效果优于芬太尼,但须警惕舒芬太尼可能产生止痛的同时血压下降,机制尚不清楚,可能与产痛解除及交感神经阻滞有关。因此,在实施 SAS 阿片类药时,须警惕血压变化,常规静脉输液,并监测母体血压、呼吸和胎儿心率。

(3)哌替啶:SAS 可用 10~20 mg,可出现类似局麻药作用,但须注意交感神经阻滞和低血压问题。有人建议将其作用于第一产程后期和第二产程,取其局麻药效应,以解除体神经痛。

3.注意事项和不良反应 SAS 阿片类药分娩镇痛可单次注射,也可经 SAS 导管(22~28G)持续滴注用药。所用的穿刺针应尽可能细(27G),以避免腰穿后头痛并发症。其他可出现的不良反应如下:

(1)瘙痒:SAS 吗啡的瘙痒可能较重。可先口服环丙甲羟二氢吗啡酮 25 mg 作为预防。一旦出现,可用环丁甲羟吗啡 5~10 mg 肌内注射或静脉注射;或苯海拉明 5 mg 静脉注射;或纳洛酮 40~80 μg 静脉注射治疗。

(2)恶心、呕吐:可用甲氧氯普胺(灭吐灵)5~10 mg 静脉注射或枢丹 8 mg 静脉注射,或nalbuphine 5~10 mg 静脉注射,或纳洛酮 40~80 μg 静脉注射治疗。

(3)呼吸抑制:除呼吸管理外,必要时用纳洛酮 0.1~0.4 mg 静脉注射。芬太尼或舒芬太尼较少引起呼吸抑制,但需注意与其他镇痛药的协同作用。

(4)尿潴留:常需导尿解除。其发生原因较多,与分娩过程有密切关系。

(5)血压改变:只要发生于 SAS 哌替啶或舒芬太尼,应常规吸氧、静脉输液和监测 FHR,必要时麻黄碱 5~10 mg 静脉注射。

4.SAS 局麻药

(1) SAS 导管持续滴入局麻药法:本法已被 EPS 导管持续滴注法所替代,但腰段硬膜外穿刺失误而戳穿硬脊膜时,可临时改用此法,将细导管置入 SAS 后,先注入 0.125%丁哌卡因

1.0~1.5 mL 或利多卡因 2~4 mL。继以滴入 0.125%丁哌卡因安 1.5 mL/h 用药维持镇痛,在用药中需加强对母体阻滞平面和血压的监测,各妥处理低血压抢救全脊髓麻醉的器械药品。

(2)SAS 单次局麻药法:仅适用于原先用镇痛措施的临产妇,而临时需要镇痛的场合,可单次注射利多卡因(重比重)30~50 mg 或丁哌卡因 7.5 mg。

以上方法现在已较少使用,但也有一定的使用场合。

(二)硬膜外隙镇痛

1.作用机制与特点　硬膜外隙镇痛(EA)吗啡的作用机制与 SAS 吗啡者基本相同,当用于第一产程,剂量需加大至 7.5 mg,起效时间需 60 min 以上,对第二产程同样没有镇痛功效。EA 可选用双管法或者单管法,目前以单管法比较常用。

2.EPS 其他阿片类药用法　单次剂量芬太尼 100~200 μg、舒芬太尼 5~50 μg、哌替啶 25~100 mg,起效均较吗啡迅速,但维持时间都较短故需重复给药。目前常与吗啡或局麻药混合使用,可减少用药剂量,可适用于分娩早期镇痛。

3.EPS 局部麻醉药

(1)EPS 分娩镇痛的局麻药

丁哌卡因:用其低浓度即可生效。分娩早期推荐用 0.0625%~0.125%溶液持续滴注;进入第二产程改用 0.125%~0.25%溶液。利用低浓度滴注用药,既可获得优良的分娩镇痛,又不至出现运动阻滞和快速耐药性。此外,丁哌卡因与血浆蛋白质呈高度结合,致胎盘透过量最小,今已证实脐静脉血与母体静脉血的血药浓度比为 0.3∶1。应重视以下 2 点:①EPS 局麻药可能出现血压降低 20%~30%,或收缩压降至 100 mmHg（13.3 kPa）以下。由于子宫胎盘血流灌注缺乏自动调节机制,必须依靠母体动脉血压来维持,一旦母体长时间低血压,势必导致胎盘血流灌注减少,胎儿低氧血症和酸血症,重者可危及新生儿的存活。因而必须重视预防措施,包括避免阻滞平面过宽、开放静脉输液、及时变换产妇体位、及时升压,必要时静脉注射麻黄碱 5~10 mg;②经 EPS 多次注射局麻药,或长时间维持输注局麻药,可能出现运动阻滞,产妇因下肢无力和腹壁、盆底肌张力消失。致第二产程自动屏气力度减退,产钳使用率过高。经研究,其预防对策为:进入第二产程时,暂停 EPS 滴注局麻药 30 min,以恢复盆底肌张力;30 min 后开始滴注时,滴速应减慢,或降低局麻药浓度;如果镇痛深度不够,可在局麻药液中加适量阿片类药,推荐用 0.0625%丁哌卡因+芬太尼 2 μg/mL 持续输注。

利多卡因:用 0.75%~1.5%溶液,较易出现急性耐药性,且镇痛强度不如丁哌卡因。早期认为利多卡因可致新生儿神经行为试验异常:今证实利多卡因对新生儿的影响与丁哌卡因或氯普鲁卡因基本相等。

氯普鲁卡因:为酯类局麻药,有起效迅速、毒性低(由血浆胆碱酯酶水解)的特点,但维持时间短,有人报道可能降低其后 EPS 应用丁哌卡因和阿片类药的有效性。取其起效速度的长处,一般仅用于产钳或剖宫产娩出的临时麻醉。

罗哌卡因:新型长效酰胺类局麻药,与丁哌卡因结构相仿,理化特性相似,但机体毒性,尤其是心肌毒性明显低于丁哌卡因,有感觉阻滞和运动阻滞分离的特点,对子宫胎盘血流无明显影响。与丁哌卡因相比,其优点是:①动物和人体对罗哌卡因的耐受性较好,随着剂量的增大,出现各种严重心律失常,如室颤、心动过缓的机会较丁哌卡因少;②罗哌卡因过量引起的心搏骤停药物和起搏复苏效果较好。动物试验中,罗哌卡因不增加妊娠动物的毒性,引起循环衰竭的剂量在妊娠羊(12.9 mg/kg)和非妊娠羊(11.6 mg/kg)之间无差别,且此剂量明显高于丁哌卡因。在临床应用中,因罗哌卡因心脏毒性小,对母婴较安全,其感觉运动分离明显,低浓度下更明显,用于分娩镇痛可产生良好的镇痛效果且运动阻滞小,为分娩中的"可行走的硬膜外镇痛"提供了一种安全可行的长效局麻药。硬膜外分娩镇痛中,罗哌卡因与丁哌卡因一样有效,两药平均起效时间均较快,为11~18 min,90%产妇认为镇痛效果为好或极好,运动阻滞程度罗哌卡因较弱。分娩时间和分娩后2 h的婴儿神经行为评分(NACS)两药均满意。

(2)局麻药加肾上腺素的问题:在EPS丁哌卡因中加用极低浓度(1∶800 000~1∶200 000)肾上腺素,有人认为可加速起效和延长镇痛时间;但有人则认为可减退缩宫、引起母体心率增快和运动阻滞增强,选用时应谨慎。

4.EPS镇痛药和局麻药合用　阿片类药、非阿片类药与局麻药的镇痛机制各不相同,各有长处。将两药合用适用于分娩的各个产程,运动的影响可达最轻程度,其镇痛效果不是两药简单地相加,而是协同作用。用药方法如下:

(1)芬太尼50~100 μg与0.125%丁哌卡因10~20 mL混合,为最常用的方式,有起效快和镇痛时间延长的优点。0.0625%丁哌卡因溶液中加入芬太尼1~2 μg/mL,按10~15 mL/h速度EPS持续输入,镇痛效果好,运动阻滞比单纯滴入0.125%丁哌卡因者轻,有利于产妇在第二产程作屏气用力配合,产钳助产率降低。

(2)舒芬太尼与丁哌卡因混合,有多种配伍法:①第一产程用0.125%丁哌卡因与舒芬太尼10 μg混合,单次注射;②第二产程用0.25%丁哌卡因与舒芬太尼30 μg单次注射;③0.0625%丁哌卡因溶液中加入舒芬太尼0.1~0.2 μg/mL持续滴注,舒芬太尼可能导致蓄积而引起母体和新生儿抑制。因此,使用总量宜限制在30 μg以内。

(3)哌替啶25 mg加0.125%~0.25%丁哌卡因单次注射,可增强低浓度丁哌卡因的镇痛效果。

(4)布托啡诺1~2 mg加丁哌卡因单次注射,可加速起效和增强镇痛质量,但产妇可能嗜睡。

(5)曲马多是一种弱的受体激动剂,同时可能抑制去甲肾上腺素和5-HT的再摄取,这两种机制共同发挥镇痛效应,对生理功能干扰小,不仅具有镇痛作用,而且无吗啡的中毒反应和成瘾性,很少出现呼吸抑制现象,适用于产科分娩镇痛;将曲马多100 mg+0.125%丁哌卡因单次注入硬膜外隙镇痛,对胎心宫缩、产程及新生儿Apgar评分无影响,或用1%曲马多+0.125%罗哌卡因进行分娩镇痛。

(6)可乐定是α₂肾上腺受体激动药,具有降压、镇痛、镇静、抗焦虑、抗惊厥等作用,用于硬膜外可产生良好的镇痛效果,而且与椎管内注射局麻药不同,不影响机体感觉和运动功能,不产生呼吸抑制,也避免了吗啡等阿片类药物引起的恶心、呕吐和瘙痒等不良反应。O'Meara和Gin在0.125%丁哌卡因中加入120 μg可乐定获得了更好的镇痛效果和更长的镇痛时间,而通过向可乐定—局麻药合剂中加入阿片类药,可进一步延长镇痛时间。Celleno等在0.125%丁哌卡因中加入75 μg可乐定和100 μg芬太尼,使镇痛时间延长到177 min。硬膜外给予可乐定易产生孕妇低血压和心动过缓,对FHR有一定的影响,且有剂量依赖性,应加以注意。

目前对EPS分娩镇痛较一致的看法是:①使母体儿茶酚胺释放减少,子宫血流和收缩活跃性可明显改善;②产痛期产妇发生的"过度通气-通气不足"不良循环可被打消;③根据分娩计划的变更,EA 可灵活提供产钳分娩或剖宫产手术的需要;④EA 的实施可不受宫颈口是否打开的限制,于分娩之初即可置入硬膜外导管用药。但其前提是避免局麻药的累计总量过大,于分娩的早期宜尽可能单用麻醉性镇痛药,必要时可合用低浓度(0.0625%～0.125%)丁哌卡因或(0.0825%～0.20%)罗哌卡因,而在第二产程时,可适当提高局麻药的浓度。

在过去的 20 年里,EA 是用于分娩镇痛最常用的方法。然而许多年来,采用相对高浓度的局麻药在产生良好镇痛的同时,也导致了明显的运动阻滞从而延缓了产程。此外,硬膜外分娩镇痛有其潜在的缺点:①镇痛起效慢,有时要 30 min;②由于硬膜外导管位置的关系,有时镇痛效果欠佳;③采用的硬膜外局麻药可能引起不必要的运动神经阻滞从而影响产程。随着新的麻醉镇痛技术如腰麻-硬膜外阻滞联合和新的药物,如罗哌卡因及脂溶性阿片类药和舒芬太尼的应用,推进了分娩镇痛的发展。

5.并发症　EA 的并发症,如阻滞广泛可延长产程,必要时静脉滴注催产素纠正,且应密切监测宫缩和胎心;如母体出现低血压可抬高臀、输液及小剂量麻黄碱升压;若局麻药意外的注入静脉内引起中毒反应,应停止给药,供氧,做好急救准备;一旦发现局麻药注入蛛网膜下隙,造成全脊髓麻醉,要立即进行心肺复苏。

(三)连续硬膜外镇痛

硬膜外镇痛主要进展之一是常规连续输注稀释的局麻药和脂溶性阿片类镇痛药。在英美等国家大多数产妇选择连续硬膜外镇痛(CIEA),其疼痛缓解的有效率可达到 85%～95%。其优点包括镇痛平面更加恒定,减少运动阻滞,降低了低血压的发生率,以及局麻药的血药浓度和全身浓度,减少了感染和导管移位引起的高平面阻滞,母婴耐受良好。联合应用阿片类药物减少了产妇的寒战及追加药物的剂量,增强了镇痛效果。

1.操作方法　选在宫口开大 3～4 cm 活跃早期进行穿刺,穿刺点为 $L_{2\sim3}$ 或 $L_{3\sim4}$ 椎间隙,硬膜外穿刺针入硬膜外隙,回抽无脑脊液后,向头端置入连续硬膜外导管 3 cm 并固定,先注入试验剂量局麻药(例如 1%利多卡因 5 mL),待 5 min 证明未误入蛛网膜下隙或血管后,若无不良反应可给 1%利多卡因 10～12 mL,注药后观察 30 min,观察镇痛效果,连接镇痛泵,按照下面配方给药。并每隔 5～15 min 测血压、脉搏、呼吸。有条件时,用胎心监测仪进行监测,根据需要产妇持续吸氧。

2.药物选择　①局麻药:局麻药可产生良好的分娩镇痛效果,为减少对血流动力学的影响,镇痛平面不宜过广,一般保持在脐以下对冰冷感觉消失或痛觉减退,而且下肢不出现麻木感为宜。常选用对运动神经纤维作用较小的局麻药,如丁哌卡因和罗哌卡因;②阿片类药物:这类药物在镇痛的同时具有不抑制感觉、运动、交感神经的优点。为减少对新生儿的呼吸抑制,应选用作用时间较短的阿片类药物,如芬太尼或舒芬太尼,并在产程后期减少用量直至停用。

3.参考配方　①0.1%丁哌卡因 10 mL+芬太尼 100 μg 的负荷量,并以 0.1%丁哌卡因 2 μg/mL+芬太尼 7～10 mL/h 持续硬膜外维持或 5 mL/h 间断给药;②0.15%～0.2%罗哌卡因 10 mL,间歇追加 5 mL;③0.2%罗哌卡因 10 mL,并以 0.1%罗哌卡因+2pg/mL 芬太尼 10 mL/h 维持;④丁哌卡因+可乐定:单独应用可乐定镇痛作用弱,与丁哌卡因配伍可延长镇痛时间,有研究发现应用 0.25%丁哌卡因+可乐定 120 μg,镇痛作用时间平均 114.5 min,而单用丁哌卡因仅 53 min。可乐定的应用尚待研究。

4.用药时间　一般宫口开至 3~5 cm 进行 $L_{2~4}$ 硬膜外穿刺置管用药。过早可能抑制不必要的痛反射而影响产程,太迟则往往不能达到满意的镇痛效果。宫口开全即停药,以免药物残留造成新生儿抑制。

5.缺点　连续输注给药的缺点在于产程中镇痛需求发生变化时难以及时调整给药量,导致连续给药镇痛超过其实际需要。因此,不良反应发生率相同,甚至大于按需给药法,此外,输注泵本身也可能产生相关的临床问题。连续给药法和按需给药法之间患者在感觉阻滞节段、低血压、第二产程的持续时间,以及尿潴留方面的发生率相似。

(四)患者自控硬膜外镇痛

1.作用特点　患者自控硬膜外镇痛(PCEA)需在单次注药充分感觉阻滞后,选择单纯按需给药或在持续注药的基础上按需给药。PCEA 的最大优点是产妇处于主动地位,可以根据自己的感受最大限度地控制用药时机和药量,此方法已在国内外应用,效果良好。

2.实施方法　宫口开到 3 cm 后硬膜外穿刺置管,单次用 0.1%丁哌卡因+0.001%芬太尼 3 mL,5 min 后追加 7 mL,30 min 后用电脑程控 PCA 泵将 0.0625%丁哌卡因+0.0002%芬太尼,以背景剂量 4~8 mL/h,每次自控加药量 3~5 mL,锁定时间 20 min,至宫口开全停药;研究显示该方法镇痛效果良好,对产程、剖宫产率和新生儿 Apgar 评分均无明显影响。PCEA 使患者可以改善镇痛效果,提高舒适程度,并减少不良反应。然而,其缺点在于给药的方式需婴产妇理解和控制。硬膜外镇痛起效后,可设定锁定时间、单次给药量、持续背景输注和 4 h 最大允许剂量。研究表明 PCEA 是一安全有效的分娩镇痛方法。目前有争议的问题在于 PCEA 是否应同时设背景输注,这一方面虽用药量较大,担忧观点认为其镇痛效果和患者满意程度更佳。Owen 等比较了产妇罗哌卡因与丁哌卡因硬膜外镇痛效果,采用 0.125%连续背景输注 6 mLl/h,患者可经 PCEA 追加 5 mL,发现两组患者在镇痛效果和不良反应方面相同;进一步研究发现,与丁哌卡因相比,从减少并发症和对新生儿神经系统影响的角度而言,应用罗哌卡因后自然分娩率明显增加,分娩后 24 h 的 NACS 也明显增加,产程有所缩短,用药量减少,运动阻滞较轻。Sia 等在分娩镇痛的产妇中,比较了 0.2%罗哌卡因 PCEA 和 CEA 两种给药方式的镇痛效果及对运动阻滞的影响,一组产妇接受 0.296 罗哌卡因 PCEA (单次给药量为 5 mL,锁定时间为 15 min):另一组产妇接受 0.2%罗哌卡因 8 mL/h,结果发现 0.2%罗哌卡因 PCEA 与 CIEA 同样有效,但前者可减少麻醉药的用量,运动阻滞较轻,产妇更为满意。

(五)可行走的硬膜外镇痛

产妇离床活动的硬膜外隙分娩镇痛。近年来对分娩镇痛普遍主张减轻运动神经的阻滞,认为在分娩镇痛中保留产妇的下肢活动能力非常重要。由此提出了众多诸如"walking" "mobile""ambulatory""mobility""ability to walk"硬膜外隙分娩镇痛等名称。Morgan 等指出,在施行硬膜外隙分娩镇痛时,应只使 Tio 到 Ss 区域的痛觉消失,而仍然保留产妇的感觉、保持下肢自主活动,不仅能坐起也能站立或下地活动,认为这样才是最佳的分娩镇痛状态。其优点较多,产妇在产程中下肢仍能活动,可使其心情转为愉快,紧张恐惧心理减轻;还可能加速分娩,减少产钳助产的使用率;产妇如果合并高凝血状态,通过下肢活动和变换体位等措施可减少血栓形成率;可减少大小便、导尿等护理工作。但是允许临产妇离床活动也存在一定的危险,例如产妇因为下地有可能发生低血压、眩晕、体位平衡感减低或本体感觉丧失而导致摔跌,不仅危险也易招致医疗纠纷。因此,在采用该法施行分娩镇痛时,同样必须加强护理,随时搀扶和帮助等。要达到仅有镇痛而没有麻醉或运动阻滞,需减少每小时所用的丁哌卡因的用量(毫克数)。已报道的方法如:①将首次剂量的镇痛药注入蛛网膜下隙可将整个产程所需的镇痛药量减少一半,可采用单纯丁哌卡因,单纯阿片类药或两者联合应用;②利用局麻药和阿片类药物的协同作用,将两者联合应用,如0.1%罗哌卡因+0.42 $\mu g/mL$ 舒芬太尼;③采用间断追加药物或患者自控性(PCA)给药可将药物剂量减少35%。有报道将阿片类药物与丁哌卡因先进行蛛网膜下隙注射,随后采用硬膜外给药,使丁哌卡因的用量控制在 10 mg/h 之内,镇痛效果满意。局麻药对运动神经的阻滞程度在一定程度上可影响产妇的分娩方式,当然也取决于局麻的浓度,以及其中是否加用芬太尼等镇痛药。Mccrae 等也证实了罗哌卡因在分娩镇痛中的作用。他们比较了同样剂量的丁哌卡因和罗哌卡因,采用相对较大剂量作为硬膜外镇痛的初始剂量(50 mg),随后追加剂量为 25 mg(必要时),发现两组的临床镇痛效果相似,在运动神经阻滞程度、分娩方式和新生儿状况等方面无明显差异。有研究将 0.2%罗哌卡因用于产妇的硬膜外连续输注镇痛,采用6种不同的注药速率,必要时单次追加 5 mL,结果显示:6.8 mL/h 的注药速率较为适宜,每小时追加的平均剂量(中位数)为 0.4 mL,镇痛效果好。Owen 等比较了产妇罗哌卡因和丁哌卡因硬膜外镇痛效果。采用0.125%连续背景输注 6 mL/h,患者可经 PCEA 追加 5 mL,发现两组患者在镇痛效果和不良反应的角度而言,应用罗哌卡因后自然分娩率明显增加,分娩后 24 h 新生儿的NACS 评分也明显增加,产程有所缩短,用药量较少,运动阻滞较轻。硬膜外镇痛期间保持产妇活动能力的优点在于:更自然,提高了产妇的自控能力和自信心,产妇可活动下肢,减少了置入尿管的机会及护理的负担。直立位可缓解疼痛,缩短产程,利于婴儿心跳方式,自然分娩率增高。由于担心低血压、头晕而导致患者摔倒,一般不鼓励产妇行走。采用小剂量丁哌卡因及直立位追加药物不应引起明显的低血压。头晕可能由大剂量的椎管内阿片类药物引起。当直立时应注意检查患者下肢运动能力,产妇行走应有人陪伴。目前,"可行走的硬膜外镇痛"仍有待于进一步研究,以确定在提供满意镇痛的同时,如何达到最小的运动阻滞及对产妇的影响,尤其是对生产方式及器械助产需求程度的影响。

参考文献

[1]李文志,杨万超.胸外科手术麻醉经典病例解析[M].北京:人民卫生出版社,2021.

[2]姜虹,夏明.小儿气道麻醉管理[M].北京:人民卫生出版社,2020.

[3]左明章.麻醉科诊疗常规[M].北京:中国医药科技出版社,2020.

[4]李立环.心血管麻醉思考与实践[M].北京:科学出版社,2020.

[5]孙增勤.实用麻醉手册[M].郑州:河南科学技术出版社,2019.

[6]卞金俊.创伤麻醉精要[M].北京:北京大学医学出版社,2019.

[7]艾登斌,侯念果,刘慧松,等.实用麻醉技术手册[M].北京:人民卫生出版社,2019.

[8]丁正年.危重疑难患者的麻醉及并发症处理[M].南京:东南大学出版社,2013.

[9]余奇劲.围术期麻醉相关生命质量调控策略[M].北京:中国科学技术出版社,2020.

[10][美]斯图尔特·A·格雷特,[美]大卫·B·奥勇.超声引导区域麻醉[M].郭瑞军译.天津:天津科技翻译出版有限公司,2017.

[11]张立生.现代麻醉与镇痛[J].实用疼痛学杂志,2011,5(5):395-399.

[12]张丽,孙立,熊利泽.中国麻醉学领域科研工作现状分析[J].中华麻醉学杂志,2010,30(6):641-643.

[13]李德馨.现代麻醉分析[J].临床麻醉学杂志,2010,16:5.

[14]谢荣.麻醉学.中国医学百科全书[M].上海:上海科学技术出版社,2014.